Anatomia Facial
com fundamentos de anatomia geral

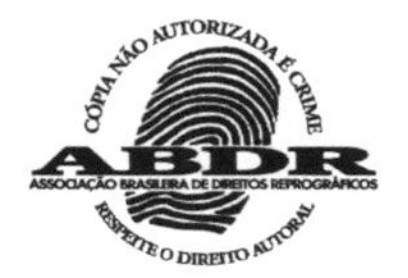

Anatomia Facial com fundamentos de anatomia geral

Roelf J. Cruz Rizzolo
Miguel Carlos Madeira

Sarvier, 1ª edição, 2004
Sarvier, 2ª edição, 2006
Sarvier, 3ª edição, 2009
Sarvier, reimpressão atualizada, 2011
Sarvier, 4ª edição, 2012
Sarvier, 5ª edição, 2016
Sarvier, 6ª edição, 2019

Revisão
Maria Ofélia da Costa

Capa
Ana Carolina Vidal Xavier

Impressão/Acabamento
Parque Gráfico da FTD Educação

sarvier

Sarvier Editora de Livros Médicos Ltda.
Rua dos Chanés 320 – Indianópolis
04087-031 – São Paulo – Brasil
Telefone (11) 5093-6966
sarvier@sarvier.com.br
www.sarvier.com.br

Dados Internacionais de Catalogação na Publicação (CIP)
(Câmara Brasileira do Livro, SP, Brasil)

Rizzolo, Roelf J. Cruz
Anatomia facial : com fundamentos de anatomia geral / Roelf J. Cruz Rizzolo, Miguel Carlos Madeira. – 6. ed. – São Paulo : SARVIER, 2019.

Bibliografia.
ISBN 978-85-7378-267-7

1. Anatomia humana 2. Face – Anatomia
I. Madeira, Miguel Carlos. II. Título.

CDD-611.92
19-28527 NLM-WE 705

Índices para catálogo sistemático:

1. Anatomia facial : Ciências médicas 611.92
2. Face : Anatomia 611.92

Cibele Maria Dias - Bibliotecária - CRB-8/9427

Anatomia Facial
com fundamentos de anatomia geral

6ª edição

ROELF J. CRUZ RIZZOLO

Cirurgião-Dentista pela Faculdade de Odontologia de Bauru – USP

Mestre em Ciências pela Faculdade de Medicina de Ribeirão Preto – USP

Doutor em Medicina e Cirurgia pela *Facultad de Medicina de la Universidad Autónoma de Madrid* (Espanha)

Livre-Docente em Anatomia Humana pela Faculdade de Odontologia do Campus de Araçatuba – Unesp

Professor Associado da Faculdade de Odontologia do Campus de Araçatuba – Unesp

MIGUEL CARLOS MADEIRA

Professor Titular Aposentado da Faculdade de Odontologia do Campus de Araçatuba – Unesp

Professor de Anatomia dos Cursos de Educação Física e Nutrição – Unitoledo (Araçatuba)

Ex-Professor Colaborador dos Cursos de Pós-Graduação e Graduação em Anatomia do Instituto de Biociências do Campus de Botucatu – Unesp – e da Faculdade de Odontologia do Campus de São José dos Campos – Unesp

sarvier

Agradecimentos

Ao Prof. Adjunto Paulo Henrique Ferreira Caria (Piracicaba, Unicamp) pelos desenhos do livro *Anatomia da Face*, incorporados nesta obra.

Estendemos nossos agradecimentos ao Prof. Adjunto Horácio Faig Leite (São José dos Campos, Unesp), pelas fotografias do capítulo 2 do mesmo livro.

À valiosa colaboração dos professores abaixo citados, que escreveram textos para a 1ª edição do livro *Anatomia da Face*, incorporados nesta obra, recebe nossos sinceros agradecimentos:

Ao Prof. Titular Ariovaldo Antônio Martins (Santa Fé do Sul, Funec), subcapítulo "Drenagem linfática",

Ao Prof. Adjunto Horácio Faig Leite (São José dos Campos, Unesp), subcapítulo "Topografia dentoalveolar", com ilustrações próprias,

Ao Prof. Titular José Américo de Oliveira (Araçatuba, Unesp), subcapítulo "O nervo trigêmeo", com ilustrações próprias.

Ao Sr. José Ari Gualberto Junqueira pela dissecção de várias peças anatômicas para ilustrar o livro *Anatomia da Face* e que continuam a aparecer nesta obra e ao Sr. Cristiano Manoel que construiu modelos anatômicos de músculos, vasos e nervos da face, por nós fotografados.

Finalmente, somos gratos ao Prof. Assistente Dr. Edilson Ervolino (Araçatuba, Unesp), pela revisão da parte histológica dos capítulos sobre os sistemas esquelético e articular.

Apresentação da sexta edição

Este livro de Anatomia geral básica, com ênfase em Anatomia facial, é dedicado aos alunos dos cursos da área da saúde de modo geral, ainda que seja mais específico para alguns deles.

Nesta edição, atendendo pedidos de vários colegas, incorporamos textos importantes desde o ponto de vista clínico, como a anatomia dos maxilares desdentados e os aspectos neurobiológicos da dor de origem dental, entre outros. Para aumentar o interesse dos alunos, os estudos dirigidos ganharam uma versão digital interativa, e os disponibilizamos em nosso site www.anatomiafacial.com. Como nas edições anteriores, eles apresentam o formato de uma diversa modalidade de estudo, com o objetivo de complementação e aprofundamento, além de servir como avaliação formativa. Em outras palavras, propõem uma nova maneira de entender, recordar e consolidar os temas recém-estudados nos vários capítulos, e agora incorporando ferramentas digitais na sua execução, o que aumenta a motivação dos estudantes.

Foram realizadas também algumas correções em textos e figuras, muitas delas sugeridas por nossos leitores.

Nosso site www.anatomiafacial.com continua fornecendo, além dos estudos dirigidos, testes formativos e importante informação adicional, útil para docentes, alunos e profissionais da área. Por sua vez permitirá uma atualização e ampliação dinâmica do conteúdo deste livro.

Roelf Cruz Rizzolo
e-mail: roelf.cruz@unesp.br

Miguel Carlos Madeira
e-mail: mcmadeir@terra.com.br

Navegando pelo site www.anatomiafacial.com

Navegando pelo site www.anatomiafacial.com

Este livro integra seu conteúdo com o existente no site www.anatomiafacial.com.

Utilize o site após ter estudado em classe o assunto específico. Responda antes o **Guia de Estudo** que acompanha cada capítulo. Não tenha preguiça para escrever e conferir suas respostas no livro. Responda os guias de estudos até ficar satisfeito com suas respostas.

Depois visite o site. A maior parte do material de estudo encontra-se no link **aprendendo anatomia.** Nessa página você encontrará em **Fundamentos**, como o nome indica, informações fundamentais sobre os princípios anatômicos básicos. Os **Estudos dirigidos** facilitam o aprendizado ao reforçar os aspectos relevantes. Foram incorporados estudos dirigidos sobre vários assuntos, e oportunamente iremos enriquecendo esta página com novos estudos. Mas, lembre, faça os estudos dirigidos após o estudo do livro, não antes!

Na sequência, teste seu conhecimento com os **Testes formativos.** Você aprenderá com eles tanto ao acertar quanto ao errar. Mais uma vez, não tenha preguiça para retornar ao livro para procurar a resposta certa. O único objetivo aqui é aprender.

Finalmente, na própria homepage encontrará textos importantes sobre assuntos anatômicos e clínicos.

E se encontrar um erro ou tiver uma crítica ou sugestão, não duvide em entrar em contato conosco. As correções indicadas serão incorporadas ao site, no menu "os livros", no link "errata".

Bom estudo e boa navegação!

Conteúdo

CAPÍTULO

1

Generalidades sobre Anatomia

OBJETIVOS ▮ Explorar o conceito e o significado de Anatomia Humana e seus fundamentos, em relação ao estudo dos sistemas orgânicos ▮ Citar os fatores de variação, desenvolvendo explicação sobre o biótipo ▮ Distinguir entre Anatomia Sistêmica e Anatomia Topográfica ▮ Definir os termos de posição, na linguagem anatômica, para se proceder à localização das partes do corpo humano ▮ Descrever os planos de secção e delimitação do corpo humano ▮ Definir designações genéricas básicas em Anatomia, como processo, fossa, fóvea, ducto, crista etc.

"A Anatomia é a base de todas as ciências médicas, teóricas e práticas."

Claude Bernard

A Anatomia é antiquíssima. Ela se iniciou com a simples inspeção da forma externa de pessoas e animais, mortos ou vivos, de várias idades. Depois, movido pela curiosidade, o homem praticou incisões e secções em cadáveres para conhecer a constituição interna e seu arranjo ou aspecto arquitetural. Na sequência foram observadas as transformações irreversíveis relacionadas com o desenvolvimento e os aspectos funcionais das formações anatômicas já então conhecidas. Para a prática das ciências da saúde ela continua a ser o "...fundamento sólido..., a preliminar essencial", no dizer de Vesalius. Para a produção científica seu campo de pesquisa tem sido ampliado muitas vezes, abrangendo áreas cada vez mais especializadas, mas que, no final das contas, são ramos da própria Anatomia.

GUIA DE ESTUDO 1 (Todos os "blocos de assuntos" deste e dos demais capítulos e subcapítulos até o final do livro são providos de "guias de estudo". É aconselhável segui-los, iniciando por este, para alicerçar seu aprendizado e receber uma instrução mais personalizada.)

1 Leia uma vez o bloco 1 (B1).
2 Faça, por escrito, uma sinopse relativa ao significado (conceito) da Anatomia.
3 Responda, escrevendo, às seguintes perguntas: Quais são os fatores gerais de variação anatômica? Quais são os característicos diferenciais de longilíneos e brevilíneos? A que biótipos os tipos cefálicos geralmente se ajustam? Qual é a diferença entre variação e anomalia? E entre sistema e aparelho? O aparelho mastigador é formado por quais sistemas?
4 Leia novamente e confira se o que escreveu está correto.
5 Em caso negativo volte aos itens 1 a 4. Em caso positivo passe para o item 6.
6 Leia de novo, agora mais atentamente. Investigue entre seus colegas e professores o que realmente significa aparelho mastigador. Leia o "Índice" para saber quais sistemas serão estudados.
7 Leia novamente o bloco 1, agora realçando (grifando, se quiser) os detalhes que julgar mais importantes.

B1 *A Anatomia estuda a forma, a constituição, a arquitetura e a configuração do corpo*

A **Anatomia***[1] **Humana** tem sido definida como a ciência que estuda a forma*, a estrutura* e o desenvolvimento* do corpo humano. Entretanto, essa definição pertence mais à **Morfologia***, cujo estudo é mais abrangente. Sob a óptica educativa, a Anatomia do Desenvolvimento é estudada na disciplina de **Embriologia** e a Anatomia Estrutural ou Microscópica é conteúdo das disciplinas de **Histologia**, **Citologia** ou **Biologia**

[1] Não esqueça que todos os termos seguidos por asteriscos (*) apresentam sua definição no glossário, no Apêndice deste livro.

Celular. Esta é uma razão para o uso dos termos formação, corpo, parte, porção ou elemento anatômico (macroscópico*), comumente utilizados na Anatomia, no lugar de estrutura, que significa disposição e ordenação de células, genes, tecidos, portanto em nível celular ou subcelular.

Forma significa aparência, feitio, contorno ou limites exteriores, aspecto físico. **Constituição** é o complexo de elementos formadores, o conjunto das características corporais de um ser, as partes que compõem o conjunto das características hereditárias; corresponde ao genótipo de um indivíduo. **Arquitetura** deve ser entendida como a disposição organizada das partes ou dos elementos. **Configuração** é o somatório de tudo, o aspecto físico final, o arranjo do todo por dentro e por fora, o fenótipo. Portanto, formações anatômicas são estudadas em Anatomia quanto ao seu contorno, às partes formadoras e às relações entre essas partes, para se chegar ao entendimento da configuração macroscópica final.

A forma não é estática, mas dinâmica porque o organismo se transforma sempre, ainda que lentamente, para se adaptar com novas formas às necessidades funcionais em um determinado momento. Um osso sofre contínua e progressiva remodelação*. Um músculo experimenta processos de hipertrofia* e de hipotrofia*, segundo os exercícios que realiza ou deixa de realizar. Uma articulação, uma víscera*, um dente se altera com o uso, com a idade, com a doença etc. Desse modo, nenhum corpo humano é igual a outro nem o mesmo é sempre igual em todas as suas partes em momentos diferentes.

A forma é dependente de fatores gerais e individuais de variação

Tem-se de considerar os grandes **fatores de variação*** (gerais) que apresentam características anatômicas comuns. São eles a idade, o sexo, o biótipo, o grupo étnico e o estado de nutrição.

As diferenças anatômicas determinadas por esses fatores são mais ou menos óbvias; entretanto, parece-nos que o biótipo precisa de alguma abordagem. A Biotipologia refere-se aos tipos morfológicos constitucionais **longilíneo, brevilíneo** e **mediolíneo**, que ocorrem em ambos os sexos e em várias faixas etárias e grupos étnicos, aumentando assim a diversidade, já que cada um tem caracteres anatômicos próprios.

Para se ter uma ideia das diferenças anatômicas entre os éctipos (tipos extremos), apontamos no longilíneo algumas características completamente opostas às dos brevilíneos: 1. alto e magro; 2. membros inferior e superior bastante longos em relação ao tórax; 3. o tórax predomina sobre o abdome; 4. as costelas e a linha cervicoescapular são oblíquas (no brevilíneo são horizontais); 5. pele delgada e tela subcutânea* escassa; 6. dolicocrânio*; 7. coluna vertebral com curvas discretas e espaços intercostais amplos; 8. coração e estômago alongados verticalmente; 9. dentição precoce e dentes apertados; 10. músculos delgados e longos.

O mediolíneo apresenta características atenuadas de ambos os éctipos, ora mais ora menos acentuadas.

A cabeça, tomada isoladamente, pode ser classificada em quatro tipos fundamentais conforme as dimensões de seus três segmentos faciais: o superior ou cerebral, o médio ou respiratório e o inferior ou digestório. Os tipos cefálicos são os seguintes: **respiratório**, quando o segmento médio é mais desenvolvido que os demais; o **digestório**, quando o segmento inferior é o predominante; o **cerebral**, quando o predominante é o segmento superior; e o quarto tipo é o **muscular**, quando os três segmentos se equivalem. Ao se relacionar os tipos cefálicos com os biótipos, nota-se uma correspondência entre o respiratório e o longilíneo, entre o digestório e o brevilíneo e entre o muscular e o mediolíneo.

Os pequenos fatores de variação (individuais) são próprios do indivíduo. **Variações anatômicas** individuais da forma (contorno incomum ou tamanho exagerado de um órgão*, duplicação de um ducto*, ausência de uma veia, trajeto incomum de uma artéria, raiz dental supranumerária) são extremamente comuns e a Anatomia lida tranquilamente com isso. Observe que a variação anatômica não causa prejuízo funcional.

Se a variação anatômica é grande a ponto de interferir com o bom funcionamento ou mesmo com a estética (fissura labiopalatina, dedo supranumerário, anodontia, espinha bífida), já não é mais variação e sim uma **anomalia***. Se a anomalia é exagerada e de alta gravidade, a ponto de ser incompatível com a vida, passa a se chamar **monstruosidade**, estudada pela **Teratologia**.

Assim, a Anatomia estuda o aspecto **normal***, ou seja, as formas mais comuns, mais frequentes, típicas. Porém, incorpora pequenos desvios do normal, como as variações, e até mesmo prevê seu aparecimento. A forma tida como anormal ou alterada é objeto de estudo da **Patologia**.

A melhor anatomia é a que nos revela o ser vivente

Embora seja, no estudo anatômico, imprescindível a utilização de cadáveres e de modelos industrializados, é importante ter em mente que ele visa mesmo ao conhecimento do corpo vivo. Sempre que possível o estudo deverá ser feito no próprio estudante ou em seu par, com inspeção visual e manual. A palpabilidade do crânio, de vários músculos, da laringe, de algumas articulações é não apenas possível, mas necessária. O exame da boca no vivo tem a vantagem de se fugir das modificações de consistência, elasticidade, forma, cor, odor, secreções e sensibilidade decretadas pela morte e pelos meios de conservação do cadáver. Examinar a boca do ser vivente é lidar com uma anatomia "real" dessa parte do corpo.

Os conhecimentos em Anatomia podem ser obtidos por meio do estudo dos sistemas* do corpo (esquelético, digestório, nervoso etc.) ou aparelhos* (genitourinário, cardiorrespiratório), com todas as suas ramificações, não importando em que região possam estar. Constitui a **Anatomia Sistêmica.** Se o estudo for feito obedecendo às regiões do corpo (dividido convencionalmente em regiões topográficas), constituirá a **Anatomia Topográfica.** Nesse caso, em cada região será estudada parte de cada sistema orgânico que compõe essa região.

GUIA DE ESTUDO 2

1 Leia uma vez o bloco 2.
2 Responda, escrevendo, às seguintes perguntas: Por que os planos de delimitação são referidos como planos imaginários? Quais são eles? Que diferenças podem ser estabelecidas (com exemplos reais) entre os termos mediano, médio e medial? É possível usar os termos de posição (anterior, posterior, medial, lateral, superior, inferior, médio e intermédio) sem estabelecer relação um com o outro? O termo mediano também? O joelho é distal, médio ou proximal em relação ao tornozelo? E em relação à coxa? Qual é a posição do tornozelo em relação aos dedos do pé? O que significa, em Anatomia, processo, forame, crista e óstio? Utilizando os termos de posição que você aprendeu, classifique os pontos A, B e C nas figuras 1-2b e 1-2c.
3 Leia novamente e confira se as respostas estão corretas. Consulte o Glossário para completar ou ampliar seu entendimento.
4 Se as respostas estiverem erradas ou incompletas, volte aos itens 1 a 3. Se estiverem corretas, passe para o item 5.
5 Leia de novo, agora mais atentamente. Troque ideias com os colegas. Simule localizar elementos de seu próprio corpo. Imagine, por exemplo, descrever as posições do olho, da boca, da orelha, a partir dos pontos de referência que já conhece. Consulte outros livros de Anatomia e observe bem suas ilustrações.
6 Leia ainda uma vez mais o bloco 2 para destacar os detalhes que julgar mais importantes.

B2 *O corpo humano, em posição ortostática, se for circunscrito em um paralelepípedo, será limitado por quatro planos longitudinais e dois horizontais*

A noção dos imaginários **planos de delimitação** (anterior, posterior, lateral direito, lateral esquerdo, superior e inferior) é fundamental para a compreensão dos termos de posição e direção* usados na descrição do corpo (Fig.1-1). Há também termos que definem **planos de secção** (Fig.1-1), o que na prática realmente acontece ao se reduzir cadáveres nos laboratórios de anatomia ou nos institutos médico-legais ou ao se realizar cirurgias. Portanto, estes não são planos imaginários. São eles: sagital*, sagital mediano, frontal*, frontal médio, transversal, oblíquo, horizontal, longitudinal.

O plano sagital mediano pode ser praticado em um cadáver, de tal modo que este fique separado ao meio. As duas metades resultantes, direita e esquerda, são os **antímeros**. A construção corpórea obedece a alguns princípios, entre eles o da simetria bilateral denominado antimeria*. Outro princípio que o estudante logo perceberá se traduz na disposição das estruturas em camadas ou estratos, da superfície para a profundidade, em todas as partes do corpo. É o princípio da **estratificação*** do corpo humano ao ser embriologicamente formado. A **metameria** (segmentação craniocaudal em unidades ou metâmeros, como por exemplo, vértebras, costelas, nervos espinais etc.) e a **paquimeria** (divisão pelo plano frontal médio em paquímeros ventral, com a grande cavidade que contém as vísceras, e dorsal com a cavidade que contém o neuroeixo) são os demais princípios ou planos gerais de construção do corpo humano.

Posição de descrição anatômica

Todos estes planos de delimitação e de secção, e também os termos de posição ou localização das estruturas anatômicas, são utilizados com o corpo em uma posição padronizada. Por exemplo, imaginemos ter de

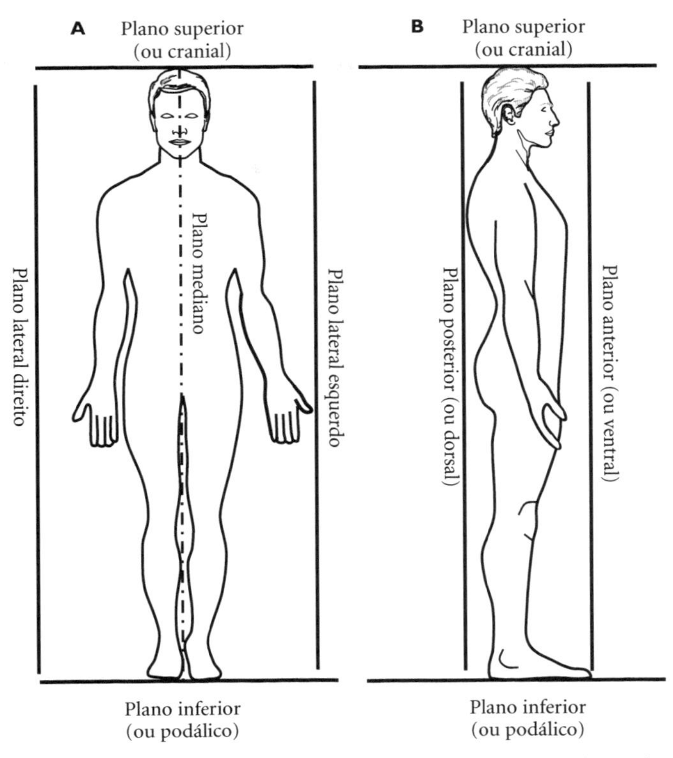

Figura 1-1 – Planos de delimitação e secção. Em **A**, estão representados os planos de delimitação laterais, superior e inferior. Observe que eles "tangenciam" o corpo (representado pelo esqueleto) sem seccioná-lo. Já o plano sagital mediano, ou simplesmente plano mediano, é um plano de secção que divide o corpo em duas metades semelhantes, à direita e à esquerda. Planos de secção paralelos ao mediano são denominados sagitais. Os planos superior e inferior tangenciam o alto da cabeça e as plantas dos pés. Planos de secção paralelos a estes são denominados planos horizontais. Em **B**, além dos planos superior e inferior, estão representados os planos de delimitação anterior e posterior, que "tangenciam" o corpo ventral e dorsalmente. Planos paralelos a estes, que seccionem o corpo, são chamados planos frontais, e o mais central é o plano frontal médio. Obs.: os planos estão representados como linhas.

descrever a posição relativa de uma lesão na pele da face, que se encontre entre o nariz e a orelha. Caso o paciente se encontre em decúbito dorsal (deitado com a face para cima), a lesão será descrita como localizada "superiormente" à orelha. Já se o paciente estiver em decúbito ventral (deitado com a face para baixo), a lesão seria descrita como localizada "inferiormente" à orelha. Para se evitar esse tipo de confusão, foi adotada uma posição fixa, universalmente aceita. Nessa posição, denominada **posição de descrição anatômica**, o corpo fica na vertical (posição ortostática), com a cabeça "olhando" para frente e para o horizonte, pés unidos, membros superiores estendidos ao lado do corpo com as palmas das mãos voltadas para frente, de forma que o polegar fique "apontando" para fora. Assim, voltando ao nosso exemplo inicial, a lesão deverá ser corretamente descrita como localizada "anteriormente" à orelha.

As descrições feitas ao longo deste livro fundamentam-se nessa posição. Ao estudar o crânio, por exemplo, ele poderá ser posicionado da forma mais conveniente para visualizar este ou aquele acidente anatômico, mas a descrição no texto *sempre* será feita levando-se em consideração a posição de descrição anatômica.

A lista de termos anatômicos oficial é constantemente atualizada e deve ser seguida com rigor

A **nomenclatura anatômica*** oficial atual, usada para designar com denominações apropriadas as partes do corpo humano e suas posições, ascende a mais de 5.000 vocábulos. Alguns são conhecidos (nariz, gengiva, fêmur, artéria coronária), outros serão conhecidos paulatinamente (processo coronoide, carina da traqueia, veia retromandibular, funículo espermático etc.).

Alguns termos são básicos para se iniciar o domínio da linguagem anatômica. Os **termos de posição**, por exemplo, são adjetivos usados a todo momento e de entendimento fácil: anterior (ventral), posterior (dorsal), superior, inferior, externo, interno, superficial, profundo. Outros termos, como mediano*, medial*, lateral*, médio*, intermédio*, proximal* e distal*, constam do Glossário e são explicados nas legendas das figuras 1-2 e 1-3. Quando necessário, esses adjetivos são transformados em advérbios (posteriormente, ventralmente, profundamente).

Esses termos não são apenas fundamentais para a Anatomia, mas constituem a *única* forma correta para localizar e descrever em relatórios, laudos e encaminhamentos médicos, por exemplo, lesões na cavidade bucal. Assim, seu conhecimento *é requisito básico para o estudo anatômico.*

São básicas também (e constam do Glossário) as designações genéricas que se aplicam a elevações ou saliências, depressões ou reentrâncias, orifícios, condutos de partes do corpo: processo*, fossa*, fóvea*, fissura*, óstio*, hiato*, forame*, túber*, tuberosidade*, tubérculo*, ducto*, canal*, linha*, crista* e outros.

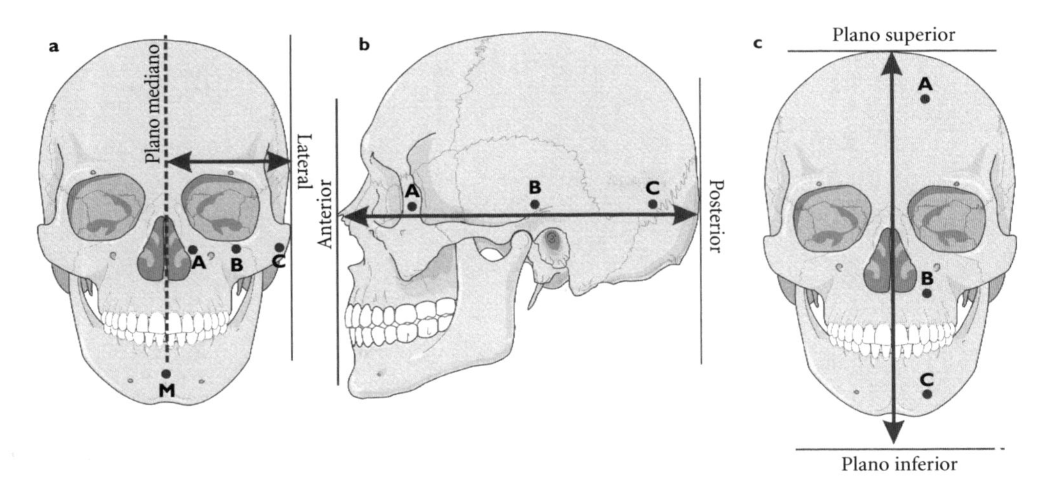

Figura 1-2 – Localização de elementos anatômicos no eixo lateromedial. Em **a**, a linha bidirecional representa o eixo lateromedial, que vai do plano lateral ao plano mediano nesta vista anterior do crânio. Qualquer elemento, como o elemento **M**, que se encontre no plano mediano será considerado mediano (p. ex.: nariz, osso esterno, umbigo, pênis etc.). Veja agora os elementos **A, B** e **C.** Como **A** está mais próximo do plano mediano em relação a **B** e **C** é considerado **medial** *em relação a* **B** e **C**. **C**, por estar mais próximo do plano lateral é **lateral** em relação a **A** e **B**. Obviamente **B** é lateral em relação a **A** e medial em relação a **C**. Já em relação a **A** e **C**, o elemento **B** é **intermédio**. A partir desta explicação, pode-se deduzir o significado dos termos **anterior**, **médio** (não confunda *médio* com *intermédio*; intermédio é utilizado apenas para o eixo lateromedial) e **posterior** no eixo anteroposterior (**b**) e dos termos **superior**, **médio** e **inferior** no eixo longitudinal (**c**).

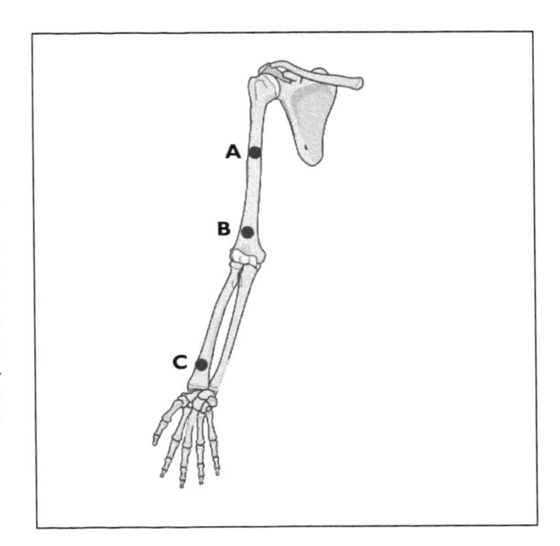

Figura 1-3 – Localização de elementos anatômicos nos membros. O esqueleto do membro superior tem um hipotético elemento localizado em **A**, portanto mais próximo da raiz do membro (parte que se liga ao tronco) em relação aos elementos localizados em **B** e **C**. Ele é dito **proximal** em relação a **B** e **C**. **C**, por estar mais distante da raiz do membro, é **distal** em relação a **A** e **B**. O elemento **B**, que é distal em relação a **A** e proximal em relação a **C**, é **médio** em relação a **A** e **C**. Nas outras partes do corpo são usados os termos superior, médio e inferior, mas nos membros eles são trocados por proximal, médio e distal, respectivamente. Esses termos também são utilizados para localizar segmentos de vasos e nervos em relação aos órgãos centrais, coração e neuroeixo.

CAPÍTULO

2

Sistema Esquelético

OBJETIVOS ❙ Conceituar osso do ponto de vista de sua constituição, discriminando os elementos formadores ❙ Conceituar osso desde o ponto de vista biomecânico, sem deixar de se referir às substâncias compacta e esponjosa ❙ Expor diferenças entre o osso de laboratório e o do ser vivente, sem deixar de relatar atividades de remodelação óssea ❙ Classificar os ossos quanto à forma, atribuindo exemplos ❙ Distinguir entre esqueleto axial e esqueleto apendicular, indicando com precisão os ossos que compõem cada um deles ❙ Reconhecer os ossos humanos, analisando forma, tamanho, número, tipo morfológico, posição e localização ❙ Identificar os acidentes (detalhes) anatômicos do crânio nas vistas anterior, superior, lateral, inferior, interior e medial ❙ Descrever (e desenhar) o contorno e as porções formadoras da mandíbula e da maxila, com riqueza de detalhes ❙ Citar os elementos (artérias, veias, nervos, glândulas) que passam através de forames e canais do crânio e que se situam em fossas e sulcos ❙ Analisar, detalhadamente, a topografia dento-alveolar na maxila e na mandíbula, justificando seu significado ou aplicabilidade ❙

Sem a existência de um esqueleto ósseo, seríamos incapazes de realizar movimentos como aqueles necessários à locomoção. Também seria impossível a manutenção da postura, ou mesmo mastigar os alimentos. Adicionalmente, sem a presença de um esqueleto ósseo, qualquer impacto em nosso corpo provocaria lesões sérias nos órgãos internos, já que estes não estariam mais protegidos. Assim, podemos definir o sistema esquelético como o conjunto de ossos e cartilagens que protegem os órgãos internos e permitem a realização de movimentos. Esse sistema é abordado pela **Osteologia**, que estuda ossos e cartilagens, e pela **Artrologia**, que estuda as articulações.

Generalidades

Guia de estudo 3

1 Leia uma vez o bloco 1 (**B1**) a seguir.
2 Responda, escrevendo, às seguintes perguntas: Como é composto o osso? Em virtude de sua composição, qual analogia pode ser feita com materiais industrializados? Qual é a função da hidroxiapatita de cálcio? Qual é a diferença entre o osso de uma criança e de um adulto? Quais são os tipos de ossificação e quais as diferenças entre eles? Quais são as diferenças entre a substância óssea compacta e a esponjosa? O que é uma trabécula óssea? Quais são as diferenças do osso do ser vivo em relação ao osso seco? O que se entende por remodelação óssea? O que é periósteo? Como o periósteo contribui para o crescimento ósseo?
3 Leia novamente e confira se suas respostas estão corretas.
4 Em caso negativo, volte ao item 1. Em caso positivo, passe para o item 5.
5 Complemente suas respostas procurando informações em livros de Histologia.
6 Leia o bloco 1, agora mais atentamente.
7 Releia o texto, grifando e destacando os detalhes que julgar mais importantes.

B1 *O osso tem em sua constituição tecido mole e tecido duro combinados*

Ossos são fundamentalmente constituídos por tecido ósseo, o qual é formado por células e matriz óssea. As células do tecido ósseo são: osteoblastos, osteócitos e osteoclastos. Já a matriz óssea é composta por um terço de matriz orgânica e dois terços de matriz inorgânica. A matriz orgânica é formada predominantemente por fibras colágenas e por pequena quantidade de outras proteínas, proteoglicanas e glicosaminoglicanas. A matriz inorgânica é formada fundamentalmente por cálcio e fosfato que se arranjam sob a forma de cristais de hidroxiapatita. Além de estarem presentes no tecido ósseo, os cristais de hidroxiapatita constituem a matriz inorgânica dos demais tecidos duros do corpo, como esmalte, dentina e cemento.

A matriz inorgânica concede ao osso sua dureza e, se fosse removida (como ao desmineralizar o osso colocando-o em um ácido), permaneceria apenas o arcabouço orgânico. Nesse caso, embora o osso conservasse sua forma original, ele se tornaria mole e flexível.

Essa combinação do arcabouço orgânico com sais inorgânicos aumenta de forma notável a resistência óssea. A parte orgânica oferece resiliência* e a inorgânica, rigidez. Enquanto a primeira resiste melhor às forças de tensão, a segunda resiste às forças de compressão. Ambas, conjugadas, conferem ao osso uma resistência maior que a de cada um dos componentes tomado isoladamente.

Para se entender melhor, pode-se fazer uma analogia* com o conhecido material de resina de poliéster com fibras de vidro. A resina é deformável, mas não se fratura facilmente, pois apresenta elasticidade e resiliência. O vidro não se deforma, é duro e resistente; mas não é elástico e se fratura. O mesmo acontece com a borracha do pneumático, que é elástica, deformável, porém é reforçada com porções metálicas para adquirir rigidez e firmeza. Nessa analogia, enquanto um material permite torção e alongamento, o outro resiste à compressão. O mesmo acontece com o osso, que é ao mesmo tempo rígido e elástico.

A quantidade de minerais do osso aumenta com o tempo. Na criança ainda é pequena e, portanto, as fibras colágenas estão em alta proporção. Em razão disso, ela tem maior resiliência óssea.

O processo pelo qual o osso se forma é denominado ossificação ou osteogênese

O processo de ossificação inicia-se aproximadamente a partir da sexta semana de vida intrauterina e continua durante toda a vida. No feto, podem ser descritos dois tipos de ossificação: **intramembranácea e endocondral.** Na intramembranácea, como o nome indica, a ossificação começa sobre membranas preexistentes de tecido conjuntivo. É o que acontece com alguns dos ossos planos do neurocrânio*, maxilas, partes da mandíbula e da clavícula. Nos ossos restantes, a ossificação realiza-se sobre modelos preexistentes de cartilagem* hialina. Embora os processos de ossificação apresentem diferenças, o osso resultante é idêntico.

O osso tem duas apresentações macroscópicas: a compacta e a esponjosa

A **substância compacta** é uma estrutura sólida, "sem" espaços internos. Ela dá contorno ao osso, constituindo sua porção externa ou lâmina cortical. Por ser compacta é menos elástica que a porção interna do osso. Esta é formada pela **substância esponjosa** ou **trabecular**, mais elástica. É um emaranhado de **trabéculas*** ou espículas ósseas, com pequenos espaços ou cavidades entre elas, preenchidos por medula óssea. O arranjo do trabeculado não é disforme ou ao acaso; pois apresenta uma disposição arquitetônica toda especial para melhor responder às forças que agem sobre o osso (sobre arquitetura óssea vale a pena ler a primeira página do subcapítulo "Biomecânica* do esqueleto facial"). A substância esponjosa é encontrada, principalmente, nos ossos curtos, nas epífises* dos ossos longos e no interior de alguns ossos planos do crânio (estude o quadro "Veja bem..." neste capítulo).

Os canais* ósseos, os seios* aéreos e os alvéolos* dentais, apesar de internos, são formados por substância compacta.

O osso do Laboratório de Anatomia é diferente do osso do ser vivente

O osso seco, submetido à maceração*, tem matriz orgânica reduzida pela ação de substâncias químicas. O osso obtido em cemitério possui predominância de sais minerais, pois grande parte do material orgânico foi removida pela ação bacteriana.

O osso do ser vivente é dinâmico. Renova-se permanentemente mediante a ação coordenada dos osteoclastos, que reabsorvem a matriz óssea, e dos osteoblastos, que promovem a neoformação óssea. Esse processo é chamado remodelação* óssea. Durante as primeiras décadas da vida ocorre a atividade de remodelação ativa ou progressiva (predomínio da formação óssea); a partir dos 50 anos, ocorre a remodelação passiva ou regressiva (predomínio da reabsorção óssea), o que resulta em um lento e progressivo declínio da massa óssea. O osso se hipotrofia* quando está inerte ou se hipertrofia* em condições de grande atividade mecânica. O osso sofre reparação quando fraturado.

Esta acentuada capacidade de remodelação exige que o osso seja vascularizado e suprido por nervos. Todas as células ósseas (osteoblastos, osteócitos e osteoclastos) precisam receber nutrição e por isso o tecido ósseo é ricamente vascularizado. O endósteo e a medula óssea também necessitam de sangue. Além dos vasos periosteais, outros vasos penetram no osso através de forames nutrícios e de pequenos forames vasculares.

De fato, artérias, veias, nervos vasomotores e nervos sensitivos que as acompanham e vasos linfáticos situam-se não apenas na superfície óssea (junto ao **periósteo***, veja a seguir), mas também penetram no seu interior. Assim, ao se fraturar um osso ocorre hemorragia local, fundamental no processo de consolidação da fratura.

Outra diferença entre o osso de laboratório e o osso vivo é o revestimento externo deste último por uma membrana fibrosa, elástica, de cor leitosa, chamada periósteo, na qual se inserem tendões* e ligamentos*.

Está fixada ao osso por fibras colágenas conhecidas como fibras perfurantes (porque penetram no osso). É constituído por duas camadas, uma externa, rica em fibras colágenas, e outra interna, onde predominam células com capacidade osteogênica, responsáveis pelo crescimento do osso em diâmetro. O periósteo somente não cobre os ossos nas superfícies articulares.

As cavidades ósseas são revestidas pelo endósteo. Este é constituído por uma única camada de osteoblastos, os quais podem se mostrar em franca atividade de formação óssea ou em estado de repouso. O endósteo reveste o canal medular, os espaços entre as trabéculas da substância esponjosa e a pequena quantidade de canais situados na substância compacta, os quais são atravessados por vasos e nervos.

GUIA DE ESTUDO 4

1 Leia uma vez o bloco 2, a seguir.
2 Esclareça os seguintes quesitos ou questões: Cite cinco funções do esqueleto. Cite três estruturas "protegidas" pelo esqueleto. Por que o osso é um reservatório mineral natural? Quais as vantagens? Quais são as partes de um osso longo? Como se podem classificar os ossos do ponto de vista morfológico? Qual é a diferença entre osso longo e alongado? Como cresce um osso longo em comprimento? Quais são as consequências clínicas da existência de espaços aéreos em alguns dos ossos do viscerocrânio? Como podemos dividir o esqueleto? Cite os ossos da cintura escapular. Cite ao menos dois exemplos para cada tipo de osso.
3 Leia novamente e confira se o que você escreveu está certo.
4 Em caso negativo volte ao item 1. Em caso positivo passe para o item 5.
5 Examine detidamente o(s) esqueleto(s) do Laboratório de Anatomia, observe ossos isolados, compare-os com figuras de atlas e livros-texto, discuta as questões de estudo com seus colegas. Estude em si mesmo uma anatomia de superfície, fazendo a palpação dos ossos possíveis; continue a prática da palpabilidade, para o reconhecimento dos ossos em um de seus colegas. Quanto à questão sobre espaço aéreo do osso (pneumático), leia sobre "seios paranasais", página **45** e, se necessário, argúa seu professor.
6 Leia novamente o bloco 2, agora realçando os detalhes que julgar mais importantes.

B2 *Os ossos têm funções físicas e químicas*

Fisicamente os ossos constituem a estrutura rígida de **sustentação** e de **movimentação** do corpo. Ao sustentar o corpo, o esqueleto apoia todas as suas partes e provê compartimentos fechados para órgãos internos, que se acham assim **protegidos**. É o caso do encéfalo na cavidade craniana, do coração na caixa torácica, da medula espinal no canal vertebral, da medula óssea nas cavidades medulares dos ossos longos e nos espaços intertrabeculares da substância esponjosa de ossos do crânio (díploe), esterno, costelas, vértebras, osso do quadril e epífises de ossos longos. A medula óssea vermelha tem função de produzir células sanguíneas (observe que a **função hemopoiética** não é do osso, mas sim da medula óssea vermelha).

Os ossos contribuem de forma fundamental para **movimentar o corpo.** Servem de inserção* aos músculos, que, ao se contraírem, propiciam a movimentação do esqueleto que se dobra nas articulações, sendo o osso o elemento passivo nessa movimentação.

Os ossos têm também a função química de **armazenar sais** de cálcio, fósforo, magnésio, sódio, potássio etc. Quase todo o cálcio do corpo está estocado nos ossos. O organismo recebe cálcio dos alimentos e o elimina na urina. Caso elimine mais do que recebe, o organismo retira cálcio dos ossos. Dessa maneira, eles são um reservatório mineral natural.

Dependendo das características morfológicas, os ossos podem ser agrupados em longos, curtos, planos, irregulares, pneumáticos e sesamoides

A característica principal do **osso longo** é sua forma tubular, portanto com o comprimento maior que a largura. Por ser tubular ele é oco, possuindo uma cavidade (medular) interior. Outra característica é possuir extremidades largas que se articulam com outros ossos, as **epífises***, unidas por um eixo, a **diáfise*** (a união entre a epífise e a diáfise é denominada **metáfise***).

Veja bem...

Além de reconhecer as partes de um osso longo, veja a disposição da substância óssea compacta e esponjosa. Observe no corte transversal que externamente se localiza o periósteo, o qual está em contato com a substância óssea compacta. Entre esta e a cavidade medular localiza-se certa quantidade de substância esponjosa.

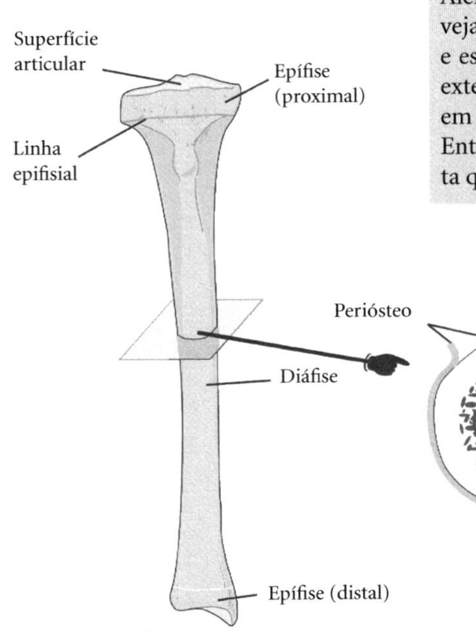

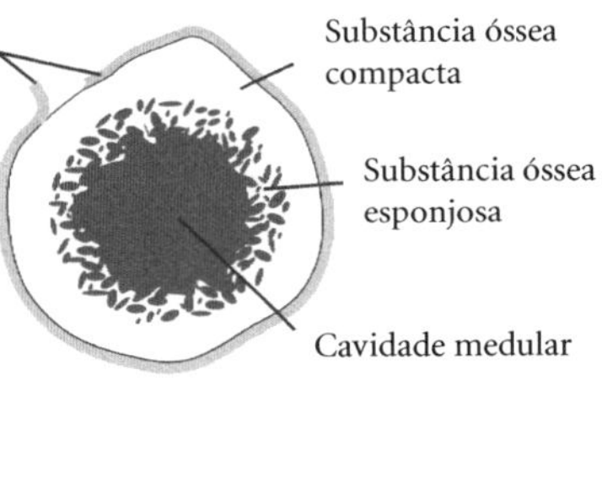

Já nos ossos planos, a disposição das substâncias ósseas é diferente. Existe uma lâmina externa e outra interna de substância óssea compacta, envolvendo uma camada de substância óssea esponjosa, que nos ossos planos do crânio é denominada **díploe** (o periósteo não foi representado).

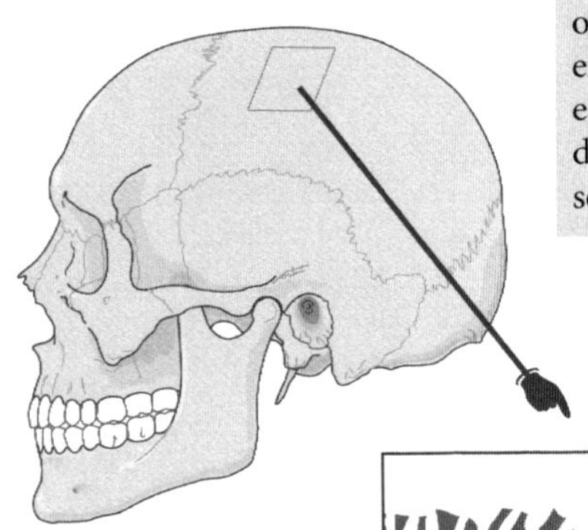

Lâmina externa

Díploe

Lâmina interna

Nas crianças e nos jovens uma placa cartilagínea, a **cartilagem epifisial**, separa a epífise da diáfise e assegura o crescimento ósseo em extensão (veja, no quadro "Veja bem..." na página 17, maiores esclarecimentos sobre esse assunto). Esse processo se dá pela constante mitose das células da cartilagem epifisial, o que leva a um aumento de seu tamanho. Paralelamente, a região da cartilagem epifisial próxima à diáfise vai se ossificando de forma que o tamanho da cartilagem fica relativamente constante, enquanto o tamanho do osso vai aumentando. Aos 25 anos aproximadamente a cartilagem é completamente substituída por osso e o crescimento do osso em comprimento cessa. As diáfises são encurvadas para poder aumentar sua curva ao receber grandes compressões longitudinais.

As costelas e a clavícula, embora o comprimento destas seja maior que a largura, não possuem metáfise em nenhuma fase da vida e não são tubulares, sendo assim consideradas **ossos alongados.** São longos os ossos dos membros superior e inferior, com exceção daqueles do carpo e do tarso. Estes últimos, encontrados na mão e no pé, são considerados **ossos curtos,** porque nenhuma das três dimensões – comprimento, largura e espessura – predomina sobre as demais. Já os **ossos planos** têm seu comprimento e largura bem maiores que a espessura, aproximando-se assim de uma forma laminar. No crânio, os ossos parietal, frontal e occipital, e no resto do esqueleto, o esterno, a escápula e o osso do quadril são classificados como planos.

Ossos como as vértebras, a maxila, o esfenoide, a mandíbula não se encaixam na classificação mencionada e, por isso, são chamados **ossos irregulares** quanto à forma. Alguns ossos irregulares (maxila, etmoide, esfenoide e temporal) e o frontal possuem espaços aéreos (seios) em seu interior, o que os classifica *também* como **ossos pneumáticos.**

Finalmente, uns poucos ossos curtos envolvidos por tendões na mão, no pé e no joelho, têm a denominação especial de **ossos sesamoides**, sendo a patela o melhor exemplo.

O esqueleto

O esqueleto compõe-se das porções axial e apendicular

O **esqueleto axial*** (Figs. 2-1 e 2-2) é formado pelo crânio, vértebras, costelas e esterno. O crânio será estudado detalhadamente nas páginas seguintes. As **vértebras,** de acordo com a localização, são separadas em sete cervicais, doze torácicas, cinco lombares, cinco sacrais e quatro coccígeas. As vértebras sacrais são fusionadas e constituem um único osso, o **sacro.** As 33 vértebras formam a **coluna vertebral.**

Doze pares de **costelas** articulam-se posteriormente com as doze vértebras torácicas e anteriormente com o **esterno**, com exceção dos dois últimos pares (costelas flutuantes). A ligação com o esterno é feita através das **cartilagens costais.** Portanto, o esqueleto do tórax é ósseo e cartilagíneo.

O **esqueleto apendicular** é formado pelos ossos das partes livres dos membros superior e inferior e das cinturas escapular (clavícula e escápula) e pélvica (osso do quadril). A **clavícula** e a **escápula** unem o tórax ao membro superior. Neste, o osso do braço é o **úmero** e os ossos do antebraço são a **ulna,** medialmente, e o **rádio,** lateralmente. O esqueleto do

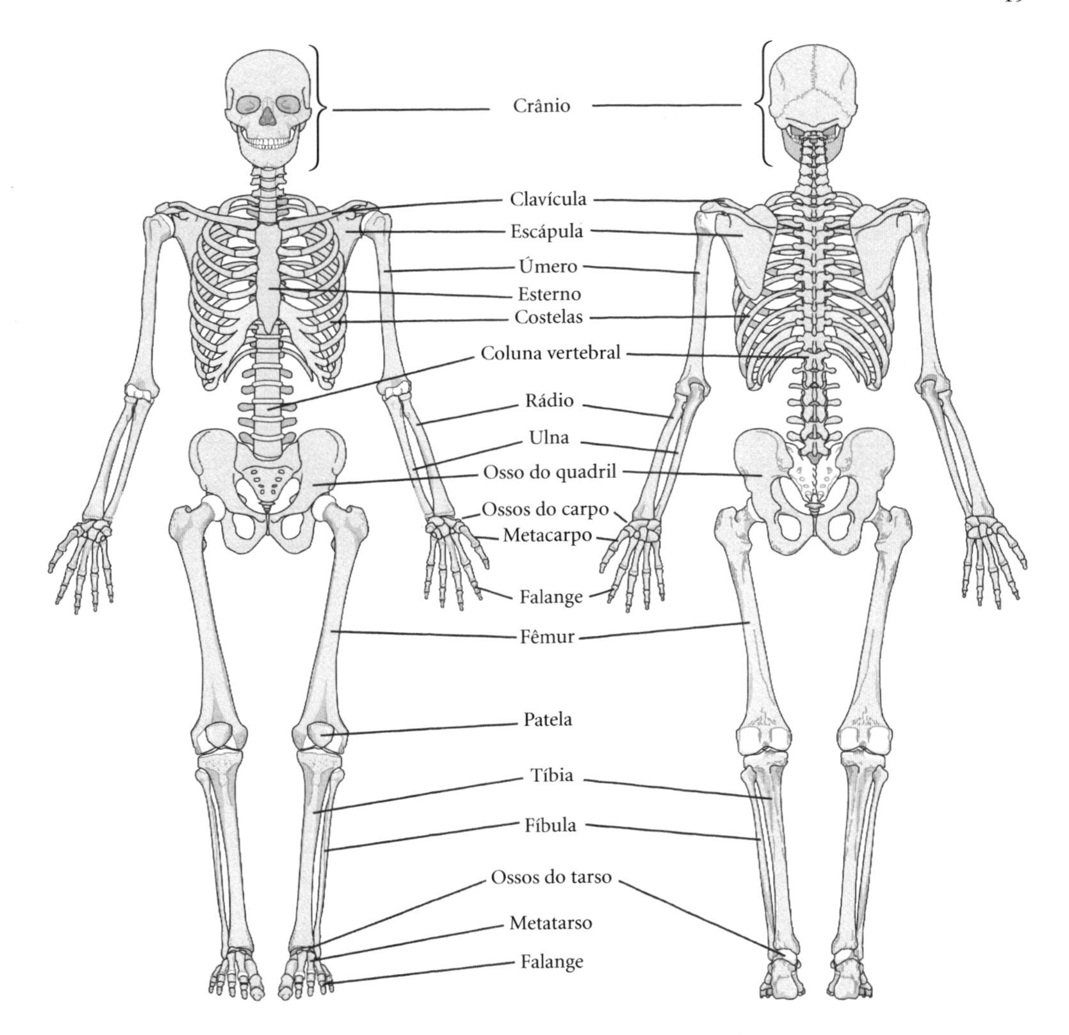

Figura 2-1 – Esqueleto em vistas anterior e posterior.

punho, entre o antebraço e a mão, tem duas fileiras de ossos curtos. São os **ossos do carpo**, denominados **escafoide, semilunar, piramidal, pisiforme, trapézio, trapezoide, capitato e hamato**. A palma da mão tem cinco **ossos metacarpais** numerados de I a V, de lateral para medial (**metacarpal I, metacarpal II** etc.). O esqueleto dos dedos é constituído pelas **falanges proximal, média** e **distal**, também numeradas de I a V. O polegar tem apenas a falange proximal I e a falange distal I.

A cintura pélvica é formada por dois **ossos do quadril**, que se unem posteriormente ao osso sacro. Cada osso do quadril tem três partes fusionadas no adulto, **ílio, ísquio** e **púbis**, que correspondem a três ossos embrionários.

No membro inferior, o osso da coxa é o **fêmur** e os da perna são a **tíbia,** medialmente, e a **fíbula,** lateralmente. No joelho, encontra-se a **patela.** O esqueleto do pé é dividido em sete **ossos do tarso** (**tálus, calcâneo, navicu-**

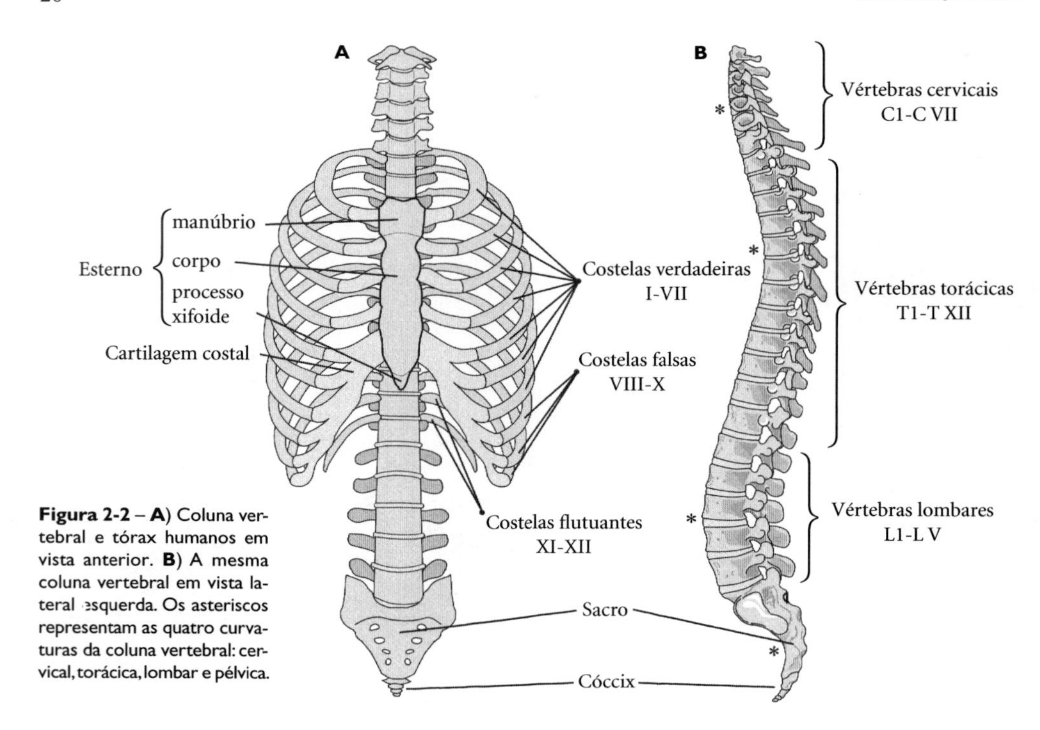

Figura 2-2 – **A**) Coluna vertebral e tórax humanos em vista anterior. **B**) A mesma coluna vertebral em vista lateral esquerda. Os asteriscos representam as quatro curvaturas da coluna vertebral: cervical, torácica, lombar e pélvica.

lar, cuboide, cuneiforme medial, cuneiforme intermédio e **cuneiforme lateral**), cinco **ossos metatarsais** (**metatarsal I, II, III, IV, V**) e 14 **falanges** (proximal e distal no hálux e proximal, média e distal nos dedos de II a V).

A seguir, são relacionados os principais acidentes anatômicos dos ossos para serem identificados no laboratório, com o auxílio de peças anatômicas e de um atlas de Anatomia. Consulte seu professor sobre a necessidade ou não de estudar esses detalhes.

Vértebras

– Atlas (C1): massa lateral, faces articulares, arcos anterior e posterior, fóvea do dente.
– Áxis (C2): dente do áxis, faces articulares anterior e posterior.
– Corpo vertebral, forame vertebral (canal vertebral).
– Arco vertebral (pedículo e lâmina).
– Forame intervertebral.
– Processo espinhoso, processo transverso, forame transversário.
– Processo articular superior, processo articular inferior.
– Fóvea costal.
– Sacro (base, promontório, face auricular, forames sacrais, crista sacral mediana).
– Cóccix (vértebras coccígeas).

Esterno

– Corpo, manúbrio, processo xifoide.

Costelas

– Sete verdadeiras, três falsas, duas flutuantes.
– Cabeça, corpo, ângulo.

Clavícula
- Extremidade esternal, extremidade acromial.
- Tubérculo conoide.

Escápula
- Face costal (fossa subescapular).
- Face posterior (espinha, fossa supraespinal, fossa infraespinal).
- Margens medial, lateral e superior, ângulos inferior e superior.
- Acrômio, processo coracoide.
- Cavidade glenoidal, tubérculo supraglenoidal.

Úmero
- Cabeça, colo (anatômico, cirúrgico).
- Tubérculo maior, tubérculo menor, sulco intertubercular.
- Tuberosidade deltóidea.
- Tróclea, capítulo, epicôndilo medial, epicôndilo lateral.
- Fossa do olécrano, fossa coronóidea.

Rádio
- Cabeça, colo.
- Tuberosidade do rádio.
- Processo estiloide, incisura ulnar.

Ulna
- Olécrano, incisura troclear, processo coronoide.
- Tuberosidade da ulna, incisura radial.
- Cabeça, processo estiloide.

Ossos da mão (ossos carpais, metacarpais e falanges)
- Escafoide, semilunar, piramidal, pisiforme, trapézio, trapezoide, capitato e hamato.
- Metacarpais I, II, III, IV, V (base, corpo, cabeça).
- Falanges proximal, média e distal dos dedos I, II, III, IV, V.

Osso do quadril (ílio, ísquio, púbis)
- Acetábulo, fossa do acetábulo.
- Forame obturado.

Ílio
- Crista ilíaca, espinhas ilíacas anterossuperior, anteroinferior, posterossuperior e posteroinferior, fossa ilíaca.
- Face glútea, face sacropélvica, face auricular.

Ísquio
- Corpo, ramo, túber isquiático, espinha isquiática.
- Incisura isquiática maior.

Púbis
- Corpo, face sinfisial (sínfise).
- Ramo superior, ramo inferior.

Fêmur
- Cabeça, fóvea da cabeça, colo.
- Trocanter maior, trocanter menor.
- Tuberosidade glútea, linha pectínea, linha áspera.
- Côndilo medial, côndilo lateral, fossa intercondilar.
- Face patelar.

Patela
- Base, ápice, face articular, face anterior.

Tíbia
- Côndilo medial, côndilo lateral, eminência intercondilar.

- Face articular fibular.
- Tuberosidade da tíbia.
- Incisura fibular.
- Maléolo medial.

Fíbula

- Cabeça
- Maléolo lateral, face articular do maléolo.

Ossos do pé (ossos tarsais, metatarsais e falanges)

- Tálus, calcâneo, navicular, cuneiforme medial, cuneiforme intermédio, cuneiforme lateral, cuboide.
- Metatarsais I, II, III, IV, V (base, corpo, cabeça).
- Falanges proximal, média e distal dos dedos I, II, III, IV, V.

O crânio

Guia de estudo 5

1 Leia uma vez o bloco 3, examinando as figuras e, de preferência, com um crânio à mão para acompanhar a leitura.
2 Responda ou esclareça os seguintes quesitos ou questões: Faça um resumo do que significa viscerocrânio, neurocrânio e base do crânio. Quais são as partes integrantes do osso frontal e com quais ossos ele se liga? O que é órbita, quais são suas partes e que ossos a formam? Defina sulco, canal e forame infraorbital; onde se iniciam, como se continuam e onde se localizam? Como é formada a abertura piriforme e a cavidade nasal óssea? Descreva o osso zigomático, seus processos, suas conexões e denomine as suturas formadas pelas conexões. Quais partes da maxila e da mandíbula podem ser vistas pela norma frontal? O que é processo alveolar (maxilar e mandibular)? Pela norma vertical, quais são os ossos e suturas que podem ser vistos?
3 Leia novamente o bloco 3 e compare suas explicações com o texto para constatar se estão corretas. Se não estiverem, corrija-as ou complemente-as.
4 Leia mais uma vez, com atenção redobrada e com um crânio (natural ou modelo plástico) ao lado e distinga os detalhes mais importantes. Utilize sondas delgadas e flexíveis para apontar acidentes anatômicos e para atravessar forames e canais (fios ou fibras de vassoura de piaçaba são úteis para isto; canudo de tomar suco, cortado em ângulo, também serve para apontar).
5 Procure responder, em voz alta, às mesmas questões do item 2, sem consultar suas respostas escritas.
6 Confronte o que falou com o texto do livro.

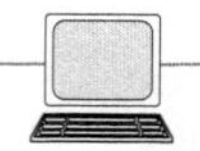

Veja no site www.anatomiafacial.com informações sobre a face, e não esqueça dos estudos dirigidos e testes formativos sobre o crânio, o próximo assunto!

B3

O crânio corresponde ao esqueleto da cabeça

O crânio em geral

Constitui o esqueleto da cabeça e pode ser dividido em viscerocrânio* e neurocrânio*.

O **viscerocrânio** corresponde à face e nele estão situados os órgãos dos sentidos e o início dos sistemas digestório e respiratório. É formado por 14 ossos unidos entre si por articulações fibrosas (suturas*), com exceção da mandíbula que é móvel e se liga ao crânio por uma articulação sinovial (de amplos movimentos). Além da mandíbula, os demais ossos do viscerocrânio são: duas maxilas, dois zigomáticos, dois palatinos, dois nasais, duas conchas nasais inferiores, dois lacrimais e um vômer. Todos esses ossos se articulam com as maxilas, que vêm a constituir assim a porção mais central e importante do esqueleto facial.

O **neurocrânio** é formado por oito ossos planos e irregulares rigidamente unidos entre si por meio de suturas. São eles: dois temporais, dois parietais, um frontal, um occipital, um esfenoide e um etmoide. Arranjam-se de tal forma a constituir uma grande cavidade – **cavidade do crânio** – na qual se aloja o **encéfalo.** A porção larga mais alta do neurocrânio é conhecida como **calvária,** que pode ser obtida seccionando-se o crânio horizontalmente no nível da glabela e da protuberância occipital externa. Os ossos que compõem a calvária consistem de duas lâminas de substância compacta – **lâminas externa** e **interna** – que encerram uma camada* de substância esponjosa, que no crânio é conhecida por **díploe.** A lâmina interna, por ser muito mais frágil que a externa, fratura-se extensamente nos traumatismos* e isso pode provocar rupturas de artérias que se situam entre ela e a dura-máter*.

A remoção da calvária expõe a cavidade do crânio e deixa ver a **base interna do crânio** em seu interior. Ela também pode ser vista por fora, unida ao viscerocrânio e parcialmente encoberta por ele. A base do crânio coincide com um plano inclinado que secciona o crânio na altura dos pontos craniométricos násio e básio (localize esses pontos na página 73). Ela é formada por ossos irregulares e caracterizada pela presença de vários forames* e canais* por onde trajetam nervos e vasos, os quais podem ser lesados nos traumatismos cranianos, principalmente aqueles acometidos de fraturas.

Vistas do crânio

Vista anterior do crânio (norma frontal)

(Figs. 2-3, 2-4 e 2-5)

Para o exame do crânio, deve-se posicioná-lo conforme o plano aurículo-orbital (página 73), segundo o qual as margens infraorbitais e os poros acústicos externos estão em um plano horizontal.

A descrição será feita com os termos no singular, como se estivesse sendo descrita uma das metades (simétricas) do crânio.

Pela vista anterior, o terço superior do crânio é caracterizado pelo osso frontal, do qual se distingue sua parte mais extensa, lisa e convexa, a **escama frontal**, que se estende desde o **vértice** do crânio até as órbitas e os ossos nasais. Sua superfície mostra uma convexidade mais pronunciada acima de cada órbita, o **túber* frontal.** Entre o túber frontal e a órbita há uma elevação linear, romba, curva, o **arco* superciliar.** Encontram-se ambos os arcos superciliares em uma área mediana em relevo, a **glabela.** A aguda **margem* supraorbital** é interrompida entre seus terços intermédio* e medial* pela

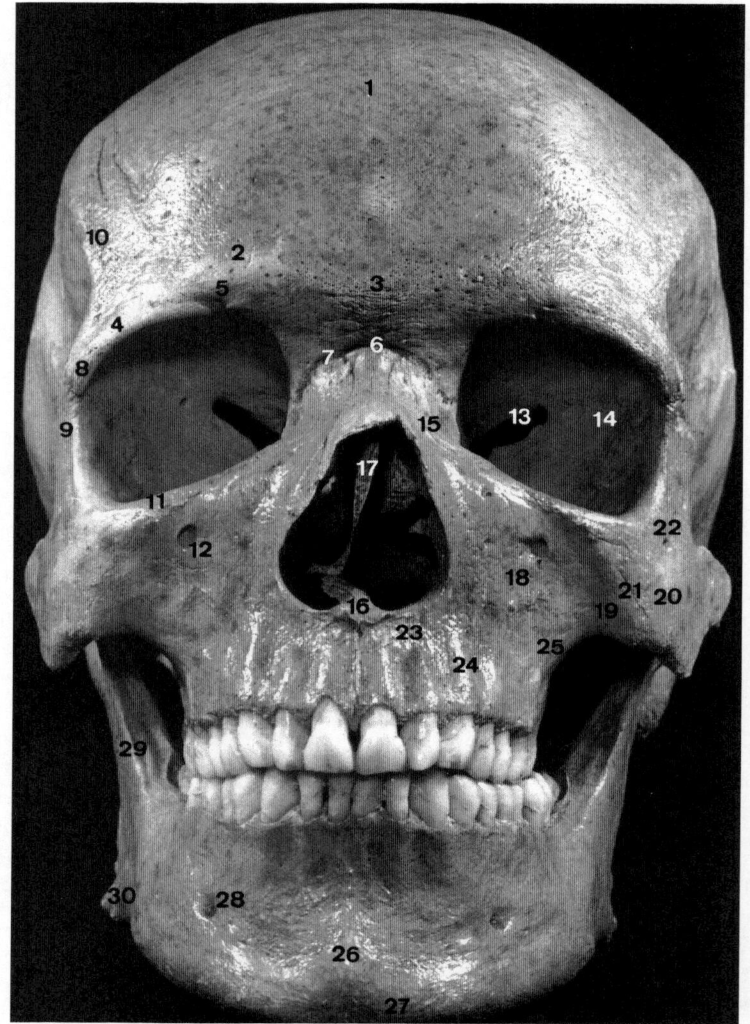

Figura 2-3 – Norma* facial. Vista anterior do crânio.
1 Escama frontal
2 Arco superciliar
3 Glabela
4 Margem supraorbital
5 Incisura supraorbital
6 Sutura frontonasal
7 Sutura frontomaxilar
8 Processo zigomático do frontal
9 Processo frontal do zigomático
10 Linha temporal
11 Margem infraorbital
12 Forame infraorbital
13 Fissura orbital superior
14 Asa maior do esfenoide
15 Processo frontal da maxila
16 Espinha nasal anterior
17 Septo ósseo do nariz
18 Fossa canina
19 Processo zigomático da maxila
20 Processo maxilar do zigomático
21 Sutura zigomaticomaxilar
22 Forame zigomaticofacial
23 Fóvea incisiva
24 Eminência canina
25 Crista zigomaticoalveolar
26 Protuberância mentoniana
27 Tubérculo mentoniano
28 Forame mentoniano
29 Borda anterior do ramo da mandíbula
30 Ângulo da mandíbula

incisura* supraorbital, por vezes transformada em forame*. Entre as órbitas, o osso frontal conecta-se com os ossos nasal (pela **sutura frontonasal**) e maxila (**sutura frontomaxilar**). No ângulo do **ádito* orbital** formado pelas margens supraorbital e lateral, o osso frontal apresenta uma projeção forte e saliente, o **processo* zigomático**, que leva esse nome por unir-se ao osso zigomático por meio da sutura frontozigomática (o processo do zigomático que se liga ao frontal se chama **processo frontal**). A margem posterolateral do processo zigomático inicia-se como uma crista* aguda e, à medida que se prolonga para cima e para trás, vai tornando-se menos saliente e se transforma na **linha* temporal**, que alcança o osso parietal.

Além do frontal, os ossos que completam o ádito orbital são o zigomático e a maxila. O primeiro faz o contorno lateroinferior, e a maxila, o

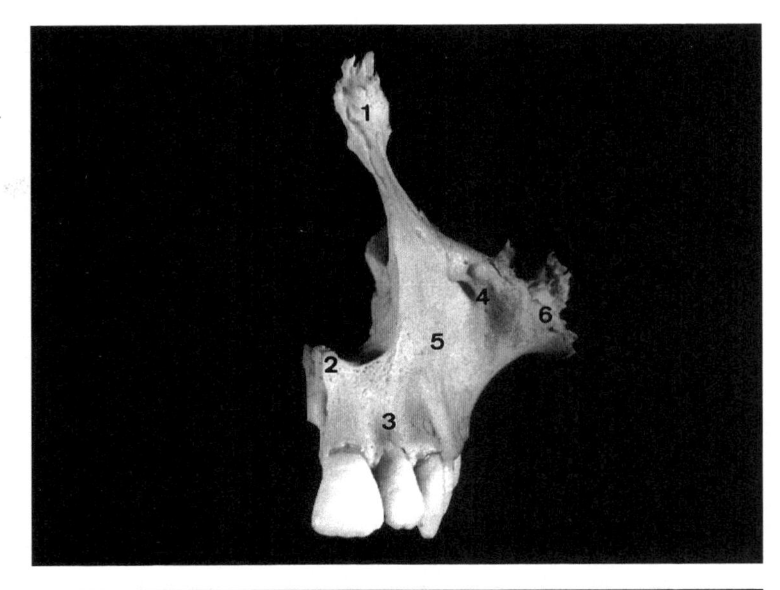

Figura 2-4 – Vista anterior de uma maxila separada do crânio.
1 Processo frontal
2 Espinha nasal anterior
3 Processo alveolar com eminências alveolares
4 Forame infraorbital
5 Fossa canina
6 Processo zigomático

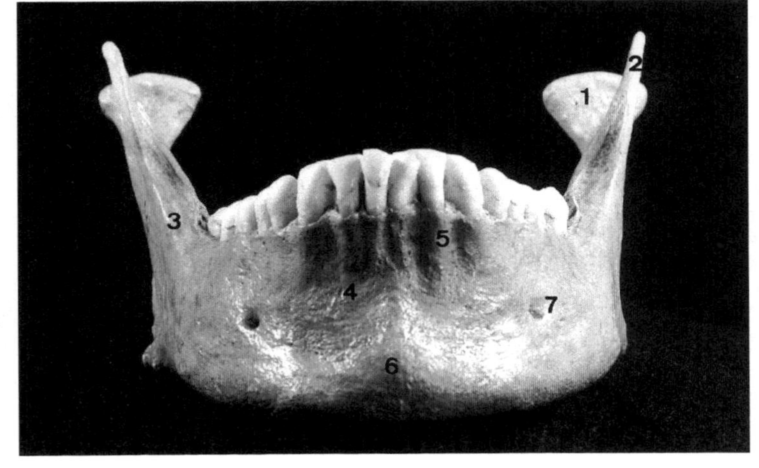

Figura 2-5 – Vista anterior de uma mandíbula separada do crânio.
1 Cabeça da mandíbula (côndilo)
2 Processo coronoide
3 Linha oblíqua
4 Fossa mentoniana
5 Processo alveolar com eminências alveolares
6 Protuberância mentoniana
7 Forame mentoniano

contorno medioinferior. Entre ambos, a sutura zigomaticomaxilar é bem distinta na margem infraorbital. Essa sutura, preenchida por tecido fibroso, pode ser distinguida nas pessoas como um ressalto que pode ser palpado sob a delgada cútis dessa área. Uns 7 ou 8mm abaixo, perpendicularmente, acha-se o **forame infraorbital**. A órbita, larga no ádito, vai aguçando-se no fundo devido à disposição convergente de suas paredes. A parede superior é formada, em sua maior extensão, pela **parte orbital** do frontal, que exibe uma depressão na porção lateral, a **fossa*** **da glândula lacrimal**. A parede lateral é composta pela **asa maior** do esfenoide e porções dos ossos zigomático e frontal. A parede medial é formada pela **lâmina orbital** do etmoide, lacrimal e porções da maxila e esfenoide. A parede inferior é formada pelo zigomático e **face orbital** da maxila, a qual é escavada pelo **sulco*** e **canal infraorbital**, com início na **fissura* orbital inferior**. Tanto esta quanto a **fissura orbital superior** são fendas alargadas que separam as paredes superior, lateral e inferior e convergem para o fundo da órbita. Nesse local, o **canal* óptico** é bem visível. Nele passam o nervo óptico e a artéria oftálmica.

Medialmente à órbita há uma extensão da maxila, o **processo frontal**, que se une ao osso nasal pela **sutura nasomaxilar**. A margem livre do nasal de ambos os lados inicia o contorno superior da **abertura piriforme**, que é completado aos lados e abaixo pelas maxilas, as quais, em sua união, delimitam uma saliência pontiaguda mediana, a **espinha* nasal anterior**. A abertura piriforme permite a visão, no interior da **cavidade* nasal óssea**, do **septo* nasal ósseo** e das **conchas nasais inferior e média**.

Ao lado da abertura piriforme, a maxila é côncava (**fossa canina**) e apresenta o forame infraorbital, que continua atrás com o **canal infraorbital** até o **sulco infraorbital**, todos percorridos pelo nervo e vasos infraorbitais. Mais lateralmente, a maxila termina se unindo ao zigomático por meio de seu **processo zigomático**. O zigomático, por sua vez, está encaixado entre o viscerocrânio e o neurocrânio, ligando a maxila ao frontal e ao temporal. O zigomático tem um corpo* e três processos, cujas denominações correspondem aos nomes dos ossos a que está conectado – **processo maxilar**, **processo frontal** e **processo temporal**. Na sua face lateral, abre-se o **forame zigomaticofacial**, que dá passagem a um nervo homônimo.

As duas maxilas (maxilar*) articulam-se no plano mediano pela **sutura intermaxilar**, ao lado da qual se situa a **fóvea incisiva**. Entre as **fóvea** incisiva e a fossa canina vê-se a **eminência* canina**, saliência que recobre a raiz do dente canino. Na maxila, o **processo alveolar**, larga expansão que provê alvéolos para os dentes, evidencia as eminências alveolares, das quais a canina costuma ser a mais saliente. Mais lateralmente, como contorno final da maxila nesta vista anterior do crânio, vê-se a **crista zigomaticoalveolar**, uma condensação óssea que se estende do processo zigomático da maxila ao alvéolo do primeiro molar.

Finalmente, a mandíbula articulada com a base do crânio mostra sua superfície anterolateral, na qual se nota a **protuberância* mentoniana***, forte condensação óssea mediana delimitada por uma saliência na **base da mandíbula**, o **tubérculo* mentoniano**. O **processo alveolar**, semelhante ao da maxila, não possui eminências alveolares acentuadamente salientes. Abaixo do alvéolo do segundo pré-molar, a meia-distância da base da mandíbula e da borda livre do processo alveolar, situa-se o **forame mentoniano**, para nervo e vasos mentonianos. Se for baixada uma perpendicular do forame supraorbital, essa linha vertical passará sobre os forames infraorbital (ou bem próximo) e mentoniano. Mais lateralmente é evidente a **borda* anterior do ramo da mandíbula**, que se continua inferiormente como **linha oblíqua**, uma espessa elevação linear romba que esmaece à medida que avança sobre o **corpo da mandíbula**. O **ângulo da mandíbula** é uma área que se destaca lateralmente como uma projeção bem evidente.

Vista superior do crânio (norma vertical)

(Fig. 2-6)

O aspecto geral é de um contorno oval, com uma superfície convexa formada por partes dos ossos frontal, occipital e parietais. São unidos por suturas serráteis e denticuladas que se denominam: **coronal**, entre o frontal e os parietais; **sagital**, entre os parietais; **lambdóidea**, entre o occipital e os parietais.

Os ossos que compõem as suturas do crânio fixam-se por meio da interposição de tecido conjuntivo denso, constituindo uma articulação fibrosa, e por meio das saliências e reentrâncias de suas bordas (semelhantes aos dentes de uma serra), que se interpenetram e dão rigidez à articulação. Faz exceção a sutura escamosa, cujos ossos temporal e parietal se ligam em bisel, à moda das escamas de peixe.

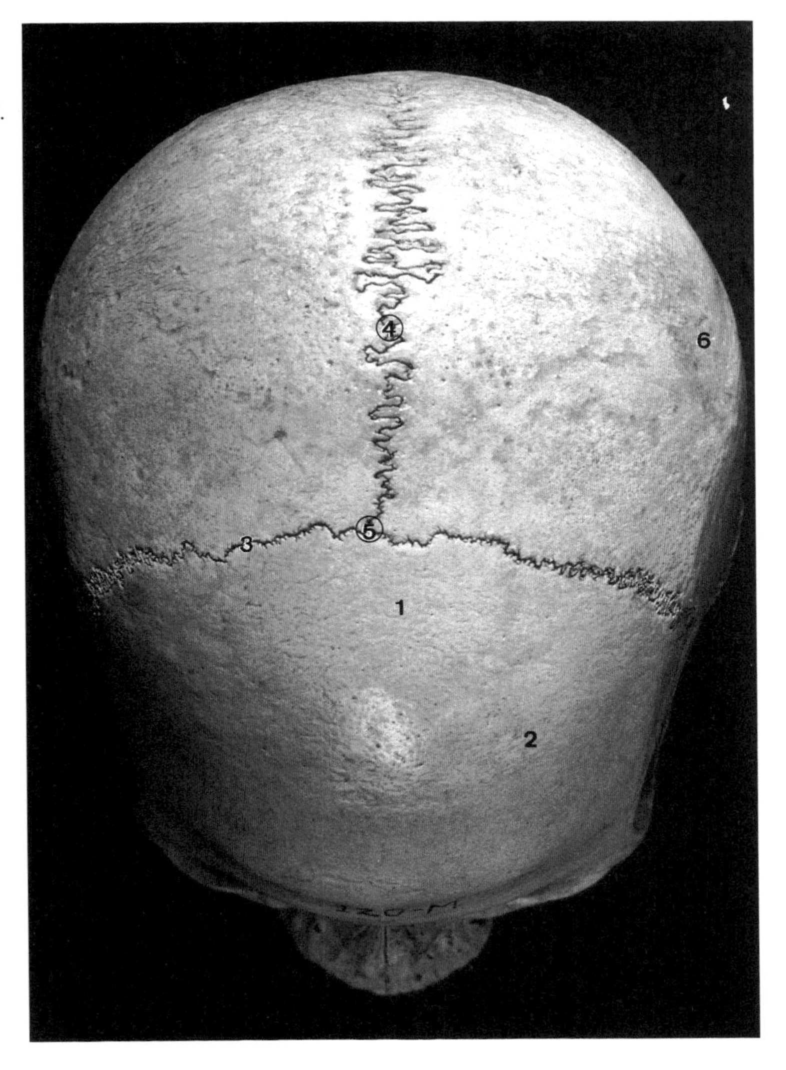

Figura 2-6 – Norma vertical. Vista superior do crânio.
1 Escama do frontal
2 Túber frontal
3 Sutura coronal
4 Sutura sagital
5 Bregma
6 Túber parietal

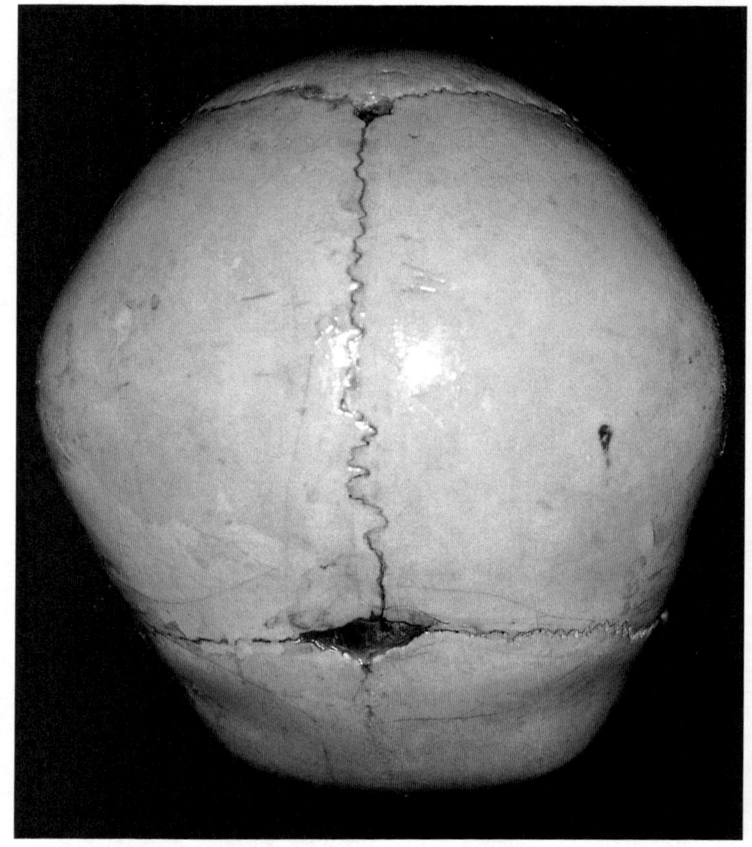

Figura 2-7 – Vista superior de um crânio de recém-nascido, em que aparece o fontículo anterior (maior), entre as suturas coronal e sagital, e o fontículo posterior (menor), entre as suturas sagital e lambdóidea.

Em crânios de fetos, os ossos são separados por membranas fibrosas, em uma construção frouxa que permite à calvária sofrer modificações durante o parto, conhecidas como "moldagem". Na primeira infância, as suturas ainda mostram grande separação entre os ossos e constituem importante local de crescimento do crânio. O crânio cresce por remodelação* – um processo combinado de aposição e reabsorção* com predomínio da primeira – e por crescimento sutural. Com o avançar da idade, as suturas gradualmente se fecham, os ossos se fusionam e a linha de separação desaparece, fenômeno denominado sinostose*. Algumas suturas começam a se fechar antes dos 30 anos de idade; outras desaparecem bem mais tarde. A despeito das variações individuais e de variações relacionadas com o sexo e o grupo racial, as sinostoses podem ser usadas como um guia para se estimar a idade de indivíduos desconhecidos por ocasião de sua morte.

O ponto de encontro das suturas coronal e sagital é chamado **bregma**. Na época do nascimento, uma área membranosa losângica persiste por algum tempo e é chamada **fontículo* anterior** (Fig. 2-7).

Esta condição, de importância obstétrica, permite o toque para determinar a posição da cabeça do feto e também a verificação da pulsação. Antes de seu desaparecimento no segundo ano de vida, o fontículo anterior pode ser usado para se estimar a pressão intracraniana e para se coletar sangue do seio sagital superior através dele.

Ao lado da sutura sagital, o **forame parietal** deixa passar uma veia emissária, que liga as veias do couro cabeludo com o seio sagital superior. Ainda no parietal, uma convexidade mais acentuada, o **túber parietal**, determina, com a do lado oposto, a região de maior largura do crânio.

Guia de Estudo 6

1 Leia uma vez, ou quantas vezes quiser, o bloco **4** e reforce a leitura observando bem as ilustrações (inclusive a figura 2-20) e um crânio, de preferência dentado. Use sondas flexíveis para explorar forames e canais.
2 Elucide, por escrito, as seguintes questões: Como é formado e como se apresenta, do ponto de vista morfológico, o arco zigomático? No nível do arco zigomático, e medialmente a ele, há o encontro das fossas temporal e infratemporal; descreva-as. Descreva o ramo da mandíbula com todos os seus acidentes anatômicos. O que são e para que servem o meato acústico externo, processo mastoide, processo estiloide e côndilo occipital? O que são forames e canais alveolares da tuberosidade da maxila e o que eles contêm no cadáver ou no vivente? Como é formada a fossa pterigopalatina e quais são suas comunicações? Quais detalhes anatômicos podem ser vistos na escama do occipital e na área mastóidea? Descreva detalhadamente a face medial (interna) de uma hemimandíbula. Desenhe o que foi descrito (face medial) sem se esquecer de nenhum acidente anatômico.
3 Proceda, neste estudo do bloco **4**, tal como foi proposto para o estudo do bloco **3**, nos itens **3**, **4**, **5** e **6**.

B4 Vista lateral do crânio (norma lateral)

(Figs. 2-8, 2-9, 2-10 e 2-11)

Alguns acidentes anatômicos já observados nas vistas anterior e superior do crânio podem ser identificados, agora, por outro ângulo.

A linha temporal, na vista lateral, pode ser examinada por inteiro; é uma linha arqueada que se inicia no frontal, avança pelo parietal e encurva-se mais para alcançar a **parte escamosa** do temporal e continuar com a **crista supramastóidea.** Ela presta inserção à fáscia temporal e às fibras mais superiores e posteriores do músculo temporal. Circunscreve a **fossa temporal,** na qual se distingue a **sutura escamosa,** entre a escama do temporal e o parietal. A fossa temporal é mais profunda anteroinferiormente, local onde o músculo temporal que a preenche é mais volumoso.

Observação clínica

A área da fossa temporal é a mais delgada e mais fraca do neurocrânio; a artéria meníngea média passa em suas imediações (por dentro) e casos de fratura associados com lesão desse vaso são comuns.

Da parte escamosa projeta-se anteriormente o **processo zigomático,** que se une ao processo temporal do zigomático para constituir o **arco zigomático.** Corresponde a uma ponte entre o neurocrânio e o viscerocrânio, achatada mediolateralmente e, portanto, com uma borda superior onde se prende a fáscia temporal e uma borda inferior de onde se origina o músculo masseter. O arco zigomático separa a fossa temporal da **fossa infratemporal.**

Observação clínica

O arco zigomático e o osso zigomático frequentemente sofrem fraturas em acidentes. As disjunções (afundamento) do zigomático, ao nível de suas três suturas com os ossos frontal, maxila e temporal, são uma forma comum de lesão desse osso. Quando a fratura compromete o soalho da órbita, o bulbo ocular cai para um nível mais baixo, com consequente diplopia.*

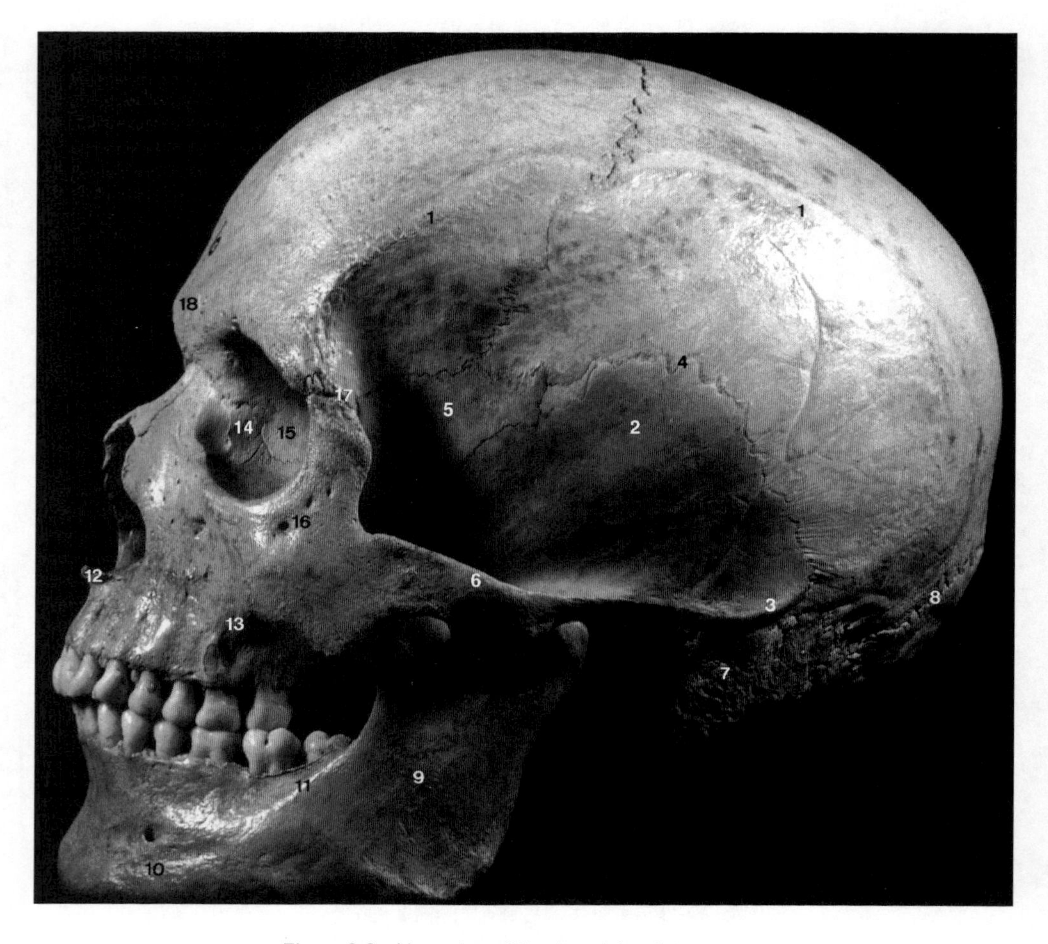

Figura 2-8 – Norma lateral. Vista lateral do crânio.

1 Linha temporal
2 Escama do temporal
3 Crista supramastóidea
4 Sutura escamosa
5 Asa maior do esfenoide
6 Arco zigomático
7 Processo mastoide
8 Sutura lambdóidea
9 Ramo da mandíbula
10 Corpo da mandíbula
11 Linha oblíqua
12 Espinha nasal anterior
13 Crista zigomaticoalveolar
14 Osso lacrimal
15 Lâmina orbital do etmoide
16 Forame zigomaticofacial (triplo neste crânio)
17 Sutura frontozigomática
18 Glabela

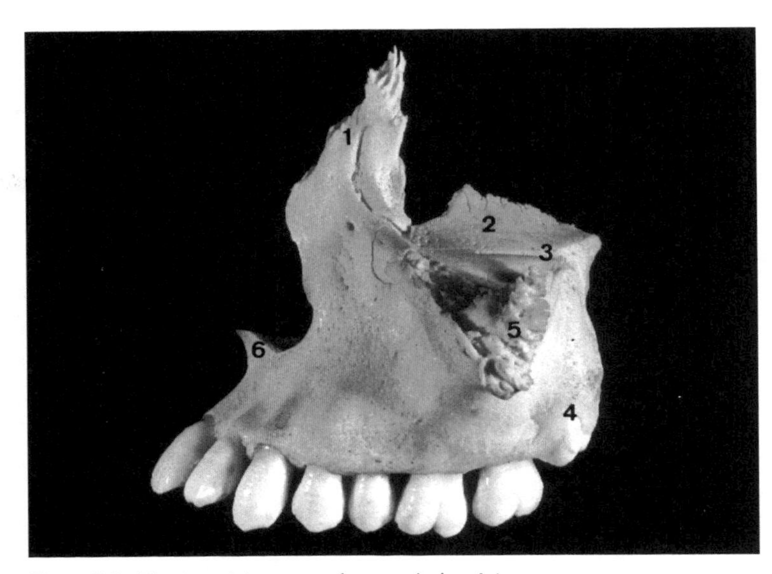

Figura 2-9 – Vista lateral de uma maxila separada do crânio.
1 Processo frontal
2 Face orbital
3 Sulco infraorbital
4 Tuberosidade da maxila
5 Processo zigomático
6 Espinha nasal anterior

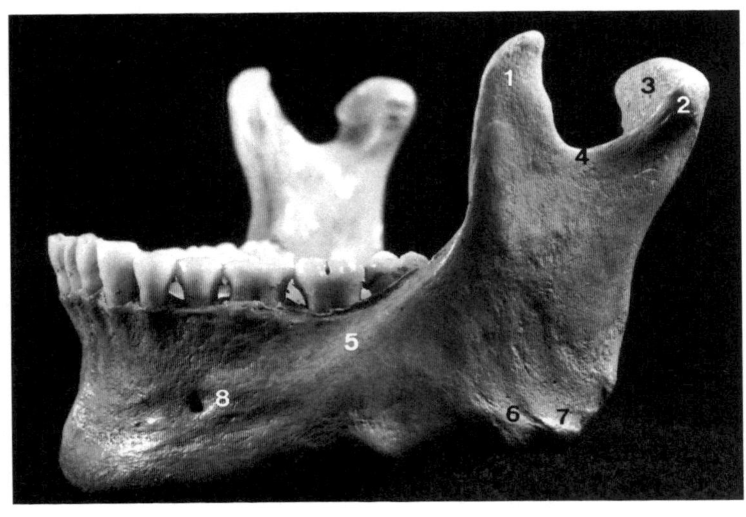

Figura 2-10 – Vista lateral de uma mandíbula separada do crânio.
1 Processo coronoide
2 Processo condilar (com colo e côndilo)
3 Fóvea pterigóidea
4 Incisura da mandíbula
5 Linha oblíqua
6 Tuberosidade massetérica
7 Ângulo da mandíbula
8 Forame mentoniano

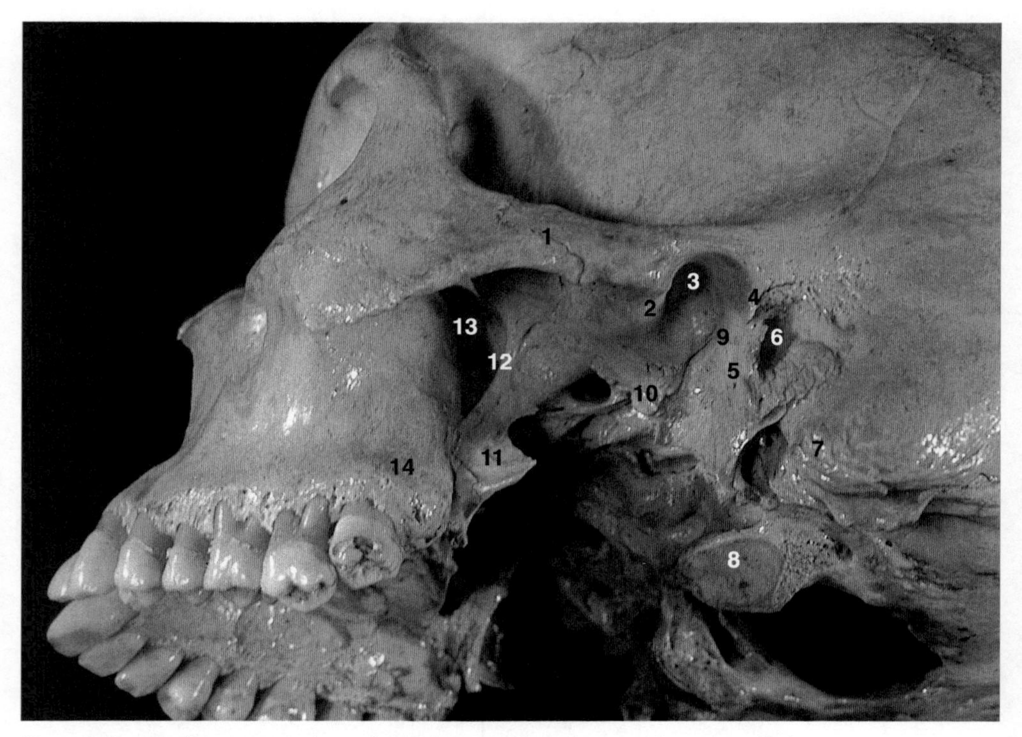

Figura 2-11 – Detalhe aumentado da vista lateral do crânio: fossa infratemporal sem a mandíbula.

1 Sutura zigomaticotemporal
2 Eminência articular
3 Fossa mandibular
4 Processo retroarticular
5 Parte timpânica do temporal
6 Poro acústico externo
7 Processo mastoide
8 Côndilo occipital
9 Fissura timpanoescamosa
10 Espinha do esfenoide
11 Processo pterigoide (lâmina lateral)
12 Fissura pterigomaxilar
13 Fossa pterigopalatina
14 Tuberosidade da maxila

O ramo da mandíbula assemelha-se a um retângulo. Suas bordas posterior e inferior se encontram no ângulo da mandíbula, onde se distingue a **tuberosidade* massetérica.** A borda superior é uma curva, conhecida como **incisura da mandíbula,** disposta entre o **processo coronoide,** em cujas bordas e face medial se insere o músculo temporal, e o **processo condilar** composto de um estreitamento chamado **colo* da mandíbula** e uma saliência robusta, **a cabeça (côndilo*) da mandíbula.** Esta se relaciona com o temporal na **fossa mandibular,** tendo à frente a **eminência (tubérculo) articular** e atrás o **processo retroarticular.**

Mais atrás há uma ampla abertura de contorno circular, o **poro* acústico externo,** delimitado quase totalmente pela **parte timpânica** do temporal. Dá acesso ao **meato* acústico externo,** amplo canal que se insinua pela **parte petrosa** do temporal. Durante a vida, ele é fechado na sua extremidade medial pela membrana do tímpano, que o separa da cavidade* timpânica.

Entre a parte timpânica e o osso occipital, encontra-se uma saliência rugosa e robusta que se projeta em direção* inferior e anterior, o **processo mastoide**. Dele se originam os músculos esternocleidomastóideo, esplênio da cabeça e longo da cabeça. Seu interior é oco, com **células mastóideas** que se comunicam com a orelha média. Na base do processo mastoide, próximo à **sutura occipitomastóidea**, observa-se o **forame mastoide**, para uma veia emissária.

Abaixo da parte timpânica vê-se o **processo estiloide**, uma projeção anteroinferior em forma de estilete, que dá origem aos músculos estilo-hióideo, estilofaríngeo e estiloglosso e ao ligamento estilo-hióideo.

Observação clínica

O processo estiloide, que normalmente mede de 2 a 3cm, pode apresentar-se alongado (até 8cm) e o ligamento estilo-hióideo pode ossificar-se parcial ou totalmente. Em ambas as condições, o paciente se vê acometido, em maior ou menor grau, por dores, disfagia, disfonia, movimentação limitada do pescoço, sensação de corpo estranho alojado na garganta e outros sintomas que caracterizam a síndrome estilo-hióidea (de Eagle).

Ainda no contorno da base do crânio se avista uma saliência romba – o **côndilo occipital** – que faz a articulação do crânio com o atlas, a primeira vértebra cervical. Boa parte da **escama do occipital** é vista por norma lateral; nela, podem-se identificar a **protuberância occipital externa** (de perfil) e as **linhas nucais superior e inferior**, que dão origem anatômica aos músculos trapézio, semiespinal da cabeça, oblíquo superior, reto posterior maior e reto posterior menor da cabeça.

Separando-se a mandíbula do crânio, pode-se ver a fossa infratemporal aberta posteriormente e com seu limite anteromedial formado pela lâmina lateral do **processo pterigoide** e **tuberosidade da maxila**. Nessa área, nota-se o perfil do **hâmulo* pterigóideo**, que é uma extensão da **lâmina medial** do processo pterigoide e se relaciona com o músculo tensor do véu palatino e o ligamento pterigomandibular. A tuberosidade faz parte do **corpo da maxila** e limita-se no alto com a fissura orbital inferior e na frente com a crista zigomaticoalveolar. Ela é perfurada por dois ou três **forames alveolares** que se continuam como **canais alveolares** e contêm nervos e vasos alveolares superiores posteriores.

Observação clínica

Nas extrações do terceiro molar superior, a tuberosidade da maxila e, particularmente, sua extensão inferior em forma de tubérculo logo atrás desse dente ficam ameaçadas de fratura. A ameaça é maior quando a tuberosidade é tornada oca por aumento do seio maxilar ou quando são usados extratores exercendo pressão distal. As fraturas comprometem extensões ósseas variáveis (Fig. 2-12) e podem provocar uma comunicação bucossinusal. A complicação é maior ainda quando o hâmulo pterigóideo é envolvido na fratura ou quando é fraturado isoladamente. Nesse caso, o músculo tensor do véu palatino fica sem suporte e o palato mole perde poder de enrijecimento no lado correspondente. Essa "queda" do palato pode levar à disfonia e à disfagia (e a uma ação judicial!).*

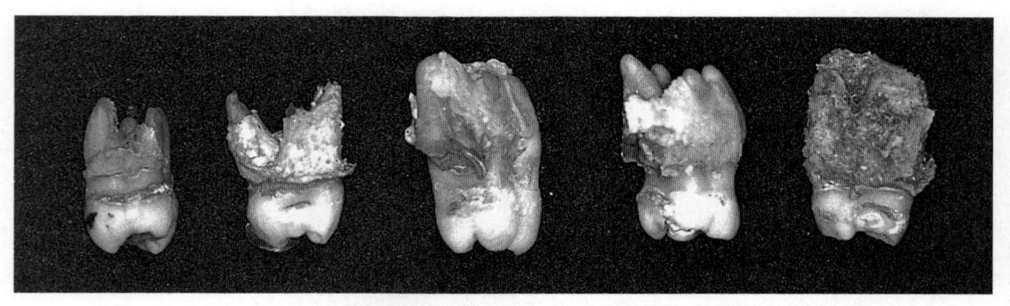

Figura 2-12 – Terceiros molares superiores com fragmentos ósseos ligados a eles devido a fraturas no momento da extração.

Na profundeza da fossa infratemporal há uma fenda vertical, a **fissura pterigomaxilar**, que dá acesso à **fossa pterigopalatina**. Esta fissura é limitada anteriormente pela tuberosidade da maxila e posteriormente pelo processo pterigoide do osso esfenoide juntamente com a **lâmina perpendicular** do osso palatino. A fossa pterigopalatina, apesar de seu pequeno tamanho, é de extrema importância clínica, tanto como ponto de referência cirúrgico como na realização de anestesias dos dentes superiores. Tal qual mencionamos, ela se comunica lateralmente com a fossa infratemporal através da fissura pterigomaxilar. A artéria maxilar, depois de transitar pela fossa infratemporal, invade a fossa pterigopalatina atravessando essa fissura. Medialmente se comunica com a cavidade nasal através do **forame esfenopalatino**; superiormente, com a órbita, através da fissura orbital inferior; posteriormente, com a fossa craniana média, através do forame redondo, por onde transita o nervo maxilar, e com a base do crânio, através do estreito canal pterigóideo, localizado na base do processo pterigoide, por onde transita o nervo homônimo que se dirige ao gânglio pterigopalatino, localizado nessa fossa. Por último, a fossa pterigopalatina se comunica inferiormente com a cavidade bucal, através do forame palatino maior.

Vista posterior do crânio (norma* occipital)

(Figs. 2-13 e 2-14)

Os ossos que tomam parte na formação da parte posterior do crânio são os dois parietais, o occipital e a área mastóidea dos temporais. Por esse aspecto, pode-se ver também a mandíbula.

Alguns acidentes anatômicos visíveis na vista posterior já foram descritos nas vistas superior e lateral. Entretanto, alguns deles podem ser mais bem observados por esta vista. É o caso da **sutura lambdóidea**, que não raro mostra em seu trajeto um ou mais **ossos suturais**. A protuberância occipital externa e as linhas nucais olhadas por trás dão uma ideia mais completa de sua forma. O desenvolvimento dessas elevações depende do desenvolvimento de musculatura nucal. O processo mastoide visto por trás mostra sua delimitação medial bem caracterizada pela **incisura* mastóidea**, onde se prende o ventre posterior do músculo digástrico.

Figura 2-13 – Norma occipital. Vista posterior do crânio. ▶

1 Sutura sagital
2 Forame parietal
3 Sutura lambdóidea
4 Ossos suturais (vários neste crânio)
5 Linha nucal superior
6 Linha nucal inferior
7 Protuberância occipital externa
8 Processo mastoide
9 Incisura mastóidea
10 Forame mastoide
11 Forame da mandíbula
12 Linha milo-hióidea
13 Espinhas mentonianas

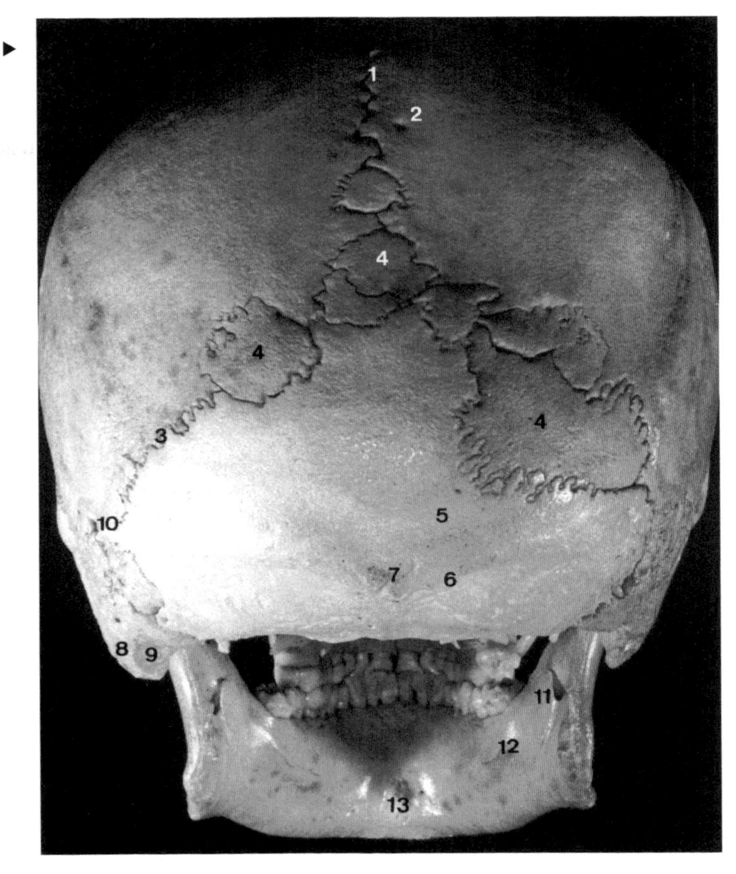

Figura 2-14 – Detalhe aumentado da vista posterior do crânio.

1 Côndilo occipital
2 Processo estiloide
3 Processo pterigoide
4 Processo condilar
5 Forame da mandíbula
6 Sulco milo-hióideo
7 Língula da mandíbula
8 Tuberosidade pterigóidea
9 Linha milo-hióidea
10 Fóvea submandibular
11 Fóvea sublingual
12 Espinhas mentonianas
13 Fossa digástrica

▼

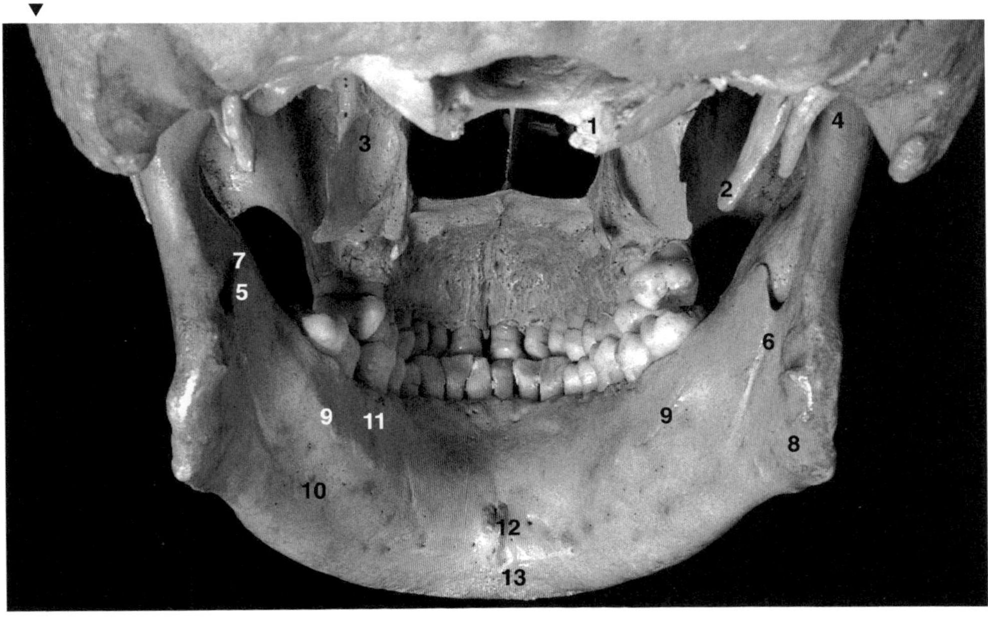

A mandíbula, por este ângulo de observação, exibe sua face interna. No corpo há uma saliência dupla, irregular, mediana, as **espinhas mentonianas (ou genianas)**, onde se prendem os músculos genioglosso e gênio-hióideo. Acima das espinhas mentonianas, localiza-se o **forame lingual** ou **retromentoniano superior** que, quando presente, é atravessado por um ramo da artéria sublingual. Mais abaixo, na base da mandíbula e também no plano mediano, outra abertura inconstante – o **forame retromentoniano inferior** – dá passagem a um ramo do nervo milo-hióideo em 50% dos casos. A **fossa digástrica**, uma depressão paramediana na base da mandíbula, dá inserção ao ventre anterior do músculo digástrico.

Ao lado das espinhas mentonianas surge uma saliência que, à medida que se dirige obliquamente para trás e para cima, vai tornando-se mais elevada e termina depois do alvéolo do último molar – é a **linha milo-hióidea**, onde toma origem o músculo milo-hióideo. A linha milo-hióidea separa duas fossas rasas mal demarcadas: uma superomedial, a **fóvea* sublingual**, e outra inferolateral, a **fóvea submandibular**, assim chamadas por alojarem as glândulas sublingual e submandibular.

Nesta área, nas proximidades dos pré-molares e molares, pode manifestar-se uma protuberância de caráter hereditário, o toro mandibular, que tende a ser bilateralmente simétrico.

No centro do ramo da mandíbula há um amplo orifício, o **forame da mandíbula**, que continua interiormente com o **canal da mandíbula**. Ambos dão passagem ao nervo, artéria e veia alveolar inferior. O forame da mandíbula é limitado anteriormente pela **língula* da mandíbula**, local em que se insere o ligamento esfenomandibular. Uma estreita escavação se inicia no contorno inferior do forame da mandíbula e se estende obliquamente para baixo e para diante, com o nome de **sulco* milo-hióideo**. Aí se alojam o início do nervo e vasos milo-hióideos. Abaixo e atrás do sulco milo-hióideo, já na área do ângulo da mandíbula, encontra-se o campo de inserção do músculo pterigóideo medial, caracterizado por um conjunto de asperezas denominado **tuberosidade pterigóidea**. Separando-se a mandíbula do crânio, pode-se examinar melhor a face medial do ramo. O **processo coronoide** é menos liso que na face lateral; de seu ápice, alonga-se em direção* inferior a **crista temporal**, que termina no **trígono retromolar**, uma área triangular logo atrás do último molar. Na crista temporal e em toda a face medial do processo coronoide, insere-se o músculo temporal; em algumas pessoas prolonga a inserção até o trígono retromolar. O **processo condilar** mostra o **colo*** bem evidente e na sua porção anterior uma fossa rasa, a **fóvea pterigóidea**, para a inserção do músculo pterigóideo lateral. Do **polo medial** da cabeça (côndilo) da mandíbula parte para baixo e para frente uma condensação linear, a **crista medial do colo**.

A porção superior da cabeça da mandíbula corresponde à face articular inferior da articulação temporomandibular. É uma superfície de contorno elipsoide e em forma de tenda, com uma vertente anterior e outra posterior. Na oclusão dos dentes, a vertente anterior choca-se contra a vertente posterior da eminência articular do temporal. As alterações de forma e contorno da cabeça da mandíbula são frequentes, principalmente em indivíduos desdentados e idosos.

GUIA DE ESTUDO 7

1 Leia o bloco 5 (vistas inferior, interior e medial do crânio), examinando bem as figuras e comparando-as com um crânio de laboratório que tenha alvéolos expostos, isto é, processo alveolar intacto, mas sem alguns dentes, com um hemicrânio (com e sem septo nasal) e com uma calvária separada do crânio.
2 Esclareça, escrevendo, os seguintes quesitos: Descreva e desenhe o palato ósseo. Quais são os nervos que atravessam os forames do palato ósseo? Quais são as paredes (lâminas e septos) de um alvéolo? Como é constituído o processo pterigoide (releia sua descrição pela vista lateral para completar sua resposta)? Como se forma a sincondrose esfeno-occipital (examine um crânio de criança para ver uma)? Descreva a área da face articular temporal da ATM e inclua a parte timpânica. Localize no crânio os canais do hipoglosso e carótico e os forames espinhoso, oval, jugular e estilomastóideo. Que elementos os atravessam? Descreva a face interna e as bordas da calvária; descreva as fossas anterior, média e posterior da base interna do crânio; como são formados o septo nasal ósseo e a cavidade nasal óssea? Quais são os seios paranasais, onde se situam e onde se abrem? Descreva o seio maxilar (para facilitar, veja também as figuras 2-21, 2-22, 2-23, 3-3, 3-4, 3-5 e 3-8). Para que servem os seios paranasais? De que partes é constituído o osso hioide?
3 Leia novamente para fazer adequações ou ajustamentos às suas descrições e respostas.
4 Leia mais uma vez para consolidar seu estudo, reexamine os crânios, consulte um atlas anatômico, troque ideias com colegas e recite em alta voz as explicações que deu aos quesitos formulados.

B5 Vista inferior do crânio (norma basilar)

(Figs. 2-15 e 2-16)

Com a mandíbula removida, a parte anterior do crânio, por este ângulo de observação, é ocupada pelo **palato ósseo**, que é formado pelo **processo palatino** da maxila e pela lâmina horizontal do palatino, de cada lado. Essas quatro peças ósseas são separadas por suturas, a saber: **sutura palatina mediana** e **sutura palatina transversa**. Em crânios de crianças, encontra-se presente a **sutura incisiva**, que separa o osso incisivo da maxila. Anteriormente, a **fossa incisiva** interrompe a sutura palatina mediana e recebe, de cada lado, uma abertura do **canal incisivo**, o **forame incisivo**, que dá passagem ao nervo nasopalatino.

Observação clínica

A maxila é, depois da clavícula, o osso de desenvolvimento mais precoce. Durante sua ossificação ambos os processos palatinos podem permanecer separados, com uma fissura entre eles, através da qual a boca se comunica com a cavidade nasal. A fissura palatina pode combinar-se com uma possível persistência da sutura incisiva, de um ou de ambos os lados. Essa anomalia dificulta sobremaneira as ações de falar e deglutir e pode provocar a aspiração de alimento pelo sistema respiratório até os pulmões.

No ângulo posterolateral do palato ósseo, ao lado do último molar, localiza-se o **forame palatino maior**, que constitui abertura inferior do **canal palatino maior** e, portanto, faz comunicação com a fossa pterigopalatina. Deixa passar o nervo palatino maior e vasos homônimos. Atrás do forame palatino maior, situam-se geralmente dois **forames palatinos menores**, dos quais saem nervos e vasos palatinos menores. O processo palatino da maxila é rugoso, contrário à lâmina horizontal do palatino, que é lisa; na frente do forame palatino maior pequenas proeminências, as **espinhas palatinas**, circunscrevem dois ou mais **sulcos palatinos**, de direção* anteroposterior.

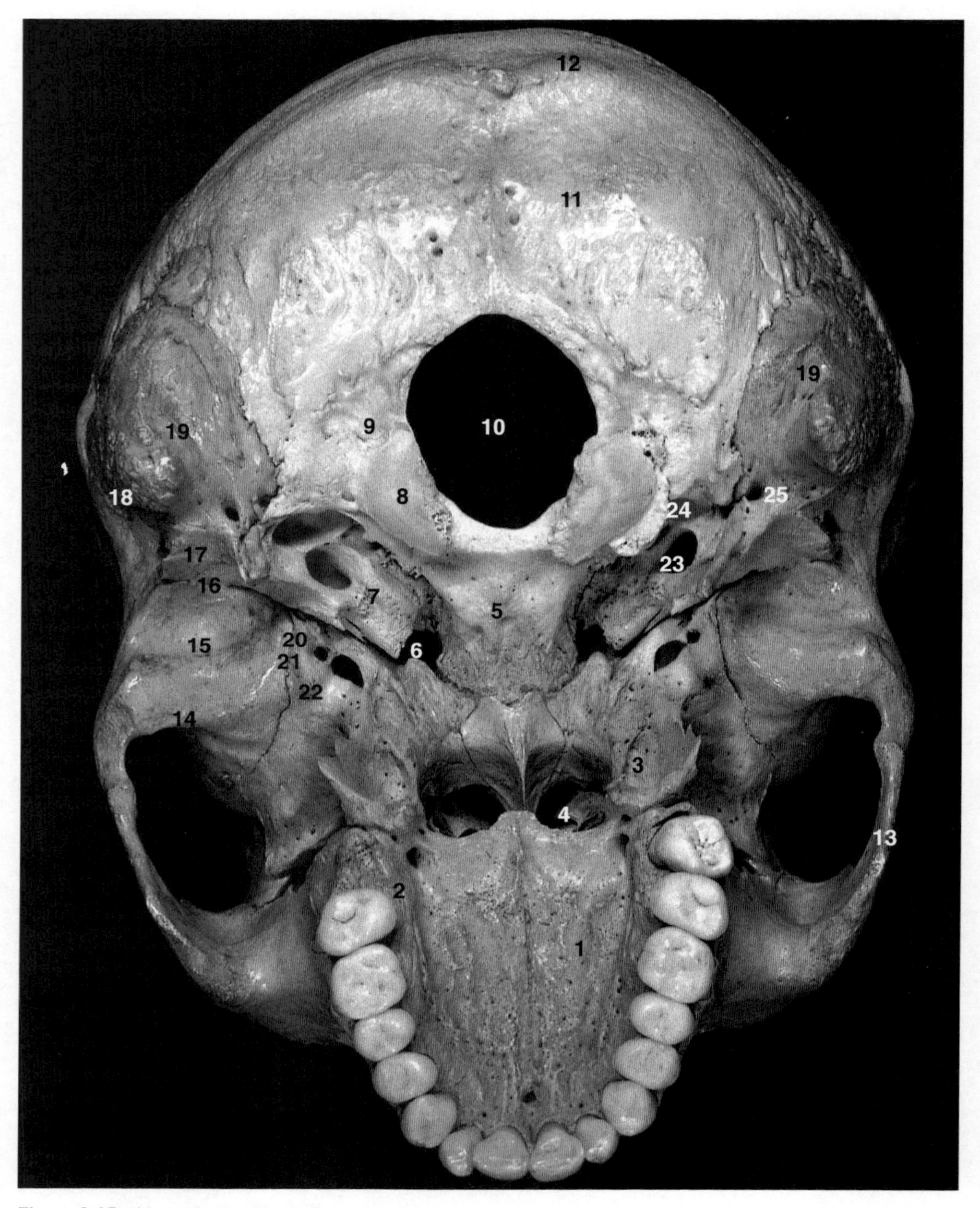

Figura 2-15 – Norma basilar. Vista inferior do crânio.

1 Palato ósseo
2 Forame palatino maior
3 Processo pterigoide
4 Coana
5 Parte basilar do occipital
6 Forame lacerado
7 Parte petrosa do temporal
8 Côndilo occipital
9 Canal condilar
10 Forame magno
11 Linha nucal inferior
12 Linha nucal superior
13 Arco zigomático
14 Eminência articular
15 Fossa mandibular
16 Fissura timpanoescamosa
17 Parte timpânica do temporal
18 Processo mastoide
19 Incisura mastóidea
20 Espinha do esfenoide
21 Forame espinhoso
22 Forame oval
23 Canal carótico
24 Forame jugular
25 Forame estilomastóideo

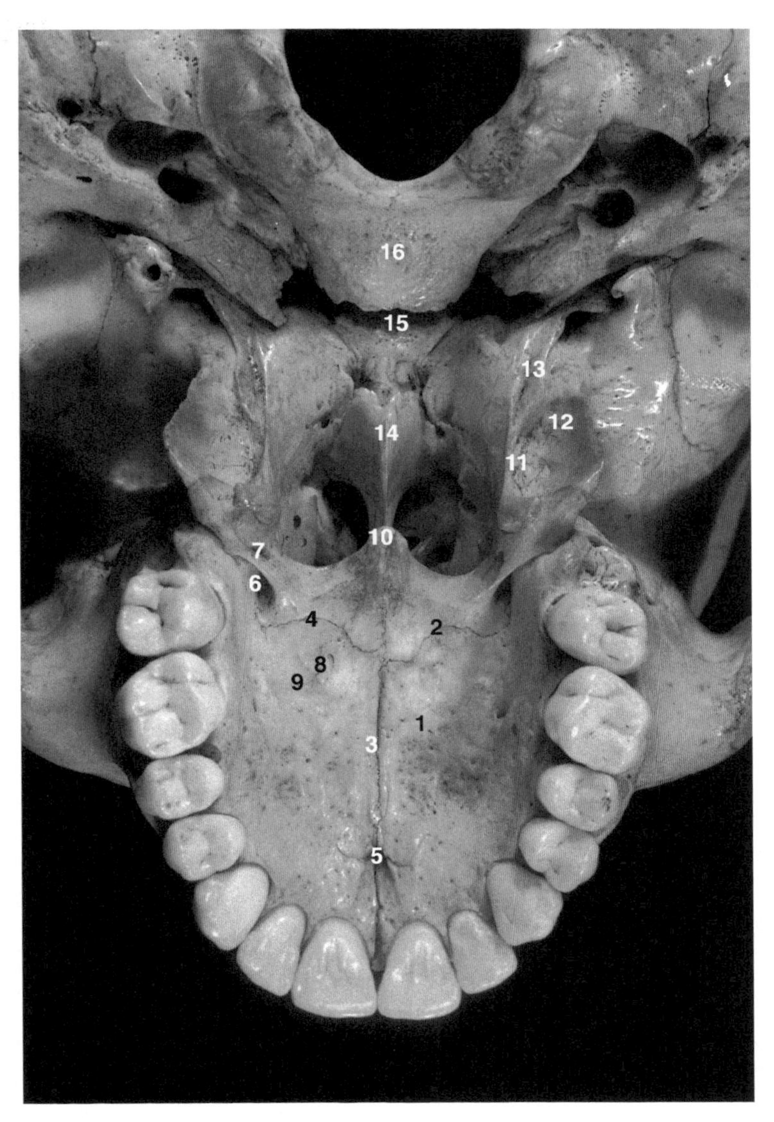

Figura 2-16 – Detalhe aumentado da vista inferior do crânio: palato ósseo.

1 Processo palatino da maxila
2 Lâmina horizontal do palatino
3 Sutura palatina mediana
4 Sutura palatina transversa
5 Forame incisivo
6 Forame palatino maior
7 Forame palatino menor
8 Espinha palatina
9 Sulco palatino
10 Espinha nasal posterior
11 Hâmulo pterigóideo
12 Fossa pterigóidea
13 Fossa escafoide
14 Osso vômer
15 Sincondrose esfeno-occipital
16 Parte basilar do occipital

Observação clínica

O centro do palato ósseo, ao longo da sutura palatina mediana, é frequentemente elevado. Mas, às vezes, forma uma eminência grande, a ponto de ser individualizada com a denominação de toro palatino. Sua presença pode dificultar a estabilidade de uma prótese total. Ocorre com alguma frequência em certas raças e mais frequentemente em mulheres. Não há evidência de sua associação com o toro mandibular.*

O **processo alveolar** limita anterolateralmente o palato ósseo. Com os dentes removidos, pode-se reconhecer cada **alvéolo*** separado de seu vizinho por um **septo* interalveolar.** Os alvéolos dos dentes bi e trirradiculares, por serem multiloculares, possuem **septos inter-radiculares.** Interna e externamente as lâminas vestibular e lingual completam o alvéolo.

A borda posterior do palato ósseo é formada por duas linhas curvas, côncavas posteriormente, que se encontram em uma saliência chamada **espinha nasal posterior.**

Na vista inferior aparece bem o processo pterigoide com sua **fossa pterigóidea** (entre as duas lâminas), local de origem do músculo pterigóideo medial. O músculo pterigóideo lateral se fixa na face lateral da lâmina lateral. Acima da fossa pterigóidea, uma outra menor, a **fossa escafoide,** dá fixação ao músculo tensor do véu palatino.

Entre as lâminas mediais, e parcialmente coberto por extensões destas e pelas **asas do vômer,** está o **corpo do esfenoide.** À sua frente, a porção posterior da cavidade nasal pode ser vista através das **coanas.** O corpo do esfenoide solda-se com a **parte basilar** do occipital. Até os 16 ou 17 anos de idade, esta união tem a interposição de cartilagem e se denomina sincondrose esfeno-occipital, um importante centro de crescimento da base do crânio no sentido anteroposterior. Lateralmente, a **parte petrosa** do temporal se avizinha do esfenoide e do occipital, e delimita o **forame lacerado,** que no vivente é preenchido por cartilagem. Posteriormente, o amplo **forame magno** permite que o tronco encefálico, proveniente da cavidade do crânio, continue com a medula espinal no canal vertebral.

Ao lado do forame magno, o côndilo occipital oculta uma escavação horizontal transversal, o **canal do hipoglosso,** que transmite o nervo hipoglosso. Atrás do côndilo, o inconstante **canal condilar** de disposição anteroposterior é passagem de uma veia emissária. As formações anatômicas situadas atrás do forame magno já foram mencionadas.

Voltando agora para a superfície mais lateral da norma* basilar, nota-se o conjunto maxilo-zigomático-temporal-esfenoide que circunscreve as fossas temporal e infratemporal. Aqui, a face articular superior da articulação temporomandibular, pertencente à parte escamosa do temporal, pode ser bem examinada. A **eminência articular** é um relevo transversal, com suas extremidades elevadas. Seu limite anterior é indistinto; sua vertente posterior inclina-se em direção a uma escavação de profundidade variável, elíptica com o maior eixo transversal, a **fossa mandibular.** O fundo da fossa mandibular é feito de uma lâmina óssea muito delgada. Na sua porção lateral, a margem lateral da fossa tem uma proeminência de perfil triangular mais ou menos desenvolvida, que é o **processo retroarticular.** Atrás dele, localiza-se a **parte timpânica** do temporal, separada da fossa mandibular e do próprio processo retroarticular pela **fissura timpanoescamosa**, que se relaciona com o nervo corda do tímpano. Ainda que o processo retroarticular seja limitado à metade lateral da fossa mandibular, qualquer deslocamento exagerado da mandíbula para trás não provocará impacto contra a parte timpânica, mas sim contra o processo retroarticular.

Medialmente, a fossa mandibular tem como limite a **espinha do esfenoide**, ao lado da qual aparece o **forame espinhoso**, que veicula a artéria meníngea média para dentro do crânio. Logo à frente do forame espinhoso, localiza-se o **forame oval**, que é atravessado no ser vivo ou no cadáver pelo nervo mandibular. O forame redondo não pode ser visto pela norma basilar. Os três forames mencionados encontram-se na asa maior do esfenoide. Esta se relaciona mais atrás com a parte petrosa do temporal, que é bastante irregular.

Na face inferior da parte petrosa se inicia o **canal carótico**, um túnel através do qual a artéria carótida interna viaja para dentro da cavidade do crânio.

Por estar em relação imediata com as orelhas média e interna, os batimentos da artéria contra o osso que a separa das orelhas podem ser ouvidos em momentos de excitação ou de grande esforço físico.

Mais atrás, entre o temporal e o occipital, localiza-se o **forame jugular**, importante passagem para a veia jugular interna e os nervos glossofaríngeo, vago e acessório. Lateralmente ao forame jugular aparecem os processos estiloide e mastoide, e entre ambos, o **forame estilomastóideo**, saída do nervo facial.

Vista interior do crânio (cavidade do crânio)

(Fig. 2-17)

Ao se remover a calvária seccionada, devem-se examinar suas bordas (**substância cortical, díploe, seio frontal**) e por dentro. Ela é côncava e apresenta depressões como os **sulcos arteriais** (para ramos da artéria meníngea média), o **sulco do seio sagital superior** que acompanha a sutura sagital e, ao lado deste, as **fovéolas granulares** que abrigam granulações aracnóideas.

A base interna do crânio é rica em acidentes anatômicos. Habitualmente, é dividida em três fossas, cada qual em um nível diferente da outra.

A **fossa anterior**, de nível mais superior, aloja o lobo frontal do cérebro. Tem como limites posteriores as **asas menores do esfenoide.** O soalho é, em maior parte, formado pelo frontal e na porção mediana sobressai a **crista etmoidal (antiga crista galli)**, uma extensão superior da **lâmina perpendicular do etmoide**, e a **lâmina cribriforme**, que veicula numerosos nervos olfatórios para a cavidade nasal. Mais atrás, o **canal óptico**, na extremidade do sulco pré-quiasmático, leva à órbita o nervo óptico e a artéria oftálmica.

A **fossa média** é formada pelo esfenoide e temporal e acomoda o lobo temporal do cérebro. Seu limite posterior é o **dorso da sela** e a margem superior da parte petrosa. No centro da fossa média, localiza-se a **sela**

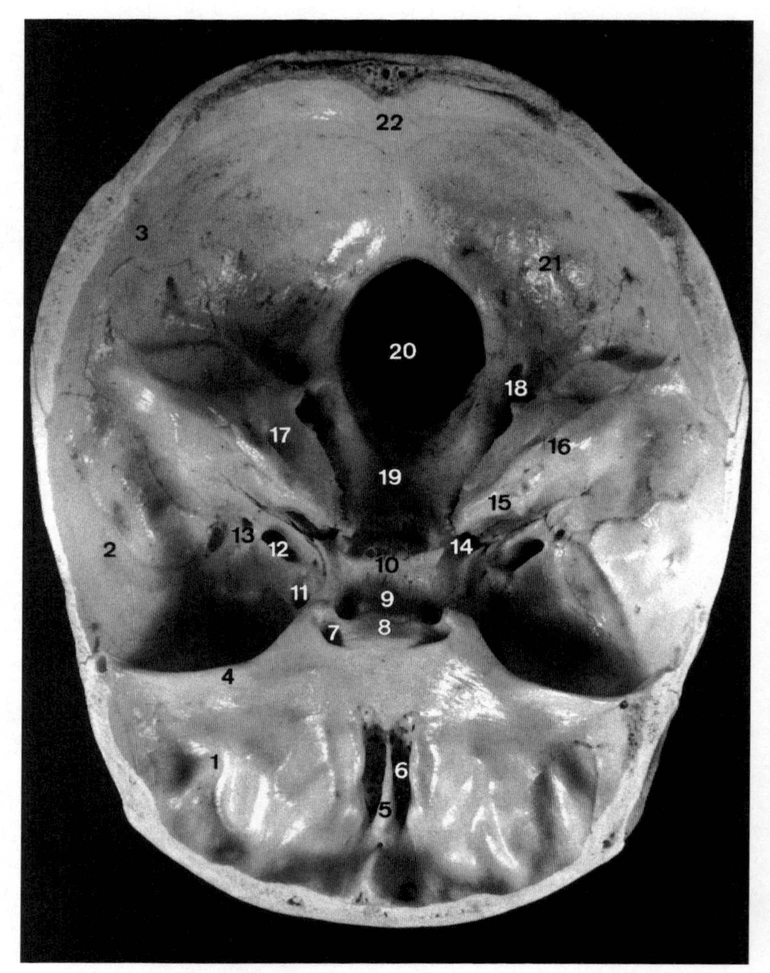

Figura 2-17 – Cavidade do crânio. Vista interior do crânio.

1 Fossa anterior
2 Fossa média
3 Fossa posterior
4 Asa menor do esfenoide
5 Crista etmoidal
6 Lâmina cribriforme
7 Canal óptico
8 Tubérculo da sela
9 Fossa hipofisária
10 Dorso da sela
11 Forame redondo
12 Forame oval
13 Forame espinhoso
14 Forame lacerado
15 Impressão trigeminal
16 Parte petrosa do temporal
17 Poro acústico interno
18 Forame jugular
19 Clivo
20 Forame magno
21 Fossa cerebelar
22 Protuberância occipital interna

turca, limitada anteriormente por um tubérculo e posteriormente pelo dorso da sela. Entre esses limites está escavada a **fossa hipofisial**, para a hipófise. A **fissura orbital superior** situa-se entre as asas menor e maior do esfenoide; através dela quatro nervos penetram na órbita. Na asa maior do esfenoide veem-se enfileirados os **forames redondo** (nervo maxilar), **oval** (nervo mandibular) e **espinhoso** (artéria meníngea média). Posteriormente, a face anterior da parte petrosa mostra, próximo ao seu ápice, uma depressão causada pelo gânglio trigeminal – a **impressão trigeminal**.

A **fossa posterior** é a de nível mais inferior. Formada pelo temporal e occipital, aloja a ponte, bulbo e cerebelo. O que chama mais a atenção é o forame magno. À sua frente, unindo-o ao dorso da sela, encontra-se uma depressão rasa denominada **clivo** e, mais ao lado, o canal do hipoglosso. Posteriormente, localiza-se a ampla **fossa cerebelar**, separada da do lado oposto por crista, que termina na **protuberância occipital interna**. É nesta saliência o ponto de encontro de sulcos de seios venosos da dura-máter. Termina aí o sulco do seio sagital superior e se inicia, de cada lado da protuberância, o **sulco do seio transverso**, que continua lateralmente como **sulco do seio sigmoide** até o forame jugular. Na face posterior da parte petrosa, destaca-se o **poro acústico interno**, que continua para dentro como **meato acústico interno** e transmite os nervos facial e vestibulococlear.

Observação clínica

As fraturas da base do crânio são extremamente perigosas e podem ser acompanhadas de derrame de líquor, com saída pelo nariz ou orelha, de compressão ou lesão de nervos cranianos, de rompimento de vasos com hemorragia. As hemorragias através da orelha podem ser por fraturas da fossa média do crânio, e as nasais, por fraturas da fossa anterior.

Vista medial do hemicrânio (secção sagital mediana do crânio)

(Figs. 2-18, 2-19 e 2-20)

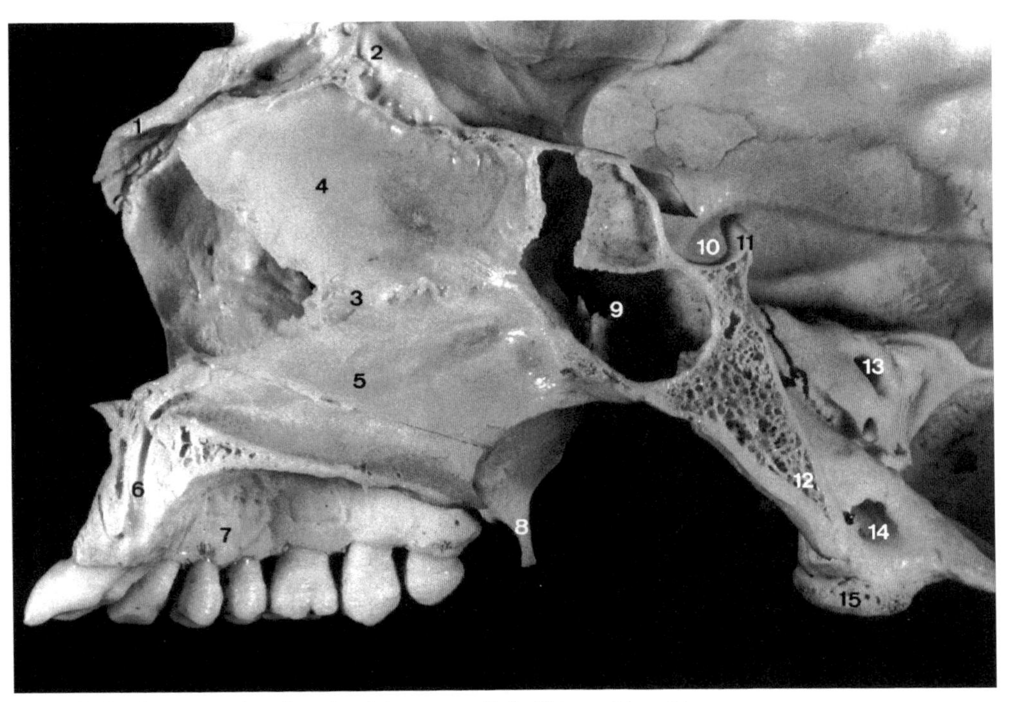

Figura 2-18 – Secção sagital mediana do crânio sem mandíbula. Vista medial parcial.

1 Osso nasal
2 Crista etmoidal
3 Septo ósseo da cavidade nasal
4 Lâmina perpendicular do etmoide
5 Vômer
6 Canal incisivo
7 Processo alveolar
8 Hâmulo pterigóideo
9 Seio esfenoidal
10 Sela turca
11 Dorso da sela
12 Parte basilar do occipital
13 Poro acústico interno
14 Canal do hipoglosso
15 Côndilo occipital

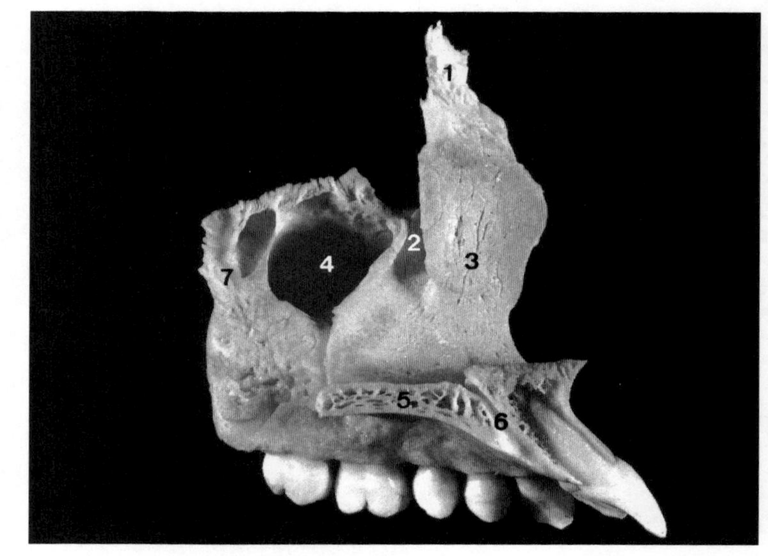

Figura 2-19 – Vista medial de uma maxila separada do crânio.

1 Processo frontal
2 Sulco lacrimal
3 Crista da concha
4 Hiato maxilar
5 Processo palatino
6 Canal incisivo
7 Sulco palatino maior

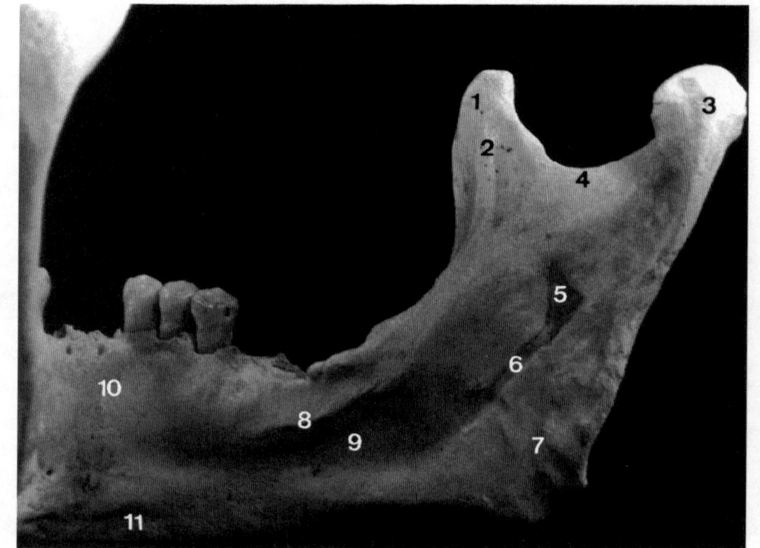

Figura 2-20 – Vista posteromedial de uma mandíbula separada do crânio.

1 Processo coronoide
2 Crista temporal
3 Processo condilar
4 Incisura da mandíbula
5 Forame da mandíbula
6 Sulco milo-hióideo
7 Tuberosidade pterigóidea
8 Linha milo-hióidea
9 Fóvea submandibular
10 Fóvea sublingual
11 Fossa digástrica

Se a secção for realmente mediana, ver-se-á na cavidade nasal o septo nasal constituído pela lâmina perpendicular do etmoide e pelo vômer. Ao lado do septo nasal (no soalho da cavidade nasal), abre-se superiormente o canal incisivo, cerca de 1cm atrás da abertura piriforme. Esta vista medial permite ver toda a extensão do canal incisivo.

Se o septo nasal for removido, aparecerá a parede lateral da cavidade nasal, formada pela maxila (processo frontal e face nasal do corpo), lacrimal, lâmina perpendicular do palatino, lâmina medial do processo pterigoide, etmoide com suas **conchas nasais média** e **superior** e a concha nasal inferior. As três conchas e o soalho da cavidade nasal delimitam os três **meatos nasais superior, médio e inferior**. Próximo à extremidade posterior da concha nasal média fica o forame esfenopalatino que põe em comunicação a cavidade nasal com a fossa pterigopalatina. No meato nasal médio há uma abertura do **seio* maxilar**, coberta pela concha nasal média.

A secção sagital mediana do crânio expõe os **seios frontal** (atrás da glabela) e **esfenoidal** (atrás das conchas nasais média e superior). O seio maxilar e as **células etmoidais** somente serão vistos se o osso que os fecha for removido.

Os **seios paranasais** são cavidades pneumáticas escavadas nos ossos (levam o nome de cada osso) que se dispõem em torno da cavidade nasal e se comunicam com ela por meio de pequenas aberturas. No vivente, essas aberturas podem estar ocluídas devido à congestão da membrana mucosa que é comum (contínua) aos seios e à cavidade nasal.

Os seios frontal e esfenoidal são septados sagitalmente, no mais das vezes, de maneira assimétrica com desvio para um dos lados. Enquanto o seio frontal se abre anteriormente no meato nasal médio, o seio esfenoidal abre-se posteriormente no meato nasal superior. Entre ambos se situa o seio etmoidal, que na realidade é composto de oito a dez células etmoidais de forma e tamanho variáveis. As células anteriores comunicam-se com o meato nasal médio, e as posteriores, com o meato nasal superior.

O seio maxilar (Figs. 2-19 e 2-21) é o maior de todos e o primeiro a se desenvolver. Ao escavar o corpo da maxila, fica conformado entre paredes anterior (voltada para a face), posterior (para a fossa infratemporal), medial (para a cavidade nasal), superior ou teto (para a órbita) e inferior ou soalho (para o processo alveolar). O soalho fica em um nível abaixo do soalho da cavidade nasal. Ele não é liso; tem septos incompletos que se estendem superiormente a alturas variáveis. Formam bolsas nas quais produtos inflamatórios podem estagnar e também interferir na remoção de raiz dental que, porventura, tenha sido deslocada para dentro do seio.

Observação clínica

Nas paredes superior, anterior e posterior do seio maxilar há canais para o trânsito de nervos e vasos. Esses canais ósseos podem tornar-se deiscentes e expor os nervos no interior do seio (cobertos apenas por membrana sinusal no vivente). As infecções sinusais podem afetar os nervos e provocar dor. Aliás, o seio maxilar é o que mais frequentemente se torna sede de infecções, por vários motivos, e entre eles o odontogênico. A abertura natural do seio maxilar situa-se em um nível muito alto para a drenagem natural de pus*, de tal forma que ele pode ficar contido (estagnado). Apesar de tudo, de todos os seios paranasais é o mais fácil de irrigar.*

Quanto às várias funções atribuídas aos seios paranasais, há uma mais provável. Desde que a temperatura do ar em seu interior seja maior que a do ar inspirado, funcionam como insuladores para os olhos e cérebro. Sua camada de ar é de lenta renovação (16 minutos no seio frontal do cão) e, portanto, isolam as estruturas neurais na órbita e fossas anterior e média do crânio, protegendo-as assim do resfriamento e injúria pela passagem nasal de ar frio.

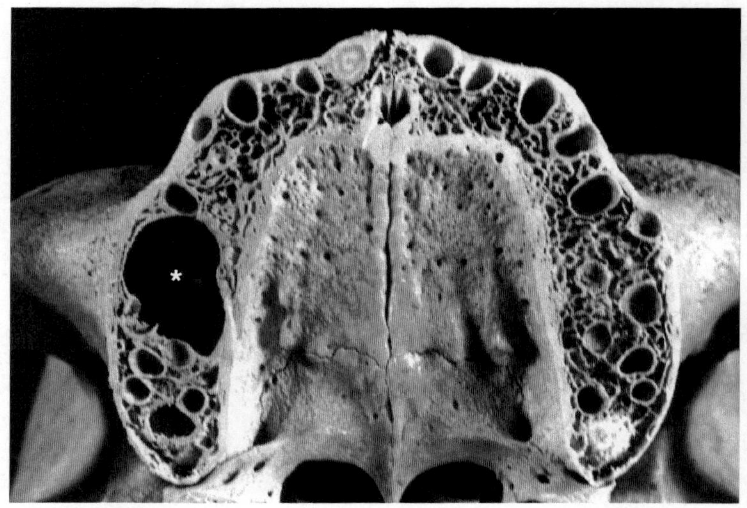

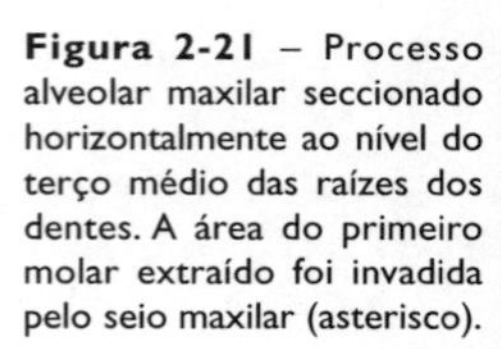

Figura 2-21 – Processo alveolar maxilar seccionado horizontalmente ao nível do terço médio das raízes dos dentes. A área do primeiro molar extraído foi invadida pelo seio maxilar (asterisco).

Mas o modo de crescimento desproporcional do esqueleto da face também pode explicar a presença dos seios paranasais. No caso do osso frontal, por exemplo, o crescimento de sua lâmina interna é relativamente lenta em relação ao crescimento da lâmina externa. Esse crescimento diferencial causa uma separação de ambas e o aparecimento do espaço (seio frontal). No caso do seio maxilar, existe uma adaptação da maxila à forma arquitetônica do crânio, principalmente à região supraorbital, que é bastante projetada para frente. A maxila aumenta e projeta-se para a frente com sua lâmina externa, para ficar a prumo com a fronte, e o seio maxilar passa a ocupar uma área maior (que de qualquer modo não seria preenchida por osso).

O exame do hemicrânio pela vista medial pode ser completado com o reconhecimento de outros detalhes anatômicos já estudados por outros ângulos de observação.

O osso hioide

Sem articular-se com nenhum outro osso é apenas ligado ao crânio por músculos e ligamentos, situa-se no pescoço, ao nível da terceira vértebra cervical.

Compõem-se de três partes:

Corpo – uma lâmina retangular recurvada com a face anterior convexa e a posterior côncava; na face anterior inserem-se os músculos gênio-hióideo, milo-hióideo, esterno-hióideo, omo-hióideo, tíreo-hióideo e estilo-hióideo.

Corno maior – extensão bilateral dirigida para trás, para cima e para o lado, onde se inserem os músculos constritor médio da faringe e o hioglosso.

Corno menor – situado no ponto de encontro do corno maior com o corpo, é cartilagíneo nos jovens e ossifica-se à medida que a idade avança; liga-se ao processo estiloide pelo ligamento estilo-hióideo.

Resumo dos forames, canais do crânio e elementos que os atravessam

VISTA ANTERIOR
- **canal óptico:** nervo óptico e artéria oftálmica
- **fissura orbital superior:** nervos oculomotor, troclear, oftálmico, abducente e veias oftálmicas
- **fissura orbital inferior:** nervo maxilar, veia e artéria infraorbitais
- **incisura (forame) supraorbital:** nervo e artéria supraorbitais
- forame (e canal) infraorbital: nervo, artéria e veia infraorbitais
- forame (e canal) mentoniano: nervo, artéria e veia mentonianos
- forame zigomaticofacial: nervo zigomaticofacial

VISTA SUPERIOR
- forame parietal: veia emissária parietal

VISTA LATERAL
- forame mastoide: veia emissária mastóidea
- forames (e canais) alveolares: nervos e artérias alveolares superiores posteriores
- forame esfenopalatino: artéria esfenopalatina e nervos nasais posteriores superiores

VISTA POSTERIOR
- forame lingual (retromentoniano superior): artéria sublingual
- forame da mandíbula: nervo, artéria e veia alveolares inferiores

VISTA INFERIOR
- forame (e canal) incisivo: nervo nasopalatino
- forame (e canal) palatino maior: nervo, artéria e veia palatinos maiores
- forames (e canais) palatinos menores: nervos, artérias e veias palatinos menores
- forame espinhoso: artéria meníngea média
- forame oval: nervo mandibular
- forame jugular: nervo glossofaríngeo, nervo vago, nervo acessório e veia jugular interna
- fissura timpanoescamosa (petrotimpânica): nervo corda do tímpano
- canal carótico: artéria carótida interna
- forame estilomastóideo: nervo facial
- forame magno: artéria vertebral, nervo acessório, medula espinal
- canal condilar: veia emissária condilar
- canal do hipoglosso: nervo hipoglosso

VISTA INTERIOR
- lâmina cribriforme: nervos olfatórios
- forame redondo: nervo maxilar
- poro (e meato) acústico interno: nervo facial, nervo vestibulococlear

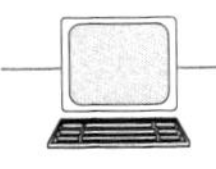

Após responder os guias de estudo neste livro, desenvolva o estudo dirigido "Viscerocrânio", no Site www.anatomiafacial.com.

Topografia dentoalveolar

Horácio Faig Leite

GUIA DE ESTUDO 8

1 Leia uma vez (ou quantas mais quiser) o bloco **6**. Se for possível, mantenha à mão peças maxilares seccionadas.

2 Responda às seguintes perguntas: O que são lâminas (impropriamente também conhecidas como "tábuas") ósseas alveolares vestibular e lingual e como são constituídas? Como se apresentam essas lâminas nas regiões dos dentes anteriores e posteriores? A crista zigomaticoalveolar, a tuberosidade da maxila e o hâmulo pterigóideo devem ser levados em consideração durante cirurgias em suas proximidades? Por quê? Como se dá a relação topográfica entre os dentes superiores e a cavidade nasal e o seio maxilar? Como se apresentam as lâminas ósseas vestibular e lingual do processo alveolar mandibular? Como se dá a relação topográfica entre os dentes inferiores e o canal da mandíbula?

3 Leia novamente para corrigir possíveis erros em suas respostas.

4 Leia mais uma vez, com atenção redobrada, e ressalte os detalhes mais importantes.

B6 *O conhecimento detalhado da relação entre dentes e estruturas vizinhas é indispensável na prática clínica*

Topografia* dentoalveolar é a relação que ocorre entre os dentes superiores, inferiores e seus respectivos alvéolos, bem como aquela mantida com os acidentes anatômicos localizados nos ossos maxila e mandíbula, com os quais estes mantêm relações de proximidade.

O conhecimento dessas relações topográficas tem grande importância para o dentista, devido à sua aplicabilidade clínica em especialidades como a cirurgia, a prótese e a endodontia.

Descreveremos inicialmente as relações alveolodentais, seguidas das formações anatômicas que se relacionam topograficamente com os dentes da maxila e da mandíbula.

Na maxila

Primeiramente, seria importante lembrar que, ao se realizar um corte horizontal no processo alveolar*, nota-se que cada lâmina óssea alveolar*, a externa ou vestibular e a interna ou lingual, é formada por duas corticais (Fig. 2-21): uma é a superfície externa compacta do osso, e a outra, a cortical* alveolar que forra o alvéolo e que em radiologia é conhecida como lâmina dura* (Figs. 2-25 e 3-1). Na região dos dentes anteriores, a lâmina alveolar (vestibular) apresenta-se bastante delgada, chegando mesmo a tornar-se deiscente*.

Ambas as corticais (superfície externa e cortical alveolar) estão intimamente unidas, principalmente nos terços cervical e médio da porção radicular. Uma pequena quantidade de tecido ósseo esponjoso pode estar presente próxima aos ápices desses dentes, principalmente o incisivo lateral, devido à sua inclinação para lingual.

Podem-se encontrar, na superfície externa do osso, saliências ou relevos provocados pelas raízes dentais, as chamadas eminências alveolares. A que mais chama atenção quando da observação de um crânio seco é a eminência canina.

Nos pré-molares, as lâminas ósseas alveolares externas também se mostram delgadas, sem apresentar tantos relevos como nos dentes anteriores. Quando o primeiro pré-molar possui duas raízes, a lâmina alveolar externa mostra-se mais delgada ainda.

Na região dos molares, a lâmina externa pode apresentar-se com maior espessamento, principalmente na região do primeiro e, às vezes, do segundo molar, devido à presença da crista zigomaticoalveolar nessa região.

Na região posterior ao último molar irrompido, a lâmina óssea externa une-se à interna (Fig. 2-21).

A lâmina óssea interna (lingual) adquire características variáveis, devido à inclinação dos dentes superiores e à situação do teto da cavidade bucal.

A inclinação entre as raízes dentais e o palato varia, dependendo do tipo facial do indivíduo, sendo maior nos indivíduos leptoprosópicos (face alta e estreita), por apresentarem palato ogival, e menor nos euriprosópicos (face baixa e larga), uma vez que eles apresentam palato plano.

Entre a parede lateral do palato e a porção lingual dos dentes superiores há grande quantidade de tecido ósseo esponjoso. Este vai diminuindo progressivamente da região dos dentes anteriores, onde é bastante acumulado, para os posteriores, onde se torna menos evidente.

Crista zigomaticoalveolar: devido à sua presença, a lâmina alveolar vestibular da região dos primeiros molares apresenta-se mais espessa; também apresenta-se diferente conforme o tipo facial do indivíduo.

> *Observação clínica*
> *É um acidente anatômico utilizado como ponto de reparo nas anestesias dos dentes posteriores e deve ser levado em conta durante as exodontias dos molares, principalmente dos primeiros, porque pode dificultar sua luxação.*

Tuberosidade da maxila (Fig. 2-22): a tuberosidade é a região mais posterior da maxila, que mantém relações de proximidade com o processo pterigoide, constituindo também a parede posterior do seio maxilar.

É uma zona de tecido ósseo bastante delgado, na qual encontramos, além dos dois últimos molares irrompidos, pequenos forames que permitem a passagem de vasos e nervos.

> *Observação clínica*
> *Devido à sua topografia e à espessura de sua parede, é uma região que requer cuidados especiais durante as exodontias dos últimos molares, principalmente dos terceiros, para não remover parte dela, expondo assim o seio maxilar.*

Hâmulo pterigóideo: o hâmulo é um acidente anatômico encontrado na porção inferior da lâmina medial do processo pterigoide que estabelece relações de proximidade com a face distal do último molar irrompido, na região mais inferior da tuberosidade da maxila.

Observação clínica

É uma estrutura que deve ser levada em consideração quando de intervenções cirúrgicas para a remoção de terceiros molares irrompidos ou inclusos. Movimentos abruptos durante o ato cirúrgico podem causar sua fratura, o que ocasionaria a queda do palato mole do lado fraturado. Isso ocorre porque é no hâmulo pterigóideo onde se localiza a polia de reflexão do músculo tensor do véu palatino.

Cavidade nasal: os dentes anteriores e superiores podem estabelecer íntimo contato com o soalho da cavidade nasal. Isso se deve principalmente ao tipo facial do indivíduo.

Nos indivíduos classificados como leptoprosópicos, as raízes dos dentes incisivos estão mais afastadas do soalho nasal, enquanto nos indivíduos do tipo euriprosópico, essas raízes podem manter íntimo contato com o soalho, principalmente as raízes dos incisivos centrais.

Observação clínica

Devido a esta proximidade, infecções, principalmente dos incisivos centrais, podem causar elevações ou mesmo invadir o soalho da cavidade nasal.

Seio maxilar (Figs. 2-22 e 2-23): o conhecimento da topografia dentossinusal é muito importante na endodontia e principalmente na cirurgia.

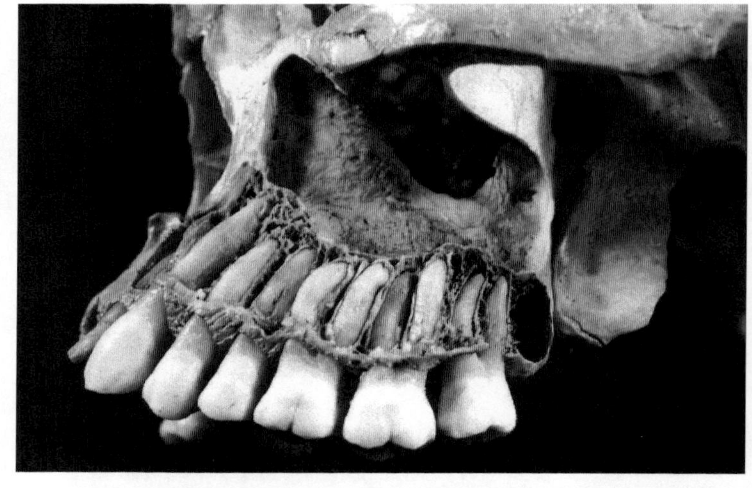

Figura 2-22 – Relação de proximidade das raízes dos dentes com um seio maxilar bastante amplo. A tuberosidade da maxila também foi exposta para mostrar suas delgadas paredes.

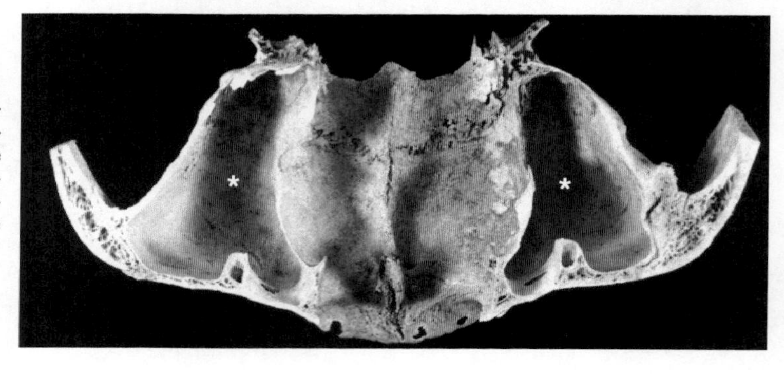

Figura 2-23 – Secção horizontal de um maxilar desdentado pouco acima do forame infraorbital para mostrar soalhos e paredes anterior, posterior e medial dos seios maxilares (asterisco).

Normalmente as raízes dos dentes anteriores não estabelecem relações de proximidade com o seio maxilar. Já as raízes dos dentes pré-molares e molares estão em contato bastante íntimo com o soalho sinusal, podendo nele causar até mesmo elevações, denominadas cúpulas alveolares. Em casos anormais, podem-se encontrar raízes de certos dentes com o terço apical localizado totalmente no interior do seio maxilar.

O seio maxilar pode apresentar várias formas e tamanhos, dependendo também de diversos fatores, como, por exemplo, tipo facial do indivíduo, idade e número de dentes presentes. Ele tende a invadir os espaços deixados pelos dentes que vão sendo progressivamente extraídos, tornando-se geralmente bastante desenvolvido nos pacientes desdentados.

Os dentes que apresentam seus ápices radiculares mais próximos do soalho sinusal em ordem decrescente de relação são: o segundo molar, o primeiro molar, o terceiro molar, o segundo pré-molar e o primeiro pré-molar. O canino pode estar muito próximo apenas em casos de seios extremamente desenvolvidos.

Na mandíbula

Na mandíbula, as lâminas ósseas interna e externa dos alvéolos são muito mais fortes e resistentes que as da maxila, característica que está presente em toda a compacta óssea mandibular (Fig. 2-24).

Na região dos dentes incisivos e também dos caninos, as duas corticais ósseas estão fortemente unidas, tanto por vestibular como por lingual, fazendo com que as lâminas alveolares vestibular e lingual apresentem praticamente a mesma espessura. Algumas vezes, pode-se notar a presença de eminências alveolares.

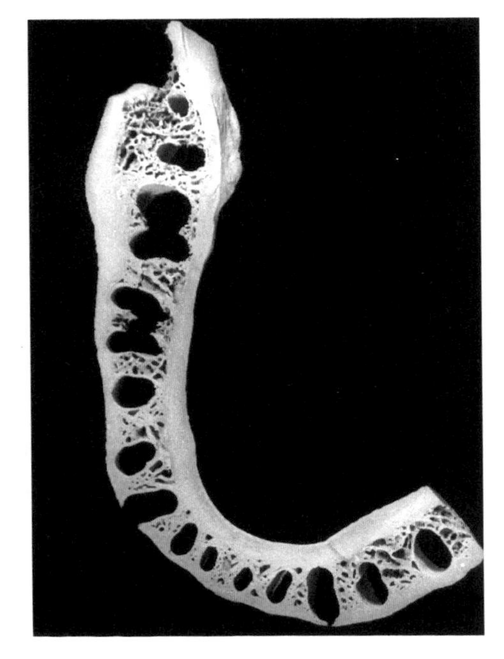

Figura 2-24 – Processo alveolar mandibular incompleto seccionado horizontalmente ao nível do terço médio das raízes dos dentes. Notar menor espessura da lâmina óssea externa, com deiscências nos alvéolos dos caninos.

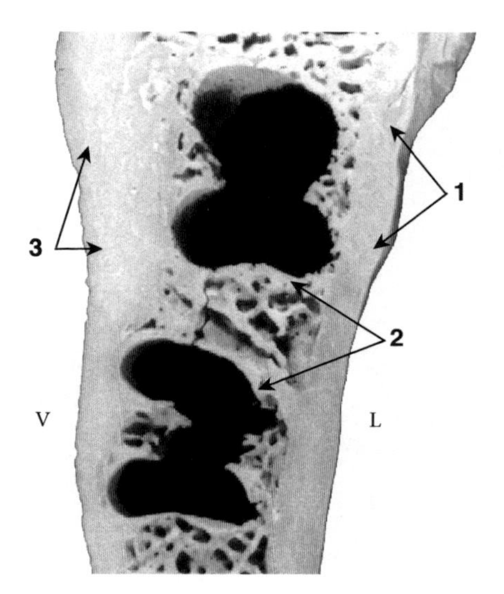

Figura 2-25 – Detalhe em maior aumento da figura 2-24 (V, vestibular; L, lingual).
1 Cortical lingual do processo alveolar da mandíbula
2 Cortical do alvéolo
3 Cortical vestibular do processo alveolar da mandíbula

Já na altura dos dentes pré-molares, a lâmina alveolar externa apresenta as duas corticais unidas, frequentemente sem a presença de tecido ósseo esponjoso interposto entre elas. No lado interno, devido à presença da linha milo-hióidea, nota-se o aparecimento de certa quantidade de tecido ósseo esponjoso, entre a cortical óssea e a cortical alveolar; isso ocorre devido ao posicionamento oblíquo desses alvéolos em relação ao corpo da mandíbula.

Na região dos dentes molares, observa-se a separação entre a direção do corpo da mandíbula e a inclinação dos alvéolos desses dentes, que se deslocam cada vez mais para lingual, bem como o aparecimento de estruturas como a linha oblíqua. Com isso, nota-se que a cortical óssea externa vai tornando-se progressivamente mais espessa, apresentando-se finalmente bastante espessada na altura do terceiro molar. Devido a esse fato, encontra-se entre a superfície óssea externa e a cortical óssea alveolar dos dentes molares considerável quantidade de substância óssea esponjosa. Esse espessamento tem grande importância clínica para as exodontias realizadas nessa região.

Devido ao espessamento da lâmina alveolar externa e o deslocamento dos alvéolos para a lingual, a lâmina alveolar interna apresenta-se bastante delgada, não havendo, portanto, tecido ósseo esponjoso interposto entre suas duas corticais.

Em decorrência da angulação que passa a existir entre os alvéolos dos dentes molares e a superfície medial do corpo da mandíbula, frequentemente o alvéolo do terceiro molar se apresenta saliente em relação a essa superfície, como se fosse um balcão (ou sacada).

Canal da mandíbula (Fig. 2-26): localiza-se no interior do corpo da mandíbula, apresentando um trajeto que tem início no forame da mandíbula, exteriorizando-se no forame mentoniano, podendo ou não continuar seu

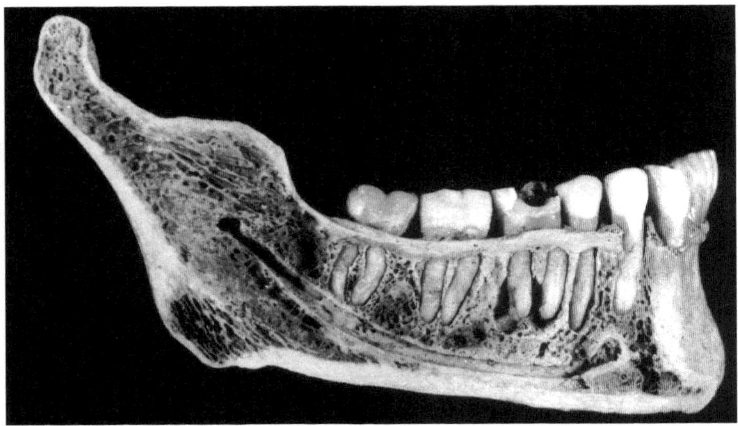

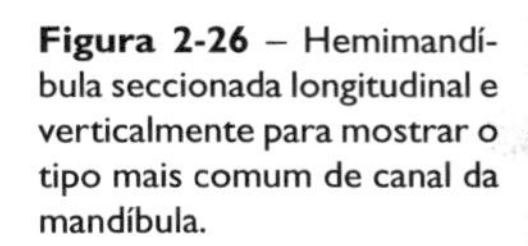

Figura 2-26 – Hemimandíbula seccionada longitudinal e verticalmente para mostrar o tipo mais comum de canal da mandíbula.

trajeto intraósseo em direção à região do mento, como um canal único. Esse canal apresenta-se curvo de posterior para anterior, cruzando obliquamente todo o corpo da mandíbula.

Inicialmente, o canal da mandíbula está localizado mais próximo da lâmina alveolar interna até atingir a face mesial do primeiro molar, depois vai se aproximando da lâmina alveolar externa até atingir o forame mentoniano.

Existem vários tipos de relações entre os ápices radiculares e o canal da mandíbula, contudo, aceita-se que essas relações ocorram basicamente da seguinte maneira: 1. o tipo mais encontrado é aquele no qual o canal da mandíbula está em contato com o fundo do alvéolo do terceiro molar, distanciando-se progressivamente dos outros ápices radiculares; 2. o segundo tipo caracteriza-se pelo canal da mandíbula que não estabelece nenhuma relação de proximidade com as raízes dentais; 3. finalmente, o terceiro tipo, muito menos frequente, é aquele no qual o canal estabelece relações de proximidade com as raízes de todos os molares e do segundo pré-molar.

Observação clínica

É de suma importância o conhecimento da topografia do canal da mandíbula para a interpretação correta das imagens radiográficas e dos aspectos clínico--cirúrgicos.

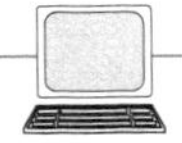

Saiba mais! Leia no site
www.anatomiafacial.com
fundamentos sobre o sistema esquelético.

Patologias comumente associadas ao sistema esquelético

Raquitismo – Resulta da deficiência de vitamina D em crianças. Na ausência dessa vitamina, o cálcio não pode ser transportado desde o canal alimentar em direção aos ossos. Como consequência, os ossos desmineralizam e amolecem. Nessas condições, não conseguem sustentar o peso do corpo e se deformam. Isso acontece fundamentalmente nos membros inferiores que se tornam arqueados, mas também pode ser observado no tórax, crânio e pelve. A cura e prevenção do raquitismo estão associadas a uma suplementação generosa de vitamina D, cálcio e fósforo na dieta. Exposição aos raios solares ultravioleta também ajuda já que esses raios são fundamentais na produção de vitamina D.

Osteomalacia – Semelhante ao raquitismo, mas atinge indivíduos adultos. A desmineralização e o amolecimento ósseo provocam arqueamento dos membros inferiores e achatamento das vértebras, o que leva a desvios da coluna vertebral e diminuição de altura. Mulheres com dietas pobres em cereais, pouco contato com o sol e repetidas gestações são mais frequentemente afetadas.

Osteoporose – Esta doença óssea afeta fundamentalmente mulheres idosas da raça branca. Uma das causas é a diminuição na produção de hormônios. Desde a puberdade e durante a idade adulta, esses hormônios mantêm o tecido ósseo pela estimulação dos osteoblastos. Após a menopausa (e na velhice tanto no homem quanto na mulher), a produção hormonal diminui e a absorção óssea predomina sobre a formação. Com isso, todos os ossos do corpo são afetados, fundamentalmente as vértebras e membros inferiores, ficando mais suscetíveis a fraturas. Além disso, como a coluna vertebral se curva anteriormente, as costelas oprimem a cavidade abdominal provocando pressão sobre as vísceras e acentuada diminuição do tono muscular*. Independentemente da idade e do equilíbrio hormonal, a osteoporose também pode ocorrer em ossos paralisados ou imobilizados.

Osteomielite – O termo inclui todas as doenças infecciosas do tecido ósseo. É geralmente causada pela bactéria *Staphylococcus aureus* e pode acometer tanto o tecido ósseo, medula óssea, periósteo, cartilagem articular quanto a própria articulação. A bactéria pode atingir o tecido ósseo através da corrente sanguínea, exposição do osso por fraturas, ou mesmo por infecções nos seios da face (sinusites) ou infecções de origem dental. A doença responde satisfatoriamente à antibioticoterapia.

CAPÍTULO

3

Anatomia Aplicada do Crânio

OBJETIVOS ❙ Referir as porções normais do crânio visíveis em radiografias periapicais, panorâmicas, posteroanteriores e laterais ❙ Interpretar o viscerocrânio do ponto de vista biomecânico, justificando a formação de trajetórias e pilares ❙ Relacionar os fatores que determinam diferenças sexuais e etárias do crânio ❙ Enumerar pontos, medidas, planos, ângulos e índices craniométricos ❙

A simples descrição do crânio, como feita até agora, permite conhecer sua anatomia pura. Interessa agora, neste capítulo, aprofundar o estudo para o conhecimento de alguns aspectos de sua anatomia aplicada, isto é, voltados para a prática clínica.

Anatomia radiográfica do crânio

GUIA DE ESTUDO 9

1 Leia uma vez o bloco 1.
2 Responda às seguintes perguntas: O que são áreas radiolúcidas e radiopacas das radiografias? Exemplifique. Como se apresentam a cavidade pulpar, o espaço periodontal, a cortical alveolar e a substância trabecular entre as corticais em uma radiografia periapical? Quais são os acidentes anatômicos da maxila e do temporal que podem ser vistos em uma radiografia panorâmica? Quais são os acidentes anatômicos da mandíbula que podem ser vistos em uma radiografia panorâmica? A morfologia óssea é influenciada pelas forças mecânicas que incidem ou deixam de incidir sobre o osso? Exemplifique. Quais são os esteios de reforço do neurocrânio? Como são formadas as trajetórias de força da mandíbula? Quais são os pilares de força do maxilar* e onde as forças mecânicas por eles veiculadas se dissipam ou se concentram?
3 Agora leia novamente para conferir o que escreveu.
4 Leia outra vez, examinando bem as ilustrações deste e de outros livros. Coloque radiografias no negatoscópio e analise com seu grupo de colegas sob a supervisão de um docente ou monitor. Analise também crânios secos para identificar as áreas e linhas de condensação óssea, bem como as áreas de resistência mais fracas. Analise mandíbulas seccionadas longitudinalmente.
5 Leia mais uma vez para consolidar o aprendizado e realce o que percebeu como sendo de alta importância.

B1 *A correta análise radiográfica só é possível com o detalhado conhecimento anatômico do crânio*

Aspectos radiográficos normais do crânio, considerados relevantes dentro da Odontologia, devem ser bem conhecidos pelo estudante de Anatomia. Isso o tornará competente para identificar contornos e sombras das imagens radiográficas, sem erros de interpretação, e o ajudará futuramente no diagnóstico de entidades clínicas.

As dificuldades na interpretação são devidas à superposição de imagens (as formações anatômicas têm três dimensões e as radiografias duas), à direção de incidência dos raios X combinada com a distorção de imagens, às variações biológicas de posição e tamanho dos acidentes anatômicos e à presença de processos* patológicos.

Os detalhes anatomorradiográficos são mostrados em filmes negativos, nos quais as áreas radiolúcidas (menos densas) são escuras e as áreas radiopacas (mais densas) são claras. O tecido radiopaco, sendo denso, não permite a passagem de raios X através dele, absorvendo-os, e isso produz áreas brancas no filme radiográfico revelado. Ao contrário, o tecido radiolúcido não é denso, permite a passagem de raios X e o resultado é uma área negra no filme. Em uma escala dos corpos mais radiolúcidos aos menos radiolúcidos, tem-se, por exemplo, gordura, tecidos moles, cartilagem, substância óssea esponjosa, substância óssea compacta, dentina, esmalte e restaurações dentais metálicas.

Radiografias periapicais
(Fig. 3-1)

Largamente utilizadas em Odontologia, focalizam os **dentes**, nos quais podem-se reconhecer o **esmalte** (muito radiopaco; recobre a dentina coronária), a **dentina** (com índice de radiopacidade menor que o do esmalte, mas maior que o do osso; dá quase toda a forma ao dente), o **cemento** (o menos duro dos tecidos calcificados do dente, assemelha-se ao osso; em condições normais, não é notado no exame radiográfico, por ser de espessura insignificante) e a **polpa** (o que se vê é a cavidade do dente que contém o tecido mole, a polpa, na câmara coronária e nos canais radiculares).

O **espaço periodontal**, localizado entre a raiz do dente e a cortical alveolar, é ocupado pelo periodonto. Aparece como uma linha escura, que envolve toda a raiz do dente, com uma espessura abaixo de 0,3mm e que diminui com o avançar da idade.

A **cortical alveolar** é a substância óssea compacta do alvéolo, que continua com as lâminas corticais interna e externa do processo alveolar. Aparece bem radiopaca porque seu tecido ósseo é muito denso, devido ao número reduzido de lamelas e fibrilas colágenas e grande quantidade de substância cementante, a qual permite maior depósito de sais ósseos do que nos ossos lamelares. É também conhecida por **lâmina dura***.

A **substância esponjosa (trabecular) alveolar** preenche o espaço entre as corticais alveolares e as lâminas corticais ósseas interna e externa. Na radiografia, toma a forma de um septo triangular, que vai dos espaços interproximais (vértice) ao nível das divergências radiculares (base).

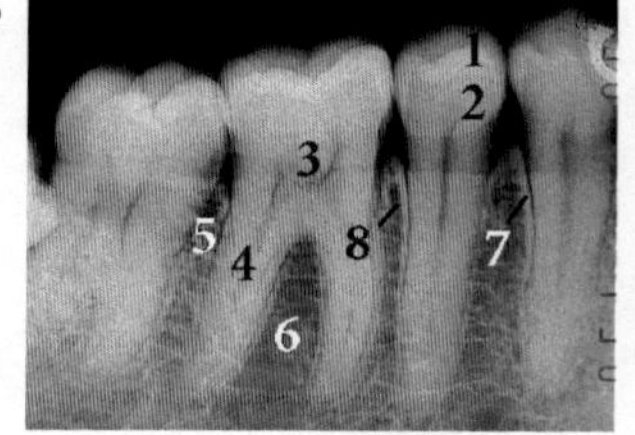

Figura 3-1 – Radiografia periapical do segmento molar/pré-molar do lado esquerdo da mandíbula.
1 Esmalte
2 Dentina
3 Câmara coronária
4 Canal radicular
5 Septo interalveolar
6 Septo inter-radicular
7 Espaço periodontal
8 Cortical alveolar (lâmina dura)

Radiografias panorâmicas
(Figs. 3-2 e 3-3)

Estas radiografias fornecem uma visualização panorâmica dos arcos dentais, dos maxilares* (maxilas e mandíbula) e da ATM. Permitem a identificação, entre outras, das seguintes formações anatômicas (além daquelas já mencionadas nas periapicais).

O **forame incisivo** é uma área escura entre os incisivos centrais superiores e o **canal incisivo** é seu prolongamento superior, junto à **sutura intermaxilar.** Acima desse nível estão a **espinha nasal anterior** e o **septo nasal.**

Uma linha reta horizontal, radiopaca, bem nítida sobre os ápices dos dentes corresponde ao **palato ósseo**; estende-se de ambos os lados até a **tuberosidade da maxila** e o **processo pterigoide.**

1 Cavidade do crânio
2 Processo mastoide
3 Processo estiloide
4 Bainha do processo estiloide
5 Contorno da orelha
6 Poro acústico externo
7 Processo retroarticular
8 Cabeça da mandíbula
9 Fossa mandibular
10 Eminência articular
11 Incisura da mandíbula
12 Língula da mandíbula
13 Canal da mandíbula
14 Arco zigomático
15 Processo coronoide
16 Crista temporal
17 Linha oblíqua
18 Fissura pterigomaxilar
19 Lâmina lateral do processo pterigoide
20 Tuberosidade da maxila
21 Crista infratemporal
22 Margem infraorbital
23 Processo zigomático da maxila
24 Soalho do seio maxilar
25 Canal infraorbital
26 Palato ósseo
27 Linha do tecido mole da nasofaringe
28 Cavidade do nariz
29 Concha nasal média
30 Concha nasal inferior
31 Soalho da cavidade nasal
32 Septo nasal
33 Espinha nasal anterior
34 Canal incisivo
35 Fossa incisiva
36 Linha do dorso da língua
37 Forame mentoniano
38 Canal mentoniano
39 Base da mandíbula: contorno superior da cortical óssea
40 Contorno inferior da cortical óssea
41 Osso hioide
42 Espinhas mentonianas
43 Forame lingual
44 Fóvea submandibular
45 Vértebra cervical

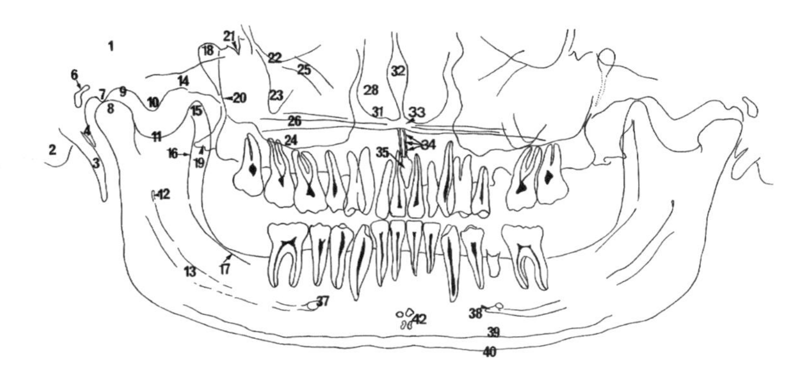

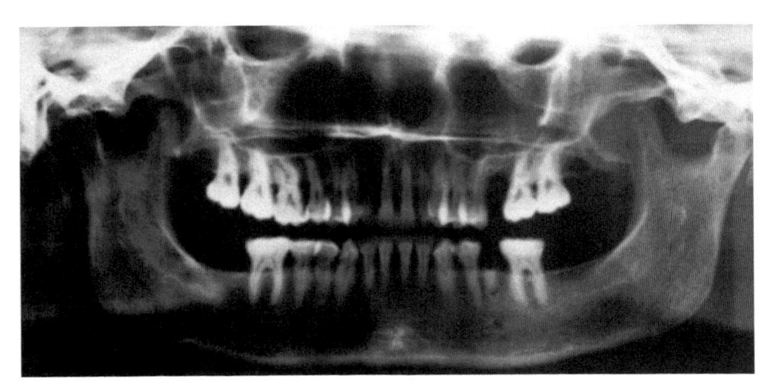

Figura 3-2 – Radiografia panorâmica de um crânio seco, com o traçado das principais imagens e acidentes anatômicos (gentileza dos Drs. Antonio Augusto F. Carvalho e J. Américo de Oliveira). Os números referem-se também aos da figura 3-3.

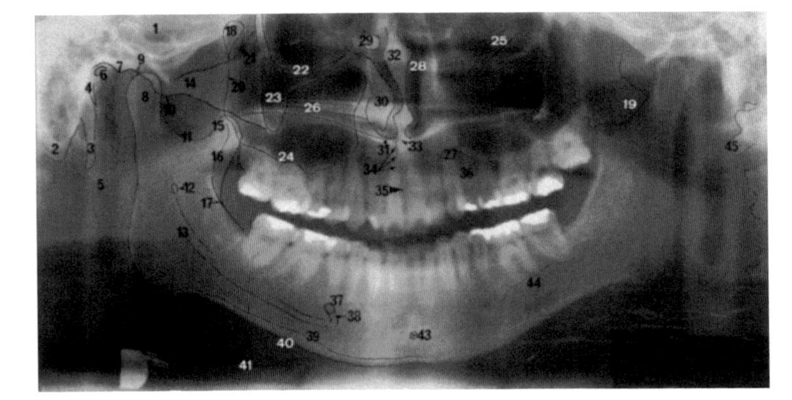

Figura 3-3 – Radiografia panorâmica de indivíduo de 20 anos com alguns acidentes anatômicos traçados sobre a radiografia (gentileza dos Drs. Antonio Augusto F. Carvalho e J. Américo de Oliveira).

Acima da linha do palato são visíveis as sombras mais ou menos delimitadas do **seio maxilar** e da **cavidade nasal.** O **forame** e o **canal infraorbital** têm seus contornos, às vezes, aparentes no meio dessas sombras. No contorno lateral do seio maxilar, misturam-se as imagens radiopacas do **osso zigomático** e do **processo zigomático da maxila.**

Mais lateralmente, vê-se toda a extensão do **arco zigomático** e, na sequência, a **eminência articular,** a **fossa mandibular,** o **processo retroarticular** e o **poro acústico externo.** Em um nível mais baixo, logo atrás do **processo condilar,** acham-se os **processos estiloide** e **mastoide.**

A mandíbula é o corpo mais nítido, mais isento de superposições. Todo o seu contorno é perfeitamente visível. A **cabeça da mandíbula** aparece encaixada no temporal; à sua frente, a **incisura da mandíbula** e o **processo coronoide,** com sua **crista temporal,** estão bem individualizados. A **linha oblíqua** é o traço mais radiopaco da mandíbula; na radiografia panorâmica parece ser uma continuação inferior da crista temporal.

No centro do ramo, o **forame da mandíbula** nem sempre surge nitidamente, mas os contornos da **língula** e do **canal da mandíbula** sim. Este último é uma sombra radiolúcida, larga, que segue abaixo dos molares e se interrompe abaixo do segundo pré-molar, onde se destaca o **forame mentoniano.** Na região dos molares, entre esses dentes e a base da mandíbula, evidencia-se o contorno oval, escuro, da **fóvea submandibular.**

No plano mediano, pouco acima da espessa **base da mandíbula,** as **espinhas mentonianas** apresentam-se como um anel claro de centro escuro (**forame lingual**) ou como contornos nítidos de seus **tubérculos mentonianos.**

Radiografias posteroanteriores e laterais do crânio

As radiografias convencionais do crânio, que dão imagens em norma* frontal e norma lateral completas, são usadas em ortodontia e também em cirurgia. Nelas, a superposição de imagens é maior, o que torna sua interpretação mais difícil.

Nas radiografias mostradas nas figuras 3-4 e 3-5 são apontados alguns acidentes anatômicos de mais fácil reconhecimento.

Biomecânica* do esqueleto facial

O desenho arquitetônico do crânio permite absorver e direcionar as forças que sobre ele incidem utilizando a menor quantidade possível de tecido ósseo

Há uma cerrada interdependência entre a estrutura interna do osso com sua função, o que, aliás, é uma das leis fundamentais em Biologia. Tecidos são organizados para resistir a forças às quais estão sujeitos; o osso é organizado por meio de sua forma externa e estrutura interna para dar maior resistência com a mínima quantidade de material, mostrando ser muito apropriadamente adaptado à função mecânica.

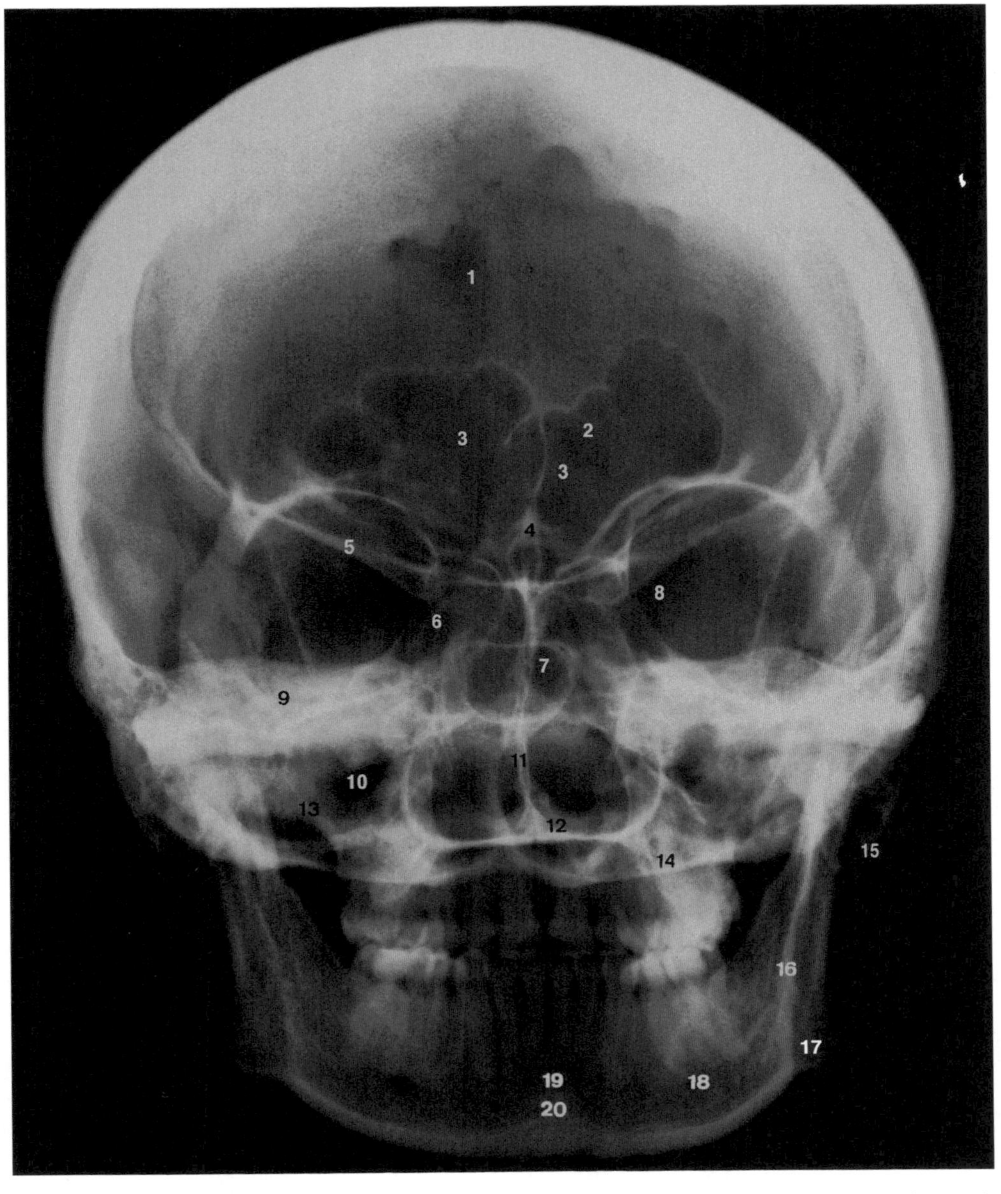

Figura 3-4 – Radiografia posteroanterior de um crânio seco de indivíduo adulto (gentileza do Dr. José Carlos N. Musegante).

1 Sutura sagital
2 Sutura lambdóidea
3 Seio frontal com septo
4 Crista etmoidal
5 Asa menor do esfenoide
6 Seio etmoidal
7 Seio esfenoidal
8 Fissura orbital superior
9 Parte petrosa do temporal
10 Seio maxilar
11 Septo nasal
12 Soalho da cavidade nasal (palato ósseo)
13 Crista zigomaticoalveolar
14 Linha do occipital
15 Processo mastoide
16 Linha oblíqua
17 Ângulo da mandíbula
18 Forame mentoniano
19 Espinhas mentonianas
20 Protuberância mentoniana

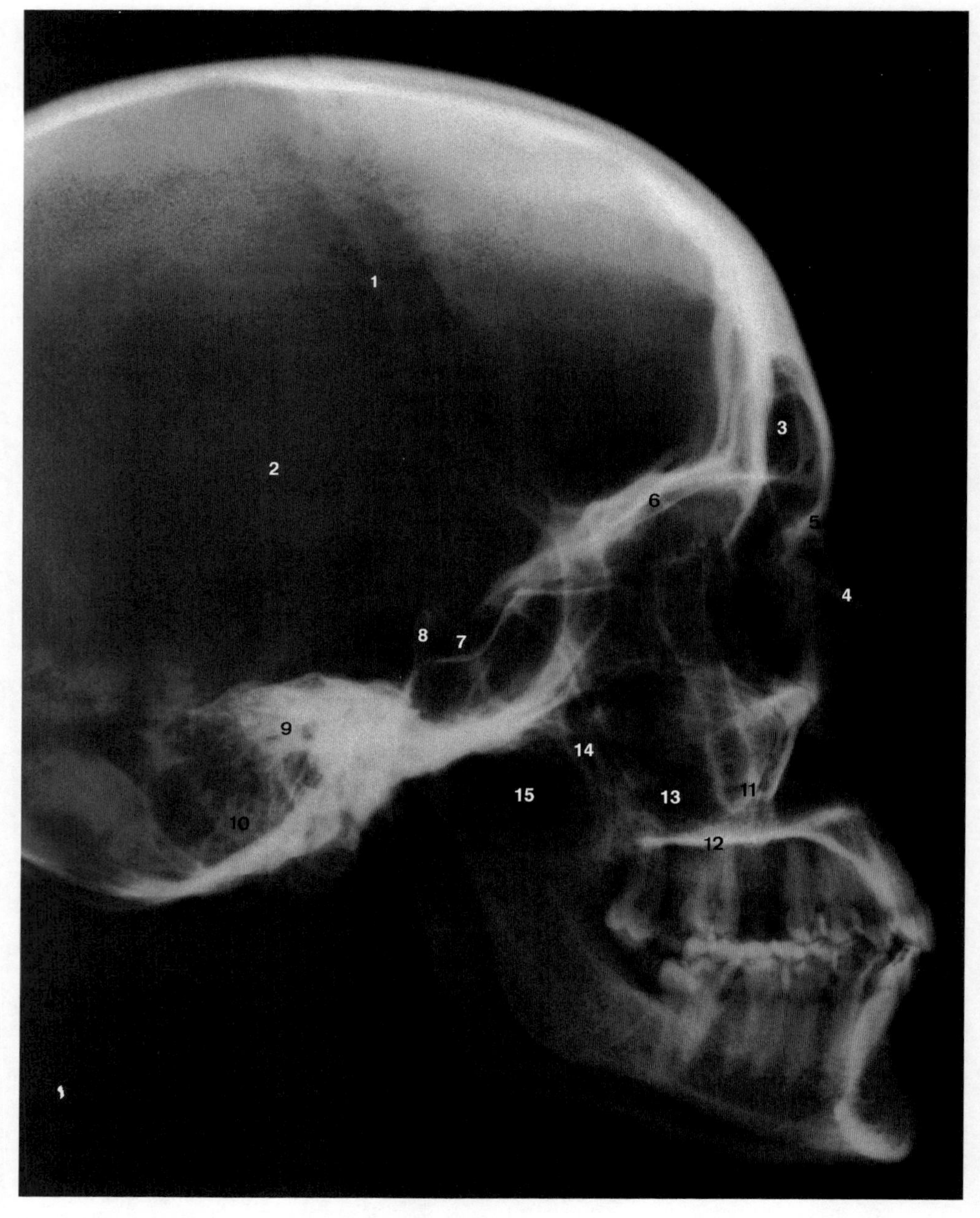

Figura 3-5 – Radiografia lateral do mesmo crânio da figura anterior (gentileza do Dr. José Carlos N. Musegante).

1 Sutura coronal
2 Sulco arterial
3 Seio frontal
4 Osso nasal
5 Sutura frontonasal
6 Teto da órbita
7 Sela turca (fossa hipofisária)
8 Dorso da sela
9 Parte petrosa do temporal
10 Células mastóideas
11 Processo zigomático da maxila
12 Palato ósseo
13 Seio maxilar
14 Fissura pterigomaxilar
15 Incisura da mandíbula

Deve ser dito que as forças não determinam primariamente a forma do osso. Fatores intrínsecos determinam sua forma geral, mas, secundariamente, orientações funcionais influenciam predominantemente para estabelecer seu arranjo estrutural. Essas forças mecânicas secundárias crescem em significação com a idade e podem ser responsáveis pela manutenção da forma. É o caso do processo coronoide da mandíbula, que será reabsorvido se houver a remoção do músculo temporal, de cuja presença e função ele depende. O volume adicional do osso pode ser construído em resposta à ação de forças mecânicas, como a tração muscular ao nível das linhas nucais, por exemplo.

No osso esponjoso, a orientação trabecular é fortemente influenciada pelas forças mecânicas às quais o osso está sujeito. Tais como as trajetórias funcionais evidentes nas principais linhas trabeculares do osso esponjoso, o osso cortical também tem sua arquitetura; as camadas desse osso são formadas por várias "trabéculas" paralelas, juntas, "sem" espaços entre elas. Na esponjosa, as trabéculas são dispostas em áreas estratégicas para desempenhar demandas funcionais; o mesmo acontece no osso compacto com seu espessamento e sua orientação, para servir como local de concentração e dissipação de forças.

O crânio, além das forças que sobre ele incidem devido à ação muscular, suporta também forças compressivas transmitidas da coluna vertebral ao osso occipital e também forças geradas nos alvéolos dentais como decorrência da função muscular na mastigação. Possui esteios de reforço ou sustentação, inclusive alguns ligando o viscerocrânio ao neurocrânio, para ancorar firmemente o primeiro ao segundo. No neurocrânio estão representados, pela glabela, processo zigomático do frontal, processo mastoide e protuberância occipital externa que se unem por três arcos de cada lado, ou seja, o arco superciliar, as linhas temporais e as linhas nucais.

Interessante é a adaptação do tecido ósseo no nível da origem de alguns músculos como o temporal e o masseter. A linha temporal é uma verdadeira trave que une o arco superciliar à linha nucal superior. Ela é curva, de convexidade superior, com uma adaptação do esqueleto para oferecer maior resistência (um arco com sua corda resiste muito mais à tração do que uma reta).

O mesmo se pode dizer com respeito ao arco zigomático. A tração do masseter também encontra uma forma de arco naquela ponte óssea, como uma adaptação mecânica. A fáscia temporal o abraça e procura contê-lo, enquanto o músculo masseter o puxa para baixo.

No viscerocrânio também alguns esteios são evidentes. Eles separam as cavidades naturais da face, dando ao seu esqueleto um aspecto de estrutura de um edifício.

Nesses esteios ósseos é patente a organização paralela das trabéculas e o espessamento da substância cortical como uma adaptação mecânica às forças exercidas por músculos e dentes. A tração (o osso é mais fraco sob tração do que sob pressão) dos músculos mandibulares necessita de um reforço especial, obediente à magnitude das forças tensoras, para absorvê-las ou escoá-las. Organizam-se assim traços de maior resistência, também conhecidos como **trajetórias** da mandíbula (Fig. 3-6). Também forças compressivas exercidas no nível dos arcos dentais superiores formam verdadeiras trajetórias ou **pilares** do maxilar, como são mais conhecidos (Figs. 3-7 e 3-8).

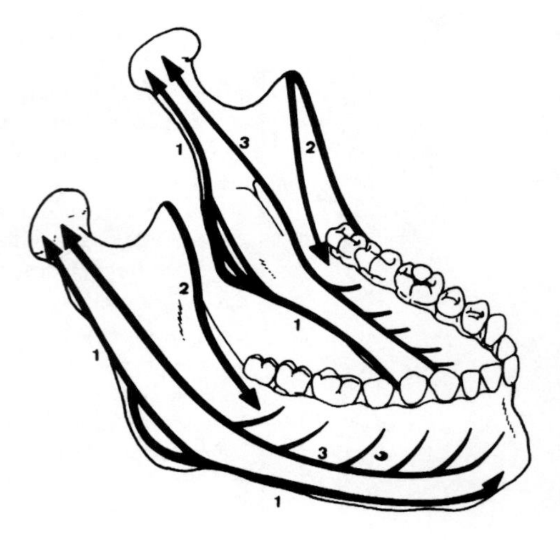

Figura 3-6 – Trajetórias da mandíbula. As setas indicam a direção das forças mecânicas a partir dos dentes e das inserções musculares.

1 Trajetória marginal
2 Trajetória temporal
3 Trajetória alveolar

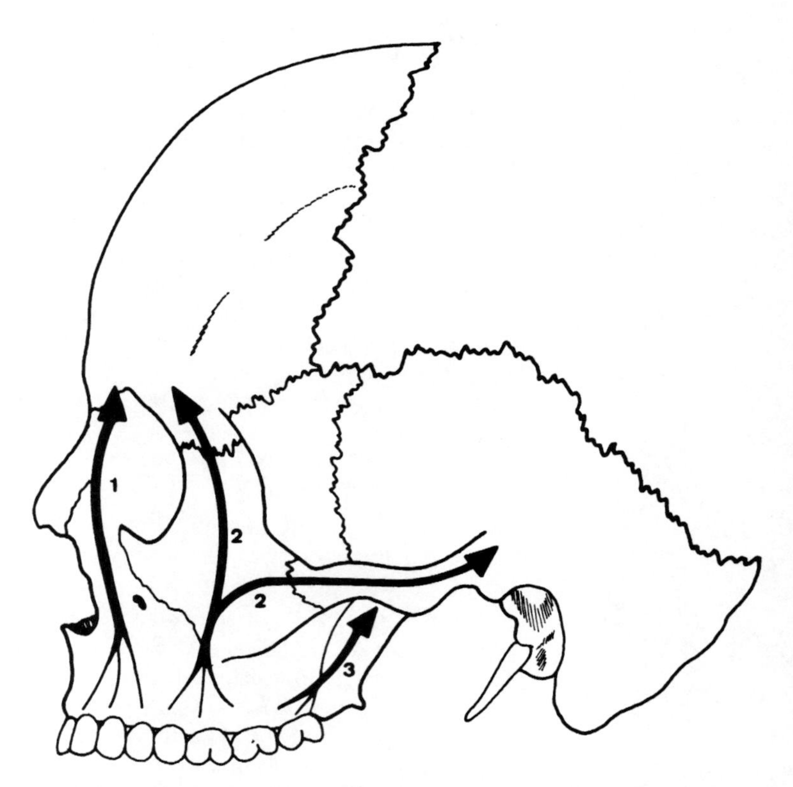

Figura 3-7 – Pilares do maxilar. As setas indicam a direção das forças mecânicas a partir dos dentes.

1 Pilar canino
2 Pilar zigomático
3 Pilar pterigóideo

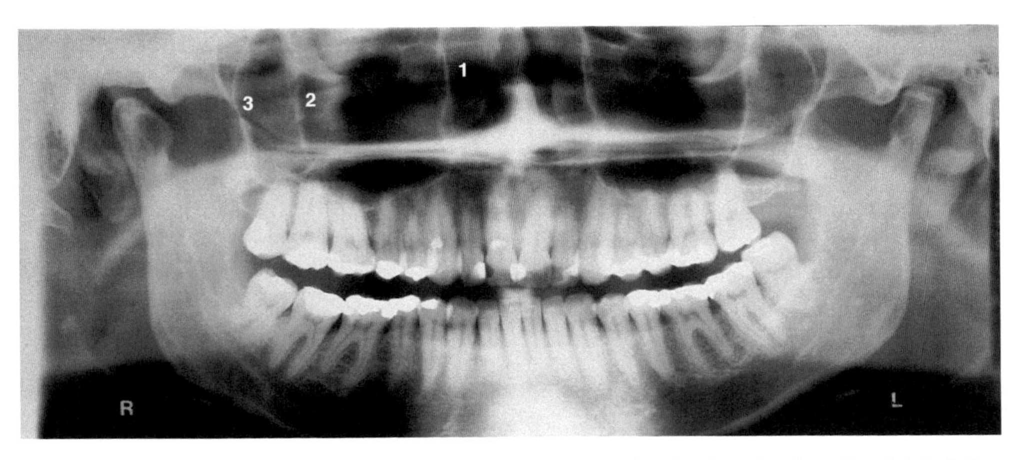

Figura 3-8 – Pilares do maxilar. Radiografia panorâmica onde aparece parte dos três pilares de reforço de cada lado da face, identificados por linhas verticais radiopacas (gentileza do Dr. Alicio R. Garcia).

1 Pilar canino
2 Pilar zigomático
3 Pilar pterigóideo

O músculo masseter estende-se, de sua inserção, até o ângulo da mandíbula com a sua contraparte, que é o músculo pterigóideo medial. Aí tem origem a ação das forças que tendem a se escoar pelas bordas posterior e inferior da mandíbula (**trajetória marginal**).

Outro músculo mandibular que desempenha importante papel na biomecânica da mandíbula é o pterigóideo lateral. Considerando os músculos direito e esquerdo sob função (ou apenas um, o efeito é o mesmo), percebe-se que suas forças tendem a dobrar a mandíbula, puxando para dentro seus ramos; logicamente, a área que mais sofre tensão é aquela do mento. Algum reforço nessa região é imperativo, tal como a robusta protuberância mentoniana.

Quando se tenta quebrar uma mandíbula seca, forçando os ramos medialmente, em que área haverá fratura? Não no plano mediano devido ao reforço mencionado. Prova disso são as estatísticas de fratura de mandíbula e uma experiência que se faz aplicando na mandíbula um verniz usado em indústria ("stresscoat") para testar a resistência de material à pressão e à tensão. Pressionando-se, então, os côndilos um de encontro ao outro, na direção da tração do músculo pterigóideo lateral, nota-se que as fraturas do verniz, que representam as linhas de tensão e indicam as áreas de menor resistência, concentram-se (transversalmente ao corpo) em cada lado da protuberância mentoniana, mas não sobre ela.

Deve-se notar que o mento ósseo não é apenas o sítio de encontro e absorção da força exercida pelos pterigóideos laterais, mas também por parte das forças aplicadas pelos músculos masseter e pterigóideo medial, que se escoam pela base da mandíbula, de cada lado, até o mento.

Uma segunda trajetória muscular começa no processo coronoide, pela ação do músculo temporal, e prolonga-se para baixo, até o corpo da mandíbula. É a **trajetória temporal**.

Uma última trajetória da mandíbula, agora não muscular, relaciona-se com a pressão dos dentes inferiores nos alvéolos, transformada em tração óssea pela interposição do ligamento periodontal. Tem como resultante a chamada **trajetória alveolar** que corre diagonalmente para cima e para trás e termina na cabeça da mandíbula. Essa trajetória parte dos ápices ou das bifurcações dos dentes e também da base dos septos interalveolares (a forma deste lembra um mastro, onde a base é mais larga, já que os esforços das trações do periodonto se acumulam nela). Os esforços mastigatórios do arco dental inferior são transmitidos à base do crânio pela articulação temporomandibular e de lá se distribuem.

A articulação temporomandibular tem sua face articular superior em parte formada pelas raízes do arco zigomático, que é um esteio entre a face e o crânio e um ponto de encontro de forças provindas da face e a região mastóidea. No ângulo formado por aquelas raízes, encontra-se a fossa mandibular, de pouco significado mecânico ou funcional, por ser de osso delgado, transparente mesmo. A raiz transversa ou eminência articular, por sua vertente posterior, espessa, é a verdadeira área de pressão e contato da cabeça de mandíbula.

Também no maxilar, o osso encarrega-se de desenvolver a substância óssea necessária para lograr uma estrutura apta, para que as forças sejam transmitidas e absorvidas por maior quantidade de tecido ósseo.

Ainda que o processo alveolar seja suportado pelo maxilar em toda sua extensão, as forças da mastigação são transmitidas à base do crânio por três sistemas de pilares (nome adotado para as trajetórias ou esteios do maxilar, em cada lado da face).

Os **pilares** são chamados **canino** (da região do canino à região da glabela, depois de contornar a abertura piriforme); **zigomático** (da região do primeiro molar ao osso zigomático e daí ao arco zigomático e ao processo zigomático do frontal) e **pterigóideo** (da região dos últimos molares ao processo pterigoide do esfenoide).

Neles, o osso cortical é espessado e o esponjoso bem condensado. Afora essas áreas, a camada cortical da superfície óssea no maxilar nunca mostra a espessura encontrada na mandíbula.

É interessante notar que o pilar zigomático também carrega forças liberadas diretamente pelo músculo masseter.

Por não serem retilíneos, os pilares necessitam de reforços horizontais que os conectem e evitem seu colapso. Os pilares canino e zigomático são ligados abaixo e acima da órbita por dois arcos ósseos.

O arco superior, especialmente importante, adapta-se para resistir às forças da pressão mastigatória. As forças compressoras dos dentes, que ascendem centralmente no esqueleto da face, e forças tensoras dos músculos masseter e temporal, que descem lateralmente, tendem à dobradura ou flexão de toda a região supraorbital e, portanto, concentram-se em uma área mediana (glabela ou proximidades).

No caso de fronte inclinada, com elevação forte da glabela, a concentração das forças é marcada na área glabelar. Nas frontes verticais, distribuem-se mais acima porque elas resistem à deformação com quase toda sua altura, uniformemente, enquanto a inclinada resiste somente com sua parte inferior e, consequentemente, esta última é considerada mais forte que a primeira. Como característica sexual, a mulher tem fronte vertical e o homem a tem inclinada e, por isso mesmo, seu arco superciliar é mais proeminente.

O arco do palato ósseo reforça com boa dose o processo alveolar superior. O palato conecta o sistema de pilares de um lado e do outro e por isso forma um suporte em arco entre as bases dos processos alveolares direito e esquerdo. Parte da pressão mastigatória é absorvida pelo próprio palato; e as forças tendem a se concentrar na área mediana, e escoam-se principalmente para a base do crânio através do vômer.

O sistema de pilares e arcos permite a presença de grandes escavações necessárias para a cavidade nasal, seios paranasais, órbitas, enquanto, ao mesmo tempo, estabelece uma firme base contra a qual a mandíbula pode agir no processo da mastigação. Os seios e as cavidades são indicadores de que substância óssea é supérflua naqueles locais, uma vez que não poderia aumentar consideravelmente a resistência do esqueleto da face. Por sua arquitetura, um osso pode resistir melhor às forças que deva suportar, com o mínimo de tecido possível, e os espaços dependem da sua função mecânica.

A utilização mais recente do **método de elementos finitos** para analisar o grau de deformação e tensão do crânio sujeito a diversos tipos de forças e cargas – que simulam as que fisiologicamente ocorrem durante a mastigação –, tem aportado novos e promissores dados sobre a biomecânica facial. Embora alguns dos resultados desses estudos sejam ainda conflitantes, o panorama geral indica algumas diferenças importantes em relação aos estudos clássicos sobre os pilares do crânio, resumidamente descritos acima. Pelo resultado de alguns desses estudos, o pilar pterigoide, por exemplo, parece ser pouco relevante quando da análise das linhas de estresse ante forças mastigatórias na região posterior da maxila. O contrário acontece com a região vestibular do processo alveolar da maxila, entre os pilares caninos, a qual parece desempenhar um papel mais importante que o apontado pelos estudos anteriores. Como a análise pormenorizada desses estudos foge ao escopo desta obra, recomendamos que o estudante e o profissional acompanhem o evoluir desta área de estudo devido à relevância que o assunto adquire no planejamento de diversos procedimentos clínicos.

Como a espessura das trabéculas está em razão direta e a amplitude das aréolas em razão inversa às intensidades das cargas que recebem e transmitem, deve ser entendido que o seio maxilar aumenta quando os estresses mecânicos diminuem, especialmente se os dentes são perdidos e o aparelho mastigador é enfraquecido.

Aspectos sexuais, etários e antropométricos do crânio

GUIA DE ESTUDO 10

1 Leia uma vez o bloco 2.
2 Responda às seguintes questões: Quais são as principais diferenças sexuais do crânio de indivíduos adultos? Quais são os principais fatores dentais e esqueléticos utilizados para se estimar a idade de um indivíduo (ou de seu crânio)? Quais são os principais pontos craniométricos de interesse antropológico, odontológico e médico-legal? Quais são as principais medidas lineares e os principais planos, ângulos e índices do crânio?
3 Leia novamente e corrija se houver algo incorreto.
4 Leia outra vez, ao lado de material instrucional disponível no laboratório.
5 É recomendável ler pelo menos mais uma vez para destacar os pontos de maior importância.

B2 *Além de seu valor anatômico e clínico, os aspectos sexuais, etários e antropométricos do crânio prestam-se à medicina e à odontologia legal, valendo como recurso na identificação de cadáveres e na estimativa da idade de pessoas*

Aspectos (diferenças) sexuais

Até a puberdade é quase impossível a determinação do sexo pelo exame do crânio. No adulto, pode-se dizer que as diferenças sexuais do crânio referem-se, principalmente, à fragilidade da musculatura feminina. Essa condição determina um menor desenvolvimento das superestruturas ósseas na mulher. Todas as protuberâncias, cristas e processos são menores e mais lisos. É o caso do processo mastoide, linhas nucais, linha temporal, protuberância occipital externa, borda inferior do osso zigomático e ângulo da mandíbula. As margens supraorbitais e os seios frontais são, respectivamente, mais cortantes e menos volumosos no crânio feminino. O ramo da mandíbula é menos largo e a glabela e os arcos superciliares são menos desenvolvidos na mulher.

A falta de desenvolvimento ou o desenvolvimento insuficiente das superestruturas frontal e occipital também fornecem certa diferença característica no perfil dos crânios femininos e masculinos. No homem, o contorno, partindo da raiz do nariz para cima e para trás e em seguida para baixo, em direção à protuberância occipital externa, forma uma curva bastante suave e regular. O contorno do crânio feminino é mais angular. A fronte eleva-se em um aclive mais pronunciado e a linha do perfil do crânio feminino, em decorrência da fraqueza das superestruturas cranianas, é muito mais semelhante ao contorno do crânio infantil do que do crânio masculino (Figs. 3-9 e 3-10).

Tem-se admitido que o aspecto do processo mastoide pode ser considerado na determinação do sexo nos crânios humanos. Quando os crânios são colocados sobre uma superfície plana, o masculino apoia-se sobre os processos mastoides, e o feminino, sobre os côndilos occipitais ou em outras porções do crânio. Mas uma característica diferencial mais confiável é a orientação do seu ápice. Se ele é orientado ligeiramente para lateral, pertence ao sexo masculino; se é voltado medialmente, pertence ao sexo feminino. Porém, quando a orientação é vertical, a diferenciação do crânio pelo processo mastoide deve ser abandonada (Fig. 3-11).

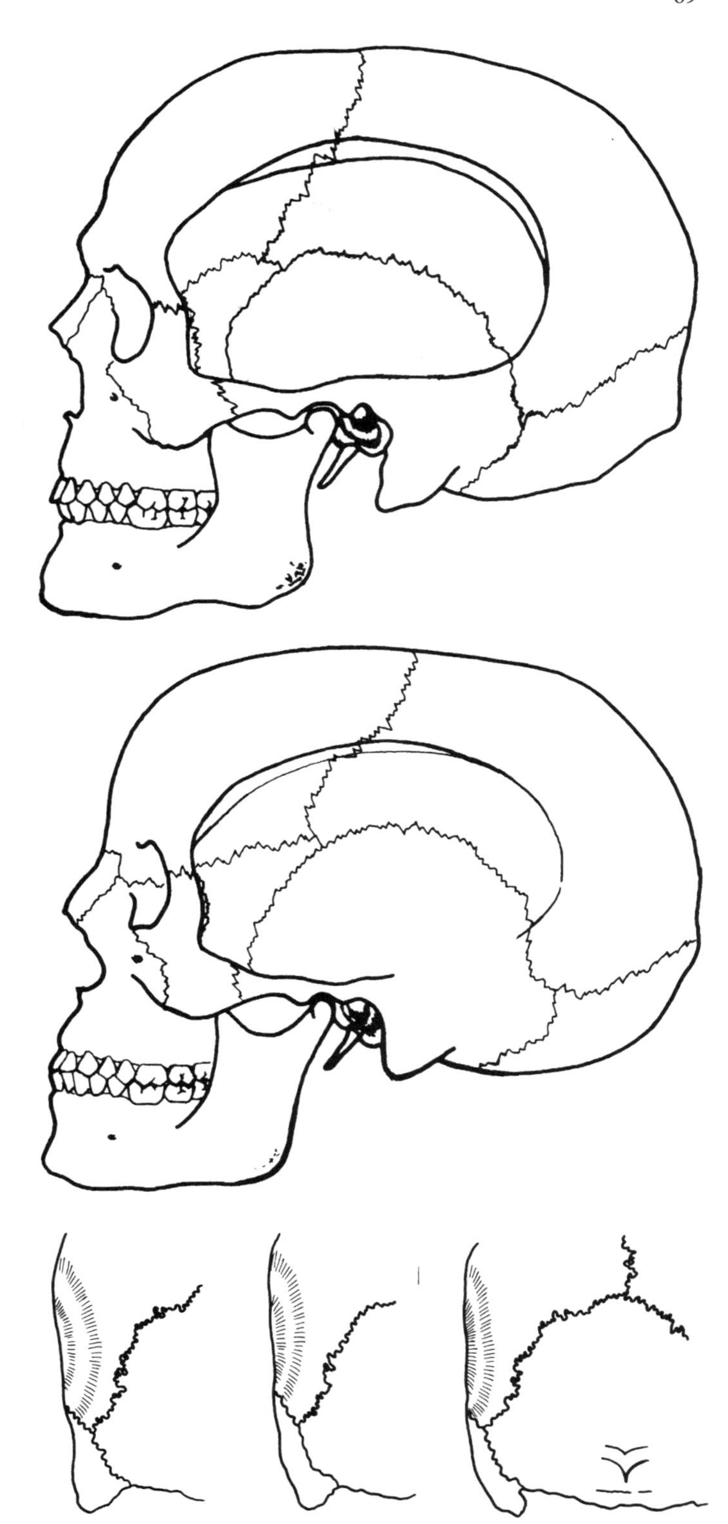

Figura 3-9 – Crânio masculino.

Figura 3-10 – Crânio feminino.

Figura 3-11 – Processo mastoide visto por norma occipital. À esquerda, crânio masculino; à direita, crânio feminino; no centro, tanto pode ser masculino quanto feminino. A inclinação foi deliberadamente exagerada para facilitar o entendimento.

Para a diferenciação, deve-se sempre levar em consideração diversos fatores e não se estribar num só. Mister se faz ainda, nunca generalizar os casos de exceção. A aspereza e a irregularidade da borda inferior do osso zigomático na área de origem do músculo masseter, por exemplo, são fortes características masculinas. Mas isso não quer dizer, entretanto, que, no caso de essa borda apresentar-se lisa e regular, possa afirmar-se que o crânio seja feminino.

Aspectos (diferenças) etários

Durante o processo de crescimento* e desenvolvimento*, o crânio mostra, dentro de limites amplos, certas modificações relativamente constantes que podem ser usadas como critério na avaliação da idade. Um dos fatores principais é a verificação da dentição; porque existe uma cronologia na calcificação dos dentes, há estudos que servem de base para as devidas comparações. A erupção também é um critério que pode ser usado, mas, visto que há uma apreciável variabilidade tanto na ordem como no tempo de erupção, esse critério deve ser utilizado com cautela na determinação da idade do crânio.

Até os 14 anos, a posição, grau de desenvolvimento, erupção e atrição dos dentes erupcionados são fatores que somados fornecem informações que possibilitam calcular a idade dentro de uma pequena margem de erro. Daí, até os 25 anos de idade, o estágio da abertura do forame apical, a erupção e as relações oclusais dos terceiros molares (se presentes), em associação com o estado de desenvolvimento da tuberosidade da maxila e a evidência de uso dos dentes remanescentes quando tomados juntos, usualmente, fornecem a idade para ser estimada com margem de erro um pouco maior. Após os 25 anos, a idade pode ser estimada com menor precisão pelo grau de atrição dos dentes, bem como a progressiva redução na espessura dos septos interdentais associada ao uso das faces de contato e à consequente movimentação mesial* dos dentes.

Outro fator importante de verificação ou acompanhamento da idade está relacionado com as suturas do crânio.

Ao nascimento, uma linha sutural mediana bissecta todo o aspecto anterior do crânio, separando assim os ossos parietais, frontais, nasais, maxilas e mandíbulas. As hemimandíbulas fusionam-se na sínfise da mandíbula durante o segundo ano. As duas metades do frontal começam a se fusionar durante a segunda metade do primeiro ano; o processo de obliteração dessa sutura interfrontal, conhecida por metópica, processa-se em direção ao bregma. Ao término do segundo ano, a maior parte da sutura está obliterada, mas uma pequena porção supranasal permanece inobliterada até o sexto ano. Contudo, uma sutura metópica residual completa pode permanecer até a idade adulta e essa condição é denominada metopismo (pode ocasionalmente ser confundida radiograficamente com uma fratura).

O bregma é o ponto de intersecção das suturas sagital e coronal. Nesse local, os ossos estão bem separados nos recém-nascidos, de modo a formar um espaço losângico preenchido por membrana fibrosa e que se denomina fontículo anterior (Fig. 2-7); ossifica-se ao término do segundo ano. O fontículo posterior, situado entre o occipital e os parietais, é bem menor e fecha-se quatro a seis meses após o nascimento. Os fontículos anterolateral e posterolateral fecham-se na mesma época que o fontículo posterior.

Outro forte fator indicativo da tenra idade de um crânio é a independência das peças que concorrem para a formação do osso occipital constituído pela escama, exoccipitais e basioccipital. A parte escamosa do occipital une-se aos exoccipitais entre o 3º e 5º anos, as exoccipitais com a basioccipital durante o 4º ou 5º ano de vida. O basioccipital é unido ao basiesfenoidal por uma tira de cartilagem. A área ocupada por essa cartilagem é conhecida por sincondrose esfeno-occipital e sofre ossificação entre 16 e 17 anos.

O pequeno volume da face, ao nascimento, é principalmente devido à condição rudimentar da maxila e da mandíbula, à falta de erupção dos dentes, ao pequeno tamanho dos seios maxilares e da cavidade nasal. Com a erupção dos dentes decíduos, há alargamento da face e maxilares, e essas modificações são ainda mais acentuadas depois da segunda dentição. A proporção neurocrânio-face ao nascimento é 8:1; no segundo ano de vida, 6:1; aos cinco anos, 5:1; no adulto, 2:1.

Na idade adulta, o fechamento (sinostose*) das suturas do neurocrânio constitui ótimo fator para a estimativa da idade pelo crânio. A sinostose começa sempre pelas lâminas internas dos ossos, mas para essa finalidade baseia-se sempre na sutura externa. O primeiro sinal do fechamento das suturas são pequenas pontes ósseas que as atravessam, ligando um osso ao outro. Aos 22 anos de idade, esse fenômeno começa a acontecer nas suturas coronal e sagital e, quatro anos mais tarde, na lambdóidea. A partir daí, as sinostoses vão progredindo e o fechamento completo (ou quase) ocorre somente após os 80 anos. Há trabalhos publicados que estabelecem as idades do indivíduo de acordo com o início e o término do fechamento das suturas.

No indivíduo velho, o crânio apresenta modificações apreciáveis, sobretudo na mandíbula. Mostra sinais de osteoporose senil, traduzida pelo adelgaçamento e até mesmo pela deiscência da fossa temporal, da face exocranial do occipital, das paredes superior e inferior da cavidade orbital. Entretanto, as alterações principais estão localizadas na mandíbula e na maxila. A queda dos dentes determina a reabsorção do processo alveolar e, como o arco mandibular é maior que o maxilar, sucede uma situação inversa àquela existente no indivíduo dentado e, assim, a mandíbula passa a ultrapassar o maxilar em todos os sentidos.

Pela redução da função dos músculos mandibulares, o ângulo da mandíbula torna-se obtuso e a cabeça da mandíbula tende à atrofia.

Aspectos antropométricos

A Antropologia* é a ciência do homem. Uma de suas divisões, a Antropologia física, estuda os caracteres físicos do homem, sua origem, evolução e estado presente de desenvolvimento. A Antropometria é um capítulo de Antropologia física e consiste, primariamente, na mensuração das dimensões do corpo – é a técnica de expressão quantitativa da forma do corpo. A Antropometria é subdividida em somatometria, cefalometria, osteometria e craniometria.

Ainda que se aceite que a mensuração de crânios (craniometria) ofereça resultados que possam estabelecer as relações entre os diversos grupos étnicos e que diferentes índices cranianos ou formas de crânio permaneçam constantes em cada raça, existem objeções devido a modificações e influências ambientais e também diferenças individuais dentro de cada grupo racial.

Mesmo assim, medem-se crânios para se obter essa espécie de conhecimento, podendo-se chegar a resultados realmente valiosos. A craniometria é indispensável na descrição e análise de homens fósseis e outros primatas, na reconstrução de crânios e na identificação de pessoas. É também usada para estudar o crescimento do crânio sob condições normais e anormais e analisar as desarmonias em seu formato manifestadas, por exemplo, nas diferentes classes de má oclusão. Daí a importância para o ortodontista e para outras especialidades odontológicas.

A cefalometria realiza mensurações na cabeça do vivente ou do cadáver, diretamente ou por meio de radiografias. A craniometria faz medidas do esqueleto da cabeça. Tanto em um como em outro caso, deve haver uma orientação em uma posição fixa, para a cabeça ou o crânio. Assim, é adotada universalmente uma posição segundo o plano horizontal de Frankfurt ou plano aurículo-orbital. Esse plano, proposto na cidade de Frankfurt em 1884, passa através do ponto orbital esquerdo e dos dois pórios. Orientado por ele ficará o crânio em posição muito próxima àquela de uma pessoa viva que está em pé, ereta, olhando para longe.

Conhecida a posição de orientação, serão arrolados a seguir os pontos de referência para as mensurações, bem como algumas medidas lineares, planos, ângulos e índices antropométricos.

Pontos antropométricos

(Fig. 3-12)

- **Glabela** – o ponto que mais se projeta para diante, na região da glabela e na linha mediana anterior.
- **Násio** – na sutura nasofrontal com a linha mediana anterior.
- **Nasospinhal** – o ponto mediano encontrado sobre uma linha que liga os pontos mais baixos de cada lado na borda da abertura piriforme (na base da espinha nasal anterior).
- **Próstio** – no processo alveolar do maxilar, entre os incisivos, na linha mediana anterior, que mais se projeta para baixo e para frente.
- **Gnácio** – ponto mediano na base da mandíbula, entre o mentoniano e o pogônio. Mais precisamente, é o ponto onde a bissetriz do ângulo formado pela linha násio-pogônio e o plano da base da mandíbula encontra o mento.
- **Mentoniano** – ponto mediano na base da mandíbula que mais se projeta para baixo.
- **Pogônio** – ponto mais proeminente do mento na linha mediana.
- **Orbital** – ponto mais baixo na margem infraorbital.
- **Opistocrânio** – ponto na linha mediana posterior que no occipital mais se projeta para trás.
- **Êurio** – o ponto na parede lateral do crânio que mais se projeta para fora.
- **Zígio** – ponto no arco zigomático que mais se projeta lateralmente.
- **Pório** – ponto mais externo no teto do meato acústico externo, sobre uma vertical que passe pelo centro do meato.
- **Trágio** – na intersecção de duas tangentes, uma passando pela borda anterior e outra pela borda superior do trago (ou parte mais anterior da incisura supratragal).
- **Gônio** – ponto no ângulo da mandíbula que mais se projeta para baixo, para trás e para fora.

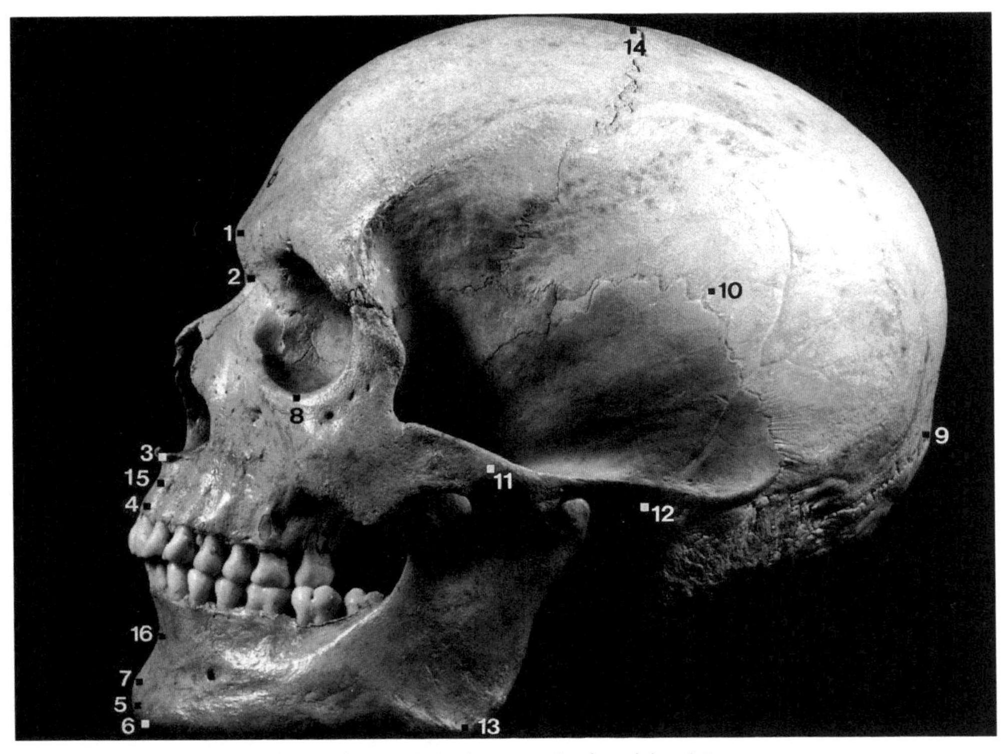

Figura 3-12 – Pontos antropométricos (craniométricos) em uma vista lateral do crânio.

1	Glabela	5	Gnácio	9	Opistocrânio	13	Gônio
2	Násio	6	Mentoniano	10	Êurio	14	Bregma
3	Nasospinhal	7	Pogônio	11	Zígio	15	Ponto A
4	Próstio	8	Orbital	12	Pório	16	Ponto B

- **Bregma** – no encontro da sutura sagital com a sutura coronal.
- **Básio** – ponto mediano na borda anterior do forame magno.
- **Ponto A** – ponto arbitrário que delimita a porção alveolar com o corpo da maxila, localizado no ponto mais deprimido do contorno maxilar (ponto ortodôntico, radiográfico).
- **Ponto B** – ponto arbitrário que delimita a porção alveolar com o corpo da mandíbula, localizado no ponto mais deprimido do contorno mandibular (ponto ortodôntico, radiográfico).
- **Ponto S** (radiográfico) – no centro da sela turca (ponto ortodôntico, radiográfico).

Medidas lineares

- Comprimento craniano máximo ou diâmetro cefálico (craniano) anteroposterior máximo: glabela-opistocrânio.
- Comprimento da base do crânio: nasio-básio.
- Largura craniana (cefálica) máxima ou diâmetro cefálico (craniano) transverso máximo: de um êurio a outro.
- Altura basiobregmática: basiobregma.
- Perímetro cefálico (craniano) horizontal: glabela-opistocrânio-glabela.
- Comprimento facial superior: prostiobásio.
- Comprimento facial inferior: mentoniano-básio.

- Largura total da face ou diâmetro bizigomático: de um zígio a outro.
- Altura morfológica da face: nasiognácio.
- Altura do segmento mastigador: nasospinhal-gnácio.
- Linha SN: linha reta que une o ponto S ao N (ortodôntico).
- Linha NA: (ortodôntico).
- Linha NB: (ortodôntico).
- Linha nasiobásio.

Planos

- Aurículo-orbital (dois pórios – orbital esquerdo).
- Facial (nasiomentoniano ou pogônio).
- Mandibular (tangente à base da mandíbula).
- Oclusal (linha reta conectando a bissecção da altura cuspídea de ambos os primeiros molares permanentes ao sobrepasse incisal) – 1,5° a 14° com o plano aurículo-orbital.

Ângulos

- Total do perfil facial (nasiopróstio – plano aurículo-orbital). Permite a classificação dos indivíduos em:

  Prognatas – 70°-79,9°

  Mesognatas – 80°-84,9°

  Ortognatas – 85°-92,9°
- Goníaco (base e borda posterior da mandíbula sem alcançar o côndilo).
- Condílico da mandíbula (tangente à base e borda posterior, tocando o côndilo e gônio).
- Do plano oclusal (com o plano aurículo-orbital).
- Dos planos incisivo inferior e mandibular (longo eixo do incisivo central inferior com o plano mandibular – na oclusão normal dá 90°).
- Ângulos SNA (padrão 82°), SNB (padrão 80°) e ANB (padrão 2°) – ortodônticos.

Índices

- Índice craniano horizontal =

  $$\frac{\text{diâmetro transverso máximo}}{\text{diâmetro anteroposterior máximo}} \times 100;$$

  de acordo com este índice, catalogam-se os crânios em dolicocrânio (longo), mesocrânio e braquicrânio (curto); o mesocrânio varia, normalmente, entre 75 e 79,9.
- Índice craniano vertical altura-comprimento

  $$\frac{\text{diâmetro basiobregmático}}{\text{diâmetro anteroposterior máximo}} \times 100;$$

  classifica em: came (baixo), orto (reto) e ipsicrânio (alto). Ortocrânio entre 70,0 e 74,9.
- Índice craniano vertical altura-largura =

  $$\frac{\text{diâmetro basiobregmático}}{\text{diâmetro transverso máximo}} \times 100;$$

  classifica em: tapino (baixo); metrio (intermediário), entre 92 e 97,9, e acrocrânio (pontiagudo).
- Índice facial ou morfológico da face =

  $$\frac{\text{altura morfológica da face}}{\text{diâmetro bizigomático}} \times 100;$$

  classifica em: leptoprosópico (face alta e estreita), mesoprosópico e euriprosópico (face baixa e larga). Mesoprosópico entre 84,0 e 87,9.
- Índice do prognatismo = $\frac{\text{tragionásio}}{\text{tragiopróstio}} \times 100;$

  classifica em: ortognata, mesognata (entre 93 e 97,9) e prognata.

Maxilares desdentados

O enfraquecimento do aparelho mastigador, em consequência da perda dos dentes, provoca alterações na estrutura dos maxilares*. A densidade óssea da lâmina cortical é diminuída e as trabéculas* do osso esponjoso tornam-se mais delgadas, devido a um desequilíbrio do processo de remodelação*. A reabsorção*, ou remodelação passiva, acaba predominando sobre a aposição, ou remodelação ativa, por falta do estímulo mecânico da oclusão dental com as forças dela liberadas.

Com a extração ou queda do dente, há a primeira modificação com cicatrização do alvéolo. Inicialmente, fibras colágenas organizam-se numa matriz reticular, que é gradualmente mineralizada por afluxo de cálcio e fosfato; surge assim uma pequena espícula que cresce pelo depósito ósseo em uma superfície. Gradualmente, espículas adjacentes, que também estão se desenvolvendo, contatam-se entre si. As espículas maiores se fusionam e as trabéculas ósseas são formadas. Esse osso, chamado esponjoso, pode modificar-se em osso compacto por maior depósito ósseo no rebordo alveolar residual*.

Mas, ao mesmo tempo que ocorre esse processo de reparação óssea, corre célere a reabsorção das paredes do alvéolo, agora com a função perdida. O resultado final é a cicatrização com perda óssea. No total, cerca de 1 centímetro da altura de cada processo alveolar desaparece. Considerando ainda que cada coroa dental também mede 1 centímetro, ao todo, a dimensão vertical de oclusão será reduzida em 4 centímetros (Fig. 3-13).

A involução do processo alveolar corresponde ao adelgaçamento e à reabsorção das paredes do alvéolo, e o rebordo residual poderá vir a ser uniforme se as extrações dentais foram feitas na mesma época, ou então com vários desníveis, se feitas em épocas diferentes. Observa-se comumente um rebordo alveolar mandibular mais alto na região dos incisivos.

A extensa reabsorção alveolar provoca discordância entre os rebordos alveolares residuais. Enquanto o superior se reduz, o inferior se alarga. Na parte posterior da mandíbula, o rebordo alveolar posiciona-se mais vestibularmente do que antes da perda dos dentes. A razão para essa troca de posição do rebordo residual é a inclinação lingual dos dentes e processos alveolares na parte posterior da mandíbula. Devido a isso, com a reabsorção, a distância entre as cristas atrofiadas nos lados direito e esquerdo torna-se maior.

Em muitas pessoas, os dentes incisivos e seu processo alveolar são inclinados anteriormente. Depois da perda dos dentes, o rebordo residual torna-se mais curto na direção anteroposterior. Mas, por outro lado, se a inclinação for posterior haverá aumento de comprimento do rebordo residual.

Na maxila, todo o processo alveolar e dentes se implantam obliquamente, inclinando-se para fora, isto é, para vestibular. Com a extração dos dentes e reabsorção do osso alveolar, tanto a largura quanto o comprimento anteroposterior do arco podem-se reduzir. O osso basal da maxila é menor em circunferência do que o antigo processo alveolar e dentes. Quanto maior for a retração na parte anterior da maxila, tanto mais prognata será a pessoa, principalmente se possuía dentes incisivos inferiores inclinados para trás. Mas o mento não se torna mais proeminente; há apenas uma ilusão criada pela reabsorção do processo alveolar dos incisivos.

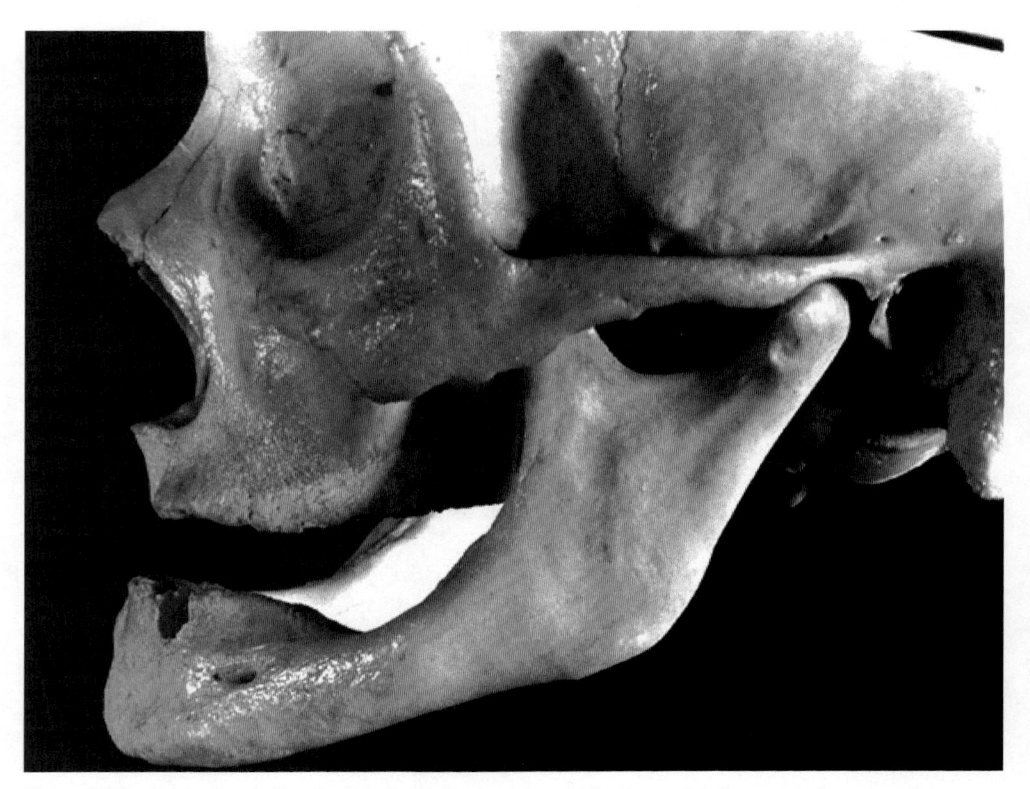

Figura 3-13 – Crânio de indivíduo desdentado. Observar a sobreposição do arco inferior em relação ao superior.

De modo geral, o rebordo residual da mandíbula apresenta uma reabsorção mais acentuada que o da maxila, tornando mais difícil a colocação de uma prótese total inferior.

Em casos de extrema atrofia* do processo alveolar, parte do corpo da mandíbula pode estar envolvida e o rebordo alveolar passa a estabelecer novas relações com formações ósseas, que se acham mais distanciadas do processo alveolar (Figs. 3-14 e 3-15).

Na mandíbula notam-se: 1. as espinhas mentonianas podem estar no mesmo plano horizontal do rebordo residual, a ponto de exigir alívio na confecção da dentadura para evitar lesão traumática da mucosa que os cobre; 2. o forame mentoniano passa a situar-se próximo ao rebordo residual e até mesmo sobre ele; para evitar que seu conteúdo sofra compressão no tratamento protético, o local correspondente deve ser aliviado na prótese; 3. o teto do canal da mandíbula aproxima-se do rebordo residual e pode-se tornar tão delgado a ponto de se exteriorizar; 4. a linha milo-hióidea na região molar pode ficar no mesmo nível, e até mesmo acima, do rebordo residual; 5. com a linha oblíqua pode acontecer o mesmo; 6. uma elevação chamada toro mandibular, característica da região premolar, pode surgir ou então aumentar seu tamanho se já existia; por estar na ou próxima da zona de suporte, pode exigir remoção cirúrgica.

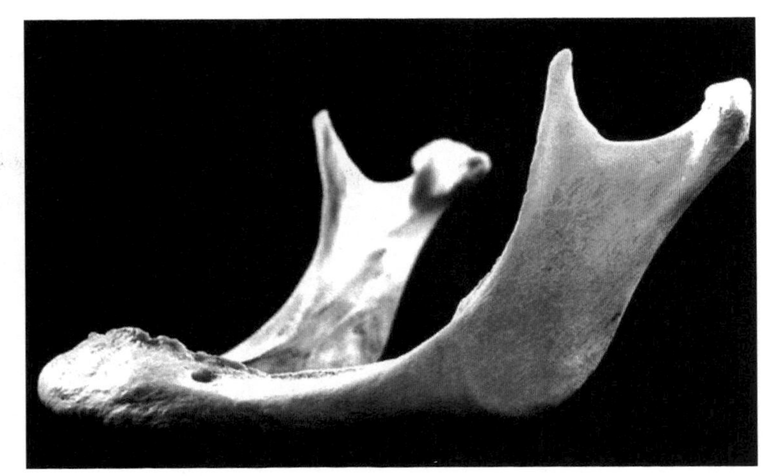

Figura 3-14 – Mandíbula com rebordo alveolar residual extremamente reabsorvido. Observar a posição do forame mentoniano.

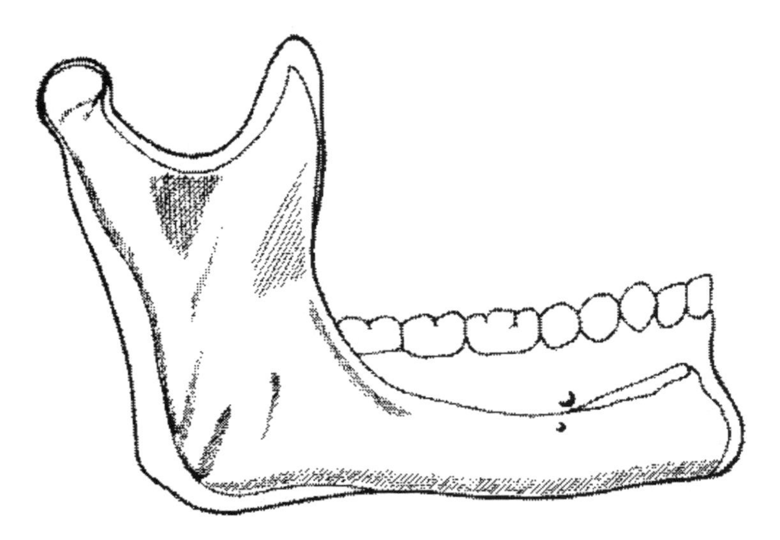

Figura 3-15 – Involução da mandíbula por perda de dentes e atrofia. Comparação hipotética do antes e depois.

Na maxila (Fig. 3-16), as modificações mais comuns são as seguintes: 1. o forame incisivo pode ser encontrado próximo à superfície lingual do rebordo residual; 2. a espinha nasal anterior fica muito próxima do rebordo residual; 3. o palato ósseo deixa de ser arqueado e torna-se aplainado e mais raso; 4. um toro palatino pode surgir e, segundo suas dimensões, demandar remoção cirúrgica; 5. a crista zigomaticoalveolar pode alcançar o próprio rebordo residual; 6. o hâmulo pterigóideo pode fazer saliência abaixo no nível da crista residual; 7. o seio maxilar amplia-se pela reabsorção de suas paredes; o soalho pode ficar muito próximo do rebordo residual e deiscências podem aparecer devido à sua delgadez; 8. a tuberosidade da maxila, às vezes, é muito grande e baixa, devido à perda precoce dos molares inferiores e longa retenção dos superiores, que continuam a erupcionar levando consigo o processo alveolar.

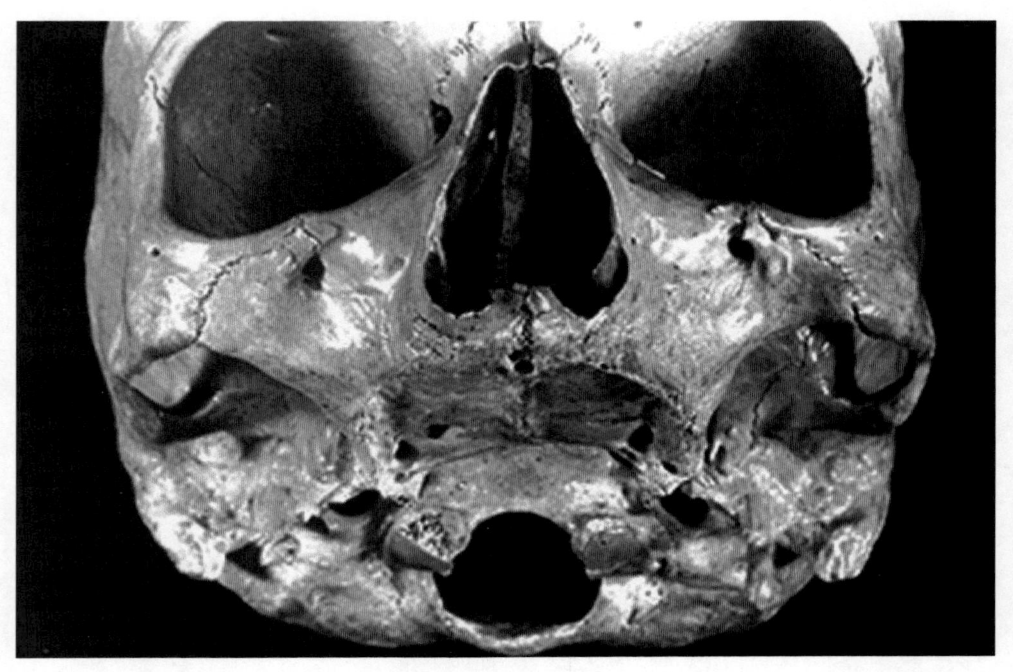

Figura 3-16 – Maxilar com rebordo alveolar residual extremamente reabsorvido. Notar posição do forame incisivo e aplainamento do palato.

A mucosa bucal também sofre modificações, tornando-se mais delgada, mais tensa e de cicatrização mais difícil. Com o avançar da idade, o número de calículos gustatórios* diminui e o mesmo acontece com a quantidade de saliva produzida pelas glândulas maiores. O tecido que cobre o rebordo residual é estruturalmente idêntico à gengiva.

É preciso destacar que o avançar da idade esteve sempre relacionado com a perda de dentes. O homem velho estava fadado a tornar-se um desdentado. Hoje em dia, felizmente, isso não é necessariamente verdade; um número crescente de pacientes geriátricos conserva muito bem seus dentes.

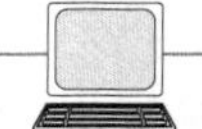

Saiba mais! Leia no site www.anatomiafacial.com Fundamentos sobre o sistema esquelético, Anatomia e implantodontia, Maxilares desdentados e Fraturas dos maxilares.

CAPÍTULO

4

Sistema Muscular

OBJETIVOS ❙ Conceituar um músculo típico, fazendo referência a seus componentes próprios e seus envoltórios ❙ Diferençar origem e inserção muscular ❙ Desenvolver explicação sobre as ações musculares ❙ Descrever origem, inserção e função dos principais músculos do pescoço, do tronco e dos membros ❙ Descrever origem, inserção e função dos músculos da expressão facial ❙ Aplicar os conhecimentos anatômicos sobre os músculos da expressão facial à movimentação da pele da face, nas chamadas expressões faciais ❙ Descrever origem, inserção e função dos músculos da mastigação e supra-hióideos ❙ Descrever origem, inserção e função dos músculos da língua e do palato ❙

Os músculos, estudados pela miologia, são os elementos ativos na produção de movimento. A parte passiva é constituída pelo sistema esquelético (ossos e articulações). Ao se contraírem, os músculos não apenas movimentam o corpo e suas partes, mas também produzem calor. Neste capítulo abordaremos apenas o estudo dos **músculos esqueléticos.** Eles são voluntários, isto é, sua contratilidade está sob controle consciente do sistema nervoso somático. Diferenciam-se anatômica e funcionalmente da musculatura lisa (visceral) e da musculatura cardíaca, cujo controle não é voluntário.

GUIA DE ESTUDO 11

1 Leia uma vez o bloco 1.
2 Responda, escrevendo, às seguintes perguntas: Por que os músculos esqueléticos não podem ser considerados exclusivamente voluntários? Qual é o significado de motoneurônios, unidade motora e junção neuromuscular? O que são tendão, aponeurose e ventre muscular? Como se fixam no osso? Qual é a diferença entre fáscia, epimísio e perimísio? Quais são as diferenças entre origem e inserção muscular? O que são músculos agonistas e antagonistas? Exemplifique. O que são músculos sinergistas e fixadores? Exemplifique. Quais são os principais músculos encontrados no pescoço e no tronco? Quais são os principais músculos dos membros superior e inferior?
3 Leia novamente para fazer ajustamentos nas suas respostas.
4 Examine peças anatômicas para identificar as partes estudadas teoricamente. Procure reconhecer alguns músculos superficiais pela palpação. Produza ações musculares pelas contrações de alguns músculos, perceba seu enrijecimento e a movimentação de articulações a que eles estão associados.
5 Leia mais uma vez, agora grifando e destacando os detalhes que julgar mais importantes.

Generalidades

B1

Nem sempre os músculos esqueléticos se movimentam sob o comando da esfera consciente

Ainda que sejam controlados pela vontade, esses músculos muitas vezes agem automaticamente e também sob ação reflexa, sem que o indivíduo tenha de pensar na contração deles. Um dos melhores exemplos é o músculo diafragma, que age de modo automático durante a respiração. O mesmo acontece com grupos musculares que agem de modo repetitivo em movimentos continuados (como ao caminhar, correr, mastigar, por exemplo) ou, então, na manutenção da postura. É claro que todos os músculos envolvidos nesses três exemplos podem receber ordens conscientes do sistema nervoso para modificar seu tipo de ação, com maior ou menor contração e ainda mais lenta ou mais rápida.

O músculo esquelético se contrai após receber um estímulo

Este estímulo é normalmente transmitido através de células nervosas ou neurônios. Cada fibra muscular é inervada por um único motoneurônio, mas a recíproca não é necessariamente verdadeira. Um único motoneurônio pode inervar várias fibras musculares. O conjunto formado pelo motoneurônio e todas as fibras musculares que ele inerva recebe o nome de **unidade motora**. Quando uma unidade motora é constituída de muitas fibras musculares, se diz que ela tem uma *razão de inervação* baixa e a capacidade de controle muscular é grosseira, como ocorre nos músculos do tronco. Já nos dedos das mãos, por exemplo, em que é necessário executar movimentos finos e delicados, cada motoneurônio controla apenas um pequeno número de fibras musculares, e assim a razão de inervação é alta.

Neurônios que estimulam músculos (motoneurônios) apresentam prolongamentos (axônios*) que podem alcançar mais de 90cm no homem. Ao atingirem o músculo, formam uma estrutura denominada **junção neuromuscular** ou **mioneural**. Resumidamente (os detalhes sobre a contração muscular deverão ser procurados em livros-texto de Histologia e Fisiologia), quando o impulso nervoso alcança a junção neuromuscular, o terminal do axônio libera uma substância química, acetilcolina, a qual age sobre a porção muscular provocando sua contração.

O músculo fica em permanente estado de contração de algumas poucas fibras (que se revezam), suficientes para manter uma espécie de pequena tensão, que conserva a sua forma e o deixa pronto para iniciar uma ação, em resposta a um estímulo nervoso.

Esse estado normal de tensão é conhecido como tono* muscular que, entretanto, pode ser aumentado (espasticidade) ou diminuído (flacidez) em algumas doenças do SN e que pode ser abolido pela anestesia e atenuado durante o sono.

O músculo é feito, basicamente, de ventre e tendão

O **ventre muscular*** é a parte cárnea, contrátil, que em repouso apresenta um certo grau de contração reflexa, que é o **tono muscular***. O **tendão*** é a parte que se liga ao osso, não contrátil e muito resistente. O primeiro é tecido muscular e o segundo, tecido conjuntivo denso modelado.

O ventre muscular produz o movimento pela sua contração e o tendão age no osso, transmitindo para ele a força concentrada da contração. O ventre contrai-se em graus variados, podendo chegar ao extremo que corresponde à metade do comprimento dos feixes musculares. Suas fibras são geralmente espiraladas, portanto nem sempre retilíneas ou paralelas. Esse arranjo ajuda a amortecer o choque no início da contração.

Os tendões não se prendem aos ossos diretamente e sim ao periósteo*, muitas vezes se fixando através de uma camada de fibrocartilagem. A tração é feita no periósteo que a transmite ao osso, tal como o braço que se movimenta ao se puxar a manga do casaco. Em alguns casos, fibras tendíneas chegam a ultrapassar o periósteo para se inserir em pequenas fóveas* ósseas. Os chamados músculos cutâneos também são esqueléticos porque uma de suas extremidades tem fixação óssea. São pequenos e seus tendões diminutos a ponto de somente serem vistos com aparelhos de aumento.

De modo geral, nas origens musculares (veja mais adiante a diferença entre origem e inserção) a fixação tendínea é muito pobre ou, então, formada por extensões dos envoltórios conjuntivos do músculo, as quais se prendem no periósteo.

Quando os tendões deixam de ser cilíndricos ou roliços para se tornarem alargados, em forma de lâmina ou de fita, levam o nome de **aponeuroses***.

Os músculos possuem envoltórios conjuntivos

As fibras musculares se arranjam em **fascículos*** ou **feixes*** e o conjunto de fascículos é revestido por uma membrana de tecido conjuntivo que se chama **epimísio**. Extensões do epimísio, de nome **perimísio**, penetram entre os fascículos musculares, individualizando-os. Cada fibra muscular é também envolta por uma membrana conjuntiva mais delgada, derivada do perimísio, denominada **endomísio** (Fig. 4-1). Os vasos e nervos correm dentro do músculo por esses caminhos conjuntivos.

Uma membrana protetora bem mais espessa e bastante fibrosa envolve os músculos por fora do epimísio e os separa de outros músculos. É a **fáscia***. Ela forma compartimentos dentro dos quais um ou mais músculos trabalham sem aumentar muito suas dimensões transversais. Em

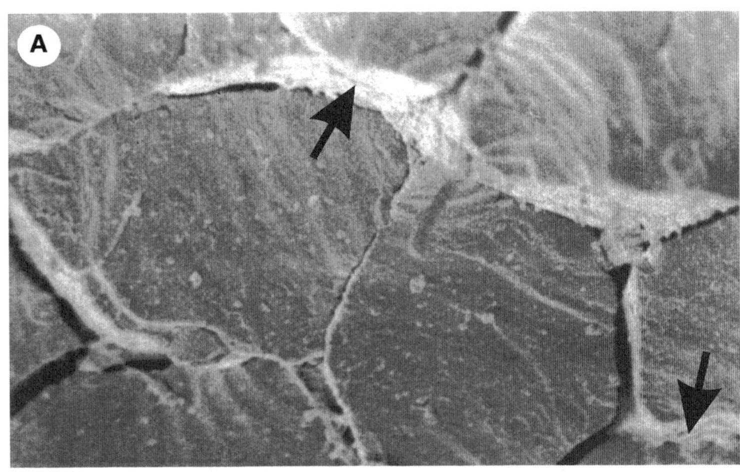

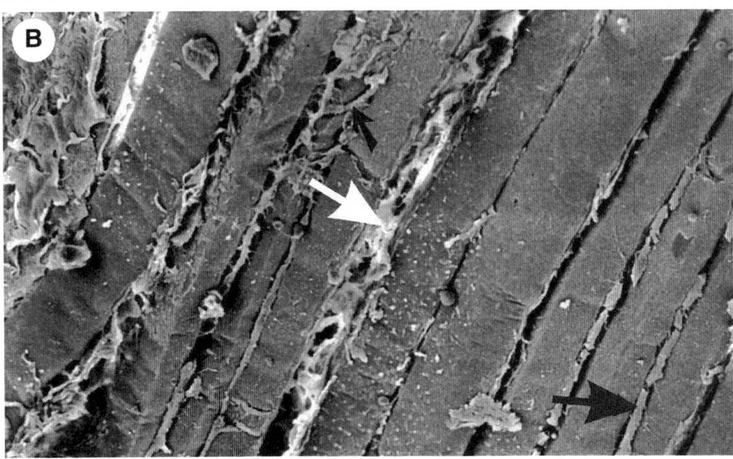

Figura 4-1 – Imagens obtidas através de microscopia eletrônica de varredura mostrando fibras musculares seccionadas perpendicular (**A**) e longitudinalmente (**B**). As setas mostram o endomísio (A, 4280x; B, 525x). Gentileza dos Professores Flavio Piloto Cirillo e Ii-sei Watanabe.

outras palavras, sob a contenção da fáscia a contração muscular é mais bem aproveitada, sem que o músculo fique muito abaulado e sem que ele tome a linha reta entre suas fixações ósseas. Isso é o que aconteceria durante a flexão das articulações dos membros se não houvesse a contenção da fáscia; ao diminuir o ângulo entre os ossos, o músculo tenderia a se afastar da articulação e teria seu poder de contração diminuído; o músculo extensor longo dos dedos, por exemplo, tenderia a ficar reto entre sua origem e inserção e se distanciar da perna e do pé se não houvesse a contenção da fáscia da perna e também dos retináculos* dos músculos extensores; com o músculo bíceps braquial poderia acontecer evento semelhante na ausência da fáscia do braço. Além disso, os músculos deslizam melhor um sobre o outro na presença da fáscia.

Os tendões são feitos de fibras colágenas e, portanto, não elásticos e muito pouco vascularizados. Para diminuir o atrito com ossos ou estruturas vizinhas alguns deles são protegidos por **bolsas sinoviais**, estruturas fibrosas achatadas semelhantes a sacos, cheias de líquido sinovial; e por **bainhas sinoviais**, bolsas sinoviais modificadas que envolvem completamente os tendões de certos músculos. A fáscia é mais espessa nos músculos grandes e fortes e também mais elástica e extensível, o que contribui para a tração que sofre nas grandes articulações e para a pressão do aumento perimetral do músculo em contração.

Origem de um músculo, em Anatomia, significa a fixação de uma de suas extremidades ou bordas e não a origem embriológica, nascimento ou princípio

O músculo geralmente ultrapassa uma articulação, produzindo nela movimentos variados. Ao passar pela articulação, o músculo estará preso por suas extremidades a pelo menos dois ossos. Quando se contrai, ele aproxima uma extremidade muscular da outra, modificando o ângulo da articulação. Uma das extremidades é a que verdadeiramente se move (e com isso movimenta o osso no qual se insere) e a outra permanece fixa ou menos móvel. A extremidade fixa é conhecida como **origem*** ou **ponto fixo** e a móvel como **inserção*** ou **ponto móvel**.

Ao partir da origem (em um ou mais ossos e, às vezes, em diferentes áreas de um osso), o músculo termina na inserção (geralmente em uma área de um osso). Na origem, que costuma ser extensa, larga, as forças mecânicas são mais facilmente absorvidas e dissipadas no osso, mas na inserção elas se concentram e criam relevos ou superestruturas ósseas.

Como em Anatomia nem tudo é sempre igual ou se repete sempre, há variações como estas: alguns músculos não ultrapassam articulações (como é o caso dos músculos da expressão facial); nem sempre a origem é o ponto fixo e a inserção, o ponto móvel (em alguns movimentos do corpo pode haver inversão, como é o caso do músculo reto do abdome nos exercícios abdominais de flexão a partir do tronco ou a partir dos membros inferiores); a fixação no osso pode ser substituída por fixação em cartilagem*, ligamento*, rafe*, fáscia, pele ou membrana interóssea. Nem sempre a inserção é feita em um só osso mas em vários, como é o caso do músculo flexor superficial dos dedos.

Os músculos agem em grupo e não individualmente, com ações primárias e ações secundárias. Essas ações permitem sua classificação funcional

O principal músculo de uma ação é conhecido como **agonista***. Outro músculo coadjuvante dessa ação, ou que concorre para que a ação se dê, é o **sinergista***. Exemplos: a ação sinérgica dos músculos pterigóideo lateral e digástrico promove o abaixamento da mandíbula, mesmo que a ação individual de cada músculo não leve a esse resultado final (a contração do pterigóideo lateral, sozinho, leva a mandíbula para frente); o músculo pterigóideo medial é sinergista do masseter na elevação da mandíbula (e ambos são agonistas). Pode haver, assim, mais do que um agonista ou sinergista.

Assim como o agonista é o responsável pelo movimento, o músculo **antagonista** se opõe ao movimento. Antagonistas são músculos que realizariam o movimento contrário. São, até certo ponto, opositores porque ao se alongarem para permitir a contração dos agonistas, também se contraem um pouco para oferecer resistência ao movimento. Essa pequena contração opositora, conhecida como **tono minguante**, torna o movimento controlado, equilibrado, suave, sem socos ou vibrações. É esta uma ação *secundária*, enquanto a ação do agonista no movimento é *primária*. Na dorsiflexão do pé, o músculo tibial anterior é agonista e o músculo gastrocnêmio é antagonista. Já no movimento contrário, flexão plantar, o gastrocnêmio torna-se agonista e o tibial anterior passa a ser antagonista.

Músculos **fixadores** são aqueles que em um dado movimento estabilizam ossos e articulações para a ação dos agonistas. Na deglutição, por exemplo, os fixadores são os músculos elevadores da mandíbula que promovem a oclusão dos dentes, para que seja iniciada a deglutição a partir de um apoio fixo (ninguém engole de boca aberta!). Com os dentes ocluídos e mandíbula imóvel, os músculos supra-hióideos, do palato e da língua, atuam como agonistas, levantando o bloco língua-osso hioide-faringe-laringe. É aí que entram os músculos infra-hióideos com o papel de antagonistas. Todo esse processo de ação muscular tem de ser bem coordenado para que a movimentação seja suave, harmônica e precisa.

Principais músculos do corpo

(Figs. 4-2, 4-3 e 4-4)

Todo estudante da área da saúde deve conhecer pelo menos alguns músculos que não sejam os da expressão facial, da mastigação, da laringe, supra-hióideos e infra-hióideos

Com exceção dos músculos ímpares, diafragma, orbicular da boca, aritenóideo transverso, esfíncter do ânus e prócero, os demais são pares. São 327 pares de músculos esqueléticos.

Geralmente, o nome dos músculos está relacionado com alguns fatores que facilitam seu reconhecimento e memorização. Entre esses fatores

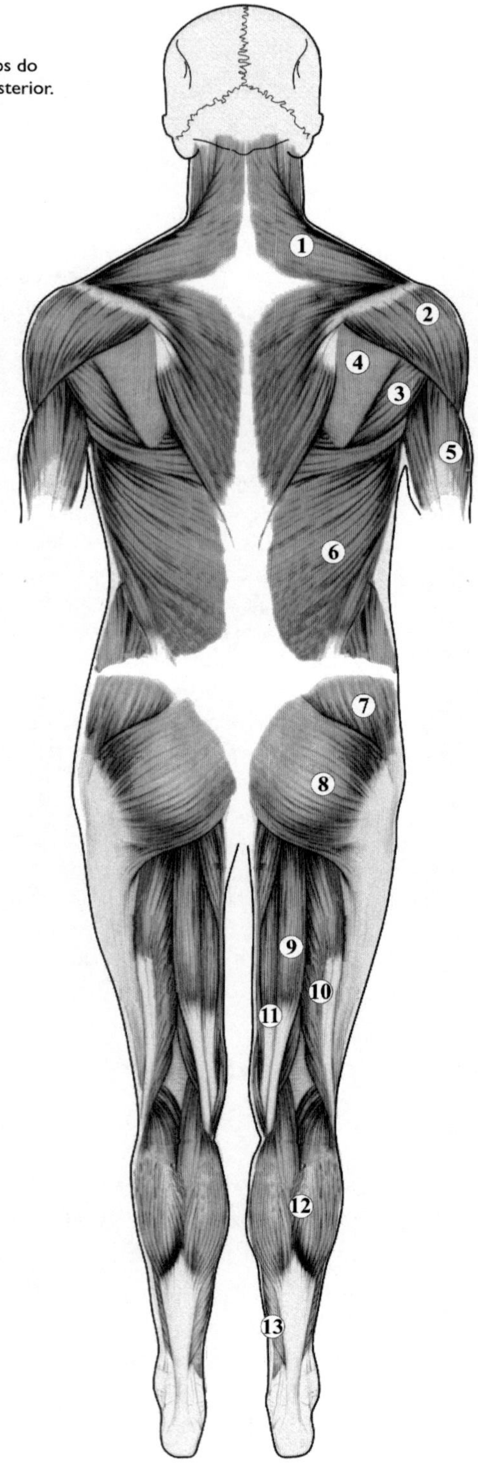

Figura 4-2 – Principais músculos do corpo humano em uma vista posterior.
1 Trapézio
2 Deltoide
3 Redondo maior
4 Fáscia infraespinhal
5 Tríceps do braço
6 Grande dorsal
7 Glúteo médio
8 Glúteo máximo
9 Semitendíneo
10 Bíceps femoral
11 Semimembranáceo
12 Gastrocnêmio
13 Sóleo

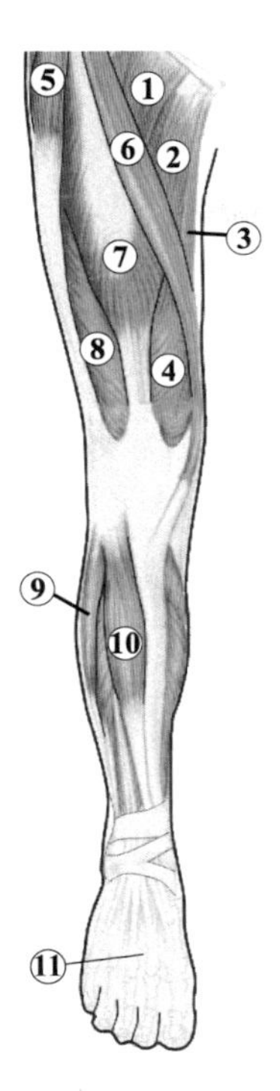

Figura 4-3 – Principais músculos do membro inferior em uma vista anterior.

1 Pectíneo
2 Adutor longo
3 Grácil
4 Vastomedial
5 Tensor da fáscia lata
6 Sartório
7 Retofemoral
8 Vastolateral
9 Fibular longo
10 Tibial anterior
11 Retináculo (não é músculo)

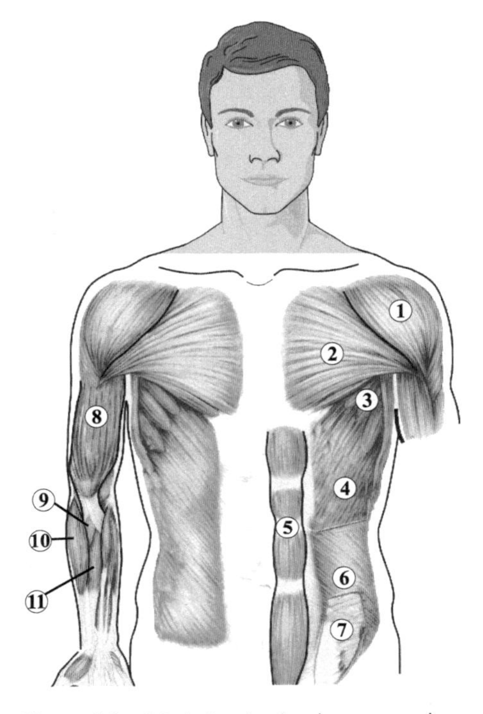

Figura 4-4 – Principais músculos do tronco e do membro superior em uma vista anterior.

1 Deltoide
2 Peitoral maior
3 Serrátil anterior
4 Oblíquo externo
5 Reto abdominal
6 Oblíquo interno
7 Transverso do abdome
8 Bíceps do braço
9 Pronador redondo
10 Braquiorradial
11 Flexor radial do carpo

podemos citar a forma (músculo deltoide, trapézio etc.), ação (músculo elevador do véu palatino, flexor curto do polegar), localização (músculo pterigóideo lateral, pterigóideo medial, tibial anterior), fixações (músculo esterno-hióideo, estilo-hióideo), número de divisões ou ventres musculares (músculo bíceps braquial, digástrico), tamanho (grande dorsal, peitoral maior) etc. Observe na descrição a seguir se os músculos citados obedecem ou não a esses critérios.

Músculos que movimentam a cabeça

Os músculos curtos da nuca ou suboccipitais são dois pares de **retos posteriores** e **oblíquos** que se estendem entre as duas primeiras vértebras cervicais e o osso occipital e flexionam a cabeça para trás. Esses músculos são recobertos por outros mais longos, o **esplênio da cabeça**, o **semiespinal da cabeça** e o **trapézio**, que também movem a cabeça posteriormente. Como o esplênio da cabeça se insere na linha nucal superior indo até o processo mastoide, ele pode, com o músculo **esternocleidomastóideo** (origem no esterno e na clavícula e inserção no processo mastoide) girar e flexionar a cabeça lateralmente. A cabeça é movimentada para frente por dois músculos pré-vertebrais que vão de vértebras cervicais até a parte basilar do occipital: o **reto anterior da cabeça** e o **longo da cabeça.**

Músculos da expressão facial

(Fig. 4-5)

GUIA DE ESTUDO 12

1 Leia uma vez o bloco 2 abaixo e observe preparações anatômicas.
2 Explique as seguintes questões: Discorra sobre o músculo orbicular da boca. Em que locais dos ossos do crânio se fixam os músculos levantador do lábio superior, levantador do lábio superior e da asa do nariz, zigomático menor, levantador do ângulo da boca e zigomático maior? Quais são as funções desses músculos? Discorra sobre o músculo bucinador. Em que locais dos ossos do crânio se fixam os músculos abaixador do ângulo da boca, abaixador do lábio inferior, platisma, orbicular do olho, corrugador do supercílio e nasal? Discorra sobre o músculo mentoniano. Quais são as funções dos músculos platisma, orbicular do olho, frontal, prócero, corrugador do supercílio e nasal?
3 Leia novamente para conferir se acertou. Se errou, reescreva suas explicações.
4 Faça o estudo prático laboratorial com auxílio de peças anatômicas naturais e/ou modelos plásticos. Coloque seus próprios músculos em função e observe o resultado em um espelho. Se houver em seu curso a prática da dissecção pelos alunos, capriche em seu trabalho e não se esqueça da teoria.
5 Leia uma vez mais, agora realçando o principal.

B2 *Apesar de sua designação de caráter funcional, as funções mais importantes dos músculos da expressão facial relacionam-se com a alimentação, mastigação, fonação e piscar de olhos*

Situam-se logo abaixo da pele e constituem, no todo, uma camada quase única. A individualização dos músculos no preparo de uma peça anatômica é de difícil trabalho. Os feixes de fibras de um músculo são muitas vezes unidos aos de outro e nos locais de inserção é comum estarem entrelaçados. Quando são bem desenvolvidos, o entrelaçamento é maior.

Compõem o grupo de músculos mais delicados e fracos do corpo. Nem mesmo fáscia possuem. Por se inserirem na pele ou cútis (e também na mucosa), são chamados de cuticulares. A contração deles movimenta a área da pele à qual estão fixados, produzindo depressões em forma de linha (de fossa também) perpendiculares à direção das fibras dos músculos, que com o tempo se transformam em pregas* ou rugas. Em Odon-

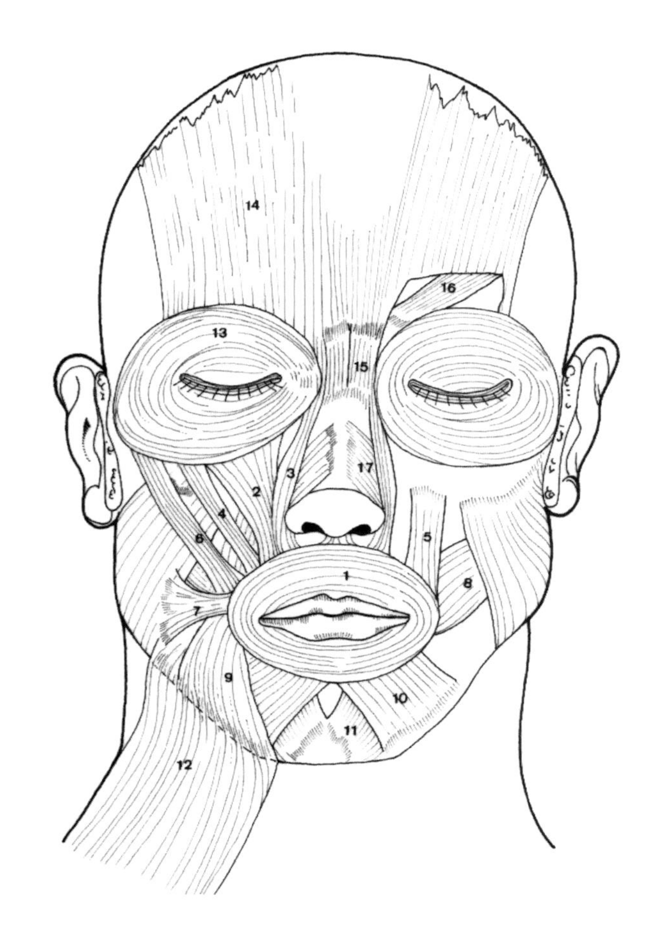

Figura 4-5 – Músculos da expressão facial. Os músculos profundos aparecem no lado esquerdo da face.

1 M. orbicular da boca
2 M. levantador do lábio superior
3 M. levantador do lábio superior e da asa do nariz
4 M. zigomático menor
5 M. levantador do ângulo da boca
6 M. zigomático maior
7 M. risório
8 M. bucinador
9 M. abaixador do ângulo da boca
10 M. abaixador do lábio inferior
11 M. mentoniano
12 M. platisma
13 M. orbicular do olho
14 M. occipitofrontal
15 M. prócero
16 M. corrugador do supercílio
17 M. nasal

tologia, é necessário atentar para essas pregas e a manutenção da exata tensão muscular para não alterar, com o tratamento do paciente, a morfologia e a expressão da sua face.

Observação clínica

Por não possuírem fáscia muscular e por ser a tela subcutânea (fáscia superficial) frouxa, dois fatos devem ser levados em consideração: as dilacerações faciais tendem a afastarem-se e formarem cicatrizes se não forem bem suturadas e as lesões e inflamações da face podem gerar acúmulo de líquido e sangue abaixo da pele, acarretando áreas arrroxeadas e/ou tumefatas.

O nervo motor desses músculos é o facial.

Suas funções são indicadas geralmente pelos seus próprios nomes, que revelam o movimento que fazem. Os músculos da expressão facial que mais interessam à Odontologia são os peribucais, aqueles que circunscrevem a rima da boca e, por conseguinte, serão alvo de mais alongadas considerações (Figs. 4-6 e 4-7). Só um deles é constritor dos lábios (músculo orbicular da boca); os demais são dilatadores (músculos levantador

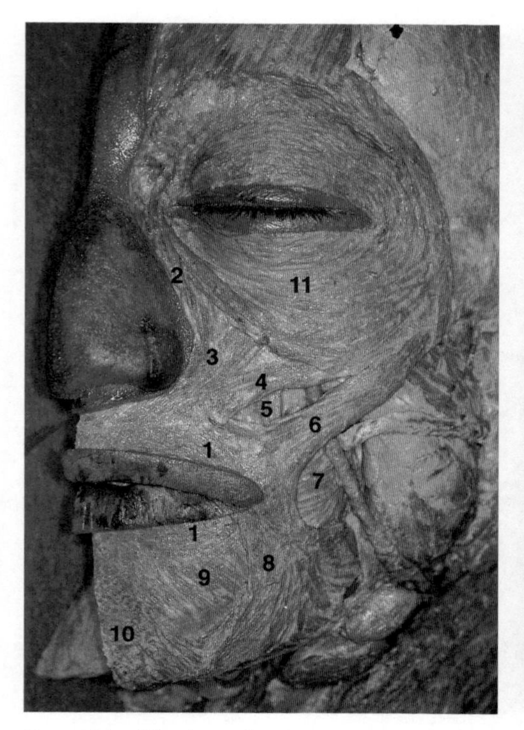

Figura 4-6 – Músculos peribucais.

1 M. orbicular da boca
2 M. levantador do lábio superior e da asa do nariz
3 M. levantador do lábio superior
4 M. zigomático menor
5 M. levantador do ângulo da boca
6 M. zigomático maior
7 M. bucinador
8 M. abaixador do ângulo da boca
9 M. abaixador do lábio inferior
10 M. metoniano
11 M. orbicular do olho

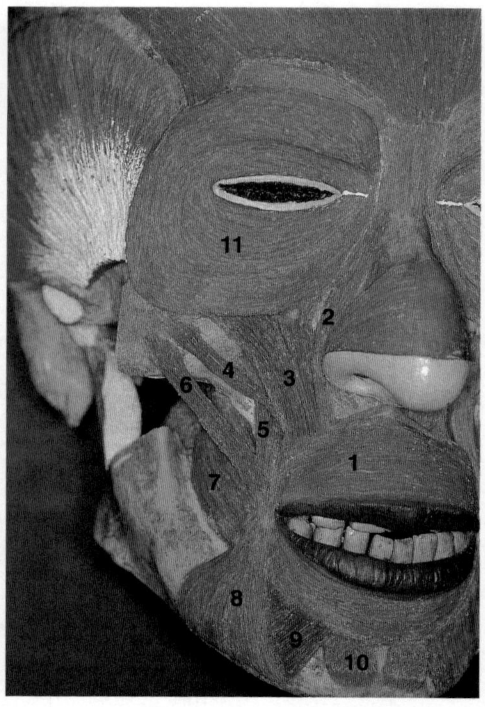

Figura 4-7 – Modelo anatômico feito em massa corada para mostrar os mesmos músculos peribucais da figura anterior. Foi acrescentado o músculo nasal (a numeração é a mesma da figura 4-6).

do lábio superior, levantador do lábio superior e da asa do nariz, zigomático menor, levantador do ângulo da boca, zigomático maior, risório, bucinador, abaixador do ângulo da boca, abaixador do lábio inferior, mentoniano e platisma).

Músculo orbicular da boca: é o músculo esfíncter da boca e está contido nos lábios, formando a maior parte de sua substância. Estende-se desde o nariz até o sulco labiomentoniano. Quase não possui origem óssea, porque, apesar de seu considerável tamanho, apenas alguns feixes se fixam na espinha nasal anterior e nas fóveas incisivas da maxila e da mandíbula.

Observação clínica

As inserções ósseas do músculo orbicular da boca no processo alveolar podem ter alguma influência nas moldagens e na colocação de prótese.

Suas fibras podem ser divididas em um grupo superior e outro inferior que se entrecruzam em ângulos agudos ao lado da comissura* da boca. Muitas fibras musculares (nem todas) inserem-se na mucosa e na pele dos lábios. Como resultado da inserção localizada de um forte feixe* muscular, em algumas pessoas, pequenas fossas são visíveis na pele do lábio.

Um consistente feixe de fibras do grupo superior alcança o septo nasal e isso é o bastante para alguns autores batizarem-no como **músculo abaixador do septo nasal.**

Como o orbicular da boca possui uma parte marginal e uma parte labial, com uma certa independência funcional, e como ele intercala feixes de fibras com outros músculos labiais, suas ações são variadas. Cerra os lábios para a apreensão de alimentos, para assobiar e outras funções, comprime os lábios contra os dentes e também protrai a parte marginal dos lábios.

Observação clínica

Nos casos de insuficiência do músculo orbicular da boca por motivo de respiração bucal e chupamento de dedo, os lábios ficam afastados, sem tonicidade, e os dentes ficam mal posicionados. O tratamento ortodôntico para esses casos deve incluir a reeducação do músculo por exercícios continuados e repetidos.

Músculo levantador do lábio superior: origina-se em uma linha de 1cm e meio da margem infraorbital, logo acima do forame infraorbital, onde se encontra coberto pelo músculo orbicular do olho. Desse lugar, suas fibras descem obliquamente para se inserir na metade lateral do lábio superior, quase atingindo sua zona vermelha. Muitas de suas fibras entrelaçam-se com fibras do orbicular da boca. Situa-se entre os músculos levantador do lábio superior e da asa do nariz e zigomático menor, com os quais se acha parcialmente fusionado.

Músculo levantador do lábio superior e da asa do nariz: longo, delgado, estende-se do processo frontal da maxila ao nível do ângulo do olho até o lábio superior. Antes de atingi-lo, envia fibras para a pele da asa do nariz. Também se acha parcialmente coberto por fibras do orbicular do olho.

Músculo zigomático menor: um delgado músculo que se situa ao lado do levantador do lábio superior. Fixa-se no corpo do osso zigomático, medialmente ao músculo zigomático maior e dirige-se à pele do lábio superior. Como variação, pode fusionar-se com os músculos que ficam a seu lado ou estar ausente. Juntamente com os dois elevadores do lábio, sua função é colaborar nesse movimento de ascensão.

Músculo levantador do ângulo da boca: é bem desenvolvido, porém mais curto que os três músculos precedentes. Sua fixação óssea é na fossa canina, portanto abaixo do forame infraorbital. Posiciona-se verticalmente e termina no ângulo da boca, entrelaçando suas fibras com as de outros músculos que nele também se inserem. É totalmente coberto pelo levantador do lábio superior. Entre o levantador do ângulo da boca e os três músculos elevadores do lábio superior há uma certa quantidade de tecido conjuntivo frouxo, no qual correm vasos e nervo infraorbitais.

Observação clínica

Esse espaço pode ser ocupado pelo pus de uma infecção originada no dente canino, que perfurou o osso acima da origem do levantador do ângulo da boca (se o local da perfuração for abaixo dessa origem, ocorrerá edema intrabucal). Os músculos elevadores do lábio impedem que a infecção* se exteriorize na região infraorbital, mas uma fenda existente entre o levantador do lábio superior e o levantador do lábio superior e da asa do nariz permite que ela se torne superficial, podendo ser notada ao lado do nariz. O primeiro indício é a modificação (ou desaparecimento) do sulco nasolabial; depois pode alcançar o ângulo medial do olho e o tecido conjuntivo da pálpebra inferior. O mesmo fenômeno pode acontecer com abscessos* provenientes do primeiro pré-molar superior, mas como sua raiz é mais curta eles geralmente ficam contidos intrabucalmente.*

Músculo zigomático maior: é uma longa e bem desenvolvida fita muscular cuja origem óssea é na face lateral do osso zigomático, atrás da origem do zigomático menor. Daí se dirige para baixo e para dentro cruzando fibras superiores do músculo bucinador, das quais é separado pelo corpo adiposo da bochecha, e insere-se no ângulo da boca. É conhecido também como o músculo do riso por causa da sua ação de levar para cima e para fora o ângulo, dando à boca uma conformação arqueada.

Músculo risório: é muito tênue, com feixes separados uns dos outros, frequentemente ausente. Pode estar ligado às fibras posteriores do músculo platisma ou surgir independentemente da fáscia massetérica ou da fáscia parotídea. Nessas áreas, suas fibras podem agarrar-se também à pele e durante a contração produzir uma fossa (covinha) na bochecha. Como o risório termina no ângulo da boca, o qual retrai lateralmente, não tem nenhuma fixação óssea.

Músculo bucinador: é o músculo da bochecha situado entre a pele e a mucosa. Está preso à mucosa, mas separado da pele pela tela subcutânea*, que é abundante nesse local. Origina-se, em cima e em baixo, na região molar do processo alveolar da maxila e da mandíbula (ao longo da base do processo alveolar). Posteriormente ele é contínuo com o músculo constritor superior da faringe, do qual está separado apenas pelo ligamento pterigomandibular, que se estende do hâmulo pterigóideo ao trígono retromolar. A partir desta origem óssea e ligamentosa, as fibras, em feixes não paralelos entre si, chegam ao ângulo da boca e confundem-se com as fibras do orbicular da boca. É peculiar o modo de inserção do bucinador; muitas de suas fibras superiores ultrapassam o ângulo da boca e invadem o lábio inferior e fibras inferiores cruzam aquelas para atingir o lábio superior. Outra peculiaridade do bucinador é a de ser perfurado pelo ducto* parotídeo, que se abre no vestíbulo da boca, e por ramos* do nervo bucal, que se dirigem à mucosa da bochecha.

Como retrator do ângulo da boca, torna-se antagonista do orbicular da boca. Sua função principal, entretanto, é manter a bochecha distendida durante todas as fases de abertura e fechamento da boca, evitando que ela se dobre e seja ferida pelos dentes. Ademais, empurra até o arco dental o alimento situado no vestíbulo, colaborando no ato da mastigação. Age também no sopro e na sucção.

Observação clínica

A relação dos ápices dos dentes molares com a origem anatômica do bucinador é fator que determina se a localização de um abscesso odontogênico será intrabucal (submucoso vestibular) ou extrabucal. Como o músculo se origina da base do processo alveolar, tanto na maxila quanto na mandíbula, os ápices radiculares podem estar no mesmo nível, ou acima ou abaixo dessas linhas de origem. Ao romper a lâmina óssea vestibular (mais provável), o processo inflamatório proveniente de um molar superior pode evoluir acima da linha de origem do bucinador, dando origem a um fleimão*geniano*. Se o abscesso de um molar inferior se abrir abaixo da origem do músculo, da mesma forma sua exteriorização será extrabucal, com um fleimão geniano mais baixo que o primeiro.*

A origem mandibular do músculo bucinador corresponde a uma linha ascendente do primeiro ao terceiro molar, chegando até o trígono retromolar. Isso faz com que o fórnice do vestíbulo* fique consideravelmente raso ao lado do terceiro molar e torne difícil a cirurgia de aprofundamento de fórnice nessa área. Além disso, como o bucinador encontra o músculo constritor superior da faringe através do ligamento* pterigomandibular no trígono retromolar, cirurgias (periodontais, por exemplo) atrás do terceiro molar podem lesar essas formações anatômicas.*

Como nos desdentados a reabsorção do processo alveolar faz aproximar a origem do bucinador junto ao rebordo alveolar residual, esse músculo desempenha papel importante na manutenção da estabilidade de uma prótese total.

Músculo abaixador do ângulo da boca: bastante superficial, cobre parte do abaixador do lábio inferior e do bucinador. Tem sua origem na base da mandíbula entre as origens dos músculos platisma e abaixador do lábio inferior, em uma linha que vai da região molar ao tubérculo mentoniano. Como sua origem é larga e a inserção é reduzida no ângulo da boca, toma o aspecto de um triângulo de base inferior.

Este é, portanto, mais um músculo que termina no ângulo da boca; as inserções de todos eles, associadas ao entrelaçamento dos feixes de fibras superiores e inferiores do músculo orbicular da boca, determinam o aparecimento de um **nódulo tendíneo** nessa área, também conhecido como **modíolo do ângulo da boca**.

Além de puxar a comissura da boca para baixo, esse músculo consegue retraí-la um pouco.

Músculo abaixador do lábio inferior: é um músculo quadrilátero, com a linha de origem imediatamente acima da linha de origem do abaixador do ângulo da boca. Daí, os feixes de fibras seguem obliquamente até o lábio, onde se inserem. A parte lateroinferior do músculo é inteiramente oculta pelo abaixador do ângulo da boca. Ambos os músculos cobrem, de cada lado, o forame mentoniano e seu conteúdo. Como outros músculos da face, seu próprio nome revela sua função.

Músculo mentoniano: ambos os mentonianos se situam em um espaço triangular de base inferior formado pelas margens mediais dos músculos abaixadores do lábio inferior. Sua origem óssea é na fossa mentoniana, acima do tubérculo mentoniano. Dirige-se para frente e agarra-se firmemente à cútis do mento, onde às vezes aparece uma depressão permanente (covinha). Sua inserção faz acentuar o sulco labiomentoniano. Eleva a pele do mento e vira o lábio inferior para fora (movimento de eversão).

Observação clínica

Uma vez que sua origem se estende a um nível mais elevado que o do fórnice do vestíbulo, ao se contrair torna mais raso o vestíbulo, interferindo assim com o trabalho odontológico nessa zona. A mesma observação é válida para o abaixador do lábio inferior, que também eleva o fórnice do vestíbulo todas as vezes que se contrai.

As infecções dos incisivos inferiores, quando perfuram o osso, têm sua via determinada pela origem do músculo mentoniano. Se perfuram acima do músculo, ficam limitadas ao vestíbulo; se abaixo, localizam-se extrabucalmente no espaço submentoniano (entre os milo-hióideos acima, os digástricos aos lados e a fáscia cervical abaixo), com edema na ponta do mento ou abaixo dela.

Músculo platisma: não se trata propriamente de um músculo peribucal, apesar de se prender na mandíbula, imediatamente abaixo do abaixador do ângulo da boca, e frequentemente enviar fibras até a bochecha. É uma lâmina muscular longa, larga e fina que cobre a maior parte das regiões lateral e anterior do pescoço, chegando a cruzar a clavícula e terminar na região peitoral. Não abaixa a mandíbula como afirmam alguns autores. Insere-se na pele de toda essa área e a enruga.

Os demais músculos da face são o orbicular do olho, occipitofrontal, prócero, corrugador do supercílio e nasal. Os músculos auriculares são atrofiados e sem importância.

Músculo orbicular do olho: colocado em torno do olho, excede grandemente os limites da órbita. Recobre músculos próximos nas regiões frontal, temporal e geniana*. É quase todo cutâneo, prendendo-se somente aos ligamentos palpebrais medial e lateral e em dois pontos ósseos na maxila e no lacrimal. Suas partes principais são a palpebral e a orbital. Por sua contração, fecha as pálpebras e as comprime para dentro. É o responsável pelo aparecimento de rugas conhecidas como "pés de galinha".

Músculo occipitofrontal: é um músculo do couro cabeludo com um ventre frontal e outro occipital unidos pela aponeurose epicrânica, que é a cobertura tendínea do crânio. O ventre frontal insere-se na pele do supercílio e da raiz do nariz. Muitas de suas fibras se entrelaçam e se unem às dos músculos adjacentes. Eleva os supercílios e dobra a pele da fronte em sulcos horizontais.

Músculo prócero: é pequeno, vertical, nasce do osso nasal e é vizinho do orbicular do olho e do frontal, ao qual está quase sempre unido. Insere-se na pele da glabela, entre os supercílios, a qual ele traciona para baixo durante sua ação.

Músculo corrugador do supercílio: é um músculo horizontal que nasce no osso frontal e termina na extremidade lateral do supercílio. É recoberto pelo orbicular do olho e pelo frontal. Tem esse nome porque provoca rugas verticais na glabela ao tracionar medialmente os supercílios.

Músculo nasal: toma origem óssea na base do processo alveolar próximo à abertura piriforme. É dividido em **parte transversa** (ou **compressor da**

narina) que se estende ao dorso do nariz, unindo-se com o do lado oposto, e **parte alar** (ou **dilatador da narina**), um feixe bem menor que se prende na circunferência lateral da narina. Suas denominações de compressor e dilatador indicam suas próprias funções.

Observação clínica

Não muito raramente os músculos de um dos lados da face são acometidos de paralisia, total ou parcial, causada por lesões do seu nervo motor, o nervo facial. Essa condição desfigura a face; os músculos comprometidos perdem seu tono e gradualmente se tornam atróficos e as pregas tornam-se menos marcadas. O ângulo da boca é puxado para o lado normal quando a pessoa tenta sorrir. Ela não consegue assobiar ou assoprar e sua fala se altera particularmente nas consoantes labiais. Saliva pode escorrer pelo ângulo da boca. O músculo bucinador não ajuda na mastigação e a mucosa da bochecha pode ser ferida a todo o momento pelos dentes; alimento fica retido no vestíbulo e precisa ser empurrado com a mão. A paralisia periférica é total e, portanto, envolve também o músculo orbicular do olho e os que estão acima dele. Depreende-se daí que a pessoa não pode piscar nem movimentar a pele da fronte. A paralisia central (supranuclear) é parcial, não envolvendo esses músculos.*

A principal causa da paralisia facial está associada com o vírus do herpes, que aproveita uma queda do sistema imunológico, estresse ou o resfriamento da face (exposição ao frio) para se instalar e atacar o nervo facial, causando edema e comprimindo-o dentro do canal facial. Outras causas são de origem traumática (30% dos casos), acidente vascular cerebral, infecções da orelha média e tumores. Felizmente, a recuperação, sob tratamento, ocorre em um ou dois meses, com regeneração do nervo de cerca de 1mm por dia. Em casos graves, sem regressão do mal, o tratamento pode incluir operações plásticas na face e reparação cirúrgica do nervo facial.

Resumo dos músculos da expressão facial

Músculo	Origem	Inserção	Função
Orbicular da boca	Quase todo cutâneo; fóveas incisivas da maxila e mandíbula	Pele e mucosa dos lábios; septo nasal	Comprime os lábios contra os dentes; fecha a boca; protrai os lábios
Levantador do lábio superior	Margem infraorbital	Lábio superior	Levanta o lábio superior
Levantador do lábio superior e da asa do nariz	Processo frontal da maxila	Asa do nariz e lábio superior	Levanta o lábio superior e a asa do nariz (dilata a narina)
Zigomático menor	Osso zigomático	Lábio superior	Levanta o lábio superior
Levantador do ângulo da boca	Fossa canina da maxila	Ângulo da boca	Levanta o ângulo da boca
Zigomático maior	Osso zigomático	Ângulo da boca	Levanta e retrai o ângulo da boca
Risório	Pele da bochecha e fáscia massetérica	Ângulo da boca	Retrai o ângulo da boca
Bucinador	Processos alveolares da maxila e da mandíbula na região molar; ligamento pterigomandibular	Ângulo da boca	Distende a bochecha e a comprime de encontro aos dentes; retrai o ângulo da boca
Abaixador do ângulo da boca	Base da mandíbula (da região molar ao tubérculo mentoniano)	Ângulo da boca	Abaixa o ângulo da boca
Abaixador do lábio inferior	Base da mandíbula, acima da origem do depressor do ângulo da boca	Lábio inferior	Abaixa o lábio inferior
Mentoniano	Fossa mentoniana acima do tubérculo mentoniano	Pele do mento	Enruga a pele do mento; everte o lábio inferior
Platisma	Base da mandíbula	Pele do pescoço	Enruga a pele do pescoço
Orbicular do olho	Quase todo cutâneo; ligamentos palpebrais; lacrimal e maxila	Pálpebras e pele periorbital	Fecha as pálpebras e as comprime contra o olho
Occipitofrontal	Aponeurose epicrânica	Pele do supercílio; região occipital	Puxa a pele da fronte para cima
Prócero	Osso nasal	Pele da glabela	Puxa a pele da glabela para baixo
Corrugador do supercílio	Margem supraorbital do frontal	Pele da extremidade lateral do supercílio	Puxa o supercílio medialmente
Nasal	Eminência canina; narina	Dorso do nariz	Comprime a narina (parte transversa); dilata a narina (parte alar)

Para completar e para avaliar o seu estudo até aqui, siga o estudo dirigido sobre os músculos da cabeça que começa com os músculos da expressão facial e se continua com os músculos da mastigação e com os demais músculos da face. Procure esse estudo dirigido em "Aprendendo Anatomia" no site www.anatomiafacial.com

Músculos da mastigação

(Figs. 4-8 a 4-16 e 4-22)

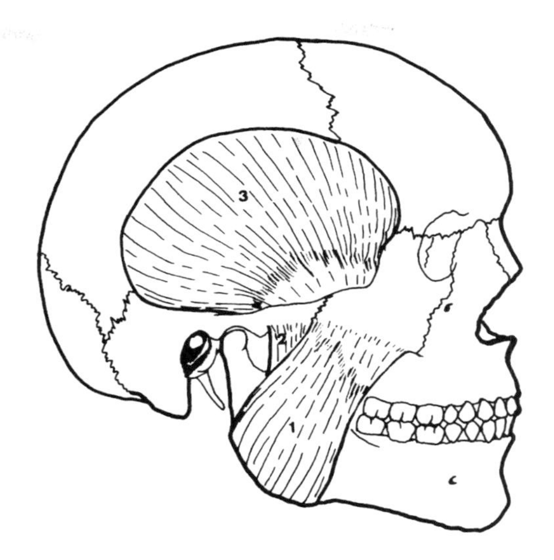

Figura 4-8 – Músculos masseter e temporal.
1 M. masseter, parte superficial
2 M. masseter, parte profunda
3 M. temporal

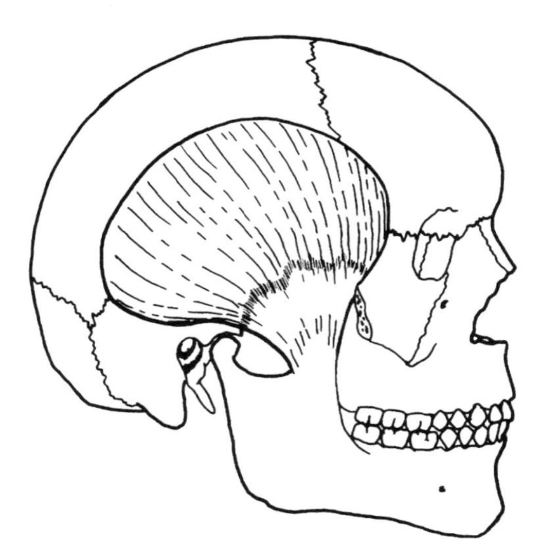

Figura 4-9 – Músculo temporal (arco zigomático removido).

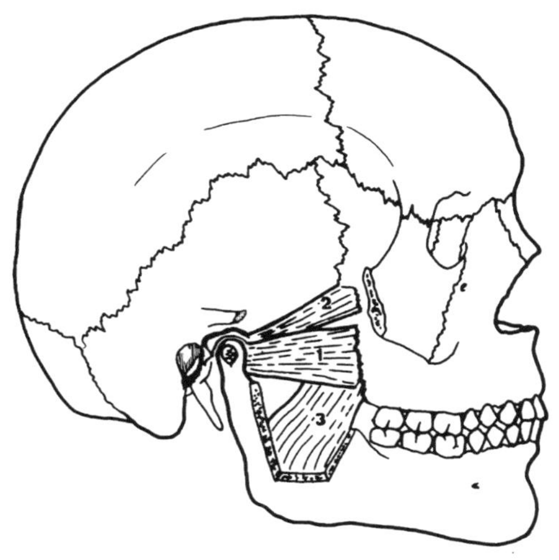

Figura 4-10 – Músculos pterigóideos lateral e medial (arco zigomático e parte do ramo da mandíbula removidos).
1 Músculo pterigóideo lateral, cabeça inferior
2 M. pterigóideo lateral, cabeça superior
3 M. pterigóideo medial

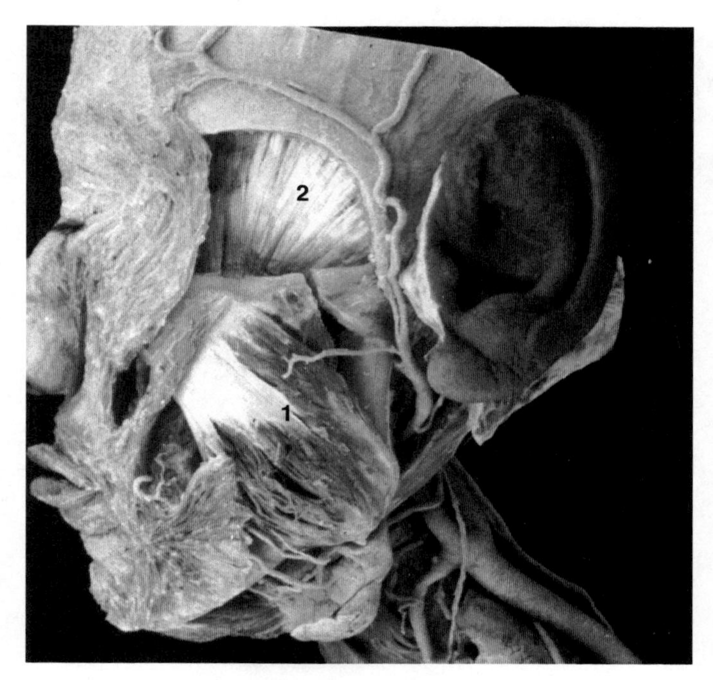

Figura 4-11 – Músculo masseter (1) e músculo temporal (2).

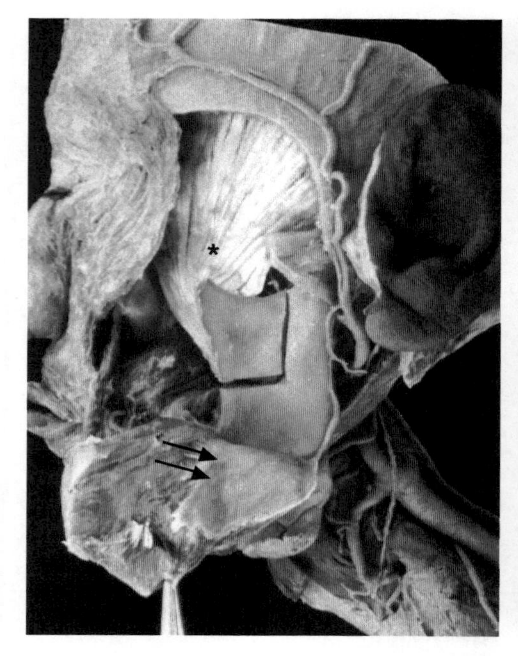

Figura 4-12 – Tendão do músculo temporal (asterisco) e fáscia temporal recortada. Notar o periósteo do ramo da mandíbula (setas) rebatido junto com o masseter.

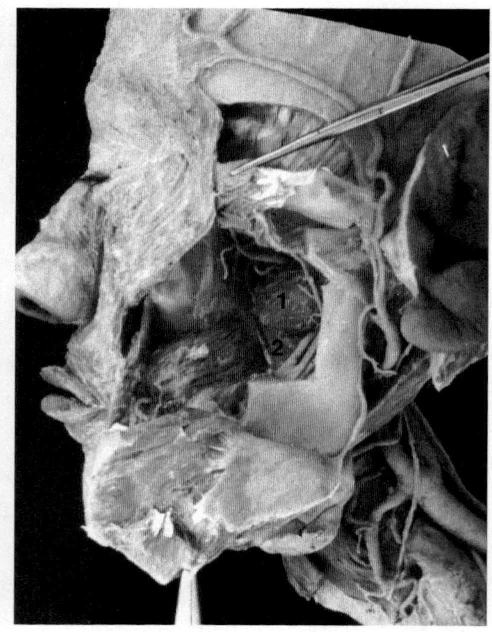

Figura 4-13 – Músculo pterigóideo lateral (1) e parte do músculo pterigóideo medial (2).

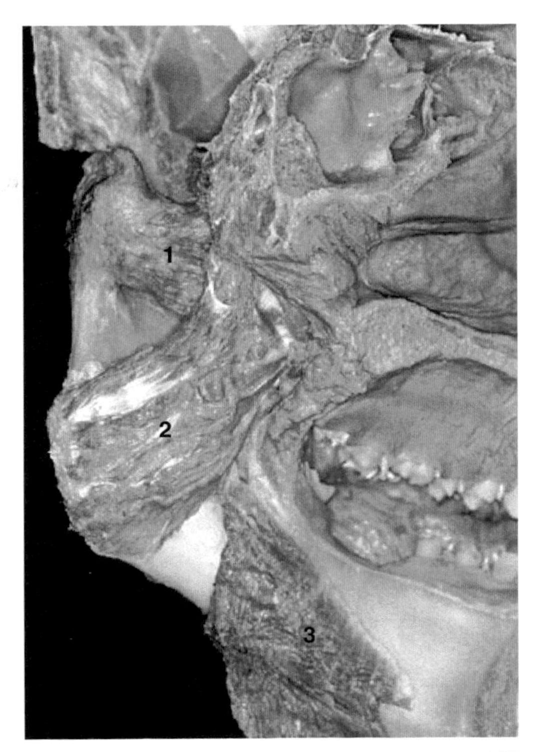

Figura 4-14 – Vista medial dos músculos pterigóideos lateral (1) e medial (2). Notar também o músculo milo-hióideo esquerdo (3).

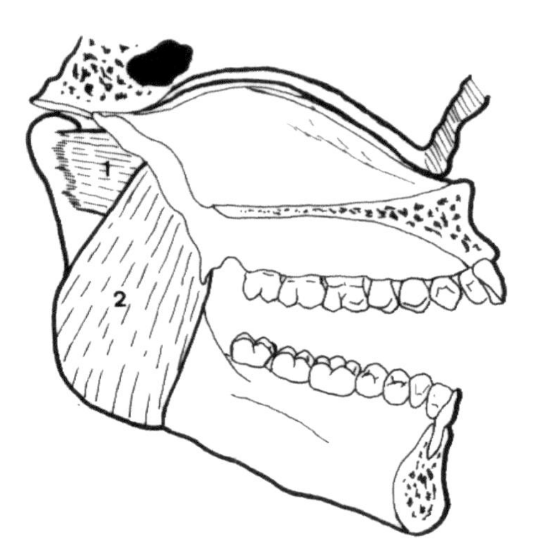

Figura 4-15 – Vista medial dos músculos pterigóideos lateral (1) e medial (2).

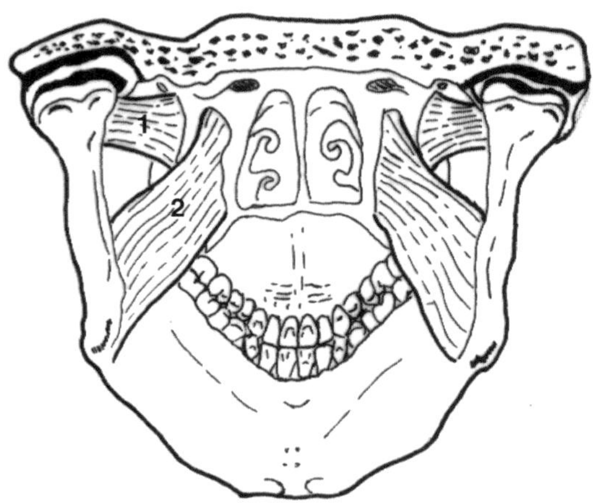

Figura 4-16 – Vista posterior dos músculos peterigóideos lateral (1) e medial (2).

Guia de estudo 13

1 Leia uma vez o bloco 3, de preferência inspecionando dissecções anatômicas ao mesmo tempo.
2 Desenvolva as seguintes questões: Quais são as origens (pontos fixos) de ambas as partes do músculo masseter e a inserção (ponto móvel) exata no ramo da mandíbula? Quais são os sentidos* dos feixes de fibras de ambas as partes do masseter e suas funções? Em que locais se fixa a fáscia temporal, como se divide e quais são suas funções? Faça um desenho do músculo temporal, mostrando origem, inserção e sentidos dos feixes de fibras; complemente com palavras escritas o que não for possível desenhar. Quais são as funções do temporal (descreva e não responda com duas palavrinhas!). Quais são as semelhanças e as dessemelhanças entre os músculos masseter e pterigóideo medial? Quais são os pontos fixo (origem) e móvel (inserção) do pterigóideo medial e qual é sua ação sobre a mandíbula? Quais são as origens e as inserções de ambas as cabeças do pterigóideo lateral? Defina e atribua função ao corpo adiposo da bochecha.
3 Leia novamente para as devidas correções. Se errou muito, repita os itens 1 e 2.
4 Leia uma vez mais, agora examinando atentamente o material instrucional de laboratório. Faça a palpação dos músculos em questão. Movimente a mandíbula em várias direções, associando-as a ações musculares específicas. Modele com massa (improvise uma), sobre um crânio seco, os músculos estudados. Examine a figura 4-7.
5 A última e mais atenta leitura servirá para você destacar os pontos mais importantes deste subcapítulo.

B3 *São considerados quatro músculos pertencentes ao grupo da mastigação: três elevadores (masseter, temporal e pterigóideo medial) e um protrusor da mandíbula (pterigóideo lateral)*

Dois são superficiais e de fácil palpação (masseter e temporal), e os outros dois são profundos (pterigóideos medial e lateral). Todos eles ligam a mandíbula ao crânio, isto é, tomam origem no crânio (ponto fixo) e inserem-se na mandíbula (ponto móvel).

Atuam em grupo, muito mais do que individualmente, e movimentam a mandíbula em todos os planos e direções, tendo como fulcro a articulação temporomandibular. Esses movimentos podem ser um característico individual tal como é a maneira de andar, porque dependem mais da forma e do jogo dos músculos do que da forma dos ossos articulares em torno dos quais são realizados os movimentos.

Os músculos da mastigação recebem a inervação do nervo trigêmeo, através de sua raiz motora, associada ao nervo mandibular. Os ramos* que chegam aos músculos recebem um nome equivalente ao do próprio músculo: nervo massetérico, nervos temporais profundos, nervo pterigóideo medial e nervo pterigóideo lateral.

Músculo masseter: é um músculo retangular, espesso, forte, totalmente recoberto pela **fáscia massetérica**, que o contém e o protege. A fáscia insere-se no arco zigomático e nas bordas do ramo da mandíbula. O músculo masseter, por se estender do arco zigomático ao ramo da mandíbula, cobre quase todo o ramo, com exceção de seu processo condilar.

Pode ser dividido em duas partes, uma superficial e outra profunda. A **parte superficial**, muito maior, toma origem na margem inferior do osso zigomático, estendendo-se atrás até a metade do arco zigomático (sutura zigomaticotemporal). A **parte profunda**, menor, origina-se da margem inferior e face medial do arco zigomático e prolonga-se atrás até o limite da eminência articular. Portanto, a parte superficial é mais anterior, e a profunda, mais posterior. Essa disposição faz com que as fibras superficiais sejam mais inclinadas, e as profundas, verticais. Porém, a perfeita individualização dessas partes somente é possível na porção posterior, onde elas são separadas por um interstício preenchido por tecido conjuntivo frouxo. Mais anteriormente, as duas partes se fundem e aí a separação só é possível artificialmente, por instrumentos.

Ambas as partes se inserem em uma larga área que ocupa os dois terços inferiores da face lateral do ramo da mandíbula, as fibras da parte profunda mais acima e as da parte superficial mais abaixo. Ao nível do arco zigomático, fibras profundas do masseter entrelaçam-se com fibras superficiais do temporal, estabelecendo assim uma forte fixação entre um e outro músculo. O campo de inserção mandibular recebe fibras cárneas (maioria) entremeadas com fibras tendíneas. Essas últimas tracionam o osso com mais força, a ponto de provocar sua reação com formação de mais osso nos locais de forte tração. Surgem, desse modo, pequenas elevações no contorno do ângulo da mandíbula e suas imediações, cujo conjunto recebe o nome de tuberosidade massetérica.

O comprimento e a disposição das fibras musculares do masseter o caracterizam como um músculo de força. As fibras são curtas (a presença das fibras tendíneas ajuda a encurtá-las) e dispõem-se de modo trançado, como no cabo de aço, um arranjo que resiste bem à tração.

Observação clínica

A robustez do masseter salta à vista. Na hipertrofia benigna, ele é tão desenvolvido que a pessoa parece estar com a face inchada. A contração espasmódica do masseter, seguida de dor, é um dos frequentes sintomas da síndrome de disfunção da articulação temporomandibular. Pode também ser atacado por trismo, um espasmo tônico que cerra rigidamente a boca, como um dos sintomas do tétano ou em condições de irritação do nervo mandibular provocada por infecções ou por cirurgias.

Na movimentação da boca, o masseter é o músculo que eleva a mandíbula com maior potência. Por sua parte superficial, a mandíbula sobe ao mesmo tempo em que se desloca ligeiramente para frente, conforme o sentido* oblíquo das fibras, a fim de ocluir os dentes. A parte profunda ajuda nesse movimento de ascensão e age principalmente na manutenção da oclusão forçada por longos períodos.

Músculo temporal: é coberto pela densa **fáscia* temporal**, que se fixa acima da linha temporal e da margem do processo frontal do zigomático. Abaixo, ela se comporta de maneira peculiar – divide-se em duas lâminas, uma superficial outra profunda, para abraçar a margem superior do arco zigomático por dentro e por fora. Entre ambas as lâminas existem grande quantidade de tecido adiposo e uma veia. A fáscia temporal é revestida pela aponeurose epicrânica, na qual correm vasos e nervos.

O músculo temporal origina-se por fibras cárneas do soalho da fossa temporal e da superfície medial da fáscia temporal, o que dá ao conjunto um arranjo bipenado. Com efeito, as fibras mais internas do músculo são substituídas por um tendão disposto sagitalmente, o que reforça o aspecto bipenado do músculo. Como se vê, a fáscia temporal não apenas cobre, contém e protege o músculo, mas também lhe oferece inserção como se fosse uma aponeurose*. Outra função da fáscia é se contrapor à força do masseter, que traciona o arco zigomático, agindo como um elemento suspensor por sua fixação no arco.

A porção anterior do temporal é espessa, vertical e está separada do osso zigomático e da fáscia temporal por tecido adiposo. À medida que se estende para trás, a gordura vai desaparecendo, o músculo vai se adelgaçando e suas fibras se tornam gradualmente mais inclinadas, a ponto de se colocarem quase horizontalmente na porção posterior.

Tal como um leque aberto, as porções anterior, média e posterior do músculo convergem em um vasto tendão para o espaço entre o crânio e o arco zigomático e se inserem no processo coronoide que aí se encontra. Não há inserção na face lateral do processo, somente na medial. Fortes fibras tendíneas fixam-se na crista temporal e a seguem até as proximidades do trígono retromolar. Outras se fixam nas bordas, as da borda anterior se continuam com a borda anterior do ramo da mandíbula, podendo se avizinhar do terceiro molar e da linha oblíqua.

Observação clínica
Esta inserção muito baixa deve ser evitada na confecção de uma prótese total porque, se ela for levada até perto da inserção muscular, poderá ser deslocada durante a contração (aumentam as dimensões verticais) do músculo.

Mesmo sendo grande e potente, o temporal é mais um músculo de movimento do que de força. Suas fibras são paralelas e não trançadas como no masseter, além de serem mais longas e menos tendíneas. Quando a mandíbula se eleva sem oposição, como nos movimentos de falar ou de fechar rapidamente a boca, as fibras do temporal é que são requisitadas para a função. Mesmo assim, são engajadas com as do masseter e do pterigóideo medial quando mais força é empregada. Colocando-se as mãos sobre as têmporas e a face, podem-se notar as atividades de contração do temporal e do masseter nos movimentos da mandíbula.

O músculo temporal eleva a mandíbula pelo seu conjunto de fibras, mas essa função é realizada com mais potência por aquelas da porção anterior, que é mais espessa. A porção posterior, entretanto, é essencialmente retrusora da mandíbula.

Tal como o masseter, mas em menor proporção, o temporal pode ser acometido por trismo.

Músculo pterigóideo medial: apesar de menor que o masseter, apresenta as mesmas características dele – é retangular, insere-se no ramo da mandíbula, é um músculo de força com fibras curtas e trançadas, bastante tendíneo, as fibras têm sentido* inclinado do frente para trás, desenvolve tuberosidade óssea em sua inserção e é elevador da mandíbula, sendo sinergista* do masseter. Entretanto, ele não é revestido por uma fáscia como o masseter; apenas uma lâmina fascial delgada o separa do músculo pterigóideo lateral.

O músculo pterigóideo medial tem origem na fossa pterigóidea (entre as lâminas do processo pterigoide). Aí ele se relaciona lateralmente com o pterigóideo lateral e medialmente com o músculo tensor do véu palatino. De sua origem, as fibras inclinam-se para baixo, para fora e para trás, a fim de se inserirem em uma área triangular da face medial do ramo, compreendida entre o forame da mandíbula e o sulco milo-hióideo de um lado e o contorno do ângulo da mandíbula de outro. Os feixes de fibras mais potentes provocam o aparecimento de elevações ósseas, tornando rugosa a área de inserção – é a tuberosidade pterigóidea.

Ainda que o pterigóideo seja oblíquo mediolateralmente e o masseter vertical, este último exerce no ângulo da mandíbula uma força de tração maior, por ser mais robusto. Isso faz com que o ângulo se projete lateralmente, abrindo mais a distância intergoníaca.

Concomitantemente com sua ação de elevar a mandíbula, o pterigóideo medial a desloca ligeiramente para frente, tal como o faz a parte superficial do masseter.

Esse fato é significativo porque, com esse componente anterior do movimento, a pressão dos dentes molares inferiores é feita em ângulo reto em relação ao plano oclusal devido à curva de compensação ser ascendente na região molar. Assim, os dentes ficam alinhados com as forças mecânicas, o que dá mais força vertical a eles. Além disso, a componente anterior faz com que a vertente anterior da cabeça da mandíbula caminhe ao encontro da vertente posterior da eminência articular, o que mecanicamente é mais desejável do que ir em direção ao fundo da fossa mandibular.

Músculo pterigóideo lateral: é o mais curto dos músculos da mastigação, o único que se dispõe horizontalmente e também o único que se relaciona com a articulação temporomandibular. Por isso mesmo realiza movimentos mandibulares que os outros três não realizam.

Sua origem é nas paredes lateral e superior da fossa infratemporal. Na realidade, ele possui duas cabeças de origem: a inferior, maior, prende-se na face lateral da lâmina lateral do processo pterigoide; a superior, menor, liga-se à superfície infratemporal da asa maior do esfenoide, abaixo da crista infratemporal. À medida que as duas cabeças caminham para a sua inserção, elas se fundem compactamente e se inserem por fibras tendíneas na fóvea pterigóidea do colo da mandíbula. Um pequeno contingente de fibras superiores insere-se na porção anterior da cápsula articular e, daí, no disco articular da articulação temporomandibular (ver também Figs. 5-2 e 5-7).

A contração simultânea de ambos os pterigóideos laterais faz as cabeças da mandíbula deslizarem para frente, em um movimento de protrusão. Com a ação concomitante dos músculos supra-hióideos (principalmente o digástrico), a mandíbula roda e a boca se abre. Quando um dos pterigóideos laterais age sozinho, ele desloca o mento para o lado oposto, em um movimento de lateralidade. As fibras que se inserem na articulação temporomandibular têm a função especial de dar estabilidade ao disco articular, evitando seu deslocamento posterior e um possível descompasso entre a movimentação dele próprio e da cabeça da mandíbula.

O corpo adiposo da bochecha relaciona-se anatomicamente com os músculos da mastigação

(Figs. 4-17 e 4-18)

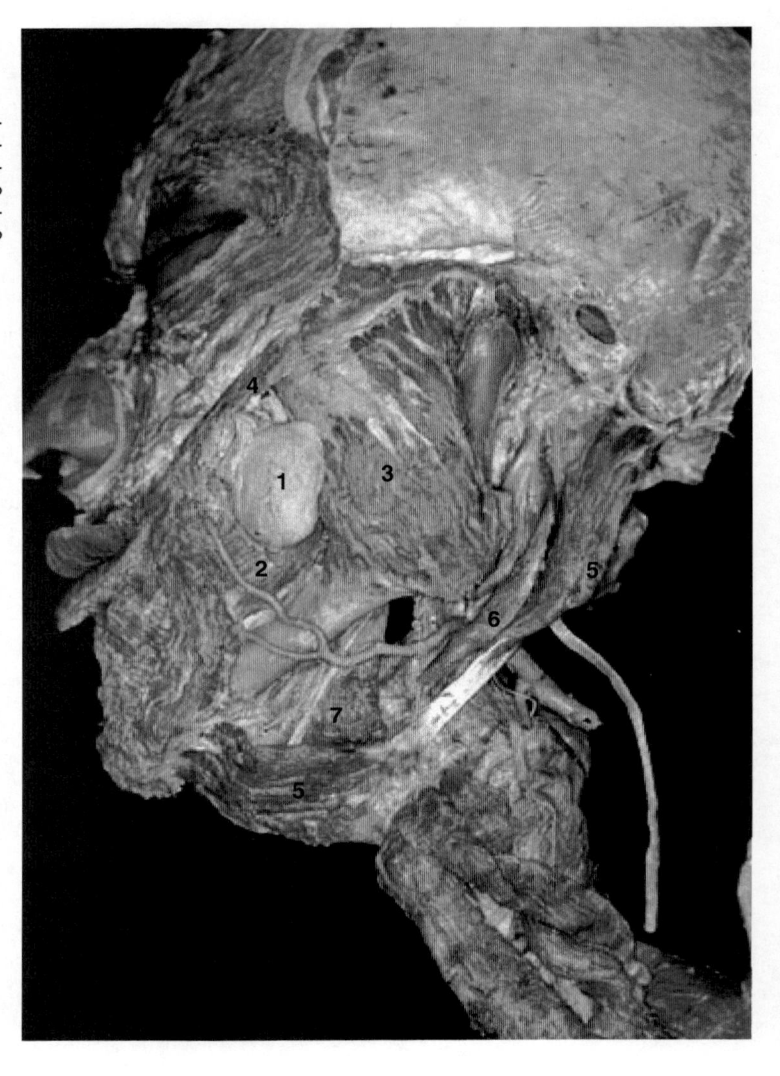

Figura 4-17 – Corpo adiposo da bochecha salientando-se entre os músculos bucinador, masseter e zigomático maior. Notar também os músculos digástrico, estilo-hióideo e milo-hióideo.

1 Corpo adiposo da bochecha
2 M. bucinador
3 M. masseter
4 M. zigomático maior
5 M. digástrico (ventres anterior e posterior)
6 M. estilo-hióideo
7 M. milo-hióideo

Como este coxim adiposo está insinuado entre os músculos da mastigação, é melhor que seja mencionado neste capítulo. Tem sido descrito como uma bola, porém a forma esférica só aparece em sua extremidade superficial, entre os músculos bucinador e masseter. É, na realidade, uma formação anatômica alongada, semelhante a um cone de sorvete. A bola de sorvete é a extremidade superficial, e o cone, sua extensão profunda. É todo ele encapsulado por uma fina membrana conjuntiva. No feto e na criança de tenra idade, ele é muito desenvolvido.

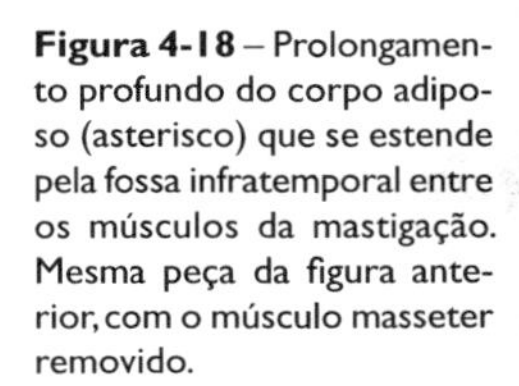

Figura 4-18 – Prolongamento profundo do corpo adiposo (asterisco) que se estende pela fossa infratemporal entre os músculos da mastigação. Mesma peça da figura anterior, com o músculo masseter removido.

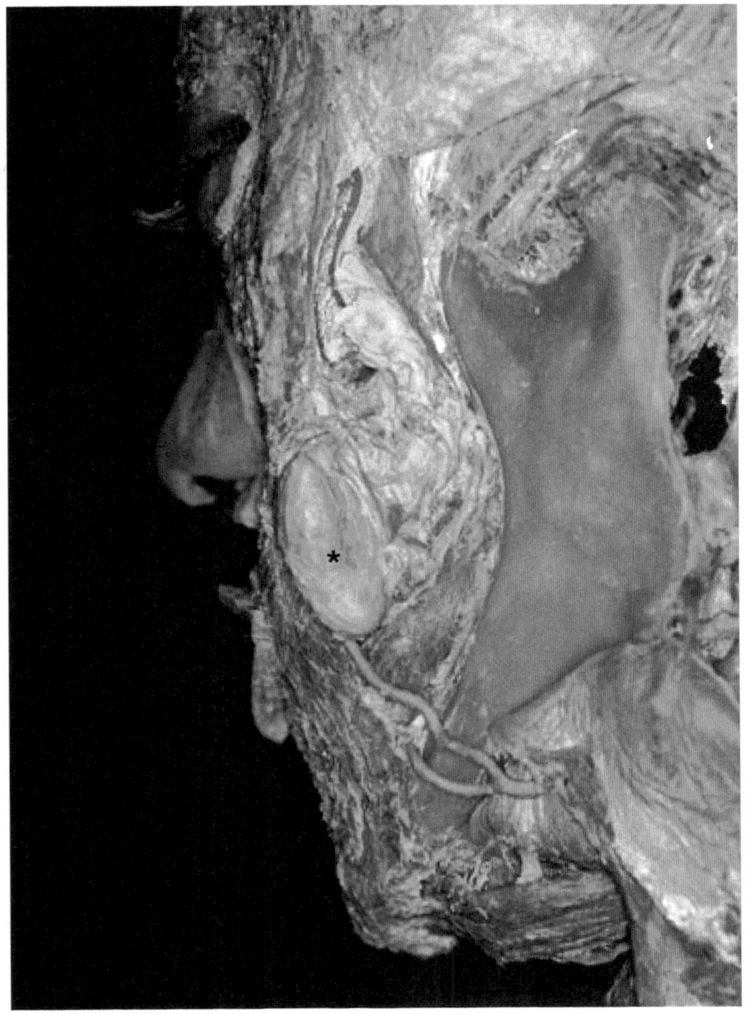

Além de separar o masseter do bucinador à frente do ramo da mandíbula, ele se estende à fossa infratemporal; em direção aos músculos pterigóideos, preenche um grande espaço. Desse modo, separa também a inserção do temporal, que se movimenta muito, dos músculos vizinhos.

Ele é diferente do tecido adiposo* de outras regiões porque nunca é consumido, mesmo em casos de emagrecimento exagerado. Sua função é puramente mecânica, servindo de coxim para facilitar a movimentação de um músculo em relação ao outro. Trabalham, assim, em um meio escorregadio e frouxo.

Músculos supra-hióideos

(Figs. 4-19, 4-20, 4-21 e 4-22)

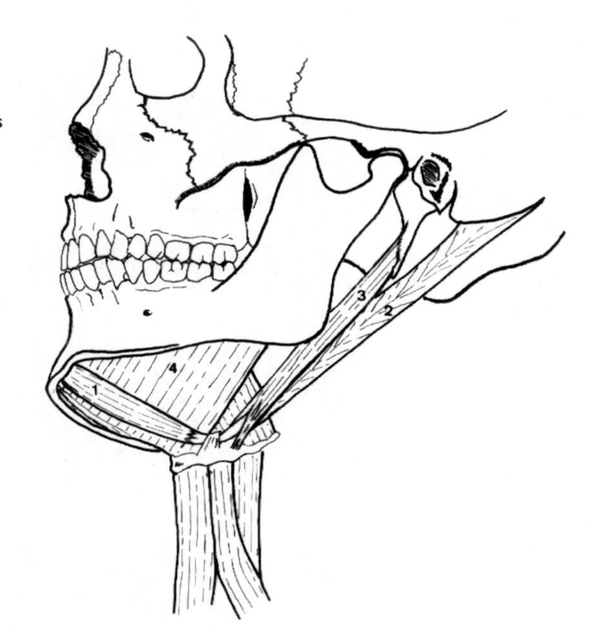

Figura 4-19 – Vista lateroinferior dos músculos supra-hióideos.

1 M. digástrico, ventre anterior
2 M. digástrico, ventre posterior
3 M. estilo-hióideo
4 M. milo-hióideo
5 M. gênio-hióideo
6 M. digástrico (ventre posterior seccionado)
7 M. genioglosso (seccionado na origem)

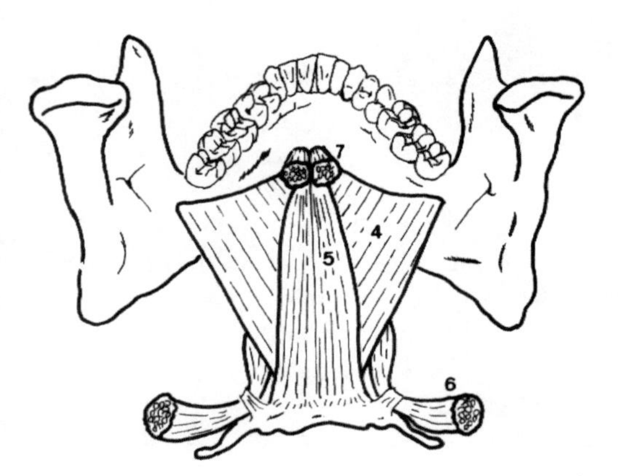

Figura 4-20 – Vista posterossuperior dos músculos supra-hióideos.

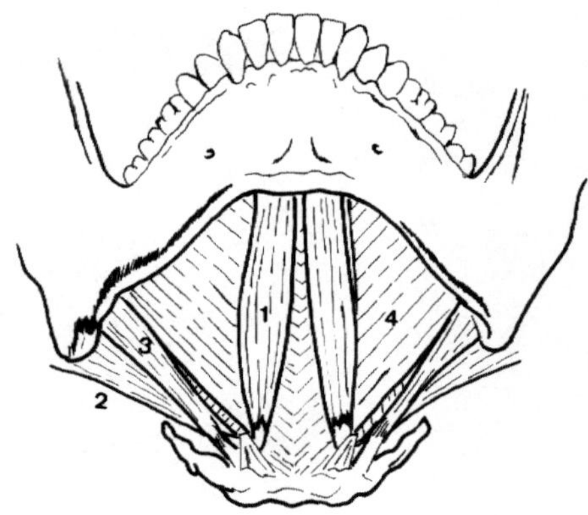

Figura 4-21 – Vista anteroinferior dos músculos supra-hióideos.

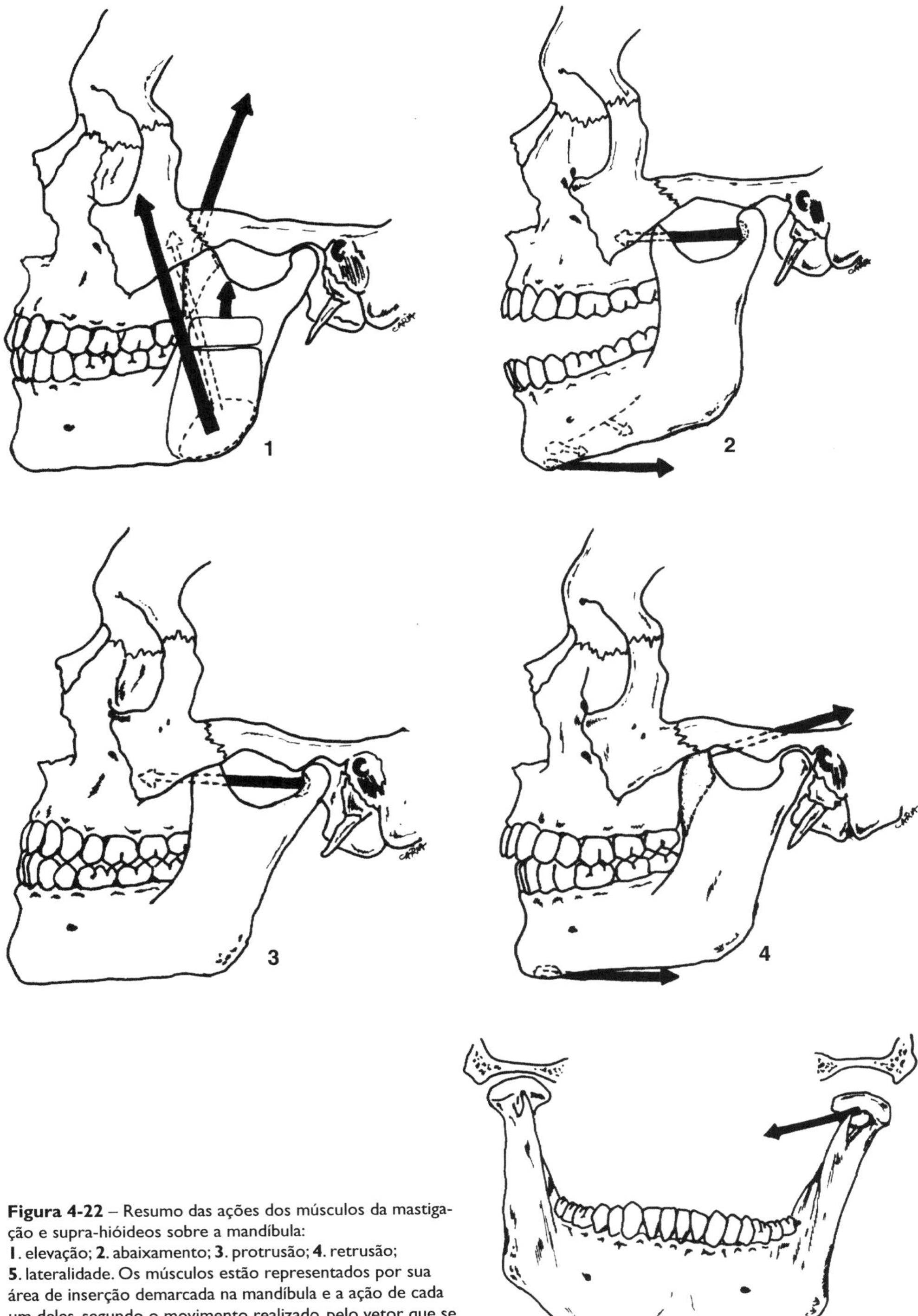

Figura 4-22 – Resumo das ações dos músculos da mastigação e supra-hióideos sobre a mandíbula: **1**. elevação; **2**. abaixamento; **3**. protrusão; **4**. retrusão; **5**. lateralidade. Os músculos estão representados por sua área de inserção demarcada na mandíbula e a ação de cada um deles, segundo o movimento realizado, pelo vetor que se inicia em cada área de inserção. O pontilhado significa estar oculto pelos ossos.

GUIA DE ESTUDO 14

1 Leia uma vez o bloco 4.
2 Esclareça os seguintes quesitos ou questões: Descreva o tendão intermédio do digástrico, suas ligações e relações com outros músculos. Descreva forma, posição, relações, inserção e funções do ventre anterior do digástrico. Desenhe os músculos milo-hióideos unidos pela rafe milo-hióidea e suas fixações na mandíbula e no hioide. Acrescente os músculos gênio-hióideos no desenho dos milo-hióideos e escreva quais são as funções de todos esses músculos. Quais são os músculos infra-hióideos e para que servem? O que é fáscia cervical?
3 Siga as instruções contidas nos itens 3, 4 e 5 do Guia de estudo 13.

B4 *Os músculos supra-hióideos são fundamentais tanto durante a mastigação como na deglutição*

Compõem um grupo de músculos pares (digástrico, milo-hióideo, gênio-hióideo e estilo-hióideo) que unem o osso hioide ao crânio. Com exceção do estilo-hióideo, todos se ligam à mandíbula. Movimentam o osso hioide, mas se estiver imobilizado por músculos infra-hióideos e pelo estilo-hióideo, são capazes de movimentar a mandíbula. São, no conjunto, considerados músculos abaixadores e retrusores da mandíbula e, portanto, antagonistas dos músculos da mastigação. Mas, de qualquer forma, colaboram na mastigação.

Sua motricidade depende de três nervos: trigêmeo (nervo milo-hióideo para os músculos milo-hióideo e ventre anterior do digástrico), facial (ramos para o estilo-hióideo e ventre posterior do digástrico) e hipoglosso (ramo proveniente do primeiro nervo cervical para o gênio-hióideo).

Músculo digástrico

Como o próprio nome indica, o digástrico possui dois ventres cárneos unidos por um tendão comum. É um músculo biventre.

Suas fixações ósseas são as seguintes: origem na área mastóidea do temporal e inserção no corpo da mandíbula. Especificando, o **ventre posterior** nasce na incisura mastóidea e desce com obliquidade anterior, oculto pelo músculo esternocleidomastóideo na primeira parte do trajeto. Nas proximidades do osso hioide, ele se continua como um tendão roliço. A extremidade anterior do tendão se confunde com o **ventre anterior**, um corpo achatado encoberto pelo platisma que se aplica sobre o milo-hióideo e, por fim, se insere na fossa digástrica. O tendão intermédio é vinculado ao osso hioide por meio de uma alça derivada da fáscia cervical e também pelo estilo-hióideo, que se abre em dois e abraça o digástrico antes de se inserir.

O comprimento do ventre anterior equivale ao do tendão; somados, eles se equivalem ao comprimento do ventre posterior. Os dois ventres formam um ângulo obtuso; com a base da mandíbula demarcam o chamado triângulo submandibular, cujo soalho é feito pelos músculos milo-hióideo e hioglosso, em que se encontra a glândula submandibular. Os dois ventres anteriores delimitam com o corpo do hioide o triângulo submentoniano, soalhado pelos músculos milo-hióideos.

O digástrico desliza na alça que o prende ao hioide. Dessa forma, o músculo todo ao se contrair traciona a mandíbula para trás, contribuindo assim para seu abaixamento em sinergismo com o pterigóideo lateral.

Observação clínica

Nos pacientes com limitação de abertura bucal, o ventre anterior do digástrico apresenta-se sensível, podendo ser palpado com um dedo dentro da boca e outro por fora. Essa sensibilidade provavelmente é devido ao aumento de trabalho que o músculo deve realizar para abrir a boca.

Músculo estilo-hióideo

Desde sua origem no processo estiloide até sua divisão em dois feixes e inserção no hioide, ele acompanha o ventre posterior do digástrico. Os dois feixes envolvem o tendão intermédio do digástrico em uma espécie de túnel, para manter sua posição ao lado do hioide.

O estilo-hióideo puxa o hioide para trás e para cima ou pode fixá-lo quando atua em conjunto com os músculos infra-hióideos.

Músculo milo-hióideo

Surge de toda a extensão da linha milo-hióidea e dirige-se posteromedialmente para encontrar o homônimo do lado oposto na **rafe* milo-hióidea,** um tênue cordão tendíneo, mediano, que vai da mandíbula ao hioide. As fibras posteriores se inserem diretamente no hioide. Nesse ponto, ele cobre parte do hioglosso e delimita com este um interstício, por onde passam elementos anatômicos que vão da região submandibular para a cavidade da boca.

Os dois milo-hióideos formam o soalho muscular da boca, separando as formações anatômicas bucais daquelas da parte anterior do pescoço. Ele é mais baixo anteriormente, na região incisiva, e mais alto na região molar, porque a linha milo-hióidea é inclinada para baixo, da área do terceiro molar às espinhas mentonianas (Fig. 4-14).

Observação clínica

Nos indivíduos desdentados, o milo-hióideo aproxima-se do rebordo residual. Em casos de reabsorção óssea acentuada, a parte do músculo próxima ao último molar é a que mais precoce e intimamente entra em relação com a zona de suporte de uma prótese. A complicação aumenta quando a língua é projetada e, consequentemente, o hioide e o soalho da boca são elevados.*

O soalho muscular da boca é interrompido abruptamente em sua borda posterior. O espaço que se segue continua com o pescoço em uma área preenchida por um tecido conjuntivo muito frouxo entre a faringe e os músculos cervicais (espaço parafaríngeo).

A principal função do milo-hióideo é elevar o soalho da boca e com ele a língua e o hioide. Também adianta o hioide ou, se este estiver fixado, auxilia o digástrico na retrusão* e no abaixamento da mandíbula.

Músculo gênio-hióideo

É um corpo alongado anteroposterior, disposto quase horizontalmente sobre o milo-hióideo. Sua superfície medial fica em contato com a mesma do lado oposto. Acima dele, e em contato, está o músculo genioglosso (Figs. 4-23, 4-24 e 4-25).

Sua origem é na espinha mentoniana inferior e a inserção no corpo do hioide.

Leva o hioide para diante e para cima, provocando assim redução e elevação do soalho da boca. Tal como o milo-hióideo, auxilia o digástrico na retrusão e no abaixamento da mandíbula.

A figura 4-22 mostra um resumo das ações dos músculos da mastigação e supra-hióideos.

Os músculos infra-hióideos constituem um grupo de quatro músculos em forma de fita colocados entre o osso hioide e o tórax

São inervados pelos três primeiros nervos cervicais e são revestidos pela lâmina pré-traqueal da fáscia cervical.

Suas denominações são sempre compostas, com o primeiro nome correspondendo ao local de sua origem, e o segundo, à inserção: **esterno-hióideo, omo-hióideo, esternotireóideo** e **tíreo-hióideo.**

Servem para abaixar a laringe, o hioide e o soalho da boca e fixar o hioide para facilitar o trabalho dos músculos supra-hióideos.

A **fáscia cervical** pode ser dividida em três lâminas, a saber: superficial, pré-traqueal e pré-vertebral.

A **lâmina superficial** envolve todo o pescoço desde a base da mandíbula, processo mastóideo, protuberância occipital externa até a cintura escapular. É contínua com as fáscias massetérica e parotídea. Desdobra-se para englobar os músculos esternocleidomastóideo e trapézio e a glândula submandibular, e é recoberta pelo músculo platisma.

A **lâmina pré-traqueal** situa-se abaixo do hioide. Envolve a glândula tireoide, faringe, esôfago, traqueia e músculos infra-hióideos. Logo abaixo da glândula tireoide, ela se funde com a lâmina superficial; daí para baixo está separada dela apenas por um escasso tecido conjuntivo frouxo.

A **lâmina pré-vertebral** reveste os músculos pré-vertebrais, nucais e escalenos. Funde-se abaixo do esternocleidomastóideo com a lâmina superficial.

A fáscia cervical, com suas três lâminas, permite que os músculos e outras formações anatômicas deslizem uns sobre os outros durante os movimentos realizados no pescoço. Permite também que, nos "espaços" entre as lâminas, infecções sejam difundidas a distância.

Resumo dos músculos da mastigação e supra-hióideos

Músculo	Origem	Inserção	Inervação	Função
Masseter	Margem inferior do osso zigomático (parte superficial) e margem inferior do arco zigomático (parte profunda)	Nos dois terços inferiores da face lateral do ramo da mandíbula	Nervo massetérico, ramo do mandibular (trigêmeo)	Levanta (com força) a mandíbula
Temporal	Soalho da fossa temporal e superfície medial da fáscia temporal	Bordas e face medial do processo coronoide (crista temporal) e borda anterior do ramo da mandíbula	Nervos temporais profundos, ramos do mandibular (trigêmeo)	Levanta a mandíbula (mais velocidade do que potência) Retrai a mandíbula com a porção posterior
Pterigóideo medial	Fossa pterigóidea	Face medial da região do ângulo da mandíbula	Nervo pterigóideo medial, ramo do mandibular (trigêmeo)	Eleva a mandíbula, age como sinergista do masseter
Pterigóideo lateral	Face lateral de lâmina lateral do processo pterigoide e superfície infratemporal da asa maior do esfenoide	Fóvea pterigóidea e margem anterior do disco da ATM	Nervo pterigóideo lateral, ramo do mandibular (trigêmeo)	Protrai (e com os digástricos abaixa) a mandíbula pela contração bilateral simultânea Movimenta para um dos lados pela contração unilateral Estabiliza o disco articular
Digástrico	Incisura mastóidea	Fossa digástrica O tendão intermédio prende-se pela alça digástrica (indiretamente) ao osso hioide	Ventre anterior: nervo milo-hióideo, ramo do alveolar inferior, que é ramo do mandibular (trigêmeo) Ventre posterior: ramo digástrico, do nervo facial	Retrai (e com os pterigóideos laterais abaixa) a mandíbula
Estilo-hióideo	Processo estiloide	Osso hioide	Ramo estilo-hióideo do nervo facial	Puxa o hioide para cima e para trás
Milo-hióideo	Linha milo-hióidea	Rafe milo-hióidea e corpo do hioide	Nervo milo-hióideo, ramo do alveolar inferior, que é ramo do mandibular (trigêmeo)	Eleva o soalho da boca, hioide e língua Protrai o hioide ou retrai (e abaixa) a mandíbula
Gênio-hióideo	Espinha mentoniana inferior	Corpo do hioide	Primeiro nervo cervical, através do nervo hipoglosso	Protrai o hioide ou retrai (e abaixa) a mandíbula

Músculos da língua

(Figs. 4-23, 4-24 e 4-25)

Guia de estudo 15

1 Leia uma vez o bloco 5.

2 Responda, escrevendo, às seguintes questões: Quais são os músculos intrínsecos da língua? Como agem? Descreva o genioglosso; inclua na descrição sua relação com o gênio-hióideo e com a glândula sublingual. Quais são as origens, inserções e funções dos músculos hioglosso, estiloglosso e palatoglosso? Discorra sobre o tensor do véu palatino; quais são as origens, inserções e funções dos músculos levantador do véu palatino, palatofaríngeo e da úvula?

3 Leia novamente para fazer as possíveis correções.

4 Faça, na frente do espelho, movimentos com a língua e com o palato. Examine peças anatômicas. Discuta o assunto.

5 Leia mais uma vez, com a maior atenção, e destaque os pontos mais significativos.

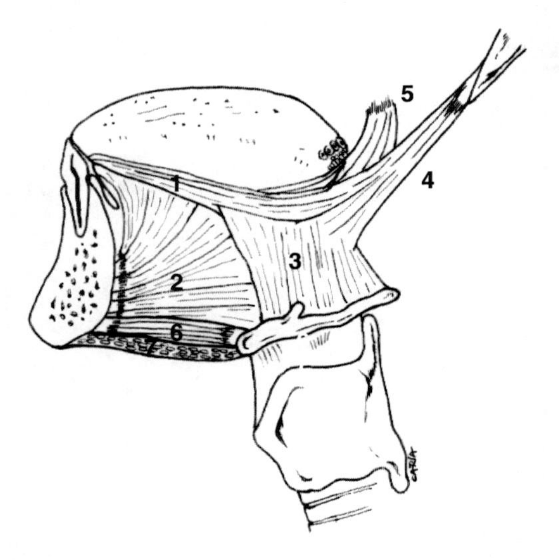

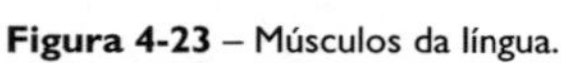

Figura 4-23 – Músculos da língua.
1 M. longitudinal superior
2 M. genioglosso
3 M. hioglosso
4 M. estiloglosso
5 M. palatoglosso
6 M. gênio-hióideo
7 M. milo-hióideo

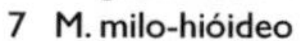

B5 *A língua é composta por musculatura intrínseca e extrínseca*

A língua, descrita no capítulo correspondente, é dividida internamente em duas metades por um septo* fibroso delicado que se prende no osso hioide. Em cada metade há uma série de músculos que podem ser divididos em intrínsecos e extrínsecos. Os primeiros estão confinados à própria língua, não se ligando a estruturas vizinhas, e servem para modificar sua forma. Os extrínsecos têm origens em ossos próximos e estendem-se até a língua para não somente dar-lhe formas variadas, como também para movimentá-la para todos os lados.

Durante a mastigação, a língua empurra o alimento lateralmente e o músculo bucinador o empurra medialmente, de tal forma que ele fica assim mantido entre os dentes, que os reduzem. O bolo resultante é novamente trabalhado pela língua, que o mistura com a saliva para ser deglutido.

Todos os músculos são inervados pelo nervo hipoglosso, com exceção do palatoglosso que é inervado pelo vago.

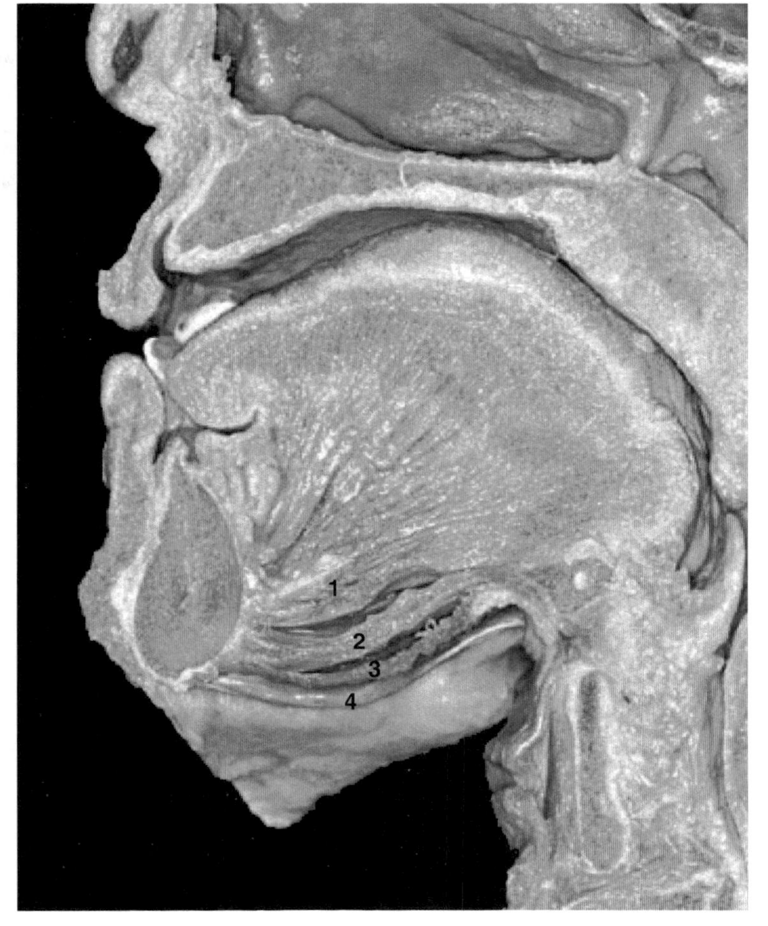

Figura 4-24 – Hemicabeça com os músculos genioglosso, gênio-hióideo e milo-hióideo seccionados sagitalmente. Músculos intrínsecos da língua podem ser notados próximos ao dorso.

1 M. genioglosso
2 M. gênio-hióideo
3 M. milo-hióideo
4 M. digástrico

Músculos intrínsecos: são constituídos por feixes de fibras dispostos longitudinalmente (**músculos longitudinais superior e inferior**), transversalmente (**músculo transverso**) e verticalmente (**músculo vertical**).

É fácil imaginar o que acontece quando esses músculos entram em contração. Se os feixes longitudinais, cuja disposição é anteroposterior, contraem-se, a ponta da língua é levada para cima e para trás e toda ela se encurta e, consequentemente, se torna mais espessa e mais larga. Se for o grupo de fibras transversais se contrai, a língua se estreita, se espessa e se alonga. Se for o grupo de fibras verticais que entra em ação, a língua fica mais larga e mais longa. As formas e as posições variadas são tomadas pelas ações combinadas dos músculos.

Músculos extrínsecos

Músculo genioglosso: fundamentalmente protrusor da língua, é o maior de todos. Surge da espinha mentoniana superior logo acima do músculo gênio-hióideo, por meio de fibras tendíneas. A partir daí, abre-se em leque para ocupar uma posição desde o ápice* até a raiz da língua.

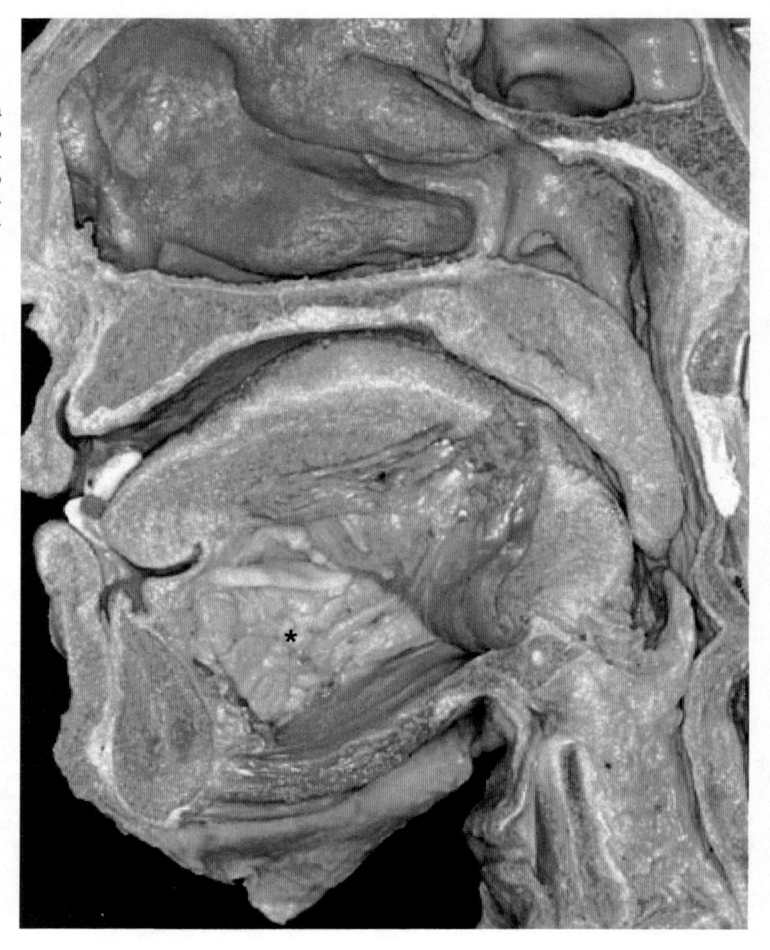

Figura 4-25 – Mesma peça da figura anterior, agora com o músculo genioglosso desinserido e rebatido para dar visão completa ao músculo gênio-hióideo. Vê-se ao fundo a glândula sublingual (asterisco).

O genioglosso age na protrusão (fibras médias e posteriores) e na depressão da língua (todas as fibras). As fibras anteriores retraem sua ponta.

Observação clínica

Em casos de fratura da mandíbula ou paralisia de ambos os genioglossos, a língua retrai-se e pode advir sufocação por obstrução da passagem aérea. A língua só não cai para trás e obstrui a respiração mais facilmente, porque o genioglosso se fixa na mandíbula; é, por isso, que os anestesistas costumam puxar a mandíbula para frente, aproveitando-se dessa fixação.

Músculo hioglosso: já mencionado anteriormente como parcialmente recoberto pelo músculo milo-hióideo, é um abaixador da língua. Tem a forma de uma lâmina quadrilátera que alcança a língua por baixo e pelo lado. Sua origem é no corno maior e no corpo do hioide. Algumas fibras que nascem no corno menor são individualizadas por alguns autores como **músculo condroglosso.** Recobre boa parte da artéria lingual e do nervo glossofaríngeo e age na depressão e também na retrusão da língua, principalmente se ela estiver fora da boca.

Músculo estiloglosso: é um músculo retrusor e levantador da língua. Com origem no processo estiloide, penetra nas porções posterior, lateral e inferior da língua. Entrelaça-se bastante com o hioglosso.

Músculo palatoglosso: pode agir como levantador da língua, mas, se esta estiver fixa, ele abaixa o palato mole. Origina-se na superfície inferior da aponeurose palatina e insere-se na língua posterolateralmente. Forma o arco palatoglosso. Os autores consideram-no um músculo do palato, mais do que da língua. Sua inervação provém do nervo vago.

Músculos do palato

(Fig. 4-26)

Entra na constituição dos dois terços anteriores do palato mole uma lâmina fibrosa que se prende na borda livre do palato ósseo. É a **aponeurose* palatina**, uma expansão da inserção de um dos músculos do palato – o tensor do véu palatino. Todos os demais músculos (levantador do véu palatino, palatoglosso, palatofaríngeo e da úvula) inserem-se na aponeurose palatina.

São inervados pelo nervo vago, com alguma participação do nervo glossofaríngeo via plexo faríngeo, com exceção do tensor do véu palatino, cuja inervação vem do nervo mandibular, ramo do trigêmeo.

Músculo tensor do véu palatino: origina-se da fossa escafoide, ao lado do músculo pterigóideo medial, e desce verticalmente até o hâmulo pterigóideo, o qual contorna para tomar a direção horizontal do palato. Para contornar o hâmulo, o músculo que no início é largo se estreita e, ao alcançar o palato, alarga-se novamente. No palato, ele é uma lâmina horizontal tendínea que se encontra com a do lado oposto para formar a aponeurose palatina.

Quando ambos os tensores se contraem, o palato mole torna-se tenso, enrijecido, principalmente sua porção anterior.

Observação clínica
Nas fraturas do hâmulo pterigóideo, o palato perde o poder de tensão e "cai" no lado fraturado.

Músculo levantador do véu palatino: um músculo roliço que se estende da base do crânio diretamente ao palato mole. A área de origem situa-se na parte petrosa do temporal, logo à frente da abertura inferior do canal carótico. Insere-se na superfície superior da aponeurose palatina e aí se espraia para se juntar com o do lado oposto. É medial em relação ao tensor.

Sua função é elevar o palato mole como na deglutição e na sucção. Ao levantar o palato, está colaborando na elevação, ao mesmo tempo, da faringe. Nesse ato coloca o palato em contato com a parede posterior da faringe, separando assim a nasofaringe da bucofaringe para evitar, na deglutição, a entrada de partículas de alimento na cavidade do nariz. Em sua origem, o tensor e o levantador do véu palatino estão colocados a cada

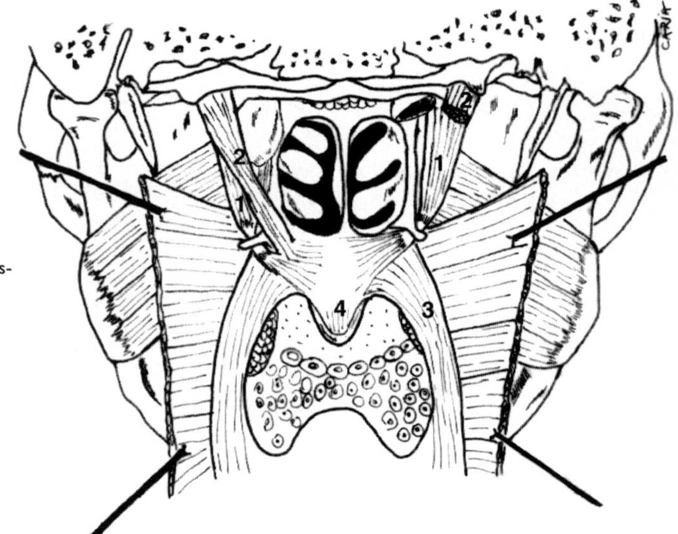

Figura 4-26 – Vista posterior dos músculos do palato.
1 M. tensor do véu palatino
2 M. levantador do véu palatino
3 M. palatofaríngeo
4 M. da úvula

lado da tuba auditiva (que se abre na faringe) e possuem fibras ligadas à sua parede membranácea. Essa parede é aplicada sobre a parede cartilagínea, fechando a passagem de ar para a tuba auditiva. Na contração dos músculos, como na deglutição (uma a cada minuto), a parede membranácea é tracionada e a passagem se abre para a entrada de ar que equilibra a pressão atmosférica na orelha média (de cada lado da membrana do tímpano).

Músculo palatoglosso: descrito com os músculos da língua.

Músculo palatofaríngeo: tem origem na aponeurose palatina, desce atrás da tonsila palatina para formar o arco palatofaríngeo e, finalmente, se estende pela superfície posterolateral da faringe.
Tem a função de aproximar o arco palatofaríngeo de ambos os lados e, com isso, estreitar o istmo da garganta. Age também como elevador da faringe.

Músculo da úvula: diminuto músculo que sai da espinha nasal posterior para se inserir na mucosa da úvula e provocar sua movimentação.

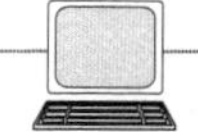

Terminou de estudar Sistema Muscular? Fez os Guias de Estudo? Visite agora o site www.anatomiafacial.com para completar seu aprendizado! Há leitura adicional, testes para responder e estudo dirigido para desenvolver.

Resumo dos músculos da língua e do palato

Músculo	Origem	Inserção	Inervação	Função
Intrínsecos da língua	Língua	Língua	Nervo hipoglosso	Provocam formas e posições variadas
Genioglosso	Espinha mentoniana superior	Ápice, dorso e raiz da língua	Nervo hipoglosso	Abaixa a língua. Fibras médias e posteriores protraem. Fibras anteriores retraem a ponta
Hioglosso	Corno maior e corpo do osso hioide	Aspecto lateral da língua	Nervo hipoglosso	Abaixa e ajuda a retrair a língua
Estiloglosso	Processo estiloide	Aspecto postero-lateral da língua	Nervo hipoglosso	Retrai e levanta o lado da língua
Palatoglosso	Aponeurose palatina	Aspecto postero-lateral da língua	Nervo vago	Eleva a língua ou abaixa o palato Ajuda a estreitar o istmo da garganta
Palatofaríngeo	Aponeurose palatina	Superfície postero-lateral da faringe	Plexo faríngeo	Eleva a faringe e estreita o istmo da garganta
Tensor do véu palatino	Fossa escafoide	Contorna o hâmulo pterigóideo e insere-se na aponeurose palatina	Ramo do nervo mandibular do trigêmeo	Torna tenso o palato mole
Levantador do véu palatino	Aspecto inferior da parte petrosa do temporal	Aponeurose palatina	Nervo vago	Eleva o palato mole
Da úvula	Espinha nasal posterior	Mucosa da úvula	Nervo vago	Movimenta a úvula

Considerações anatômicas sobre propagações de infecções odontogênicas

As interrelações das estruturas ósseas e musculares da face que aprendemos até aqui ajudam a compreender aspectos clínicos relevantes, como, por exemplo, a propagação de infecções de origem dental. Estas podem ficar circunscritas na área de origem como uma resposta inflamatória local e também se irradiar através de vasos linfáticos e venosos, mas a principal via de difusão são os espaços conjuntivos (tecido celuloadiposo que ocupa espaços entre estruturas mais resistentes) da face e do pescoço. Essa propagação depende da virulência dos microrganismos envolvidos: pacientes com diabetes não controlada podem sofrer rápida multiplicação bacteriana, mesmo com organismos de virulência baixa. Assim que a infecção aumenta e o pus insinua-se entre os tecidos, forma um abscesso, cuja localização depende das barreiras anatômicas que irá encontrar. Essas barreiras são formações anatômicas, tais como osso, músculo, tendão e fáscia, as quais devem ser bem conhecidas (Figs. 4-27 e 4-28). O estudo de regiões específicas envolvidas nos processos inflamatórios traz particular interesse, bem como os movimentos das suas estruturas du-

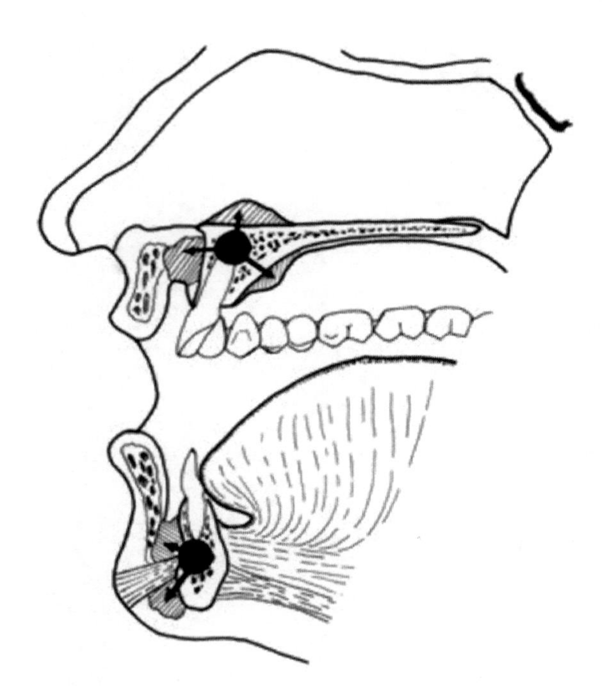

Figura 4-27 – Secção sagital mediana da face para mostrar possíveis vias de disseminação de processos sépticos de incisivos.

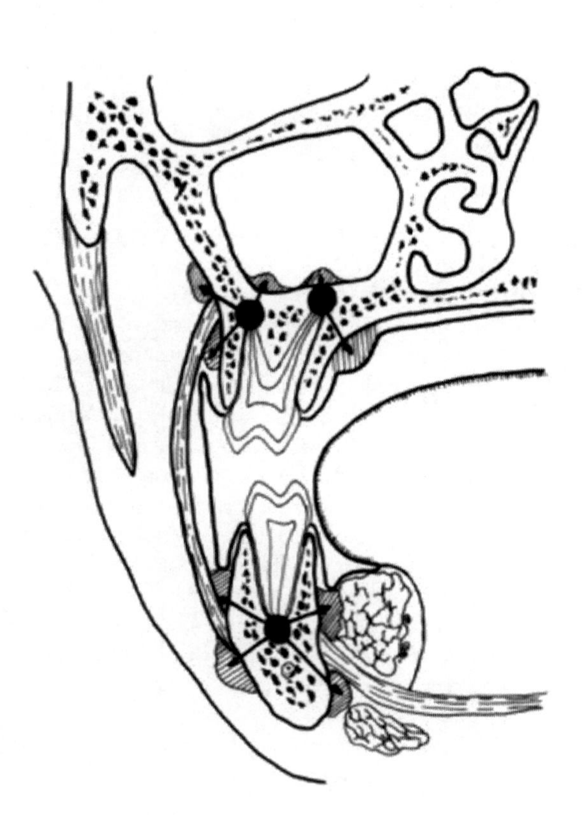

Figura 4-28 – Secção frontal da face para mostrar possíveis vias de disseminação de processos sépticos de molares.

rante a função. Isso é importante no diagnóstico clínico e respectivo tratamento das infecções da face e do pescoço e alerta para os perigos em potencial a que o paciente está sujeito.

Relações alveolodentais

A propagação dos processos supurativos agudos faz-se em direção aos locais de menor resistência. O osso alveolar é a primeira barreira que a infecção encontra. Uma infecção periapical progride de maneira concêntrica dentro do osso até alcançar e perfurar uma das lâminas corticais externas, geralmente a mais próxima. Portanto, o primeiro conhecimento que se deve ter é o de relação dos ápices dentais com o processo alveolar, bem como entre aquele e as cavidades ósseas da face. Esse assunto se encontra bem desenvolvido no subcapítulo correspondente ("Topografia dentoalveolar").

Na maxila, a lâmina cortical vestibular é fina, o que facilita a penetração dos abscessos vestibularmente. Quando se abrem lingualmente é exceção; o mesmo ocorre quando se abrem na cavidade nasal ou no seio maxilar. Além de ser mais fina, a lâmina vestibular está mais próxima dos ápices dos dentes superiores; as exceções ficam por conta da raiz lingual de premolares (quando a apresentam) e de molares; o incisivo lateral, às vezes, coloca seu ápice equidistante de ambas as lâminas ósseas.

Outra relação importante é aquela entre o comprimento das raízes dos dentes e a profundidade do vestíbulo. O sulco vestibular superior é mais profundo do que o inferior. Está geralmente no nível ou pouco acima dos ápices dos dentes.

Na mandíbula, a relação dos ápices radiculares com a superfície óssea varia. Os ápices dos incisivos, canino, premolares e primeiro molar estão usualmente situados próximos à lâmina vestibular, enquanto os ápices do segundo e terceiro molares estão mais próximos da lâmina lingual. Ainda que essas diferenças na localização dos ápices indiquem onde se pode esperar a perfuração de um abscesso de infecção periapical, tem sido mostrado que a perfuração lingual dos dois últimos molares acontece somente em pouquíssimos casos. A explicação para essa discrepância pode ser encontrada na estrutura densa da mandíbula nessa área, o que leva o abscesso a forçar caminho ao longo do espaço periodontal, que é a via de menor resistência. Isso frequentemente resulta em destruição do osso inter-radicular. A descarga de pus terá lugar então através da fenda gengival vestibular por causa da inclinação lingual das coroas dos molares inferiores.

Vias de disseminação de processos sépticos dos dentes superiores

Na região dos incisivos, a propagação da infecção odontogênica tende a ficar circunscrita intrabucalmente devido à influência do músculo orbicular da boca e o denso tecido subcutâneo na base do nariz, que limita a infecção abaixo da mucosa alveolar. Entretanto, processos sépticos do incisivo lateral podem alcançar o sulco nasolabial; em outros casos, dirige-se para o palato, o qual limita a disseminação devido à sua inserção densa (Fig. 4-29). Em casos extremos, abrem-se na cavidade nasal (Fig. 4-30).

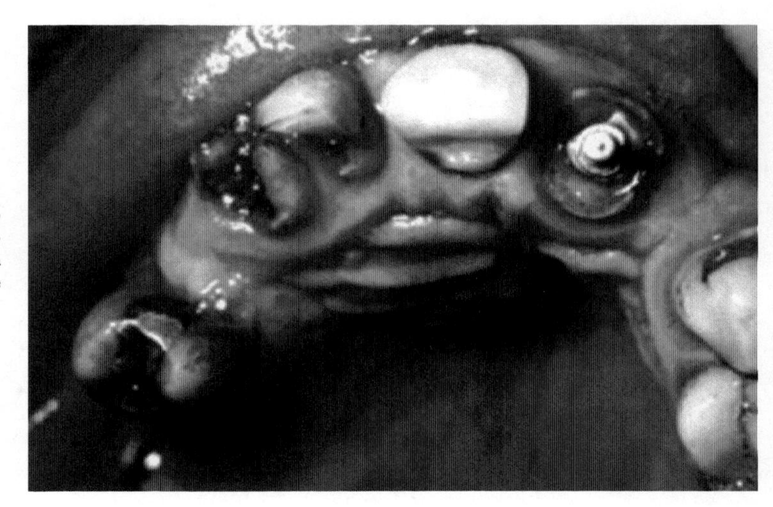

Figura 4-29 – Abscesso palatino proveniente de incisivo lateral (fotografia cedida pelo Dr. A. Cesar Perri de Carvalho).

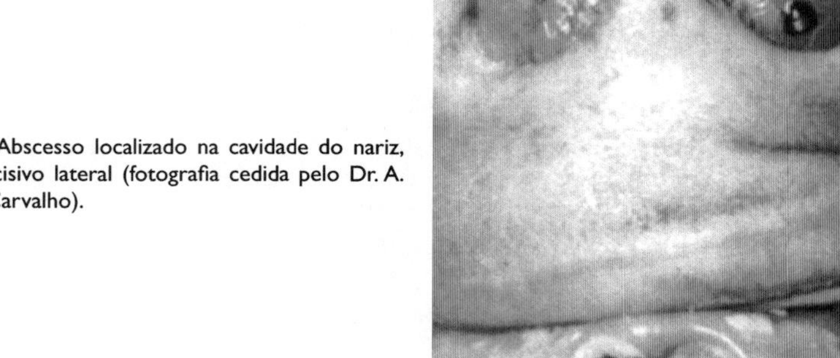

Figura 4-30 – Abscesso localizado na cavidade do nariz, originário do incisivo lateral (fotografia cedida pelo Dr. A. Cesar Perri de Carvalho).

A submucosa do palato é firmemente aderida ao periósteo e os abscessos palatinos são encontrados abaixo do periósteo e, portanto, profundamente em relação aos vasos e nervos palatinos. Esses elementos podem ser lesados se a incisão do abscesso não for feita paralelamente a eles e próxima ao arco dental.

Em relação ao canino, deve-se considerar a origem dos músculos que elevam o lábio superior. Se o local da perfuração é abaixo da origem do músculo levantador do ângulo da boca, ocorrerá abscesso intrabucal, semelhante àquele dos incisivos, com edema no lábio. Se o ápice do canino está situado acima da origem do músculo levantador do ângulo da boca, o abscesso emerge extrabucalmente e se insinua pelo espaço canino, que é a área anatômica compreendida entre a superfície anterior da maxila e os músculos levantadores do lábio superior. Esses músculos impedem que o abscesso se exteriorize na região infraorbital, mas uma fenda existente entre o levantador do lábio superior e o levantador do lábio superior e da asa do nariz permite que ele se torne mais superficial, podendo ser notado ao lado do nariz, modificando o sulco nasolabial (Fig. 4-31), e alcançar o ângulo medial do olho e do tecido conjuntivo da pálpebra inferior. Não deve ser confundido com dacriocistite.

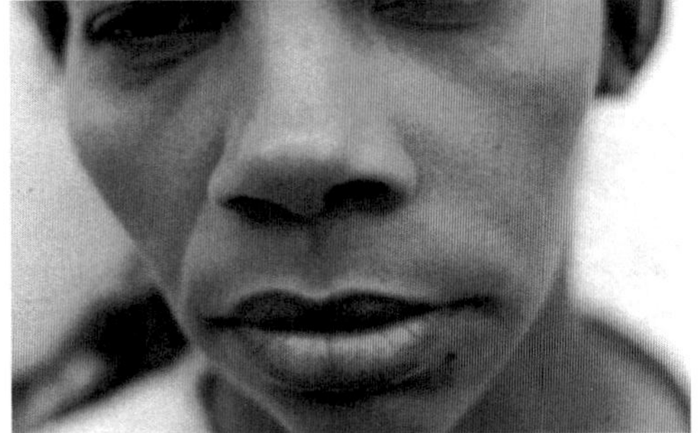

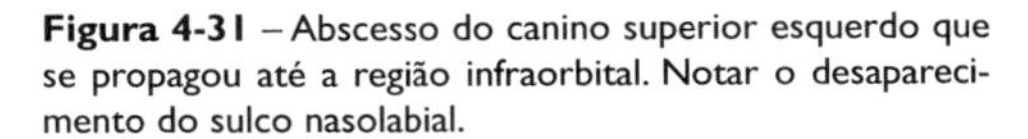
Figura 4-31 – Abscesso do canino superior esquerdo que se propagou até a região infraorbital. Notar o desaparecimento do sulco nasolabial.

O mesmo pode acontecer com o primeiro premolar, devido a sua posição semelhante à do canino. Mas como sua raiz é mais curta, os abscessos provenientes dele (e do segundo premolar também) ficam intrabucais. A raiz lingual do primeiro premolar pode provocar abscessos palatinos, que geralmente ficam confinados pela mucosa do palato. Se os processos inflamatórios dos premolares evoluem acima do músculo bucinador, dão origem a fleimões genianos e, quando se localizam abaixo, formam o abscesso vestibular.

Essa relação entre os ápices dentais e a origem do músculo bucinador, fator que determina a localização intra ou extrabucal do abscesso, é mais própria dos molares. Quando for extrabucal, alcança o espaço bucal (bucinador), entre os músculos bucinador e masseter, tendo como limites superior e inferior o arco zigomático e a base da mandíbula.

A fáscia confina o pus abaixo do arco zigomático e anteriormente ao músculo masseter. Não há trismo quando esse espaço é envolvido. Assim que o processo inflamatório continua, o pus acumulado pode ocasionar necrose da fáscia e da pele e drenar na superfície da face. Pode evoluir ao longo do ducto parotídeo em direção ao espaço infratemporal ou por sob o músculo masseter em direção ao espaço submassetérico, o que felizmente é mais raro.

Os abscessos dos molares superiores podem difundir-se em direção a estruturas mais profundas na cabeça e no pescoço e trazer sérias complicações. Podem alcançar outros espaços ou regiões, a começar pelo infratemporal, logo atrás da tuberosidade da maxila. A infecção desse espaço pode levar ao envolvimento secundário do espaço temporal, entre a fáscia e o osso temporal. A infecção pode caminhar também em direção aos espaços submassetérico, subparotídeo e mastigador. Propagação ao músculo masseter e à glândula parótida é rara, por causa da fáscia que cobre essas estruturas.

Vias de disseminação de processos sépticos dos dentes inferiores

As infecções dos incisivos inferiores, cujos ápices estão mais próximos da lâmina alveolar vestibular do que da lingual, ao perfurar o osso têm sua via determinada pela origem do músculo mentoniano. Se perfurar acima do músculo, limitar-se-á ao vestíbulo; se abaixo, localizar-se-á extrabucalmente no espaço submentoniano, o qual é paramediano entre o músculo milo-hióideo (acima), a fáscia cervical (abaixo) e os ventres anteriores dos digástricos (aos lados). O edema aparecerá na ponta do mento, ou abaixo dela, na linha mediana, podendo invadir o espaço submandibular. Fístulas cutâneas aí ocorrem frequentemente.

O canino apresenta-se topograficamente semelhante aos incisivos. As infecções periapicais desse dente tendem a se localizar no vestíbulo bucal, porque seu ápice se encontra acima das origens dos músculos depressor do lábio inferior e platisma. Ocasionalmente, ultrapassa a origem muscular e torna-se extrabucal (Fig. 4-32).

O primeiro premolar está mais próximo da lâmina vestibular e o segundo premolar é quase vertical entre as duas lâminas. Os processos originados desses dentes migram até o espaço coletor, formado pelos músculos abaixador do ângulo da boca, masseter, bucinador e pelo corpo da mandíbula. É um espaço destituído de inserções musculares e ocupado por um tecido conjuntivo muito frouxo. Os abscessos dessa região tendem a

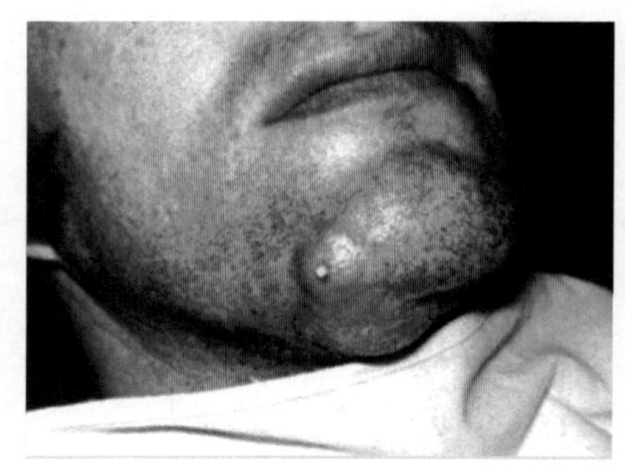

Figura 4-32 – Processo séptico com origem no canino inferior, exteriorizado ao lado do mento (fotografia cedida pelo Dr. A. Cesar Perri de Carvalho).

se superficializar, frequentemente vindo "a furo", o que provoca uma cicatriz antiestética. Poderá, eventualmente, tornar-se um abscesso sublingual se perfurar a lâmina alveolar lingual. O espaço sublingual é limitado pelo músculo milo-hióideo (abaixo), mucosa do soalho da boca (acima), corpo da mandíbula (anterolateral) e osso hioide (posterior). O fato de o abscesso tornar-se sublingual e não submandibular é porque o ápice do premolar se encontra acima da origem do músculo milo-hióideo.

Processos sépticos agudos do primeiro molar abrem-se mais do lado vestibular, abaixo da origem do músculo bucinador (Fig. 4-33). Nesses casos, formar-se-á um abscesso bucal ou geniano, igual àquele descrito para os molares superiores. Se o ápice estiver acima da origem do músculo bucinador, dará origem a um abscesso vestibular. Raramente o processo romperá a lâmina lingual – se isso ocorrer, poderá localizar-se no espaço sublingual (mais frequente), ou no espaço submandibular se seus ápices radiculares estiverem abaixo do nível de origem do músculo milo-hióideo (muito menos frequente). O espaço submandibular é formado por um desdobramento da fáscia cervical, abaixo dos músculos milo-hióideo e hioglosso e entre os ventres do músculo digástrico. Com a rara exceção do primeiro, somente o segundo e o terceiro molares podem dar origem aos abscessos submandibulares.

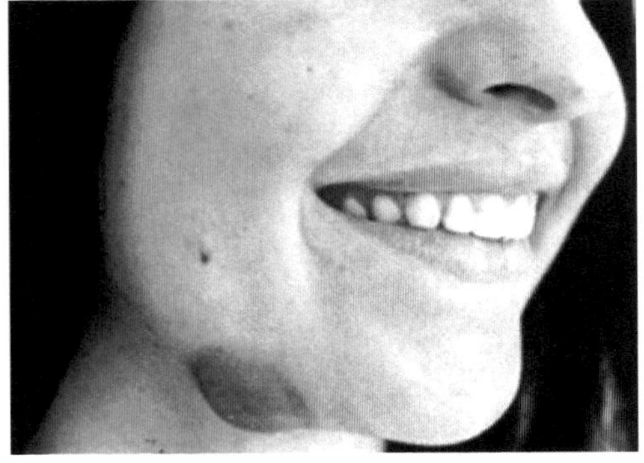

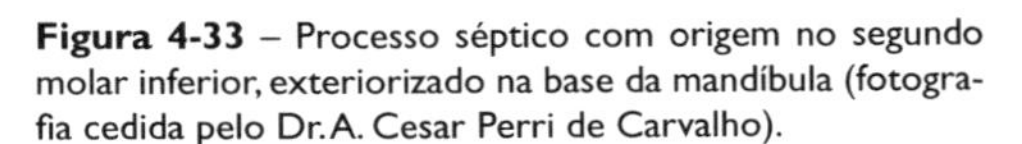

Figura 4-33 – Processo séptico com origem no segundo molar inferior, exteriorizado na base da mandíbula (fotografia cedida pelo Dr. A. Cesar Perri de Carvalho).

Uma outra complicação possível é aquela em que um abscesso localizado entre o periósteo e o osso (comum na superfície lingual da mandíbula) migra de um lado para o outro e abre-se à distância, confundindo o diagnóstico.

O segundo molar tem as mesmas quatro possíveis vias de drenagem para seus abscessos. De acordo com sua posição vertical, há igual distância das lâminas vestibular e lingual, teoricamente há igual possibilidade para a perfuração em um dos dois lados. Da mesma forma, há igual chance para seus ápices radiculares estarem abaixo ou acima da origem do músculo bucinador ou do músculo milo-hióideo.

O terceiro molar tem seu ápice mais próximo da lâmina lingual e abaixo da origem do músculo milo-hióideo, o que faz com que os abscessos provenientes desse dente se localizem no espaço submandibular. Nos casos de abscessos do terceiro molar (pericoronários, por exemplo) que se exteriorizam no lado vestibular, deve-se levar em conta que a linha de origem do músculo bucinador no processo alveolar vai subindo, do primeiro ao terceiro molar, em direção ao trígono retromolar, onde encontra o músculo constritor superior da faringe. Dessa forma, o fórnice do vestíbulo é muito mais raso ao lado do terceiro que do primeiro molar inferior e contém menor quantidade de submucosa. Devido a esse fato, não é incomum se encontrar esses abscessos ao lado do segundo ou mesmo do primeiro molar.

Outras vias (mais profundas) de disseminação

Abscessos do espaço infratemporal podem também alcançar o espaço parafaríngeo e mais raramente a órbita, por meio da fissura orbital inferior. O espaço parafaríngeo fica entre a parede lateral da faringe e a fáscia do músculo pterigóideo medial, desde a base do crânio (superiormente) até a glândula submandibular e músculo digástrico (inferiormente). Portanto, comunica-se com o espaço submandibular, de onde podem provir infecções no espaço parafaríngeo, incluindo edema da laringe, trombose da veia jugular interna e erosão da artéria carótida interna com grande hemorragia.

Outra via de propagação das infecções de dentes superiores é por meio do soalho do seio maxilar. Pode-se estimar a sinusite de origem dental como sendo da ordem de 20% de todos os casos. É interessante considerar que vasos linfáticos correm na mucosa do seio maxilar em direção aos forames alveolares ou ao forame infraorbital; assim a infecção periapical pode ser levada ao seio por meio dessa via.

Envolvimento de áreas mais distantes devido à infecção odontogênica é uma possibilidade que não deve ser ignorada. A literatura especializada apresenta casos de abscessos endocranianos, incluindo comprometimento do seio cavernoso e do lobo frontal do encéfalo, tendo sido os dentes e seus tecidos de suporte implicados como fatores etiológicos.

Cerca de 7% das tromboses de seio cavernoso e uma porcentagem menor de abscessos cerebrais são causadas por processos sépticos de origem dental.

A infecção alcança a cavidade craniana geralmente por via hematógena, mas pode migrar diretamente através da via fissura orbital inferior-órbita-fissura orbital superior ou por erosão da base do crânio.

Há casos em que a infecção do terceiro molar, principalmente quando se acha em posição horizontal ou mesioangular, tende a se espalhar além da extensão posterior do músculo milo-hióideo e se localizar no espaço pterigomandibular, entre o ramo da mandíbula e o músculo pterigóideo medial. Posteriormente, esse espaço se comunica com o espaço parafaríngeo. Um paciente com abscesso no espaço pterigomandibular não mostrará evidência externa de edema. Exame intrabucal, no entanto, revelará uma saliência do palato mole e do arco palatoglosso, com desvio da úvula para o lado não afetado. O abscesso pterigomandibular é geralmente acompanhado por trismo e dificuldade para engolir e respirar. Deve ser diferenciado do abscesso do espaço peritonsilar, o qual não apresenta trismo (ou apresenta pouco) e não dificulta a deglutição e a respiração.

O espaço pterigomandibular comunica-se com o espaço submassetérico, o qual, por extensão, pode envolver também o espaço subparotídeo. Quando isso acontece, pode haver confusão com parotidite, o que se diferencia pela livre drenagem de saliva, presença de trismo e edema não flutuante. Abscessos que invadem o espaço pterigomandibular muitas vezes são provocados por pericoronarite do terceiro molar.

Quanto ao abscesso do espaço sublingual, lembramos que ele pode cruzar o plano mediano entre o músculo genioglosso e a mucosa do soalho da boca, provocando edema, elevação da língua e variados graus de dificuldade respiratória. Esse quadro tem sido erroneamente chamado de angina de Ludwig. É possível, entretanto, desenvolver-se em uma verdadeira angina de Ludwig (celulite descendente do pescoço) quando o pus acumulado caminha em direção posterior acompanhando o ducto submandibular. Ao alcançar o músculo hioglosso, pode passar lateralmente a ele e invadir o espaço submandibular; se passar medialmente, pode alcançar a bucofaringe, a abertura da laringe e o espaço parafaríngeo. A região da bucofaringe é coberta por membrana mucosa frouxa e limitada por músculos que tendem a formar barreiras; a propagação é por meio de linfáticos e espaços teciduais na área que circunda a laringe e a faringe. Isso produz edema suficiente para ocasionar dificuldades respiratórias, associado a severa inflamação, o que caracteriza a celulite descendente do pescoço. Essa, muitas vezes, inicia-se no espaço infratemporal e sua rápida propagação pode comprometer todos os espaços do pescoço, provocando mortalidade em 40% dos casos.

O abscesso do espaço submandibular raramente alcança a superfície da pele ou se difunde para outras regiões devido às barreiras anatômicas, das quais a principal é a fáscia cervical. Clinicamente, aparece de forma triangular, começa na base da mandíbula e se estende até o nível do osso hioide. Não pode ser confundido com o abscesso bucal ou geniano, porque este é ovoide, começando na base da mandíbula e estendendo-se para cima, ao nível do arco zigomático. Quando a pressão aumenta muito, o pus toma uma das várias vias possíveis e entra em outro espaço. A via mais comum é o local onde os vasos faciais perfuram a fáscia cervical e o músculo platisma em direção ao espaço subcutâneo. Outra via é em direção ao espaço sublingual, ou ainda acompanhando a veia retromandibular em direção à glândula parótida. Pode também se abrir no espaço parafaríngeo ou no infratemporal.

Do espaço parafaríngeo a infecção pode descer à cavidade torácica ou alcançar a base do crânio por meio de seus forames. Felizmente isso é raro. Aliás, a propagação das infecções bucais a regiões profundas da cabeça e do pescoço constitui somente cerca de 8% dos casos.

Tratamento

O tratamento desses abscessos odontogênicos deve ser medicamentoso e cirúrgico. Antibióticos e quimioterapia combatem a disseminação da infecção, mas o uso indiscriminado de antibióticos permite, algumas vezes, a propagação da infecção, resultando em sérias complicações. Precisam ser usados com crítica; é aconselhável usar um que aja na maior porcentagem dos casos até que a sensitividade seja determinada. Isso deve ser feito na ocasião da incisão e drenagem. Tratamento cirúrgico é ainda o método de escolha em muitos casos, com antibioticoterapia coadjuvante.

Patologias comumente associadas ao sistema muscular (esquelético)

Fibrose – É a denominação geral dada à formação de tecido conjuntivo fibroso em substituição a tecidos lesados. Como as células musculares não sofrem mitose, ao morrer são substituídas por tecido fibroso.

Lumbago – É a inflamação* do tecido conjuntivo fibroso (fibrosite) que envolve a musculatura lombar, causando dor e rigidez muscular. O termo tem sido associado a qualquer dor de origem musculoesquelética da região lombar.

Distrofia muscular – É o nome dado a uma variedade de miopatias* degenerativas, algumas delas hereditárias. Caracteriza-se pela destruição das células musculares e substituição destas por tecido fibroso ou adiposo, o que leva a uma lenta atrofia muscular. Acomete, geralmente, os músculos apendiculares, enquanto músculos internos, como o diafragma, são raramente afetados. A doença não tem tratamento específico, a não ser exercícios físicos que desenvolvam a musculatura não afetada.

Miastenia grave – É uma doença, provavelmente autoimune, que se caracteriza por provocar um extremo enfraquecimento. Resulta da formação de anticorpos que se ligam a receptores colinérgicos dentro da junção neuromuscular. Como esses receptores ficam assim bloqueados, a acetilcolina liberada pela terminação nervosa não tem onde se ligar e, dessa forma, a contração muscular não acontece. Com o passar do tempo e o agravamento da doença, o músculo, ao não mais se contrair, atrofia e enfraquece. A doença acomete mais indivíduos do sexo feminino, entre 20 e 50 anos, sendo os músculos da face e do pescoço os mais afetados. Costuma ser fatal para aproximadamente 10% dos doentes, ao acometer os músculos respiratórios.

Contrações anormais – Podem ser descritos vários tipos. *Espasmo muscular* é uma contração de curta duração, repentina e involuntária. Já a *cãibra* é uma contração muscular dolorosa, involuntária e prolongada. A *convulsão* é a contração violenta e espasmódica de vários grupos musculares, a qual pode ser provocada por aumento acentuado da temperatura corpórea, epilepsia, ataque histérico, em quadros de abstinência a drogas etc. A *fibrilação* é a contração descoordenada e arrítmica das fibras musculares, o que impede a contração normal do músculo (como acontece na fibrilação cardíaca). O "*tic*" *nervoso* é a contração involuntária e de curta duração de músculos que estão, geralmente, sob controle voluntário. É mais comum em alguns músculos faciais, como o orbicular do olho, e costuma ter causa psicológica.

CAPÍTULO

5

Sistema Articular

OBJETIVOS ❙ Classificar os tipos de articulação do corpo humano e suas características, apresentando exemplos ❙ Descrever os elementos e as características de uma articulação sinovial típica ❙ Descrever as principais articulações sinoviais do corpo ❙ Especificar detalhes anatômicos da ATM ❙ Integrar conhecimentos sobre músculos mandibulares e ATM, a fim de explicar os movimentos de abaixamento, elevação, protrusão, retrusão e lateralidade da mandíbula ❙ Aplicar as noções adquiridas sobre dinâmica da ATM (relação das ações musculares com a movimentação mandibular a partir da ATM) para a percepção das posições da mandíbula e seus movimentos nos planos sagital, frontal e horizontal ❙ Discutir sobre as noções básicas das desordens temporomandibulares ❙

Como vimos, o esqueleto é formado por um conjunto de peças ósseas independentes, porém articuladas. Alguns ossos se unem ou se articulam para permitir a realização de movimentos, enquanto outros o fazem para formar compartimentos protetores e entre estes praticamente não há movimentação. Nesse último caso, as extremidades ósseas conectantes estão unidas por tecido conjuntivo ou cartilagíneo, e estes tecidos, além de unirem os ossos, têm, em algumas situações, funções relacionadas com o crescimento ósseo. Já quando há necessidade de movimentação entre os ossos conectantes, as extremidades ósseas são envolvidas por estruturas articulares complexas (articulações sinoviais) que unem os ossos sem impedir sua movimentação.

Generalidades

GUIA DE ESTUDO 16

1 Leia uma vez o bloco 1.
2 Responda, escrevendo, às seguintes perguntas: Quais são os tipos de articulações fibrosas? Caracterize cada um deles. Quais são os tipos de articulações cartilagíneas? Caracterize cada um deles. Por que razões as faces articulares ósseas das articulações sinoviais são recobertas por cartilagem? O que são membrana sinovial e sinóvia? Para que servem? Como é formada a cavidade articular? Como se chamam as placas cartilagíneas encontradas no interior de algumas articulações? Para que servem os ligamentos das articulações sinoviais, do que são feitos e onde são encontrados? Quais são os tipos de movimento das articulações sinoviais; caracterize cada um deles.
3 Leia novamente e confira se o que você escreveu está certo.
4 Releia de novo, agora mais atentamente. Examine o material instrucional do laboratório. Reproduza os tipos de movimentos articulares em si próprio. Troque ideias com os colegas. Consulte livros e atlas (bibliografia complementar).
5 Leia mais uma vez o bloco 1, agora realçando os detalhes que julgar mais importantes.

B1 *Existem três tipos de articulações: fibrosas, cartilagíneas e sinoviais*

As articulações de movimentação limitada permitem apenas pequenos deslocamentos e movimentos vibratórios. Nessas articulações sem liberdade de movimento, os ossos ficam tão próximos que há uma continuidade entre eles pela interposição de tecido fibroso (**articulações fibrosas**) ou cartilagíneo (**articulações cartilagíneas**). As fibrosas são as **suturas**, **sindesmoses** e **gonfose***. As suturas ocorrem no neurocrânio e no viscerocrânio, como já foi visto no Capítulo 2. Sua grande importância é a de assegurar o crescimento do crânio, o qual deve acompanhar o crescimento do encéfalo, pela aposição de tecido ósseo neoformado às bordas ósseas. O novo osso provém de um tecido osteogênico existente no meio fibroso articular. Cessado o crescimento esse tecido involui, restando apenas o tecido fibroso, que faz a união entre os ossos como se fosse cola. Mesmo este, com o passar do tempo, vai desaparecendo devido à fusão das suturas, sendo assim substituído por tecido ósseo (**sinostose***). No crânio de uma pessoa bastante idosa, as suturas tornam-se quase todas obliteradas. A sinostose lenta e gradual se completa em cada sutura em épocas diferentes, dentro de um padrão mais ou menos uniforme. Isso permite estimar a idade do crânio de um indivíduo desconhecido, na ocasião de sua morte, pelo mapeamento de suas suturas.

As **sindesmoses** não têm a mesma função de crescimento. Diferem anatomicamente das suturas por ter maior quantidade de tecido conjuntivo fibroso e maior distância entre os ossos conectantes, o que permite alguma movimentação. Entre as poucas sindesmoses existentes estão aquelas formadas pelas epífises distais* da tíbia e da fíbula, com fartos ligamentos, e entre as diáfises* do rádio e da ulna, com a **membrana interóssea do antebraço.**

A **gonfose** surge entre o dente e seu alvéolo ósseo, tendo entre ambos um ligamento alveolodental, de tecido fibroso. Apesar de ser uma sindesmose, é uma articulação especial porque não é formada somente por ossos. O movimento nessa articulação se reduz aos pequenos deslocamentos do dente em relação ao osso que o contém.

Já as articulações cartilagíneas se dividem em **sincondroses**, nas quais os ossos, ou então partes de um osso longo, são unidos por cartilagem hialina (sincondrose esfeno-occipital, sincondrose costocondral), e **sínfises**, nas quais a união é feita por espessa cartilagem fibrosa, capaz de absorver choques (sínfise intervertebral, sínfise púbica). Na sínfise, entretanto, uma fina camada de cartilagem hialina recobre as superfícies articulares dos ossos.

A sincondrose esfeno-occipital (ver página 38) é particularmente importante em Odontologia porque o crescimento ósseo nesse local é bastante significativo. Faz aumentar a base do crânio no sentido anteroposterior até a idade dos 16 a 18 anos aproximadamente. As sincondroses esfenoetmoidal, petroccipital e esfenopetrosa não têm a mesma importância. Outro exemplo de articulação temporária é a metáfise* dos ossos longos em crescimento, entre a epífise e a diáfise. Ao completar o crescimento, a cartilagem epifisial é substituída por osso.

Às sínfises, pode-se acrescentar mais um exemplo, que é a sínfise da mandíbula, ou seja, a união mediana das duas hemimandíbulas do feto e do recém-nascido. Os mamíferos de modo geral mantêm por toda a vida essa terceira articulação mandibular, fibrocartilagínea, mas no homem ela deixa de existir logo após o nascimento, pela fusão de ambos os ossos.

As articulações de grande mobilidade ou sinoviais têm mais elementos constituintes e, portanto, são mais complexas

As **articulações sinoviais** diferem anatomicamente das demais por possuírem uma cavidade preenchida por líquido entre os ossos. Diferem funcionalmente por apresentarem grande liberdade de movimentos, principalmente o deslizamento e os movimentos angulares de flexão, extensão, adução, abdução e circundução (veja a seguir).

Como as superfícies articulares ósseas precisam deslizar e girar em movimentação livre uma sobre a outra, elas são recobertas por **cartilagem articular** (geralmente hialina). Além de diminuir o atrito e, consequentemente, o desgaste entre os ossos, a cartilagem facilita a movimentação por ser bem lisa e úmida. Outra função da cartilagem articular é absorver choques, uma vez que os ossos estão em constante e mútua pressão. De fato, nos locais de maior pressão a cartilagem é mais espessa.

A cartilagem articular é úmida porque é permanentemente lubrificada por um dialisado do plasma sanguíneo, a **sinóvia*** ou **líquido sinovial**. Como é bastante espessa, diminui ainda mais o atrito e é um fator amortecedor dentro da articulação, preenchendo parte da cavidade articular e mantendo, até certo ponto, os ossos afastados entre si. Outra função da sinóvia é nutrir, por capilaridade, as cartilagens da articulação, já que elas são avasculares. A nutrição da superfície interna da cartilagem articular, em contato com o tecido ósseo, se faz pelo plasma que transuda dos vasos do próprio osso. Os demais elementos da articulação são vascularizados. As grandes articulações têm, a partir de suas cavidades articulares, uma extensão em forma de saco, a **bolsa sinovial**, que forma uma proteção hidráulica para diminuir o atrito dos músculos, tendões e da pele (algumas são subcutâneas) juntos às articulações. **Coxins* adiposos** de algumas articulações também ajudam na proteção.

A **sinóvia** é formada, e reabsorvida, para sua renovação, pela **membrana sinovial**, lâmina de tecido conjuntivo frouxo cheia de vilos, que reveste internamente a cápsula articular e a bolsa sinovial. A sinóvia fica contida na articulação devido à existência da **cápsula articular**, uma membrana fibrosa que une os ossos, fixando-se em seus periósteos e envolvendo toda a articulação (Fig. 5-1). Como a cápsula articular e sua camada interna, a membrana sinovial, em condições normais não se insinuam dentro da articulação, acabam formando um espaço fechado conhecido como **cavidade articular**. É uma cavidade quase virtual já que os componentes da articulação ficam justapostos, compactados. A cápsula articular é muitas vezes reforçada com espessamentos de seus feixes colágenos (**ligamentos capsulares**). Os nervos da cápsula captam a sensação dolorosa e também a proprioceptiva* relacionada com o estiramento, levando essa informação ao sistema nervoso central para guiar, assim, posição e angulação.

No interior de algumas poucas articulações sinoviais são encontradas placas fibrocartilagíneas chamadas **discos articulares** (no joelho são chamadas **meniscos** devido a sua forma de lua crescente). Situam-se entre superfícies articulares discordantes, promovendo melhor adaptação delas entre si e distribuindo a pressão mais uniformemente. Contribuem também para absorver impactos. Outras formações cartilagíneas anexas são as **orlas**, que se ajustam às bordas da face articular, ampliando-a.

Enquanto se movimentam, as articulações são estabilizadas por músculos e por **ligamentos***. Estes, independentes da cápsula articular, são cordões ou fitas fibrosos (feixes de fibras predominantemente colágenas, compostas principalmente pela proteína colágeno, com fibroblastos entre elas)

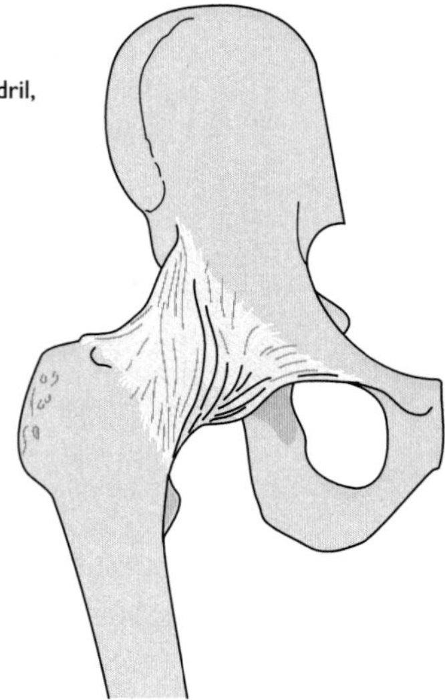

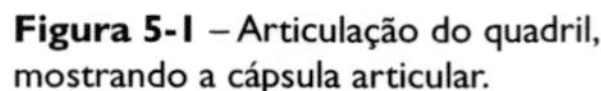

Figura 5-1 – Articulação do quadril, mostrando a cápsula articular.

que vão de um osso a outro para ajudar a manter a conexão e para limitar movimentos. Os ligamentos, de um modo geral, não têm fibras elásticas, no entanto os ligamentos das articulações têm um pouco delas. Quando estão sob tensão, os ligamentos estimulam terminações nervosas proprioceptivas neles encontradas, as quais enviam ao sistema nervoso central informação relacionada com a posição espacial e propriocepção, tal como na cápsula. Ainda que a maioria dos ligamentos reforce a articulação por fora (**extracapsulares**), alguns se dispõem em seu interior (**intracapsulares**). Observe no quadro "Veja bem..." deste capítulo alguns detalhes sobre as articulações sinoviais.

A inervação da articulação, relacionada à dor, é abundante na cápsula, na membrana sinovial e nos ligamentos articulares. As terminações nervosas livres captam, principalmente, estímulos provocados por torções e estiramentos. A dor na articulação ocasiona uma contração reflexa dos músculos flexores, que pode evoluir para espasmo. As terminações proprioceptivas da cápsula e ligamentos, menos abundantes, informam sobre a posição espacial da articulação ou seu grau de movimentação. Estão relacionadas com reflexos musculares a nível das articulações. As cartilagens da articulação são desprovidas de nervos.

São também desprovidas de vasos sanguíneos e linfáticos. Mas a cápsula articular e a membrana sinovial são ricamente vascularizadas. Na membrana sinovial, a vascularização é determinante para a formação do líquido sinovial (um dialisado do plasma sanguíneo acrescido de uma mucina chamada ácido hialurônico) e na absorção dos líquidos da cavidade articular.

Articulações sinoviais permitem diferentes tipos de movimento

Como vimos, os movimentos nas articulações sinoviais são possíveis pelo fato de, ao contrário das articulações fibrosas e cartilagíneas, não

Veja bem...

... os elementos de uma articulação sinovial.

Elementos eventualmente presentes

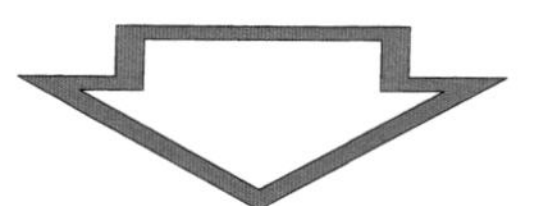

Discos e meniscos articulares podem estar presentes em algumas articulações. Eles tornam as superfícies articulares congruentes e amortecem os impactos.

Ligamentos extra e intracapsulares podem reforçar algumas articulações, limitando o movimento articular e impedindo deslocamentos exagerados dos ossos conectantes.

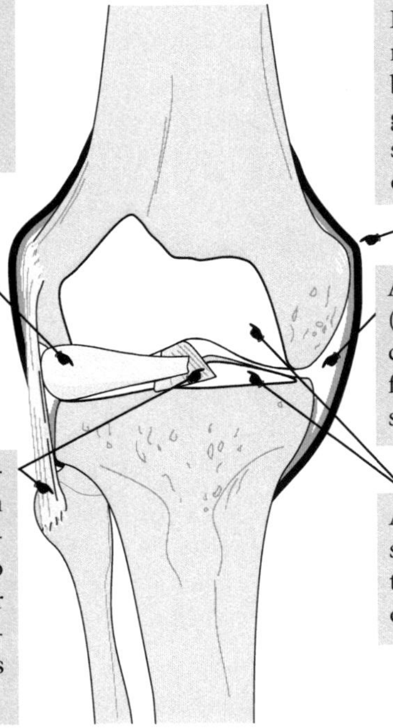

Elementos sempre presentes

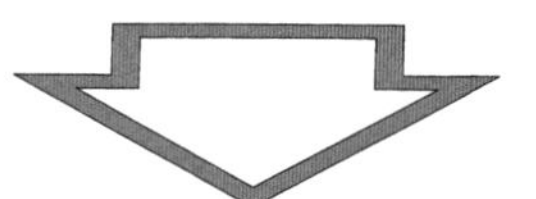

A **cápsula articular** envolve completamente a articulação, formando um compartimento fechado. Ela é formada por uma membrana fibrosa (externa) e uma membrana sinovial (interna) com pregas e vilosidades. Esta membrana sinovial produz a sinóvia ou líquido sinovial.

A **cavidade articular** é o espaço (praticamente virtual) criado pela cápsula articular. É um espaço fechado que contém o líquido sinovial.

A **cartilagem articular** recobre as superfícies ósseas articulares, tornando-as lisas e facilitando seu deslizamento.

ser um tecido que se interpõe entre os ossos, mas sim líquido sinovial. A movimentação é limitada, entretanto, por diversos fatores, como as características anatômicas das superfícies articulares, a ação de ligamentos, a oposição mecânica de partes próximas do corpo (por exemplo, ao flexionar o antebraço, o braço limita e impede uma flexão mais pronunciada), e a tensão muscular. Assim, as articulações sinoviais ora se movimentam apenas em um eixo (**uniaxiais**), em dois (**biaxiais**), ou em três (**triaxiais**), porém algumas não apresentam eixo definido (**não axiais**).

É importante neste ponto definir *eixo* e *plano* de movimento. Imaginemos que, *em posição anatômica*, "dobremos" o cotovelo. Assim, o antebraço *flexiona* e se aproxima do braço. Nesta situação, o eixo do movimento é laterolateral (imagine que você está construindo um boneco de madeira, completamente articulado; para realizar esse movimento de flexão do antebraço, qual direção teria de ter o fio metálico (eixo) que "articulasse" braço e antebraço para que esse movimento fosse possível? Laterolateral, não é verdade?). E qual o plano? Claro está, perpendicular ao eixo. Nesse caso, o plano é anteroposterior.

São definidos classicamente os seguintes movimentos:

- **Deslizamento** – é o movimento mais simples e comum, em que as peças adjacentes deslizam levemente umas sobre as outras, como acontece, por exemplo, entre as cabeças das costelas e os corpos das vértebras.

- **Flexão** – movimento no plano anteroposterior (eixo laterolateral), com diminuição do ângulo entre o osso que se movimenta e o osso adjacente, como acontece ao aproximar o antebraço ao braço, a perna à coxa etc.

- **Extensão** – é o contrário da flexão, ou seja, há aumento do ângulo entre os ossos que compõem a articulação. A hiperextensão é um aumento na amplitude da extensão.

- **Abdução** – movimento no plano laterolateral (eixo anteroposterior), com aumento do ângulo entre o osso que se movimenta e o plano mediano do corpo, como acontece (sempre em *posição anatômica*) ao afastar o membro superior ou inferior. O verbo é abduzir.

- **Adução** – é o contrário da abdução, ou seja, há diminuição do ângulo, como acontece ao aproximar o membro superior ou inferior do plano mediano do corpo. O verbo é aduzir.

  Os movimentos de flexão, extensão, abdução e adução são classificados como *angulares*, ou seja, ao se movimentar, as peças ósseas diminuem ou aumentam o ângulo com os ossos adjacentes.

- **Circundução** – é um movimento complexo (associação dos movimentos de flexão, extensão, abdução e adução) no qual os ossos que se movimentam descrevem um cone que tem como ápice a própria articulação. A articulação do ombro e do quadril são exemplos clássicos.

Resumo dos principais tipos de articulações e alguns exemplos

Tipos	Descrição	Movimento	Exemplo
Fibrosas	Não existe cavidade articular. Ossos são mantidos unidos por uma fina camada de tecido conjuntivo fibroso		
Sutura	Encontrada apenas unindo alguns ossos do crânio. Funcionam também como centros de crescimento do crânio	Nenhum	Sutura lambdóidea, sagital, coronal
Sindesmose	Maior quantidade de tecido conjuntivo entre os ossos conectantes	Pequeno	Entre epífises distais da tíbia e da fíbula; entre as diáfises do rádio e da ulna
Gonfose	Une as estruturas conectantes mediante o ligamento periodontal	Muito reduzido, limitando-se apenas a movimentos dos dentes dentro dos alvéolos durante a mastigação	Entre as raízes dos dentes e os alvéolos dentais
Cartilagíneas	Não existe cavidade articular. Ossos são mantidos unidos pela existência de uma cartilagem		
Sincondrose	O material conectante é formado por cartilagem hialina	Nenhum ou muito reduzido	Sincondrose esfeno-occipital; entre diáfise e epífise dos ossos longos; entre as costelas e o esterno
Sínfise	O material conectante é formado por um disco de fibrocartilagem	Pequeno	Sínfise intervertebral; sínfise púbica
Sinoviais	Apresenta cavidade articular, cápsula articular com membrana sinovial produtora de líquido sinovial lubrificante. Pode apresentar outros elementos	Movimentos amplos	ATM, ombro, cotovelo, quadril, joelho etc.

- **Rotação** – neste movimento o osso gira ao redor do seu longo eixo, como acontece com o úmero ao girar o braço para dentro (rotação medial) ou para fora (rotação lateral).

Além desses movimentos, devem ser considerados outros mais específicos, como os movimentos de supinação*, pronação*, inversão*, eversão*, que são resumidamente descritos no Glossário deste livro.

São encontrados no corpo vários tipos de articulação. Às vezes, tipos diferentes, um ao lado do outro. Na coluna vertebral há tipos diversificados de articulação: fibrosa (sindesmose), entre as lâminas dos arcos vertebrais; cartilagínea (sínfise), entre os corpos vertebrais; e sinovial, entre as duas primeiras vértebras e entre os processos articulares das vértebras. No tornozelo, a articulação sinovial talocrural é ladeada pela tibiofibular distal, que é uma sindesmose.

As grandes articulações do corpo, assim conhecidas, são todas sinoviais típicas, mas possuem características que as tornam diferentes e apropriadas para realizar os movimentos a que se destinam. A articulação temporomandibular será descrita separadamente.

Articulação temporomandibular (ATM)

(Figs. 5-2 e 5-3)

GUIA DE ESTUDO 17

1 Leia uma vez o bloco 2.
2 Responda, sempre escrevendo, de preferência, às seguintes perguntas: De que partes e subpartes compõem-se as faces articulares ósseas temporal e mandibular da ATM? Em que locais das faces articulares é mais espessa a cartilagem articular? Por quê? A que estruturas anatômicas o disco articular está ligado em suas bordas lateral, medial, anterior e posterior? O que é coxim retrodiscal? Em que locais se prende a cápsula articular? De que ela é feita? Como age a sinóvia na ATM? Descreva o ligamento temporomandibular.
3 Leia novamente e confronte o que você escreveu com o texto do livro. Corrija e/ou complemente, se for o caso.
4 Ao ler outra vez, preste atenção no material instrucional do laboratório para aliar o estudo teórico com o prático.
5 Leia uma vez mais e selecione aquilo que julgar mais significativo na descrição da ATM.

B2 *A ATM é uma articulação sinovial que une a mandíbula com o resto do crânio*

A ATM é uma articulação sinovial e, portanto, permite amplos movimentos da mandíbula em torno de um osso fixo, que é o temporal.

É uma articulação bilateral, interligada pela mandíbula e interdependente, com movimentos próprios para cada lado, porém simultâneos, podendo ser considerada uma única articulação. É como se nós unîssemos as mãos direita e esquerda e, sem dobrar punhos e cotovelos, realizássemos movimentos com os membros superiores; a articulação do ombro direito não se movimentaria isoladamente, isto é, sem a movimentação da articulação do ombro esquerdo.

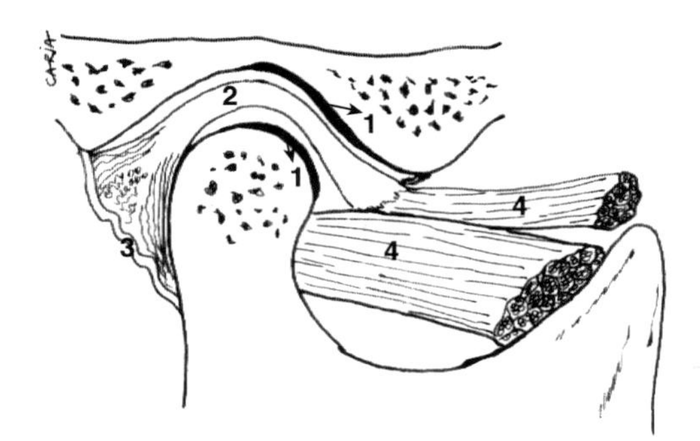

Figura 5-2 – ATM. Secção sagital.
1 Cartilagem articular (em preto)
2 Disco articular
3 Cápsula articular
4 M. pterigóideo lateral

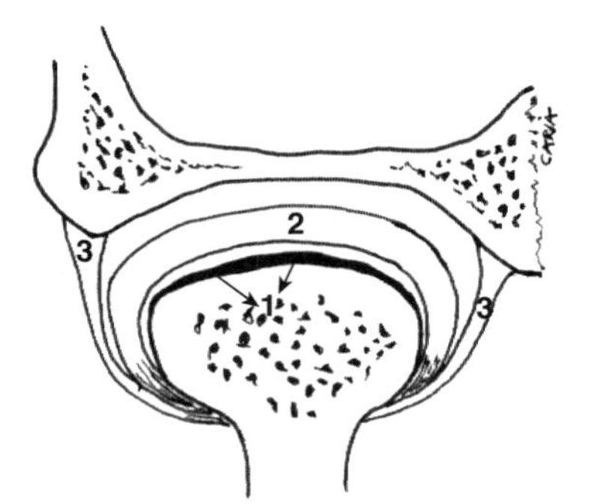

Figura 5-3 – ATM. Secção frontal.
1 Cartilagem articular (em preto)
2 Disco articular
3 Cápsula articular

Há também uma relação de interdependência da ATM com a oclusão dos dentes de ambos os arcos, o que a torna peculiar e funcionalmente complexa. Outras peculiaridades da ATM, que a distinguem das demais articulações do corpo, são: o revestimento superficial de tecido conjuntivo denso modelado e não de cartilagem hialina; a cabeça da mandíbula cresce na superfície, sem cartilagem epifisial; as faces articulares são bastante discordantes; um disco articular se coloca entre as faces articulares; tem movimentos de rotação e de translação associados; impulsos proprioceptivos são gerados também no nível dos dentes e estruturas bucais.

Faces articulares ósseas

(Figs. 2-10, 2-11, 2-15 e 2-20)

As partes ósseas da ATM são a cabeça da mandíbula (conhecida pelos clínicos como côndilo) e eminência articular e fossa mandibular do temporal. Essas superfícies ósseas, já descritas no capítulo "Crânio", devem ser reestudadas.

A remodelação óssea (deposição e reabsorção) é um fenômeno adaptativo às demandas funcionais, determinadas por forças mecânicas aplicadas sobre o osso. Na ATM, remodelação pode ocorrer em qualquer idade e compromete preferentemente as vertentes anterior e posterior da cabeça da mandíbula.

A composição das superfícies articulares da ATM difere das outras articulações sinoviais

(Figs. 5-4 e 5-5)

As superfícies articulares temporal e condilar da ATM são cobertas por três camadas de tecidos. A mais externa é um tecido conjuntivo denso avascular, a intermediária, é uma camada onde predominam células indiferencidas, e a mais interna é uma cartilagem fibrosa (fibrocartilagem). Essa constituição diferencia a ATM das outras articulações sinoviais, que são revestidas exclusivamente por cartilagem hialina com exceção da esternoclavicular). Tais camadas têm espessuras variáveis, dependendo do local que elas cobrem. São particularmente espessas na vertente anterior da cabeça da mandíbula e na vertente posterior da eminência articular. Funcionalmente, essas áreas são as mais importantes, pois são estes os locais de impacto dessa articulação e a maior espessura das camadas melhora a resistência a esse impacto. Nas demais áreas, a pressão exercida fica muito aquém em magnitude. No fundo da fossa mandibular, por exemplo, tais camadas são muito delgadas (bem como o próprio osso). Esse fato indica que a transferência de forças da mandíbula para o temporal nesse local é diminuta. Portanto, o côndilo não exerce força diretamente na fossa mandibular.

A cartilagem hialina da maioria das articulações sinoviais tem pouca capacidade regenerativa quando lesada. Nesse sentido, a camada mais superficial, de tecido conjuntivo, leva vantagem devido à sua grande potencialidade de regeneração. Outro aspecto que merece destaque é que a resistência à compressão das superfícies articulares da ATM é assegurada, em parte pelo tecido conjuntivo denso avascular, situado externamente, e pela fibrocartilagem, localizada mais internamente. A fibrocartilagem está presente somente após os 20 anos de idade (aproximadamente), antes desse período existe neste local uma cartilagem hialina. Esta cartilagem hialina, antes de sua substituição por fibrocartilagem, se mostrava em franco processo de ossificação endocondral, para possibilitar o crescimento radial da cabeça da mandíbula e da fossa mandibular.

Entre o tecido conjuntivo e a fibrocartilagem há um aglomerado de células indiferenciadas que permite a renovação celular dessas duas camadas. A quantidade de células indiferenciadas dessa região diminui significativamente com o avanço da idade, o que restringe progressivamente a capacidade regenerativa das superfícies articulares.

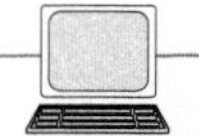

Quer saber mais sobre a hitologia e principais patologias de ATM?
Leia no site www.anatomiafacial.com

O disco articular divide a ATM em dois compartimentos: supra e infradiscal

(Figs. 5-4 e 5-5)

As articulações sinoviais podem ter disco, menisco ou nenhum dos dois. A ATM tem um **disco articular** extenso, componente ativo, com verdadeiras faces articulares. Transforma uma articulação simples em composta. Sem ele, ou com má função dele, ela não trabalha bem.

É uma placa do tecido conjuntivo denso que se situa sobre a cabeça da mandíbula como se fosse um boné colocado na cabeça de uma pessoa. A extensão anterior do boné (o quebra-sol) corresponde à parte anterior

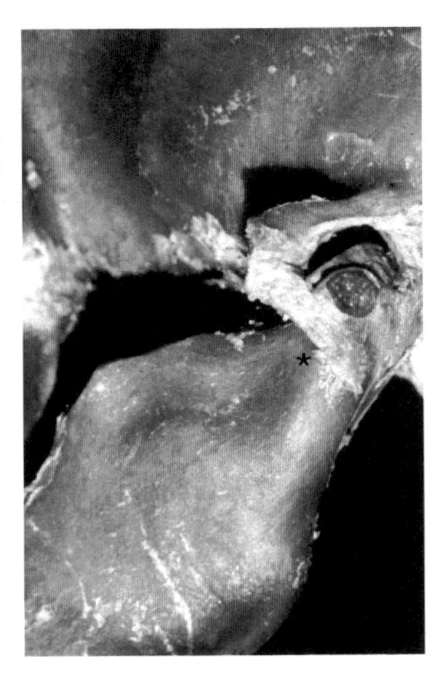

Figura 5-4 – ATM. Secção sagital na porção lateral, com o ligamento temporomandibular preservado (asterisco).

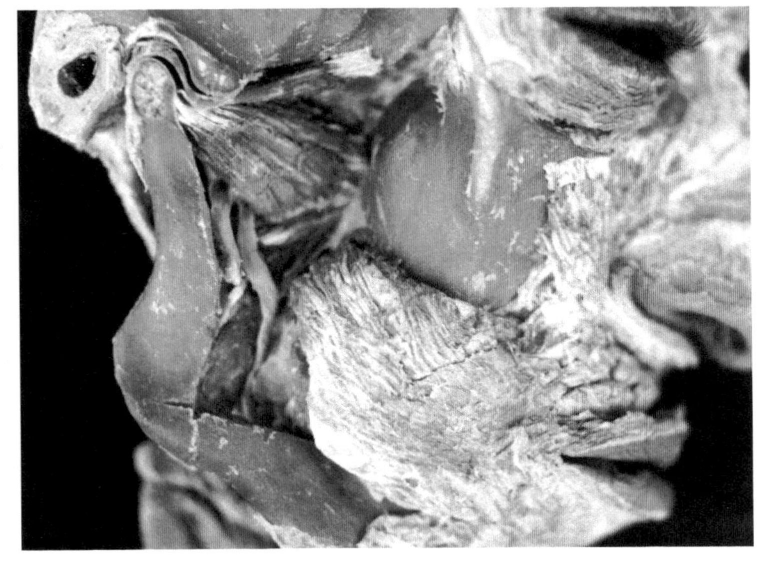

Figura 5-5 – ATM. Secção sagital, com o músculo pterigóideo lateral inserindo-se na fóvea pterigóidea e no disco articular.

do disco que excede os limites da cabeça da mandíbula e se coloca em contato com a eminência articular. Acima, não se prende em nenhuma área do temporal, mas na cabeça da mandíbula insere-se fortemente através de um tecido ligamentoso em dois pontos: nos polos medial e lateral. Isso significa que a mandíbula pode girar abaixo do disco articular sem que este se movimente, mas nos movimentos de translação o disco obrigatoriamente acompanha o deslocamento da mandíbula. Um descompasso entre disco e mandíbula (se estiver com suas conexões distendidas ou desinserido), nesses movimentos, pode provocar ruídos articulares (estalidos ou crepitação).

Adaptando-se bem às faces articulares, o disco articular regulariza a discrepância anatômica existente entre elas, absorve choques e promove uma movimentação suave da ATM. A parte central do disco é bem delgada em comparação às suas bordas anterior e posterior. Quanto maior for a altura da eminência articular, maior é a espessura da borda posterior. A periferia do disco é ligada à cápsula articular, que fecha a articulação sem prejudicar seus movimentos. Com essa conexão periférica e por se colocar entre as superfícies articulares, o disco divide a cavidade articular em dois compartimentos, o supradiscal e o infradiscal.

Apesar de ser fibroso e não hialino, o disco articular não se regenera ou se remodela após sofrer danos.

A borda anterior do disco, além de se fusionar com a cápsula articular, quase inexistente nesse ponto, mantém contato com algumas fibras da cabeça superior do músculo pterigóideo lateral na maioria das pessoas. Estas fibras estiram o disco, mas não o movimentam para frente. Sua função é a de prevenir a retenção ou o deslocamento do complexo disco-cápsula durante os movimentos. Posteriormente, a fusão do disco com a cápsula é intermediada pelo coxim retrodiscal, uma camada bem vascularizada e inervada, de tecido conjuntivo frouxo rico em fibras elásticas.

O coxim* retrodiscal, por sua flexibilidade, permite o movimento de translação anterior da cabeça da mandíbula. Fibras elásticas ligam a borda posterior do disco ao processo retroarticular. Apesar de se oporem à ação do músculo pterigóideo lateral, não chegam a competir em tração com o tono desse músculo, que é dominante e que mantém o disco na posição mais anterior permitida. O resto do coxim prende-se à cápsula, mas as fibras mais fortes (colágenas) que o compõem prendem-se na porção posterior da cabeça da mandíbula.

As fibras periféricas do disco articular dispõem-se de maneira concêntrica, circular, e as centrais são de disposição anteroposterior. Enquanto as primeiras previnem o achatamento e o alargamento de suas dimensões, as segundas facilitam o deslizamento anteroposterior. Por conveniência funcional, as fibras superficiais do tecido conjuntivo denso das superfícies articulares também se dispõem em direção anteroposterior (as profundas são perpendiculares à superfície óssea).

Observação clínica

Estas duas pequenas lâminas de fibras elásticas e colágenas, que ligam o disco ao temporal e à mandíbula, constituem um freio discal posterior. Sua lesão por distensão, trauma ou pressão pode levar a luxações do disco e desordens temporomandibulares com ou sem alterações degenerativas.

A ATM é circundada por uma cápsula articular fibrosa que permite os amplos movimentos da articulação (Fig. 5-6)

A ATM é circundada por uma **cápsula articular** fibrosa bastante frouxa, fundamentalmente na porção superior, que permite os amplos movimen-

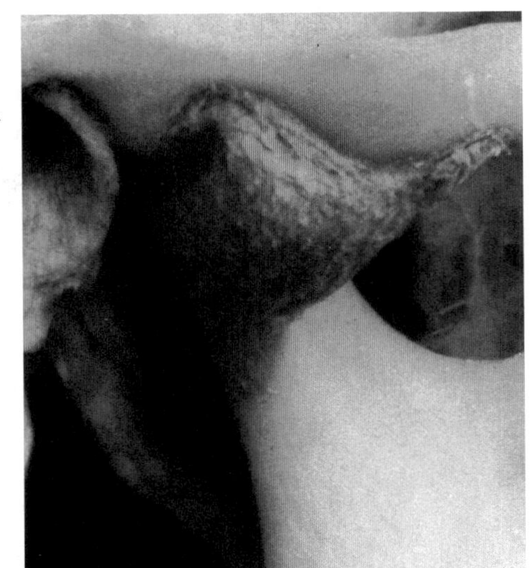

Figura 5-6 – ATM. Cápsula articular.

tos da articulação. Prende-se acima nos limites da face articular do temporal e abaixo no colo da mandíbula; portanto, abaixo das inserções discais nos polos medial e lateral da cabeça da mandíbula. À frente, ela se prolonga até os limites superiores da fóvea pterigóidea e atrás em um nível bem mais baixo.

A cápsula articular é bem inervada. Sua abundante inervação sensitiva, que inclui principalmente a proprioceptiva*, relaciona-se com os nervos auriculotemporal, massetérico e temporal profundo posterior. Sua vascularização, também abundante (ramos da artéria temporal superficial e também da artéria maxilar), estende-se até a periferia do disco articular, principalmente a membrana sinovial, mas nunca sua porção central.

Observação clínica

A abordagem cirúrgica da ATM deve levar em conta o feixe vasculonervoso pré-auricular (nervo auriculotemporal, artéria e veia temporais superficiais), os ramos temporais do nervo facial (à frente da ATM), a artéria facial transversa (abaixo) e a artéria e veia maxilares, que cruzam medialmente o colo da mandíbula. A lesão de ramos do nervo auriculotemporal provoca relaxamento da ATM com sua consequente instabilidade. O mesmo acontece se forem lesados ramos do nervo massetérico e do temporal profundo posterior.

A membrana sinovial da ATM pode ser acometida na artrite reumatoide

A **membrana sinovial** reveste internamente a cápsula articular nos compartimentos supradiscal e infradiscal e estende-se em cima e embaixo do coxim retrodiscal. Não recobre o disco ou a cartilagem articular, exceto na artrite reumatoide, quando então recebe a denominação de "pannus".

Como em outras articulações sinoviais, a membrana sinovial da ATM elabora a **sinóvia**, um líquido viscoso nutritivo, fagocítico e lubrificante. Trata-se de uma solução aquosa de sais retirados do sangue, glicose e pequenas quantidades de proteína que, com esses elementos, penetra e nutre as fibrocartilagens. Possui em sua composição o ácido hialurônico (um mucopolissacáride) que dá viscosidade ao líquido e, com isso, a fricção fica reduzida e facilita os movimentos de uma superfície sobre a outra.

O ligamento temporomandibular é o único verdadeiro ligamento da ATM

(Fig. 5-4)

O **ligamento temporomandibular** cobre quase toda a superfície lateral da cápsula articular e é contínuo a ela. Acima ele se insere em uma longa linha no processo zigomático do temporal, além da eminência articular até as imediações do processo retroarticular. As fibras convergem em direção inferior para se inserir no colo da mandíbula em uma pequena área logo abaixo da inserção do disco articular. Essa convergência das fibras dá ao ligamento um aspecto triangular e deixa descoberta uma pequena porção posterior da cápsula. No todo, ele age como ligamento suspensório da mandíbula, mas como suas fibras profundas são muito inclinadas, quase horizontais, servem também para limitar movimentos retrusivos da mandíbula e, assim, evitar a compressão das estruturas situadas atrás da cabeça da mandíbula.

Atua, portanto, estabelecendo o movimento-limite posterior da cabeça da mandíbula e disco, principalmente nos desdentados posteriores, nos quais falta intercuspidação de dentes para ancoragem da posição condilar.

Como todo ligamento, ele é formado por tecido conjuntivo colagenoso, não elástico, não contrátil. Assim, sua ação frenadora, limitante, é passiva; não movimenta a ATM como uma ação muscular movimentaria.

Ligamentos acessórios

Os textos de anatomia referem-se a duas formações anatômicas que dariam um suporte ligamentoso adicional à ATM, apesar de estarem distantes dela e não terem influência sobre seus movimentos.

São eles o ligamento esfenomandibular (Fig. 5-7), que vai da espinha do esfenoide à língula da mandíbula, e o ligamento estilomandibular, que vai do processo estiloide ao ângulo da mandíbula.

Observação clínica

Algumas fibras do ligamento esfenomandibular podem estar em contato com o osso martelo, através da fissura petrotimpânica. Isso explicaria a sintomatologia auditiva que acompanha a síndrome de disfunção temporomandibular.

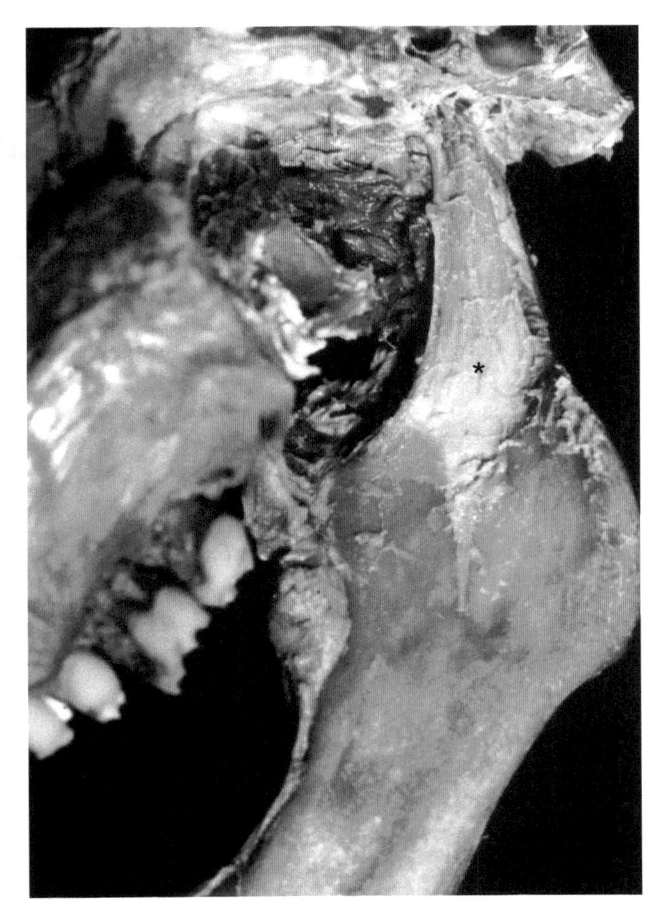

Figura 5-7 – Amplo ligamento esfenomandibular (asterisco).

Dinâmica da ATM

GUIA DE ESTUDO 18

1 Leia uma vez o bloco 3.
2 Responda: Quais são os dois movimentos básicos da ATM? Eles podem ser realizados isoladamente? E ao mesmo tempo? Explique. Como é realizado o movimento de abaixamento da mandíbula (abertura da boca)? Não deixe de mencionar os músculos que concorrem para esse movimento. Como é realizado o movimento inverso, de elevação da mandíbula? Por que os indivíduos desdentados posteriores sobrecarregam suas articulações? O que acontece quando se instala um contato prematuro na área molar? Considere também aqui os problemas oclusais e sua relação com a inervação sensitiva. O que você entendeu por protrusão simétrica e protrusão assimétrica? Quais músculos participam desses movimentos? Como é realizado o movimento de retrusão da mandíbula?
3 Leia novamente para as adequações às respostas.
4 Releia este subcapítulo sobre anatomia funcional, aproveitando para integrá-lo ao subcapítulo anterior sobre anatomia descritiva, já que um depende do outro. Reproduza os movimentos em si mesmo, consulte nova bibliografia, seja ativo no seu grupo cooperativo de estudo.
5 Consolide o aprendizado com mais uma(s) leitura(s) bastante atenta(s).

B3 *O fato de ser uma articulação bilateral interligada pela mandíbula torna os movimentos da ATM muito complexos*

Rotação e translação são os dois movimentos básicos da ATM. Na rotação, a mandíbula movimenta-se sobre um eixo transversal que passa pelos côndilos. A cada abertura e fechamento da boca, o movimento de rotação é realizado. A mandíbula não se desloca horizontalmente e o disco articular não se move de onde está encaixado.

Na translação, o côndilo excursiona até a frente e retorna à sua posição de origem, levando consigo o disco articular que a seus polos se prende. Assim, côndilo e disco deslizam sobre a face articular temporal da articulação na abertura e no fechamento da boca.

Abaixamento e elevação da mandíbula

Para se abrir a boca, ambos os movimentos básicos são realizados. O movimento inicia-se com rotação pura do côndilo até o ponto em que um dedo pode ser colocado entre os dentes superior e inferior (aproximadamente 20mm). Depois disso, para continuar a abertura, a rotação ocorre concomitantemente com a translação. Tal como a roda de um automóvel que roda em torno de um eixo laterolateral e se move para diante ao mesmo tempo.

Não há nenhum músculo vertical abaixo da mandíbula para puxá-la para baixo a fim de que o movimento seja realizado. Na realidade, a depressão da mandíbula é feita pelos pterigóideos laterais, que são músculos protrusores, ajudados pelos digástricos, que são retrusores. Se esses dois pares de músculos antagônicos agem simultaneamente, a mandíbula é deprimida, porque eles não se encontram em nível. Ao contrário, os pterigóideos inserem-se no alto do ramo, e os digástricos, na base do corpo da mandíbula, níveis bem diferentes portanto. Nesse caso, eles deixam de ser antagonistas para serem cooperadores no abaixamento da mandíbula (dupla força ou força conjugada).

Como na abertura da boca, o osso hioide movimenta-se muito pouco, é certo que os músculos gênio-hióideo e milo-hióideo fazem ponto fixo nele para colaborar com o digástrico no abaixamento da mandíbula. Para se perceber melhor a movimentação da mandíbula durante a abertura, deve-se colocar um dedo em contato com o côndilo, realizar o movimento e notar o deslocamento condilar. Esse procedimento é útil no diagnóstico clínico de fraturas subcondilares e para verificar o tipo de ruído articular.

Durante um bocejo ou uma mordida grande, as cabeças da mandíbula, por ação dos músculos pterigóideos laterais, podem passar para frente das eminências articulares e, assim, se luxarem. Nessa posição, a boca permanece amplamente aberta e a pessoa é incapaz de fechá-la. A luxação da ATM pode ocorrer também durante exodontias, se a mandíbula é abaixada excessivamente, por golpes no mento enquanto a pessoa está gargalhando ou bocejando. O deslocamento geralmente é bilateral e observa-se mais nas mulheres que nos homens.

O movimento inverso é o de elevação da mandíbula. Ocorre tudo ao contrário, e os músculos que agora agem são o masseter, o pterigóideo medial e o temporal. Cada um tem seu momento de força com um vetor representativo da resultante. Mas a resultante final do somatório dos três músculos é dirigida para cima e ligeiramente para frente. Isso faz com que o côndilo se encontre com a vertente posterior da eminência articular no final do fechamento da boca. Nesses locais de pressão, a camada de cartilagem articular é mais espessa. O eixo dos molares inferiores alinha-se também com a resultante final.

Tem-se admitido que a mandíbula trabalha tal qual uma alavanca de terceiro gênero (interpotente, como uma pinça, por exemplo). O fulcro é a própria ATM, que com os dentes recebe uma carga de força durante a mastigação (rever "trajetória da mandíbula" no subcapítulo "Biomecânica do esqueleto facial"). A força desenvolvida pode ser mais ou menos absorvida pelo fulcro, de acordo não apenas com a quantidade gerada, mas também com o tamanho da distância entre a resistência (dentes) e o fulcro* (ATM). Nesse caso, a mastigação com os incisivos faz aumentar o braço de resistência e a carga no fulcro é aumentada.

Os ossos maxilares e a ATM são adaptados para a mastigação molar. Forças mecânicas desenvolvidas ao nível dos molares são mais bem absorvidas e escoadas. Na mastigação incisiva, a carga transferida para a ATM é quase duas vezes maior. Seguindo esse raciocínio, os indivíduos desdentados posteriores sobrecarregam suas articulações. Essa sobrecarga provoca uma alteração morfológica durante a vida do indivíduo.

Nos casos de contato prematuro* na área molar, a oclusão pode transferir a carga de força para os próprios dentes contactantes e aliviar a ATM. É como se a alavanca de terceiro gênero se transformasse em uma alavanca de primeiro gênero (interfixa, como na tesoura, por exemplo). Assim, o côndilo trabalha em uma nova posição, desviado da relação central, os músculos (potência) se sobrecarregam e logo se instalam sintomas indesejáveis como a dor na cabeça, no ouvido e na própria articulação.

Como existe interdependência entre as articulações dos dentes e dos ossos, para se ter boa ATM é condição ter boa oclusão.

Ainda com respeito à abertura e ao fechamento da boca, a inervação traz particular interesse. A sucessão dos movimentos mastigatórios automáticos feitos de maneira precisa é coordenada por uma série de nervos que incluem os motores e os sensitivos. Os receptores sensitivos* estão presentes nos músculos, cápsula e ligamento articular. São receptores da dor e da propriocepção*, estes relacionados com posições e movimentos da mandíbula. Entretanto, impulsos proprioceptivos também ocorrem a partir do periodonto. Assim, a "memória proprioceptiva", para a realização automática dos movimentos de maneira exata, depende em grande parte da presença dos dentes com seu ligamento periodontal (essa memória é reforçada pelas contínuas oclusões dentais). Deles partem sinais que informam ao cérebro qual a posição ideal da mandíbula em sua dinâmica. Para se ter uma ideia da precisão desses sinais, um elemento com espessura de centésimo de milímetro colocado entre os dentes pode ser detectado.

Mas não são somente os receptores neurossensoriais do periodonto que são estimulados. Os da ATM também são. No caso do exemplo anterior, se os proprioceptores do periodonto forem anestesiados, a detecção da espessura interdental fica diminuída na metade. Os receptores da ATM são também bastante precisos, a ponto de detectar modificação na posição angular da mandíbula com uma precisão cem ou duzentas vezes maior que na posição de flexão da articulação do joelho.

Pode-se depreender, então, que a força, a posição e os movimentos da mandíbula dependem dos sinais proprioceptivos do periodonto e da própria articulação e seus músculos movedores. Quando os dentes são extraídos, a exatidão dos movimentos de fechamento da boca é perdida em parte. O recém-desdentado, pela extração múltipla dos dentes, sofre a falta dos receptores periodontais para guiar os movimentos. Então ele logo aprende, com tentativas, a encontrar uma nova posição para a mandíbula e esta é um pouco mais retruída. Com uma posição condilar ligeiramente deslocada para trás, a cápsula e o ligamento temporomandibular ficam mais tensos, o que estimula um novo padrão de sinais de seus proprioceptores e ficam assim estabelecidos novos circuitos de memória.

A construção de próteses totais com os côndilos em posição ligeiramente retruída tem, portanto, embasamento científico. O mesmo não é verdade quando próteses parciais e restaurações são colocadas em pessoas dentadas ou parcialmente dentadas e, consequentemente, com seus periodontos íntegros.

Observação clínica

Problemas oclusais provocam lesão na ATM, que podem ou não desenvolver sintomas de dor. As modificações nas superfícies articulares nem sempre são lesões; são frequentes as remodelações ósseas (progressivas e regressivas) e alteração na cartilagem das superfícies articulares, como adaptação às pressões biomecânicas*, que modificam a forma do côndilo e da eminência articular.*

Protrusão* e retrusão* da mandíbula

Para a realização do movimento de protrusão, a mandíbula abaixa-se ligeiramente tirando os dentes de oclusão e, então, projeta-se para frente com côndilo e disco saindo do seu receptáculo (fossa mandibular) e deslizando-se na vertente posterior da eminência articular.

Na projeção extrema, o côndilo fica posicionado abaixo da parte mais proeminente da eminência articular. Essa posição do côndilo é também adquirida no final da abertura máxima da boca e confere a ele certa instabilidade.

A partir daí, um indesejável movimento anterior ainda pode ocorrer. Devido à grande lassidão da cápsula articular, associada à contração exagerada dos músculos protrusores, como no bocejo, o côndilo é deslocado para frente e pode "cair" na fossa infratemporal. A esse fenômeno dá-se o nome de luxação mandibular, que frequentemente requer a intervenção do dentista para sua redução, porque a boca permanece aberta e a pessoa não consegue fechá-la.

A protrusão simétrica da mandíbula é efetivada pelos músculos pterigóideos laterais. A participação dos músculos elevadores, principalmente o temporal, como coadjuvantes desse movimento, é no sentido de manter a mandíbula elevada enquanto ela se desloca para frente.

No movimento inverso, o de retrusão, ainda sob a assistência dos elevadores, funcionam efetivamente o músculo digástrico e a porção posterior do temporal, ambos retrusores da mandíbula. É claro que gênio-hióideo e milo-hióideo podem participar desse movimento com menor força.

Há quem aceite que, na protrusão, o músculo pterigóideo lateral traciona não apenas o côndilo (inserção na fóvea pterigóidea), mas também o disco articular em cuja borda anterior também se insere.

Se o disco realmente necessitasse de um músculo para movê-lo, seria de se perguntar porque a natureza não previu um músculo que se colocasse posteriormente para retraí-lo no movimento de retrusão. O que se aceita mesmo é a função de estabilização que o feixe inserido no disco realiza, principalmente durante o movimento de retrusão.

Nos movimentos do côndilo, o disco, assim estabilizado, ganha equilíbrio necessário para se mover em uníssono com ele. É bom lembrar que sua inserção no côndilo é feita apenas através de dois pontos, um em cada polo.

Inserido na borda posterior do disco ligando este à cápsula articular, há o coxim retrodiscal. Sua frouxidão permite que o disco se mova anteriormente com uma certa liberdade. Não é liberdade total; ele segura o disco até certo ponto. Serve também para preencher o espaço deixado pelo disco. Na retrusão, ele é ineficiente para suportar a carga e limitar o movimento.

Lateralidade da mandíbula

É uma variante da protrusão. Poderia ser chamada de movimento de protrusão assimétrica.

Nesse caso, um dos côndilos realiza os mesmos movimentos descritos no item anterior, sob a ação do músculo pterigóideo lateral que nele se insere. Em outras palavras, se o mento se traslada para a esquerda é o músculo pterigóideo lateral do lado direito que traciona o côndilo direito para diante. O côndilo esquerdo move-se com muito menor percurso para fora (movimento de Bennett).

No movimento de retorno, o côndilo que se adiantou percorre a mesma via, sob a ação do digástrico e das fibras posteriores do temporal.

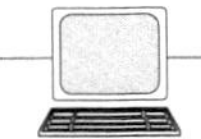

Terminou de estudar o Sistema articular? Fez os Guias de Estudo? Visite agora o site www.anatomiafacial.com para responder aos testes, ler textos adicionais e desenvolver o estudo dirigido sobre "ATM"!

Patologias comumente associadas às articulações

Reumatismo – É o nome genérico dos estados dolorosos das estruturas de sustentação, como ossos, ligamentos, articulações, tendões e músculos.

Artrite – É uma forma de reumatismo que congrega mais de vinte diferentes patologias, e que se caracteriza por produzir inflamação em uma ou mais articulações, como a *artrite reumatoide*, a *osteoartrite* e a *gota* (esta última descrita no capítulo sobre o sistema urinário).

Artrite reumatoide – Caracteriza-se por provocar inflamação*, dor, inchaço e perda de função articular, sendo geralmente bilateral. Inicia-se com a inflamação da membrana sinovial, a qual aumenta de tamanho e invade a cavidade articular. Se não tratada nesse estágio, a membrana sinovial produz um tecido anormal denominado "*pannus*", o qual se adere e destrói a cartilagem articular. Esta é substituída por tecido fibroso que, ao se calcificar no decorrer da doença, funde as superfícies articulares (anquilose) impedindo qualquer tipo de movimento.

Osteoartrite – É uma forma de artrite geralmente menos grave que a artrite reumatoide. Caracteriza-se pela deterioração da cartilagem articular a qual vai sendo progressivamente substituída por tecido ósseo (esporões), o que diminui o espaço articular, limita o movimento e provoca dor local. Não há, geralmente, lesão da membrana sinovial nem a consequente formação de "*pannus*".

Bursite – É a inflamação aguda ou crônica da bolsa sinovial relacionada com a articulação. Essa inflamação pode ser causada por trauma, infecção*, fricção repetida etc.

Tendinite – Como o nome indica, trata-se da inflamação das bainhas tendíneas próximas às articulações. As causas costumam ser as mesmas que as da bursite. Provoca sensibilidade local exacerbada e dor durante a movimentação. As articulações do ombro, cotovelo e punho são as mais afetadas. A incidência dessa doença tem aumentado em decorrência da execução de atividades como digitação, provocando as denominadas *doenças musculoesqueléticas ocupacionais* (DMO) ou *lesões por esforço repetitivo* (LER).

Luxação – Trata-se do deslocamento violento e exagerado de uma articulação, o qual pode provocar lesão das estruturas articulares, como ligamentos, cápsula articular e tendões. Nas luxações, as superfícies articulares deslizam uma sobre a outra até perderem parcial ou totalmente o contato, sendo necessária, em algumas ocasiões, uma manobra para recolocá-las em sua posição correta. As articulações de ombro e dedos são as mais comumente afetadas, mas pode também acontecer em outras articulações, como na ATM e no joelho.

Entorse – Resulta da torção ou alongamento exagerado de uma articulação, o que pode acarretar lesão das estruturas articulares, nervosas e vasculares associadas a essa articulação.

Desordens temporomandibulares (de autoria de **Alicio R. Garcia**) – A ATM pode ser afetada isoladamente por doenças infecciosas e inflamatórias, por deficiências vitamínicas ou hormonais e alterações de forma (remodelamento). Além da ATM, dentes e músculos da mastigação também podem estar envolvidos por manifestações patológicas comuns que, em conjunto, constituem os sintomas das desordens temporomandibulares (DTM).

A DTM apresenta uma prevalência de sintomas, podendo ser considerada grave, com necessidade de tratamento, na faixa de 2 a 10% da população. Aproximadamente 51% têm algum sinal ou sintoma, que merece atenção do dentista, mas não tratamento imediato. As DTM podem estar presentes em quaisquer pessoas, porém são mais comuns na mulher branca, geralmente na terceira década de vida. Sua ocorrência está relacionada com o estresse emocional e com a oclusão dental.

Tanto o estresse quanto a oclusão têm participação distinta, sendo mais significantes em alguns e menos evidentes em outros. O indivíduo submetido a altos níveis de tensão emocional desenvolve "apertamento" dental, e os músculos da mastigação, principalmente os elevadores, ficam em estado de hiperatividade, enrijecidos, podendo ou não afetar a ATM. O grau de tolerância de cada indivíduo determinará a capacidade adaptativa de sua ATM, dificultando a compreensão das etiologias* e dos métodos terapêuticos das DTM.

Toda sobrecarga muscular é transmitida aos dentes, estruturas de suporte dental, mandíbula de um modo geral, sendo especificamente concentrada no côndilo mandibular. Nesse caso, se o complexo côndilo/disco estiver anatomicamente bem posicionado, podem ocorrer remodelações ou reabsorções das superfícies articulares. Se estiver incorretamente posicionado, forças compressivas em áreas inaptas do disco produzem estiramentos dos ligamentos intracapsulares e, lentamente, podem ser alongados. Além disso, o disco pode sofrer deformações na borda posterior, tornando-se fino devido às compressões, e deslocamento sobre o côndilo mandibular. Poderão ocorrer inflamações nos tecidos retroarticulares e capsulares, se persistir a hiperatividade muscular.

Os fatores oclusais, como as interferências, são responsáveis pela instabilidade ortopédica da mandíbula com alterações da posição condilar. Essa situação pode advir de má-oclusão, perdas de elementos dentais sem reposição e interferências oclusais.

Os métodos simples de diagnóstico por meio da anamnese, exame clínico com palpação dos músculos e da ATM, auscultação e avaliação dos movimentos mandibulares nem sempre são suficientes. Muitas vezes, é preciso lançar mão de radiografias e de outros métodos para se obter diagnósticos definitivos.

A radiografia transcraniana é importante para diagnóstico, tratamento e controle de patologias que produzem modificações ósseas e alterações da posição condilar. Durante o exame radiográfico de pacientes com DTM é comum verificar o côndilo fora da sua posição topográfica normal. Quando o côndilo se encontra posicionado atrás do centro da fossa mandibular, ele é classificado como **deslocado para posterior** (Fig. 5-8). Quando o côndilo se encontra posicionado próximo ao pico da eminência articular, é classificado como **deslocado para anterior** (Fig. 5-9). Após a perda dos dentes posteriores até segundo pré-molares, e com a realização de "apertamento" dental, característica de indivíduos submetidos a tensões emocionais, os tecidos intra-articulares sofrem remodelações acentuadas e o côndilo é intruído na fossa mandibular. Nesse caso, o espaço ocupado pelo disco articular é mínimo e o côndilo está posicionado "**superiormente**", fato que pode ser evidenciado clinicamente (Fig. 5-10). Essas posições condilares atípicas são responsáveis por alterações nos tecidos circunvizinhos que causam sintomas locais ou referidos para estruturas adjacentes.

As patologias da articulação podem apresentar, além de características clínicas e radiográficas mencionadas, ruídos específicos.

O ruído articular ocorre devido a vibrações do disco, dos contatos entre as superfícies articulares durante o movimento ou pela turbulência do líquido sinovial durante os movimentos mandibulares. Portanto, ruídos articulares apresentam intensidade diferente de vibrações, podendo assim ser classificados em estalido, estalos e crepitação.

A análise dos ruídos tem evoluído, passando por métodos simples como o da palpação e da auscultação até os mais sofisticados, como a eletrovibratografia. O registro eletrovibratográfico pode ser realizado por meio de instrumento eletrônico que permite, mediante quantidades médias das vibrações (medidas em Hertz), probabilidades de diagnóstico de várias patologias. Esse meio de exame é importante no diagnóstico de lesões articulares precoces e no tratamento das DTM.

Em razão das várias etiologias*, sinais e sintomas, sucede-se a dificuldade do diagnóstico e do tratamento dos pacientes acometidos pela DTM. A complexidade do tratamento depende, sobretudo, do tipo de patologia, idade do paciente, tempo transcorrido após a lesão, horário de maior hiperatividade muscular, extensão do traumatismo, presença ou não de inflamação e presença ou não de má-oclusão. O tratamento dos pacientes com DTM deve ser global e multidisciplinar para buscar a melhora do estado emocional e da dor.

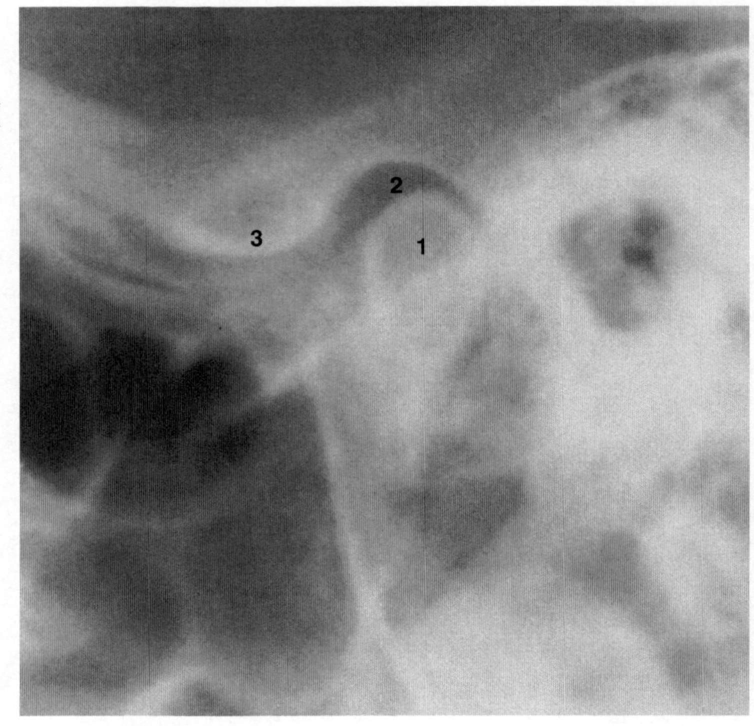

Figura 5-8 – Radiografia transcraniana da ATM com a mandíbula em posição de repouso evidenciando deslocamento posterior do côndilo.

1 Cabeça da mandíbula
2 Cavidade articular
3 Eminência articular

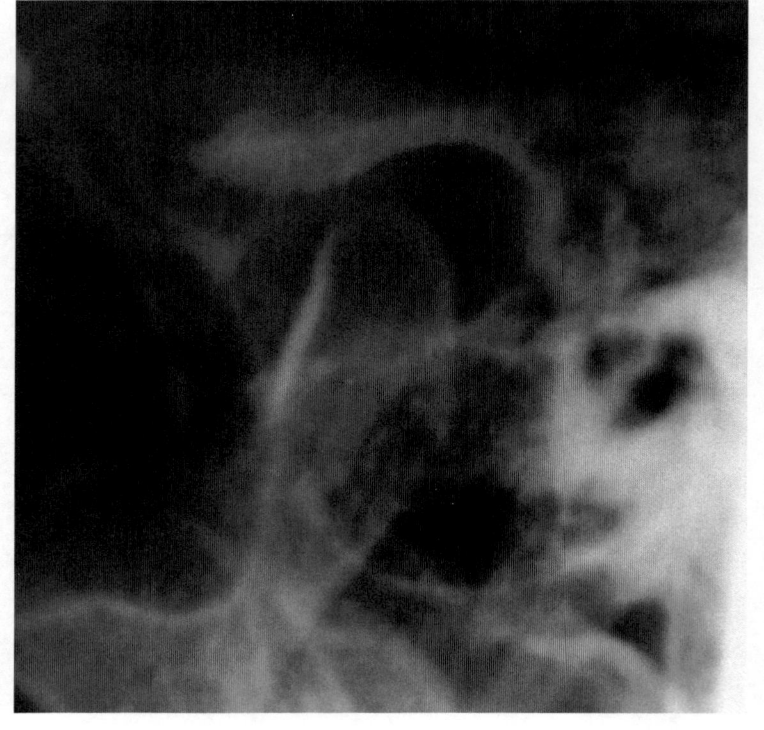

Figura 5-9 – Radiografia transcraniana da ATM com a mandíbula em posição de repouso evidenciando deslocamento anterior do côndilo.

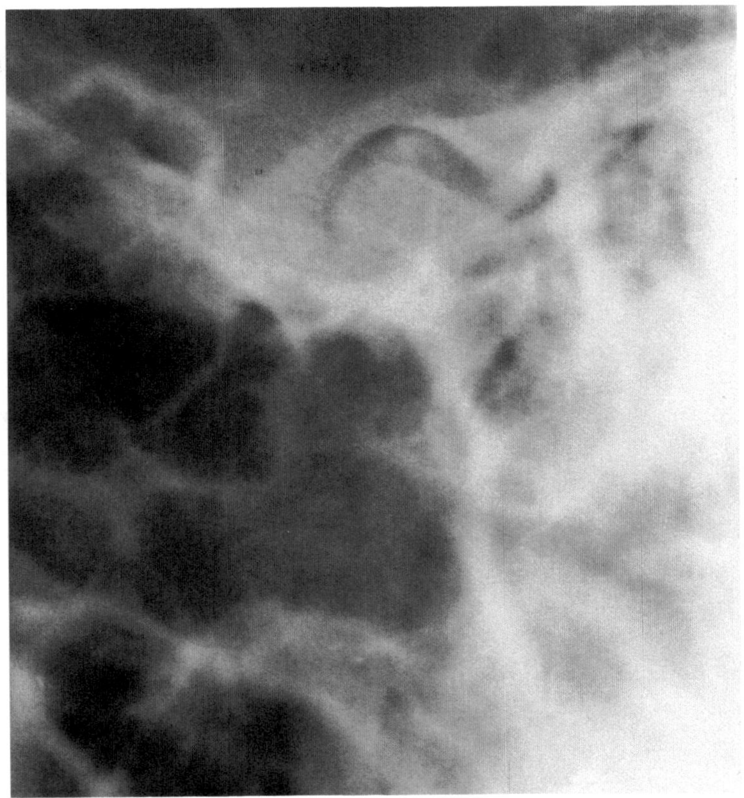

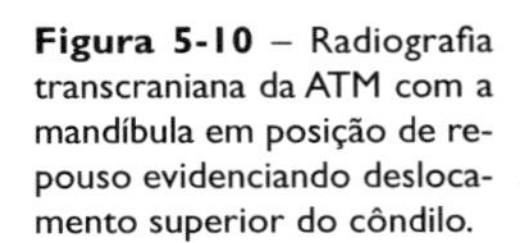

Figura 5-10 – Radiografia transcraniana da ATM com a mandíbula em posição de repouso evidenciando deslocamento superior do côndilo.

CAPÍTULO

6

Sistema Digestório

OBJETIVOS | Conceituar sistema digestório, levando em conta suas atividades funcionais | Descrever a anatomia dos componentes do trato gastrointestinal e citar suas principais funções | Descrever a anatomia das glândulas anexas ao sistema digestório (fígado e pâncreas) e suas principais funções | Expor detalhadamente aspectos anatômicos da boca e suas estruturas limitantes | Expor detalhadamente aspectos anatômicos da língua e das glândulas salivares |

Para manter sua integridade e desempenhar de forma adequada suas funções, as células de nosso organismo precisam de um aporte regular de nutrientes. Entretanto, estes se apresentam na natureza de uma forma que impede seu aproveitamento imediato. Simplesmente, eles são muito grandes para que possam atravessar a membrana celular. Assim, os alimentos precisam ser reduzidos a moléculas mais simples para seu efetivo aproveitamento. Esse processo de quebra dos alimentos em substâncias elementares recebe o nome de digestão e os órgãos que participam dessa tarefa formam o sistema digestório.

Generalidades

GUIA DE ESTUDO 19

1 Leia uma vez o bloco 1.
2 Responda, escrevendo, as seguintes perguntas: O que é peritônio e quais são suas duas partes? O que são órgãos retroperitoneais? Como se denominam as pregas peritoneais que acompanham o intestino delgado e que se ligam ao estômago e ao colo transverso? O que significa cavidade peritoneal? Qual é o sinônimo de trato gastrointestinal e quais são as suas partes? O que é esôfago, qual é seu "trajeto" e, consequentemente, qual é sua divisão? O que é estômago, onde se localiza e quais são suas partes? Quais são as funções do estômago?
3 Confira se suas respostas estão corretas, com nova leitura do bloco 1. Corrija-as se for o caso.
4 Leia de novo, agora mais atentamente. Procure combinar o estudo teórico com o estudo prático. Para tanto, manuseie e analise o material do laboratório de Anatomia sobre o sistema digestório. Seja participativo dentro do seu grupo de estudo, dando ideias, emitindo opiniões, falando sobre o assunto em voz alta. Fazer as leituras em grupo também é uma possibilidade interessante.
5 Leia mais uma vez, agora destacando os detalhes que julgar mais importantes.

B1 *O Sistema Nervoso Central controla a ingestão de alimentos*

De acordo com algumas teorias, a ingestão alimentar é basicamente controlada por três sensações: apetite (desejo de comer algo específico), fome (desejo imperioso por alimentos em geral) e saciedade. Um dos centros neurais que controla essas sensações é o **hipotálamo**, onde núcleos específicos recebem informações sobre o nível de glicose no sangue. Quando este cai abaixo de determinados limites, centros hipotalâmicos relacionados ao apetite são estimulados, resultando no desejo de comer. Uma vez iniciada a ingestão, receptores localizados nas paredes do estômago informam ao hipotálamo o grau de distensão. Quando este alcança determinado limite, áreas hipotalâmicas relacionadas com a saciedade são estimuladas, inibindo, assim, a ingestão de alimentos.

Vísceras abdominais são envolvidas pelo peritônio

As paredes internas da cavidade abdominal são recobertas por uma membrana serosa* denominada **peritônio,** composta de uma camada* de tecido conjuntivo aderido à parede abdominal e uma camada de tecido epitelial escamoso simples internamente. Alguns órgãos da cavidade abdominal, como o pâncreas, o duodeno e os colos ascendente e descendente, são **retroperitoneais,** ou seja, ficam firmemente aderidos entre o peritônio e a parede abdominal. O peritônio aderido à parede abdominal é o **peritônio parietal***. Já algumas vísceras*, como o estômago, colo transverso, parte do intestino delgado, não se aderem diretamente à parede abdominal, mas destacam-se dela, o que proporciona certa mobilidade a estas. Pregas* de peritônio, entretanto, destacam-se do peritônio parietal, acompanhando e recobrindo essas vísceras (**peritônio visceral**). Algumas dessas pregas têm nomes específicos. As que acompanham o intestino delgado recebem o nome de **mesentério**; superiormente ao estômago, localiza-se o **omento menor** e inferiormente, o **omento maior.** Recobrindo o colo transverso, situa-se o **mesocolo (transverso)**. Entre o peritônio parietal e o visceral forma-se um espaço virtual denominado **cavidade peritoneal.**

Observação clínica

Sob algumas condições patológicas essa cavidade pode ficar preenchida por ar ou mesmo por líquido, transformando o espaço virtual em um espaço real. Esse acúmulo patológico cria uma pressão sobre as vísceras abdominais impedindo, em alguns casos, a circulação de sangue. Nesses casos, uma abordagem cirúrgica pode ser necessária.

Órgãos do canal alimentar realizam as cinco atividades básicas relacionadas com a digestão

Desde a ingestão do alimento até a expulsão dos resíduos, o bolo alimentar percorre uma série de órgãos tubulares que em seu conjunto recebem o nome de **trato* gastrointestinal** ou **canal alimentar.** O tamanho desse canal é de aproximadamente 8,5m no adulto e alguns desses órgãos tubulares apresentam dilatações características. Como a entrada (boca) e a saída (ânus) do trato gastrointestinal abrem-se para o exterior, sua luz faz parte do meio externo. Na sequência, os órgãos que fazem parte desse trato são: **boca, faringe, esôfago, estômago, intestino delgado e intestino grosso.** Glândulas anexas a esse trato (**glândulas salivares, fígado e pâncreas**) descarregam nele secreções* que auxiliam o processo de digestão.

Nesse processo, cinco atividades básicas podem ser enumeradas:

1) **Ingestão** – representa a entrada do alimento pela boca.
2) **Peristaltismo** – movimenta o alimento unidirecionalmente ao longo do canal alimentar.
3) **Digestão** – quebra dos alimentos em substâncias elementares mediante processos mecânicos e químicos.

4) **Absorção** – passagem das substâncias elementares resultantes da digestão para o sistema cardiovascular para posterior distribuição pelas células.
5) **Defecação** – eliminação de substâncias não digeríveis.

Vísceras do sistema digestório

(Figs. 6-1 a 6-6)

Inicialmente abordaremos a anatomia do esôfago, do estômago, dos intestinos delgado e grosso, do pâncreas e do fígado. Boca e glândulas salivares, por sua importância nos cursos de Odontologia, Nutrição e Fonoaudiologia, serão tratadas com maiores detalhes posteriormente. A faringe é abordada no capítulo correspondente ao Sistema Respiratório.

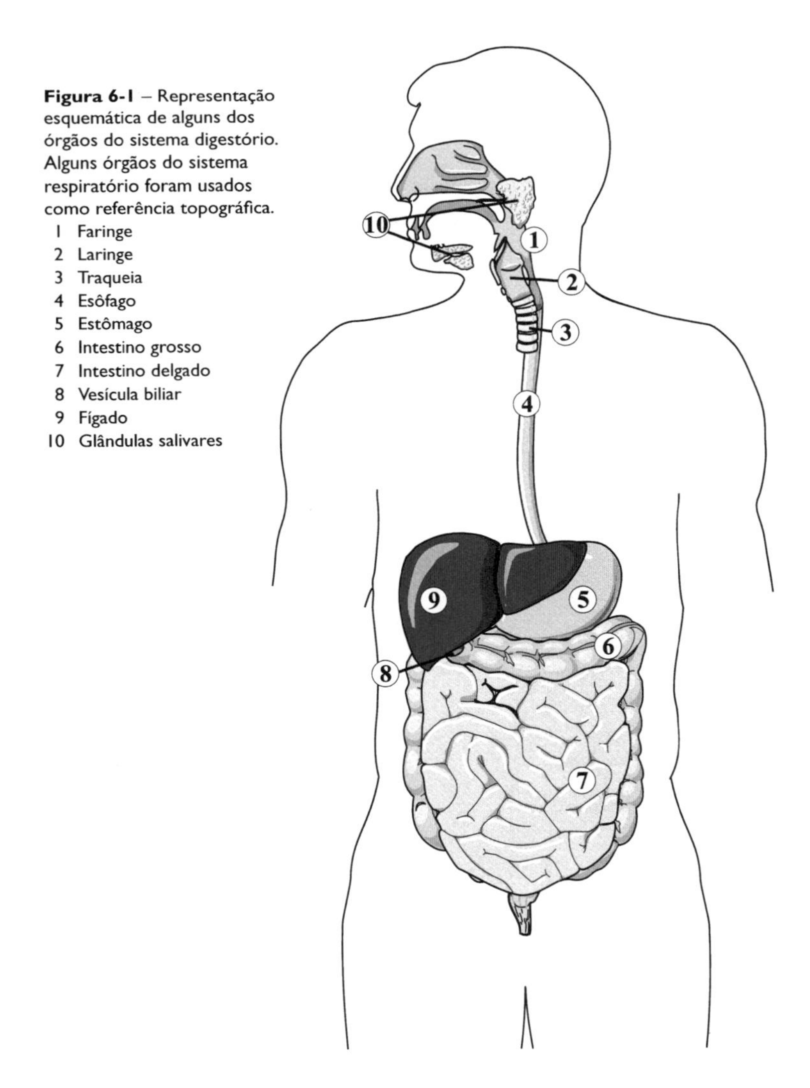

Figura 6-1 – Representação esquemática de alguns dos órgãos do sistema digestório. Alguns órgãos do sistema respiratório foram usados como referência topográfica.
1 Faringe
2 Laringe
3 Traqueia
4 Esôfago
5 Estômago
6 Intestino grosso
7 Intestino delgado
8 Vesícula biliar
9 Fígado
10 Glândulas salivares

Esôfago: é um órgão tubular de aproximadamente 23 a 25cm no adulto, constituído fundamentalmente por musculatura lisa revestida internamente por uma túnica mucosa e externamente por uma túnica adventícia* (basicamente, esse padrão é observado com algumas variações e especializações, ao longo de todo o trato gastrointestinal). Continua a **parte laríngea da faringe** e desce pela cavidade torácica entre a traqueia e a coluna vertebral, transpondo a região denominada **mediastino***. Atravessa também o diafragma por uma abertura denominada **hiato* esofágico**, desembocando no estômago através do **óstio* cárdico**, já na cavidade abdominal. Assim, pode ser dividido em três partes: **cervical, torácica** e **abdominal.** Dois esfíncteres*, **esofágico superior** e **inferior,** regulam a passagem dos alimentos desde a parte laríngea da faringe e em direção ao estômago respectivamente.

Observação clínica

O mau funcionamento do esfíncter esofágico inferior pode resultar em distúrbios na passagem do bolo alimentar entre esôfago e estômago. A contração continuada do esfíncter impede a passagem do bolo alimentar para o estômago, provocando a distensão da porção inferior do esôfago. Essa condição, denominada acalasia, provoca dores na região torácica que podem ser confundidas com dor de origem cardíaca. Pelo contrário, quando o esfíncter esofágico inferior relaxa extemporaneamente, parte do conteúdo do estômago reflui em direção ao esôfago (refluxo esofágico). Como esse conteúdo é ácido, irrita a mucosa esofágica causando a sensação de azia.

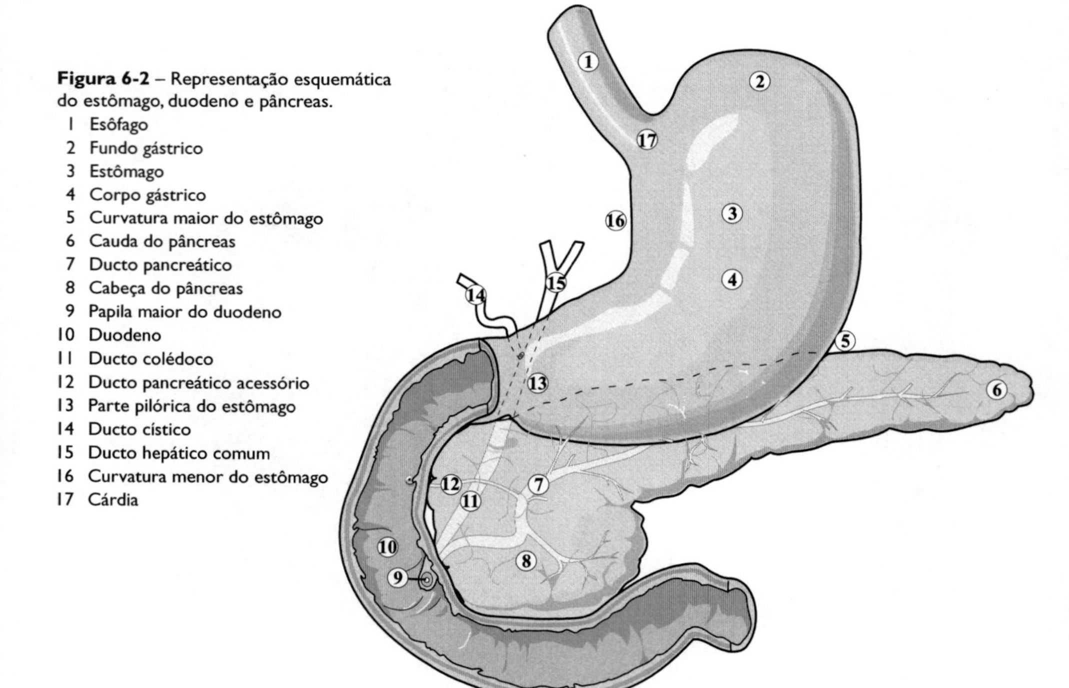

Figura 6-2 – Representação esquemática do estômago, duodeno e pâncreas.
1 Esôfago
2 Fundo gástrico
3 Estômago
4 Corpo gástrico
5 Curvatura maior do estômago
6 Cauda do pâncreas
7 Ducto pancreático
8 Cabeça do pâncreas
9 Papila maior do duodeno
10 Duodeno
11 Ducto colédoco
12 Ducto pancreático acessório
13 Parte pilórica do estômago
14 Ducto cístico
15 Ducto hepático comum
16 Curvatura menor do estômago
17 Cárdia

Dentro do processo digestório, a função do esôfago limita-se à passagem do bolo alimentar em direção ao estômago; não produz enzimas* digestivas nem promove a absorção dos alimentos.

Estômago: este órgão localiza-se na porção superior da cavidade abdominal, imediatamente abaixo do diafragma e à esquerda do plano mediano. É uma porção dilatada do canal alimentar, com sua característica forma de "J". Sua forma, entretanto, varia dependendo do biótipo e do grau de vacuidade. Apresenta duas **curvaturas**, uma **maior**, à esquerda, e outra **menor**, localizada medialmente em relação à anterior. Seu corpo é dividido em uma parte cárdica ou **cárdia** que continua o esôfago; o **fundo gástrico**, localizado superiormente; o **corpo gástrico** ocupando a maior parte do órgão e, finalmente, a **parte pilórica**, onde o estômago se continua com o duodeno, primeira porção do intestino delgado.

Observação clínica

A dificuldade no relaxamento do músculo esfíncter do piloro, que regula a passagem do estômago ao duodeno, provoca um aumento exagerado do conteúdo estomacal. Essa condição, chamada de piloroespasmo, não é rara em crianças de até três meses de idade. O enchimento exagerado do estômago força a criança a vomitar, o que pode levar a desequilíbrios nutricionais. Em adultos, situação semelhante pode ocorrer devido a aumento tumoral do tecido muscular esfinctérico (estenose pilórica).

Tal como o esôfago, a estrutura muscular lisa do estômago é revestida internamente por uma submucosa com glândulas gástricas e uma túnica mucosa, toda enrugada longitudinalmente quando o estômago está vazio. São as **pregas gástricas**, que facilitam a distensão da víscera.

O estômago é um órgão extremamente ativo no processo digestório, pois auxilia na digestão mecânica pela movimentação peristáltica de suas paredes (motilidade gástrica), misturando o bolo alimentar, e na digestão química, pela secreção de enzimas* digestivas e ácido clorídrico. Como resultado da digestão (mecânica e química) ocorrida no estômago, o bolo alimentar é reduzido a uma massa de consistência fluida denominada **quimo**. O estômago participa, ainda, embora de forma reduzida, da absorção de água, eletrólitos e, eventualmente, de certas drogas e de álcool.

A digestão não se processa no esôfago, mas começa no estômago. A presença do alimento e a distensão são fatores que estimulam a liberação do hormônio gastrina, que estimula a secreção gástrica (três litros por dia), a qual contém as enzimas: ácido clorídrico (bacteriostático e ativador de enzimas), mucina, pepsina (converte as proteínas em polipeptídeos), pepsinogêneo, lipase gástrica, renina. O nervo vago também estimula o estômago, advindo daí um aumento das atividades secretoras. O epitélio da mucosa estomacal produz muco (a mucina), que protege contra as próprias enzimas evitando a autodigestão.

GUIA DE ESTUDO 20

1 Leia uma vez o bloco 2.
2 Responda às seguintes perguntas: Quais são os segmentos do intestino delgado? Descreva-os. Quais são os mecanismos de ação do intestino delgado (aspectos funcionais)? Quais são as partes componentes do intestino grosso? Descreva-as. Comente sobre os aspectos funcionais do intestino grosso. Quais são os lobos e ligamentos do fígado? Por quais ductos passa a bile desde o fígado até o duodeno? Quais são as funções do fígado? O que é pâncreas, onde se localiza e como se divide? Para que serve o pâncreas?
3 Siga as recomendações expressas nos itens 3, 4 e 5 do Guia de estudo anterior.

B2

Intestino delgado: representa a porção mais longa do canal alimentar, alcançando aproximadamente 6m no adulto. É dividido em três segmentos. O primeiro deles é o **duodeno**, o qual continua a parte pilórica do estômago. Medindo aproximadamente 25cm, localiza-se fundamentalmente à direita do plano mediano e apresenta forma de "C" com convexidade voltada para a direita. O restante do intestino, continuação do duodeno, é formado pelo **jejuno** e pelo **íleo**. Esses dois segmentos preenchem parte da cavidade abdominal e apresentam um percurso bastante sinuoso. Pelo fato de estarem suspensos na cavidade abdominal pelo **peritônio visceral**, o conjunto jejuno–íleo apresenta relativa liberdade, o que facilita sua movimentação durante os movimentos de segmentação e peristaltismo que ele realiza. Já o duodeno, sendo um órgão **retroperitoneal**, adere-se firmemente à parede posterior do abdome. Em sua extremidade final, o íleo comunica-se com o intestino grosso, através do **óstio ileal** (antigamente, valva ileocecal), uma espécie de valva que impede o retorno do conteúdo do intestino grosso para o íleo.

As quatro túnicas do intestino são peculiares porque a mucosa caracteriza-se pela presença das glândulas intestinais, vilosidades e pregas transversais circulares. A submucosa de tecido conjuntivo apresenta acúmulos de tecido linfoide. A túnica muscular tem camadas circulares e longitudinais. A túnica serosa é a mais externa.

Atravessando o intestino delgado, o quimo proveniente do estômago sofre processos de digestão mecânica (por meio dos movimentos de segmentação e peristaltismo) e química. O intestino delgado produz aproximadamente dois a três litros diários de **suco intestinal**, rico em água, muco e várias enzimas (maltase, sucrase, lactase, peptidases, ribonuclease e desoxirribonuclease). Além dessas enzimas produzidas pelo próprio intestino, ele recebe as secreções de duas glândulas anexas ao sistema digestório: o **pâncreas** e o **fígado**. Ambas liberam no duodeno substâncias digestivas fundamentais (ver a seguir). Além de contribuir no processo de digestão, é no intestino delgado que ocorre 90% da absorção dos alimentos. Os 10% restantes ocorrem tanto no estômago como no intestino grosso.

No intestino delgado ocorre a absorção de quase todos os nutrientes, além de grande parte da água. O pouco que sobra (um pouco de água, fibras vegetais e outros alimentos não digeridos e bactérias) passa para o intestino grosso. As vilosidades intestinais aumentam a superfície de secreção e de absorção de elementos nutritivos e a maior parte da água. O produto da digestão atravessa a mucosa do intestino (do estômago também) e é absorvida pelos capilares sanguíneos e linfáticos aí existentes para ser drenado por muitas veias que convergem para formar a veia porta, que finalmente se dirige ao fígado. Dentro do órgão, ela se ramifica a ponto de formar sinusoides, uma espécie de capilar mais calibroso, forrado por células fagocitárias e outras mais sustentadas por tecido reticular. Os sinusoides confluem para formar veias hepáticas que lançam seu sangue na veia cava inferior.

Intestino grosso: a porção final do canal alimentar mede aproximadamente 1,5m e, como o nome indica, apresenta um diâmetro maior que o do intestino delgado. Inicia-se em uma porção dilatada localizada na fossa ilíaca direita chamada **ceco**, o qual recebe o material proveniente do íleo. O ceco apresenta em sua porção inferior uma extensão tubular estreita em fundo cego, de aproximadamente 8cm, o **apêndice vermiforme**, rico em folículos linfáticos. A partir do ceco, o intestino grosso apresenta uma porção que percorre o lado direito do abdome denominada **colo ascendente.** Logo abaixo do fígado, o colo ascendente curva-se abruptamente em direção* medial (**flexura direita do colo**), formando o **colo transverso.** Este dirige-se à extremidade superior esquerda do abdome e, próximo ao baço, curva-se agora em direção inferior (**flexura esquerda do colo**), formando o **colo descendente**, que alcança a cavidade pélvica. Uma nova flexura cólica em direção ao plano mediano origina o **colo sigmoide**, que se continua com o **reto** e, finalmente, com o **canal anal.**

Excluindo o reto e o canal anal, o intestino grosso apresenta três fitas musculares aderentes à sua superfície que o percorrem longitudinalmente, as **tênias do colo.** Como o comprimento dessas tênias é menor que o do próprio intestino, originam-se formações em forma de saco denominadas **saculações do colo** (antigamente, haustros).

Alcançando o intestino grosso, o quimo sofre os processos finais de digestão e absorção. De forma diferente do que ocorre no intestino delgado, a digestão química no intestino grosso não é realizada por enzimas e sim por bactérias. Estas fermentam carboidratos residuais, o que provoca a formação de gases (hidrogênio, dióxido de carbono e gás metano). Produtos dessa digestão final são absorvidos com água e eletrólitos. O material não absorvido é eliminado no processo da defecação. As bactérias do intestino delgado entram no ceco quase todas mortas pelo ácido clorídrico e algumas enzimas digestoras, mas algumas sobrevivem. Estas mais as que invadem o canal alimentar pelo canal anal constituem a flora bacteriana.

O conteúdo do íleo, ao passar para o ceco, alcança o colo ascendente e o colo transverso, enchendo-os lentamente durante horas. Os movimentos musculares iniciais nos colos são as contrações das saculações ou movimentos segmentares, que misturam os resíduos e os encaminham de uma saculação à outra. Contrações musculares mais fortes começam no colo transverso com movimentos longos, conhecidos como "movimentos de massa", que se continuam no colo descendente para despejar o conteúdo no sigmoide. Neste, as fezes (já pastosas devido à absorção de água) ficam apresadas até o início da defecação. A pressão do material fecal no reto, que é o canal excretor, estimula receptores nervosos em suas paredes iniciando o reflexo da defecação, que promove contrações peristálticas do colo descendente, sigmoide e reto e relaxamento do esfíncter anal interno. O externo

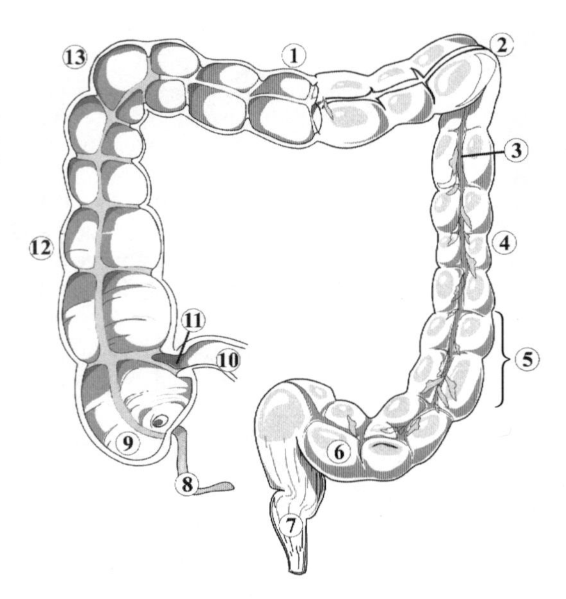

Figura 6-3 – Representação esquemática do intestino grosso. O lado direito foi seccionado para visualizar a porção interna do órgão.

1 Colo transverso
2 Flexura esquerda do colo
3 Tênias do colo
4 Colo descendente
5 Saculações do colo
6 Colo sigmoide
7 Reto
8 Apêndice vermiforme
9 Ceco
10 Intestino delgado
11 Óstio ileal
12 Colo ascendente
13 Flexura direita do colo

não relaxa porque é formado por músculo esquelético que é controlado voluntariamente pelo indivíduo; só é relaxado para defecar ou contraído para retardar a defecação. Os bebês não têm controle sobre o seu esfíncter externo, motivo pelo qual defecam involuntariamente; o mesmo acontece com pessoas com transecções de medula.

Observação clínica

Caso alimentos tóxicos que irritem a mucosa gastrointestinal sejam ingeridos, a motilidade intestinal é acelerada para facilitar sua eliminação. Isso leva a uma menor absorção de água e como resultado fezes líquidas são eliminadas. Se essa eliminação torna-se frequente (diarreia), podem ocorrer desidratação e desequilíbrio eletrolítico. Nesses casos, reposição de água e eletrólitos (como soro, por exemplo) é fundamental.

Glândulas anexas liberam no sistema digestório substâncias fundamentais para a digestão

Como vimos anteriormente, no duodeno desembocam ductos provenientes do fígado e do pâncreas. A seguir descreveremos resumidamente a anatomia desses dois órgãos. As glândulas salivares, as quais liberam saliva na cavidade bucal, serão descritas posteriormente.

Fígado: localiza-se na cavidade abdominal, imediatamente abaixo do diafragma e do lado direito do corpo. É um órgão volumoso, pesando aproximadamente 1,4kg no adulto. O **ligamento* falciforme**, projeção do **peritônio parietal**, divide o fígado em dois lobos*: o **lobo hepático direito**, maior; e o **lobo hepático esquerdo**, menor. Pela vista inferior podem se observar ainda mais dois lobos relacionados com o lobo direito, o **lobo caudado** posteriormente e o **lobo quadrado** anteriormente. Entre este e o lobo direito, localiza-se uma bolsa em forma de pera, de aproximadamente 7 a 10cm de comprimento, a **vesícula* biliar**. Por uma vista

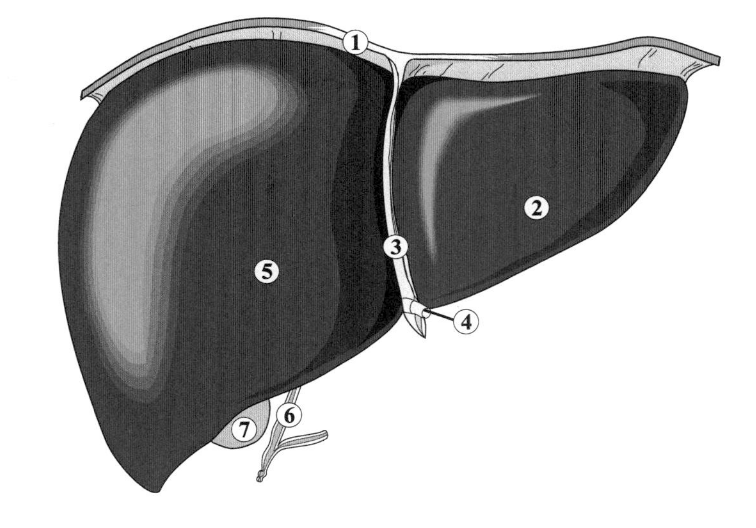

Figura 6-4 – Representação esquemática do fígado.
1 Diafragma
2 Lobo esquerdo
3 Ligamento falciforme
4 Ligamento redondo
5 Lobo direito
6 Ducto colédoco
7 Vesícula biliar

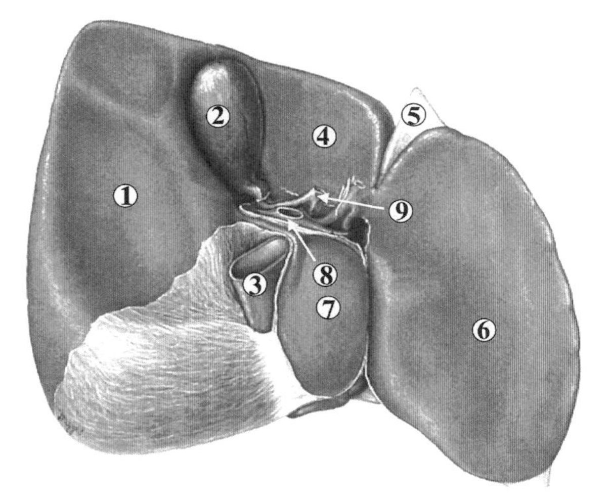

Figura 6-5 – Vista inferior do fígado.
1 Lobo hepático direito
2 Vesícula biliar
3 Veia cava inferior
4 Lobo quadrado do fígado
5 Ligamento falciforme
6 Lobo hepático esquerdo
7 Lobo caudado do fígado
8 Veia porta
9 Ducto colédoco

anterior, observa-se que o ligamento falciforme se continua por um cordão fibroso denominado **ligamento redondo do fígado** até a parede anterior do abdome (mais precisamente até o umbigo). Esse ligamento representa o resto da veia umbilical, fundamental na nutrição do feto. Entre os lobos caudado e quadrado encontra-se a **porta do fígado**, a qual dá passagem à veia porta, artéria hepática, nervos, ducto hepático e linfáticos.

O fígado colabora na digestão produzindo a **bile** (800 a 1.000ml por dia), um líquido esverdeado constituído fundamentalmente por água, sais biliares, colesterol e pigmentos (bilirrubina). A bile tem como função principal emulsificar as gorduras, permitindo assim sua absorção. A bile produzida pelas células hepáticas é recolhida por uma série de ductos, os quais finalmente formam os **ductos hepático direito e esquerdo**. Ambos se juntam formando o **ducto hepático comum**, o qual abandona o fígado pela porta hepática. Já a vesícula biliar é drenada pelo **ducto cístico**, o qual

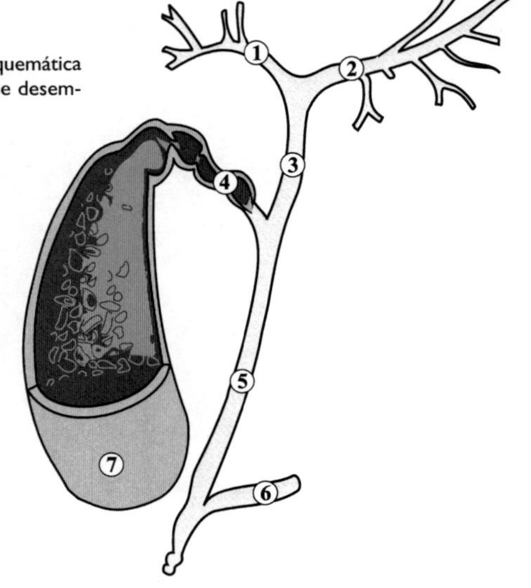

Figura 6-6 – Representação esquemática da vesícula biliar e dos ductos que desembocam no duodeno.
1 Ducto hepático direito
2 Ducto hepático esquerdo
3 Ducto hepático comum
4 Ducto cístico
5 Ducto colédoco
6 Ducto pancreático
7 Vesícula biliar

se junta ao ducto hepático comum formando o **ducto colédoco**. Este geralmente se une ao ducto proveniente do pâncreas (**ducto pancreático**) e desemboca no duodeno. A comunicação entre o ducto colédoco e o duodeno é regulada pelo **músculo esfíncter do ducto colédoco**, que causa uma saliência na luz do duodeno, denominada **papila maior do duodeno** (ampola hepatopancreática). Quando o esfíncter está fechado, a bile proveniente do fígado reflui em direção à vesícula biliar onde sofre processos de condensação. Quando o esfíncter relaxa, a vesícula biliar se contrai e a bile é liberada no duodeno.

Observação clínica

Em excesso, o colesterol da bile pode se precipitar formando cálculos biliares, os quais podem obliterar completamente a vesícula biliar ou o ducto cístico. Frequentemente, apenas o tratamento cirúrgico com a remoção da vesícula biliar é capaz de resolver essa situação.

Além de produzir a bile, o fígado desempenha outras funções fundamentais. Entre estas a produção do anticoagulante heparina, proteínas plasmáticas, como a protrombina (contribui para a coagulação do sangue), o fibrinogênio e a albumina; destruição ou transformação de substâncias tóxicas, como a amônia, a qual é transformada em ureia; armazenamento do excesso de nutrientes proveniente da absorção intestinal, os quais são liberados pelo fígado de acordo com as necessidades do indivíduo; ativação de algumas vitaminas etc. O fígado armazena, como reserva ao organismo, glicogênio, ferro e vitaminas (A, D, E, B) e tem função hematopoiética na fase fetal. Os sais biliares, derivados do colesterol, emulsificam as gorduras e para isso as distribui nos conteúdos aquosos intestinais depois de separá-las em gotículas muito pequenas e mais acessíveis. Desempenha papel na síntese de proteínas e na desintoxicação do organismo, com a destruição de substâncias tóxicas; excreta pigmentos biliares, ureia etc.

Pâncreas: é um órgão alongado, localizado posteriormente à curvatura maior do estômago. Mede aproximadamente 20cm de comprimento e pode ser dividido em três regiões: **cabeça, corpo** e **cauda.** A cabeça, porção mais dilatada, encaixa-se na curvatura formada pelo duodeno, enquanto corpo e cauda afilam-se se dirigindo ao baço no quadrante superior esquerdo do abdome. O pâncreas produz aproximadamente 1.250ml de **suco pancreático** por dia. Esse suco é constituído fundamentalmente por água, sais, bicarbonato de sódio e várias enzimas digestivas como as amilases, lipases e proteases, que degradam proteínas, gorduras e carboidratos. O bicarbonato de sódio eleva o pH, neutralizando a acidez do quimo no duodeno e criando um meio adequado para a digestão que se processa no intestino. O suco pancreático é liberado no intestino através do **ducto pancreático,** o qual, geralmente, une-se ao ducto colédoco antes de desembocar no duodeno. Um **ducto pancreático acessório** pode em alguns casos ser observado, ramificando-se do ducto principal e desembocando no duodeno de forma independente. O pâncreas possui, também, função importante no sistema endócrino, produzindo substâncias como insulina e glucagon, envolvidas no metabolismo dos carboidratos.

E agora, como sempre, procure o benefício do estudo dirigido, no site anatomiafacial.com.

A boca

(Figs. 6-7 a 6-14)

GUIA DE ESTUDO 21

1 Leia uma vez o bloco 3.
2 Responda às seguintes perguntas: Quais são os limites e os acidentes anatômicos dos lábios da boca? Quais são as diferenças entre as camadas dos lábios e da bochecha? O que é prega pterigomandibular? Entre quais músculos se situa? O que está mais próximo do fórnice do vestíbulo: a junção mucogengival, a mucosa alveolar ou a gengiva? Quais são as diferenças de forma e de posição entre as gengivas inserida e livre? O que significa o termo mucoperiósteo* do palato? Qual é a relação de proximidade entre a papila incisiva e as pregas palatinas transversas? Como se distingue, no ser vivente, o palato duro do palato mole? Como se denominam e como são formados os arcos do istmo da garganta? Quais são as diferenças entre as mucosas do palato e do soalho da boca?
3 Leia novamente e confira as respostas.
4 Releia e concomitantemente examine figuras (de outros livros e atlas também), inspecione sua própria boca, na frente do espelho, e as dos colegas, analise peças anatômicas, enfim faça o máximo. O estudo da boca para você é fundamental (instrumental).
5 Leia uma vez mais, agora grifando os tópicos mais importantes.

B3 *Boca é o primeiro segmento do sistema digestório, composto de formações anatômicas que circunscrevem uma cavidade*

O estudo prático da boca feito em cadáver é insuficiente. Um estudo complementar, mais real, da própria boca, vista no espelho ou diretamente em um colega, deve ser levado em conta pelo estudante.

A **cavidade* da boca** ou **cavidade oral*** comunica-se com o exterior e com a faringe. É dividida pelos processos alveolares (recobertos por mucosa) e arcos dentais em **vestíbulo* da boca** e **cavidade própria da boca.**

As formações limitantes da cavidade da boca são **lábios, bochechas, palato, soalho e istmo* da garganta.**

Lábios: os **lábios superior** e **inferior** têm cinco camadas* de fora para dentro: 1. cutânea*, com glândulas sebáceas e sudoríferas; 2. tela subcutânea*; 3. muscular; 4. submucosa, com glândulas salivares e vasos sanguíneos; 5. mucosa.

Os lábios encontram-se no **ângulo da boca (comissura*dos lábios)**. Quando a boca está fechada, aparece uma linha de união dos lábios, denominada **rima* da boca**, que fica em um nível ligeiramente acima das bordas incisais dos incisivos superiores. Externamente, o lábio superior é limitado acima pelo nariz e ao lado pelo **sulco* nasolabial**, que se inicia na asa do nariz. O **filtro** é um sulco raso, largo, vertical, que marca sua parte mediana e termina no **tubérculo do lábio superior.** Os limites externos do lábio inferior são: inferiormente, o **sulco labiomentoniano**, que o separa do mento, e lateralmente, o **sulco labiomarginal**, uma ruga característica dos adultos que vai do ângulo da boca à base da mandíbula.

Observação clínica

A comissura dos lábios pode apresentar alterações, relacionadas com hipovitaminoses e com diminuição da dimensão vertical de oclusão, conhecidas como queilite angular.

O limite interno de cada lábio é o **fórnice* do vestíbulo**, onde se evidencia uma prega mucosa sagital mediana, o **freio* (frênulo) do lábio.** Lateralmente, não há limites precisos.

Nas bordas livres dos lábios há uma zona vermelha, de revestimento mucoso, que se divide em uma área externa vilosa* e uma área interna lisa. Nesta, as elevações das glândulas salivares podem ser sentidas com a ponta da língua. Traumas* podem provocar aumento volumétrico dessas glândulas.

Há glândulas sebáceas na mucosa em 30% dos adultos, mas não são associadas a folículos pilosos; são visíveis como pequenos corpos amarelados na margem livre dos lábios e na bochecha.

A mobilidade dos lábios é maior na mulher que no homem é, por isso ela mostra mais os dentes quando fala ou sorri. O lábio superior tem menos mobilidade que o inferior. O músculo orbicular da boca está fortemente ligado à pele e à mucosa, que leva consigo em seus movimentos. Sua disposição circular causará a separação das bordas de uma incisão vertical que for feita no lábio.

Observação clínica

As artérias labiais percorrem os lábios entre o músculo e a mucosa, próximo às bordas livres (as veias circulam por baixo da pele). Uma incisão profunda na mucosa pode seccionar a artéria. Sua pulsação pode ser sentida quando se espreme os lábios entre dois dedos.

Em uma face bem proporcionada (com combinação harmônica das diferentes partes entre si), a altura do nariz é igual ao comprimento da rima bucal e esta está para a fenda palpebral assim como três está para dois.

A fenda labial, uni ou bilateral, é uma malformação congênita que atinge o lábio superior em uma proporção 1:1.000 pessoas. Pode ser uma pequena fissura da margem livre do lábio ou envolvê-lo completamente até o nariz. Algumas vezes, estende-se profundamente e continua-se com fendas do palato (fissuras labiopalatinas com comunicação entre as cavidades bucal e nasal), que ocorrem nas pessoas numa proporção 1:2.500.*

Uma doença grave que não muito raramente envolve o lábio (principalmente o inferior e de indivíduos do sexo masculino) é o carcinoma, geralmente causado por exposição excessiva ao sol.

Bochecha: a bochecha, limite lateral da cavidade da boca, tem as mesmas camadas dos lábios com os quais é contínua. Entretanto, a tela subcutânea é mais abundante e o músculo bucinador não é tão ligado à pele, como o músculo orbicular da boca. O corpo adiposo da bochecha, o ducto parotídeo e os músculos zigomático maior e risório podem ser vistos nessa camada.

Também possui uma camada glandular, se bem que muito mais escassa que a dos lábios. A mucosa acompanha os movimentos do bucinador, pois está bem fixada a ele. Não apresenta vasos sanguíneos grandes na submucosa, como acontece com os lábios.

Examinada por dentro da boca, a bochecha parece ser muito menor. Superior e inferiormente, termina no fórnice do vestíbulo. Posteriormente, limita-se com a **prega* pterigomandibular**, importante ponto de referência para a anestesia do nervo alveolar inferior (Fig. 8-37). Essa prega é formada pelo ligamento pterigomandibular recoberto por mucosa que fica tenso e bem saliente quando a boca está aberta. Pode deslocar uma dentadura que se estenda além dos limites da sua inserção no trígono retromolar.

Na altura do segundo molar superior há uma saliência, a **papila* parotídea**, que protege a desembocadura do ducto parotídeo e que pode ser sentida com a ponta da língua. Quando ferida inadvertidamente pela oclusão dos molares, inflama-se e incha.

Vestíbulo: o vestíbulo da boca é limitado externamente pelos lábios e bochechas e internamente pelos dentes e processos alveolares recobertos por mucosa. Esses limites se continuam acima e abaixo em um sulco (em forma de fundo de saco) que os une, o **fórnice do vestíbulo**. A mucosa que recobre lábios e bochechas dobra-se no fórnice e passa a recobrir o osso alveolar (**mucosa alveolar**).

Observação clínica

Na região dos molares, o fórnice do vestíbulo acima e abaixo corresponde às linhas de origem do músculo bucinador. Na mandíbula, ele se prende muito alto ao osso alveolar da região do terceiro molar, de modo que o fórnice do vestíbulo fica consideravelmente mais raso do que na região do primeiro molar. A ligação desse músculo com a maxila pode ser ultrapassada por um instrumento quando uma cirurgia está sendo realizada no fórnice superior do vestíbulo. Isso cria uma comunicação com o espaço que contém o corpo adiposo da bochecha, o qual pode fazer um prolapso no vestíbulo da boca.*

Com os dentes em oclusão, o vestíbulo comunica-se com a cavidade própria da boca por uma abertura situada entre o ramo da mandíbula e os últimos dentes molares. Em casos de imobilização da mandíbula para tratamento de fraturas, essa abertura pode tornar-se uma via para a alimentação líquida do paciente.

O vestíbulo é parcialmente septado*, acima e abaixo, por pregas mucosas de forma semilunar que unem a mucosa do vestíbulo próxima à gengiva ao lábio (ou à bochecha). Dessas formações, a mais importante é o **freio do lábio superior**, pelo seu tamanho e pela sua significação clínica.

As outras pregas são **freio do lábio inferior**, mediano, e **freios laterais**, de desenvolvimentos variáveis, que se destacam da mucosa alveolar no nível do canino ou dos pré-molares e vão ter à mucosa do lábio ou da bochecha.

Observação clínica

Há casos de inserção baixa, em que ele se estende até a gengiva entre os incisivos centrais e mesmo até a papila incisiva, no palato. Essa inserção é o fator causal do diastema (espaço exagerado) entre os incisivos. Mesmo após sua remoção cirúrgica (frenectomia) em crianças, o espaço não se fecha antes da erupção dos incisivos laterais e caninos permanentes, que empurram o incisivo central em direção mesial. No adulto somente se fecha à custa de um aparelho ortodôntico. O cirurgião deve estar alerta para o sangramento abundante nas frenectomias, devido à penetração do freio por um ramo da artéria labial superior.

*As outras pregas são **freio do lábio inferior**, mediano, e **freios laterais**, de desenvolvimentos variáveis, que se destacam da mucosa alveolar no nível do canino ou dos pré-molares e vão ter à mucosa do lábio ou da bochecha.*

A inserção do freio labial entre coroas dentais dificulta a limpeza do colo dos dentes vizinhos pela escova.

Nos desdentados, a movimentação dos lábios pode fazer com que os freios interfiram com a borda de uma prótese. Quanto mais espessos forem, tanto mais inconveniente será sua presença. Alívios adequados devem ser providenciados nas partes correspondentes da prótese para evitar seu deslocamento e irritação dos freios. Em casos extremos, é indicada a ressecção cirúrgica.

A **mucosa alveolar**, não queratinizada, delgada e vermelha, é ligada ao osso subjacente por uma submucosa frouxa que permite grande mobilidade à mucosa e, consequentemente, aos lábios e bochechas.

A mucosa alveolar comunica-se com uma mucosa especializada, espessa e mais clara, a **gengiva.** O limite entre ambas é percebido como uma linha sinuosa, a **junção mucogengival.**

A maior parte da gengiva é firme, queratinizada, bem aderida. Essa aderência dá-lhe um aspecto pontilhado pela tração de fascículos colágenos que a ligam fortemente ao osso. Essa gengiva é denominada **inserida.** Em continuação a ela, há a **gengiva livre** que é móvel, mais lisa e brilhante, menos consistente. Corresponde à porção que circunda o colo do dente. Uma projeção insinua-se em cada espaço interdental, a **papila interdental.** Atrás de cada último molar se eleva a **papila retromolar.** É através da papila interdental que a gengiva vestibular continua com a gengiva lingual. Como a gengiva livre não se insere no dente, entre ambos se forma o **sulco gengival**, de profundidade variável, mas que em condições normais chega a até 1mm. O fundo do sulco gengival fica em nível com a junção cemento–esmalte à qual se adere.

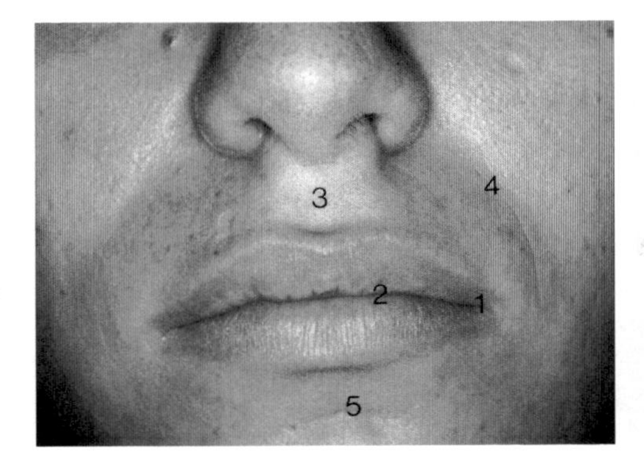

Figura 6-7 – Aspecto externo da boca.

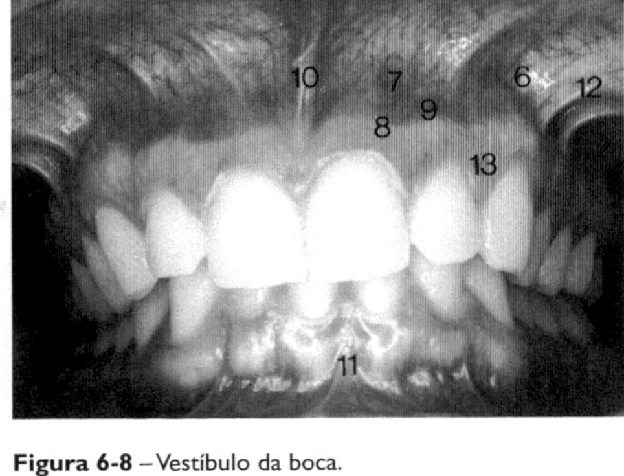

Figura 6-8 – Vestíbulo da boca.

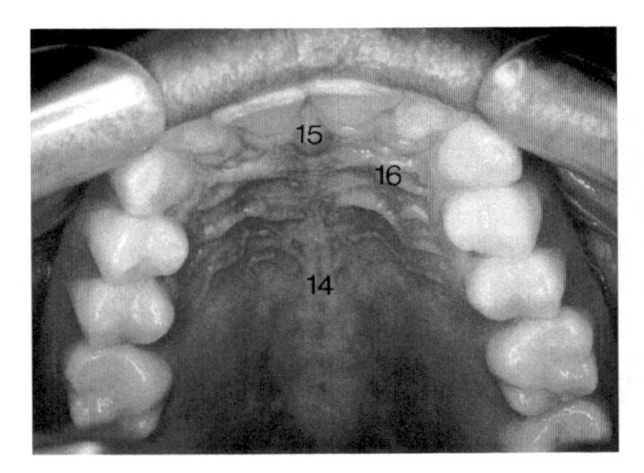

Figura 6-9 – Palato duro.

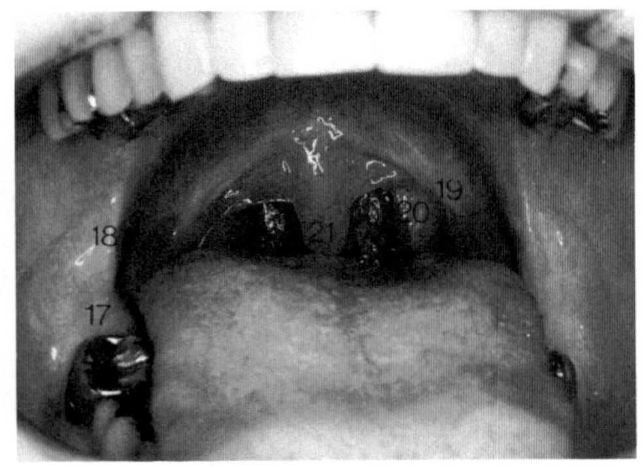

Figura 6-10 – Palato mole e istmo da garganta.

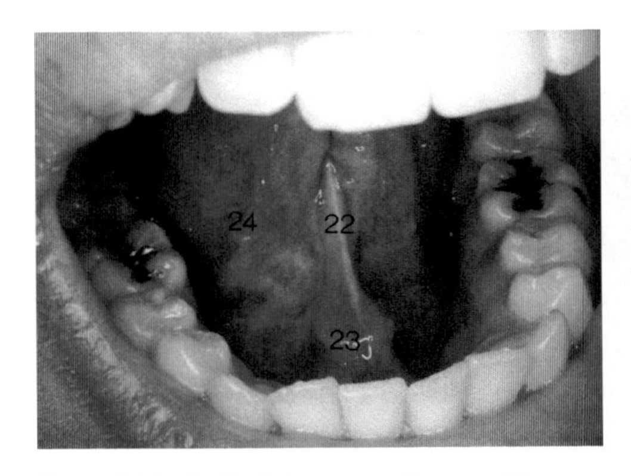

Figura 6-11 – Soalho da boca, com a língua erguida.

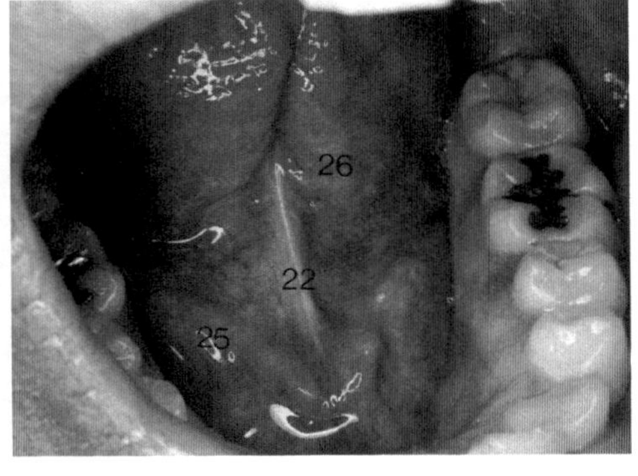

Figura 6-12 – Soalho da boca, com a língua retraída.

1 Ângulo da boca
2 Rima da boca
3 Filtro
4 Sulco nasolabial
5 Sulco labiomentoniano
6 Fórnice do vestíbulo
7 Mucosa alveolar
8 Gengiva
9 Junção mucogengival
10 Freio do lábio superior
11 Freio do lábio inferior
12 Freio lateral
13 Papila interdental
14 Rafe palatina
15 Papila incisiva
16 Pregas palatinas transversas
17 Papila retromolar
18 Prega pterigomandibular
19 Arco palatoglosso
20 Arco palatofaríngeo
21 Úvula
22 Freio da língua
23 Carúncula sublingual
24 Prega franjada
25 Prega sublingual
26 Face inferior da língua

Observação clínica

A cicatrização de incisões na gengiva é mais rápida do que na mucosa alveolar, porque ela se adapta firmemente ao osso e às raízes dos dentes; cicatrização pós-cirúrgica da mucosa alveolar é mais demorada devido à sua frouxidão e ao fácil deslocamento da inserção óssea.

Palato: ao mesmo tempo teto da cavidade da boca e soalho da cavidade nasal, o palato consiste de duas porções: o **palato duro**, cujo esqueleto é o palato ósseo, e o **palato mole** ou **véu palatino**, composto de tecido fibroso e músculos.

A mucosa que reveste o palato duro tem a particularidade de ser espessa e unida ao periósteo que cobre o palato ósseo, formando uma lâmina única (mucoperiósteo*). Na dissecção dessa mucosa, o osso fica exposto, uma vez que ela não pode ser separada do periósteo.

Observação clínica

Devido à sua firmeza, o mucoperiósteo é fácil de ser manipulado na formação de retalhos em cirurgias periodontais, de fendas palatinas e de extração de dentes inclusos. Por outro lado, essa firmeza e aderência dificultam a injeção de soluções anestésicas no palato duro. A pressão que exercerá sob o mucoperiósteo, agravada pela presença de vasoconstritores, reduz a irrigação sanguínea, provocando isquemia com possíveis ulcerações e até necrose* (Fig. 8-33).*

A condição de aderência da mucosa ao osso é bem evidente na metade anterior, na parte mediana e no processo alveolar. Mas, entre a parte mediana e o processo alveolar dos molares, a mucosa está afastada do osso. Isso é fácil de ser percebido porque esta área cede à pressão digital ou da ponta da língua. Nesse local, o palato ósseo é horizontal e forma um ângulo reto com o processo alveolar. A mucosa, por sua vez, não tem a mesma dobra aguda para acompanhar o osso. Pelo contrário, distancia-se dele, mantendo sua forma curva, arqueada. Isso cria um espaço de secção triangular que é preenchido por tecido conjuntivo frouxo e os principais nervos e vasos do palato.

A injeção de líquido anestésico nesse local fica assim facilitada. Muito diferente das áreas em que a mucosa está firmemente aderida, onde o líquido injetado entre ela e o osso exerce uma pressão prejudicial (Fig. 8-32).

O mucoperiósteo* do palato apresenta uma **rafe*** mediana, vestígio da união embriológica das maxilas, que termina adiante em uma saliência lisa, oval, a **papila* incisiva.** Leva esse nome por estar logo atrás dos incisivos centrais e por cobrir o fossa incisiva.

Observação clínica

A papila incisiva deve ser levada em consideração na construção de uma prótese. Por recobrir a emergência do nervo nasopalatino e de uma artéria no forame incisivo, sua compressão pode causar dor, ou hipoestesia, e transtornos circulatórios.

O terço anterior do palato duro é áspero pela presença das **pregas palatinas transversas** (ou rugas palatinas), de número variável. Elas se irradiam da papila incisiva e da parte anterior da rafe palatina em direção lateral. Ajudam a prender o alimento contra a língua durante a mastigação.

Nos desdentados que não usam dentadura, o uso continuado do palato e das gengivas em substituição aos dentes determina a formação de calos hipertróficos, que devem ser removidos quando da colocação de prótese.

No terço ou no quarto posterior do palato duro, entre a mucosa e o osso, tem início uma camada de glândulas salivares menores (**glândulas palatinas**), que se estende ao palato mole. Um par de fóveas palatinas localiza-se logo atrás do palato duro. Elas são formadas pela reunião dos ductos de várias glândulas palatinas.

A linha-limite com o palato mole é distinguível pela troca de cor da mucosa que, de cor-de-rosa, passa a vermelho-translúcido no indivíduo vivo e também pela mobilidade do palato mole em contraste com o palato duro, que não se movimenta (Fig. 8-33).

Observação clínica

O protesista chama esse limite de "linha vibratória", que não pode ser ultrapassada na confecção de uma prótese total. Ao se pedir para o paciente dizer "AAAH", pode-se observar o palato mole vibrar.

O palato mole é conhecido também como véu palatino devido à sua posição caída, vertical, como um véu ou cortina. Separa a boca da faringe durante a respiração nasal. Na respiração bucal, na fonação e na deglutição ele se levanta em uma posição horizontal para separar a parte oral da parte nasal da faringe. Desse modo, previne a entrada de alimento nesta última. Se houver uma paralisia palatina, a parte nasal da faringe fica desprotegida e líquidos e sólidos estão sujeitos a ser regurgitados através do nariz.

As glândulas palatinas agrupam-se densamente por todo o palato mole, formando uma camada alta entre a mucosa e os músculos. Calículos gustatórios* são dispersos pelo palato mole.

A propósito, os músculos do véu palatino foram descritos no subcapítulo "Músculos do palato" e sua releitura é recomendada.

Na borda livre do palato mole projeta-se uma extensão cônica, mediana, de comprimento variável chamada úvula. Lateralmente, a borda livre continua com os arcos palatinos, um dos limites do istmo da garganta.

Istmo* da garganta (Figs. 6-13 e 6-14): é uma abertura que põe em comunicação a cavidade da boca com a parte oral da faringe, isto é, a porção da faringe que está no nível da boca. É formada acima pelo palato mole; abaixo, pela raiz da língua; e aos lados, pelos **arcos* palatoglosso** e **palatofaríngeo**.

Esses dois arcos, a partir do palato, dirigem-se lateroinferiormente em direção à língua (arco palatoglosso) e à faringe (arco palatofaríngeo). Eles contêm em sua espessura os músculos homônimos, mencionados no subcapítulo "Músculos do palato". Com a boca aberta, observa-se que o arco mais posterior (palatofaríngeo) é o que mais se aproxima do plano mediano. O arco palatoglosso possui calículos gustatórios*.

Entre os dois arcos encontra-se a fossa tonsilar, que aloja a **tonsila* (amígdala) palatina**, uma massa de tecido linfoide que lembra um ovário em forma e tamanho. É considerada pertencente à faringe; situa-se, no entanto, em uma área intermediária à cavidade da boca e à faringe.

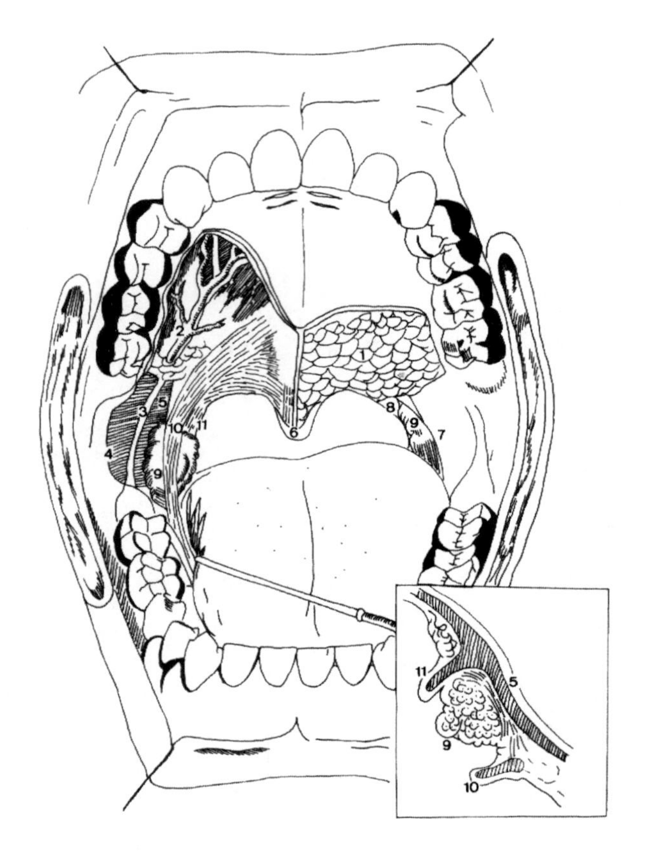

Figura 6-13 – Desenho da boca parcialmente dissecada. No destaque, corte da tonsila palatina e músculos que a envolvem.

1 Glândulas palatinas
2 Artéria e nervo palatino maior
3 Prega pterigomandibular
4 M. bucinador
5 M. constritor superior da faringe
6 Úvula
7 Arco palatoglosso
8 Arco palatofaríngeo
9 Tonsila palatina
10 M. palatoglosso
11 M. palatofaríngeo

Na região do istmo da garganta e em suas proximidades há, além da tonsila palatina, outros órgãos linfáticos mais ou menos bem definidos. São a tonsila faríngea (adenoide, quando aumentada de volume), tonsila tubária, tonsila lingual e numerosos folículos linfáticos solitários que formam, no conjunto, o chamado anel linfático. Mais desenvolvido na criança que no adulto, protege a entrada do sistema digestório de possíveis infecções.

Soalho da boca: o soalho da boca é todo coberto por mucosa, que se inicia como gengiva lingual e continua como mucosa alveolar, havendo entre elas nítida linha de junção mucogengival, tal como acontece no vestíbulo. A partir do processo alveolar, a mucosa deixa de revestir o osso e expande-se por todo o soalho da boca, onde ela é delgada, vermelha, translúcida e frouxamente fixada aos planos profundos. Continua com a mucosa da língua.

Quando a ponta da língua é erguida até o palato, aparece distendida no soalho da boca uma prega mucosa mediana, o **freio da língua.** A cada lado dele, e próximo à sua extremidade anterior, existe uma elevação, que é a **carúncula* sublingual**, na qual se abre o ducto da glândula submandibular. A partir daí e em direção lateroposterior, há uma elevação chamada **prega sublingual**, formada pela proeminência da glândula sublingual e do ducto da glândula submandibular.

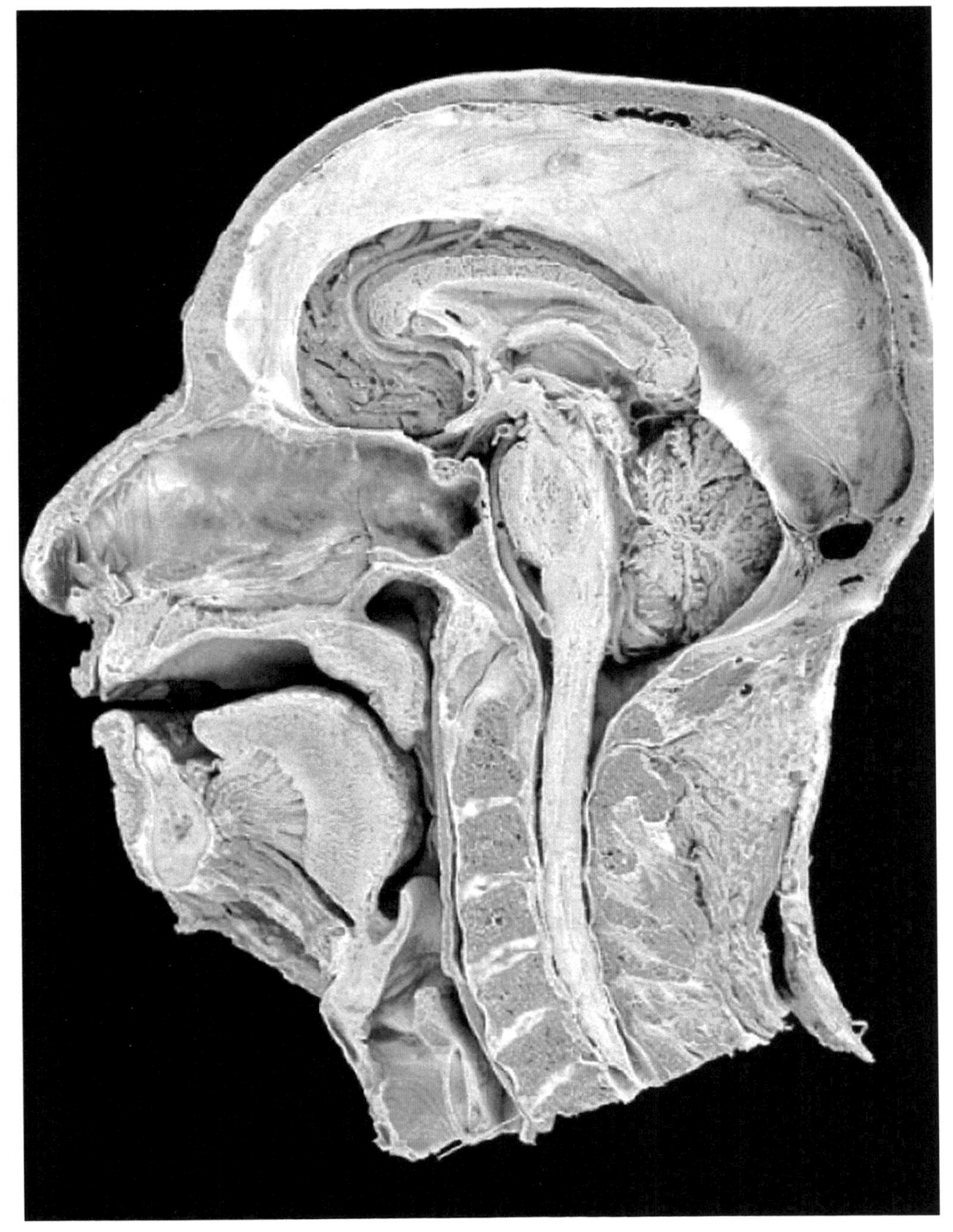

Figura 6-14 – Face medial de uma hemicabeça mostrando a cavidade própria da boca. Seu limite posterior é o istmo da garganta, entre as extremidades do palato mole e da epiglote. Neste local, a raiz da língua corresponde ao limite anterior da bucofaringe (tente identificar essas estruturas na figura, e depois consulte seu professor).

Abaixo da mucosa do soalho da boca estão os músculos milo-hióideos, que são considerados um diafragma bucal incompleto. Entre músculo e mucosa existe, de cada lado, um espaço preenchido pela glândula sublingual, ducto da glândula submandibular, músculo gênio-hióideo, nervo lingual, nervo hipoglosso, artéria e veia sublinguais.

Observação clínica

A veia sublingual é visível, às vezes, como um cordão azul ao lado do freio da língua. Em alguns casos, o nervo lingual pode ser visto ao lado do último molar. Esses elementos, juntamente com o ducto submandibular, são bastante superficiais e podem ser facilmente lesados em intervenções no soalho da boca, ou mesmo por manobras desastradas com extratores ou sindesmótomos durante uma extração dental.

Processos infecciosos, coleções líquidas na região sublingual, disseminam-se com facilidade por vários motivos: 1. a mucosa do soalho da boca permite ampla distensão; 2. pode passar de um lado para o outro porque não há um septo suficientemente grande para barrar essa comunicação; 3. pode-se propagar atrás do músculo milo-hióideo em direção cervical.

Um cisto que comumente se desenvolve na região sublingual é a rânula, uma massa flutuante com desenvolvimento lento, indolor.

Quando rápida absorção de uma droga é desejada, um comprimido é colocado no soalho da boca, onde é dissolvido; penetra na veia profunda da língua e na veia sublingual em menos de 1 minuto.

Entubação transcutânea submandibular, com dissecção a partir do soalho da boca (junto à mandíbula entre o primeiro pré-molar e o primeiro molar) e sua transfixação, tem sido usada nas cirurgias craniomaxilofaciais como uma alternativa às entubações endotraqueais (pela boca ou nariz) ou à traqueostomia.

A língua

(Figs. 6-15, 6-16 e 6-17)

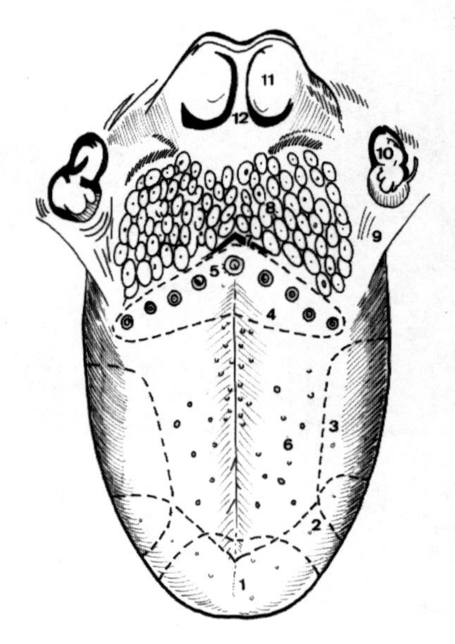

Figura 6-15 – Língua, com demarcação das zonas do gosto por linhas interrompidas.

1 Doce
2 Salgado
3 Ácido
4 Amargo
5 Papilas valadas
6 Papilas fungiformes
7 Sulco terminal
8 Tonsila lingual
9 Arco palatoglosso
10 Tonsila palatina
11 Valécula epiglótica
12 Prega glossoepiglótica mediana

Guia de estudo 22

1 Leia uma vez o bloco 4.
2 Responda às seguintes questões: A língua é ligada a que ossos? Através de quais músculos? Descreva os 2/3 anteriores da língua. O que predomina no 1/3 posterior da língua? Para que serve? Onde se encontram as papilas da língua? Para que servem? A glândula parótida recobre ou não a ATM (veja peças anatômicas)? O que é glândula parótida acessória? Qual é sua relação com o ducto parotídeo? O vestíbulo recebe saliva de outras glândulas? Se positivo, quais? Quais são os quatro músculos que se situam mais próximos da glândula submandibular? Descreva o trajeto e as relações do ducto submandibular. Quais são os três músculos mais próximos da glândula sublingual? Onde se encontram e como se dispõem as glândulas palatinas e linguais?
3 Siga o recomendado nos itens 3, 4 e 5 do Guia de estudo 21.

B4 *A língua é um órgão muscular complexo com múltiplas funções*

A língua está fixada no soalho da boca e é ligada por músculos extrínsecos à mandíbula (músculo genioglosso), ao osso hioide (músculo hioglosso), ao processo estiloide (músculo estiloglosso) e ao palato (músculo palatoglosso). Completam a massa muscular da língua os seus músculos intrínsecos. Estão todos descritos no subcapítulo "Músculos da língua" (Figs. 4-23, 4-24 e 4-25).

Toda essa musculatura se adere a uma mucosa que tem consistência, inervação, coloração e função diferentes, segundo a parte da língua que reveste.

Seus dois terços anteriores compreendem o **dorso**, as **margens**, a **face inferior** e o **ápice***. O terço posterior tem sido referido como base ou raiz.

A face inferior da língua está voltada para o soalho da boca; as suas mucosas são contínuas e semelhantes. Na língua, a mucosa forma uma dobra ondulada denominada **prega franjada** e recobre a veia profunda da língua (visível como uma mancha azul) e a **glândula lingual anterior**, perto do ápice. Reconhece-se também nessa face o **freio lingual**, já mencionado anteriormente.

Observação clínica

Freios linguais hipertróficos podem causar problemas de fonação e dificuldades para a colocação de próteses sobre a mandíbula. Ocasionalmente, o freio lingual de lactentes estende-se até o ápice da língua, interferindo com a protrusão; essa condição é conhecida como anciloglossia ou "língua presa".

O dorso da língua tem seus dois terços anteriores separados do terço posterior pelo **sulco terminal**, que tem forma de V, de abertura anterior e vértice mediano (que coincide com o forame cego).

O terço posterior, que é a raiz, é vertical e volta-se para a faringe. Sua mucosa cobre massas de tecido linfoide que formam saliências superficiais. Ao seu conjunto se dá o nome de **tonsila lingual**. Cobre também as pequenas glândulas mucosas (salivares) linguais. A base da língua liga-se à epiglote por três pregas mucosas, uma mediana e duas laterais. Cada **prega glossoepiglótica lateral** limita, com a **prega glossoepiglótica mediana**, uma depressão denominada **valécula epiglótica**. A mucosa do terço posterior é inervada pelo nervo glossofaríngeo.

Os dois terços anteriores do dorso da língua apresentam uma mucosa rugosa devido à presença das **papilas* linguais**. Continuam com a face inferior pelas margens e ápice da língua. Um **sulco mediano** raso estende--se do forame cego ao ápice da língua, marcando suas duas metades.

Das papilas linguais (Figs. 6-16 e 6-17), as maiores são as **papilas circunvaladas**. Elas se enfileiram logo à frente do sulco terminal, paralelas a ele. Cada uma consiste de uma saliência central circundada por uma parede circular. Entre ambas, dispõe-se uma vala com 2 a 3mm de profundidade, na qual se abrem canais de glândulas salivares serosas e são encontrados calículos gustatórios*.

As segundas em tamanho são as **papilas fungiformes**, que também possuem calículos gustatórios. São lisas, avermelhadas, em forma de cogumelo e distribuem-se de maneira bem espaçada. Concentram-se mais nas proximidades do ápice e das margens. Nos indivíduos vivos podem ser distinguidas como pontos vermelhos luminosos.

As **papilas filiformes** distribuem-se abundantemente por todo o dorso da língua. São longas e estreitas (em forma de fio) e, por isso, conferem um aspecto piloso à língua. Não são dotadas de calículos gustatórios. Possuem corpúsculos do tato.

Por fim, algumas poucas papilas folhadas estão presentes nas margens da língua e também captam a sensação do gosto.

A mucosa dos dois terços anteriores é inervada pelo nervo lingual (sensação geral). A sensação gustatória é de responsabilidade do nervo facial--intermédio.

Observação clínica

Os músculos da língua são inervados pelo nervo hipoglosso. Sua lesão pode provocar paralisia do lado afetado.

A língua, internamente, e os lábios e as bochechas, externamente, constituem complexos musculares que influenciam a posição vestibulolingual dos dentes. Como se equivalem em força, os dentes, entre estes dois complexos, ficam em uma posição equilibrada. Entretanto, esse equilíbrio pode ser perturbado se a língua for muito volumosa e fizer muita pressão nos dentes. Provocarão expansão dos arcos dentais. Felizmente, a macroglossia regride espontaneamente na puberdade e raramente persiste no adulto. Não é o caso da hipertrofia congênita da musculatura da língua associada ao cretinismo e ao mongolismo. A expansão dos arcos pode também ocorrer pelo desequilíbrio muscular diante de uma hipotonia dos músculos dos lábios.

Língua muito longa e estreita pode insinuar-se entre os incisivos, provocando a mordida aberta. Língua saburrosa (com saburra ou sarro) pode ocorrer devido ao fumo, às infecções respiratórias e bucais e à febre. A higienização da língua é muito importante e previne, entre outros fatores, a halitose.

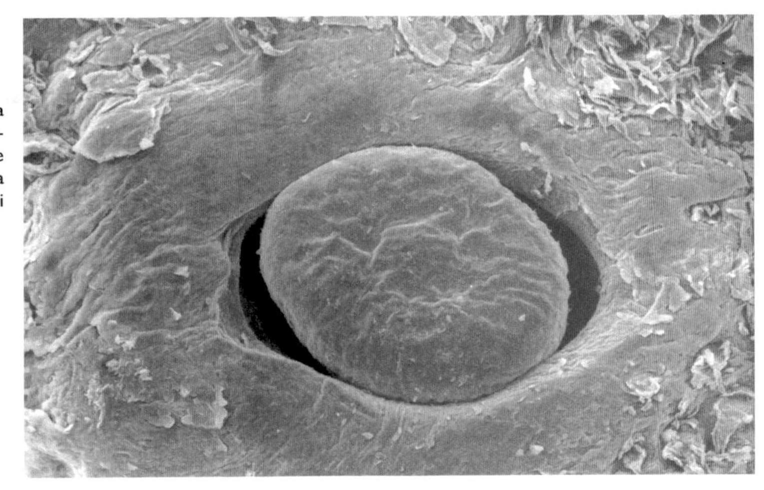

Figura 6-16 – Imagem obtida através de microscopia eletrônica de varredura, onde se observa uma papila valada (160x. gentileza do Prof. Ii-sei Watanabe).

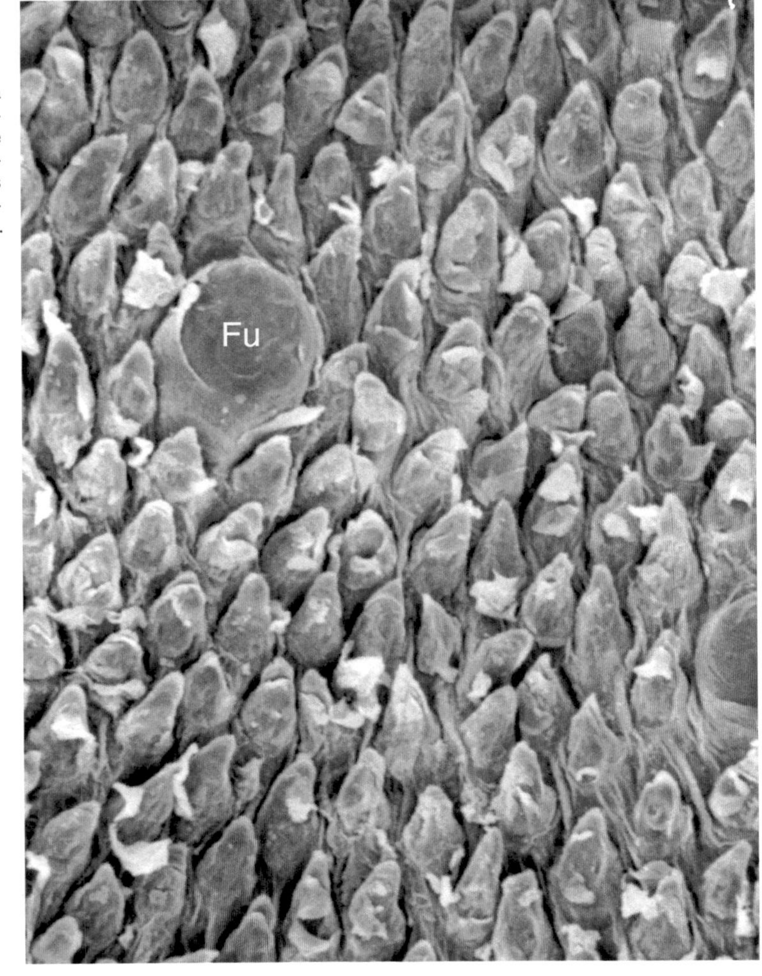

Figura 6-17 – Imagem obtida através de microscopia eletrônica de varredura, onde se observa uma papila fungiforme (Fu) rodeada por várias papilas filiformes (260x. gentileza do Prof Ii-sei Watanabe).

As glândulas salivares

(Figs. 4-25, 6-18 a 6-23)

Com o fígado e o pâncreas, as glândulas salivares são consideradas glândulas anexas ao sistema digestório

Quando se fala em funções da saliva, a primeira que nos vem à mente é a do umedecimento e lubrificação do alimento para a sua deglutição. Mas há outras. Na sua constituição química, está a enzima que desdobra polissacárides e inicia, assim, a primeira fase da digestão. Ao agir como um solvente, ela assiste na sensação do tato. A boca é mantida limpa (autóclise) devido ao meio úmido que a saliva proporciona. Isso facilita os movimentos dos lábios, bochechas e língua e ajuda na fala. Ela é importante na prevenção da formação da cárie dental.

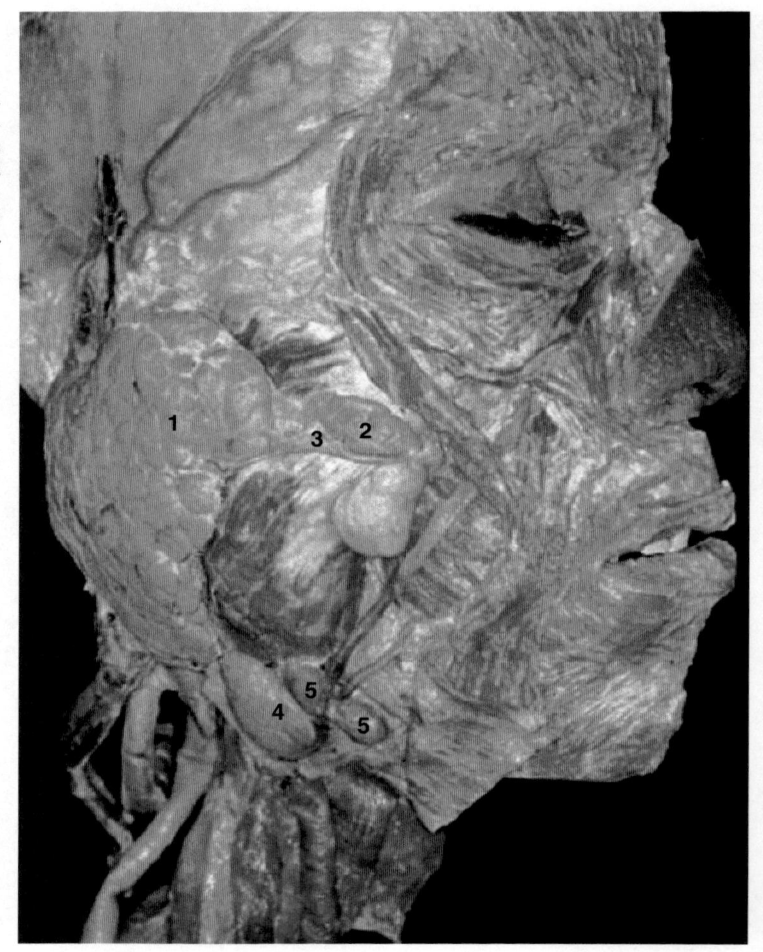

Figura 6-18 – Glândula parótida (com parótida acessória e ducto parotídeo, ambos acima do corpo adiposo da bochecha) e glândula submandibular (tendo à frente dois linfonodos submandibulares).

1 Glândula parótida
2 Glândula parótida acessória
3 Ducto parotídeo
4 Glândula submandibular
5 Linfonodo submandibular

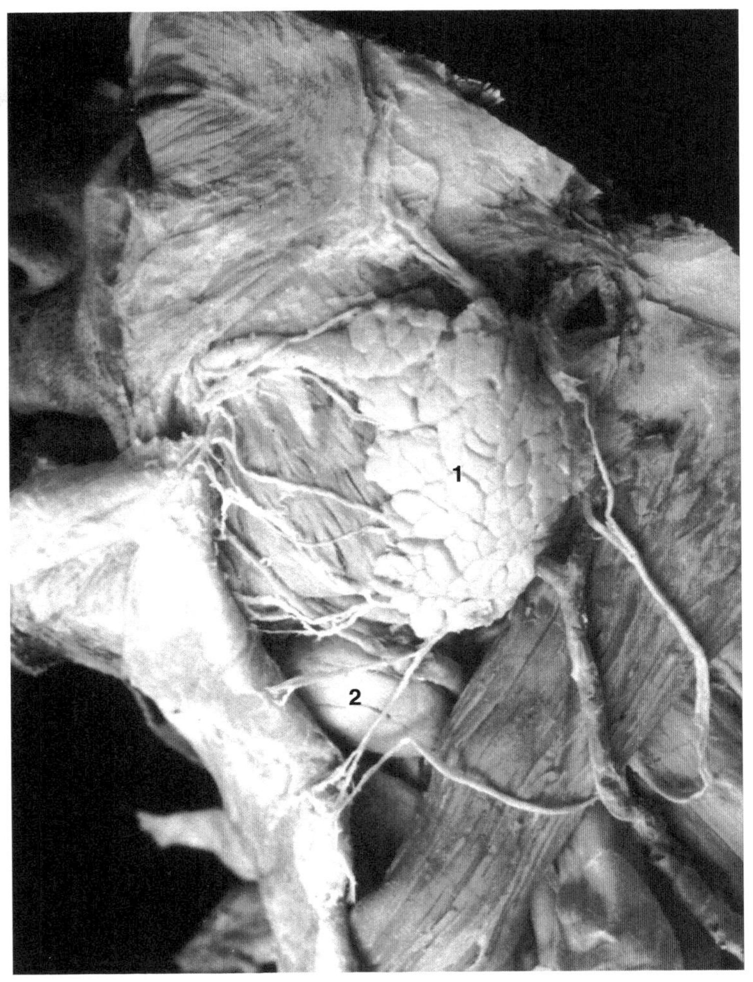

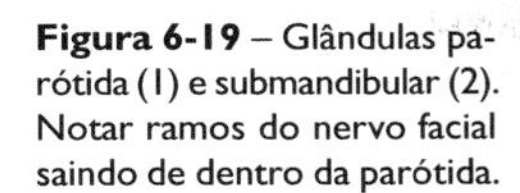

Figura 6-19 – Glândulas parótida (1) e submandibular (2). Notar ramos do nervo facial saindo de dentro da parótida.

Observação clínica

A saliva contém também algumas substâncias que inibem o crescimento e a atividade bacteriana e outras que reduzem o tempo de coagulação do sangue. Isso está associado ao instinto de os animais lamberem suas feridas.

O pH da saliva é levemente ácido. Se o pH aumenta, seus componentes inorgânicos carbonato de cálcio e sulfato de cálcio são depositados sobre os dentes como tártaro e podem também formar cálculos salivares nas glândulas ou nos seus ductos. Se o pH cai muito, as superfícies dentais começam a se descalcificar.

Quando o dentista coloca um rolo de algodão em algum local da boca do paciente, ele está tentando absorver a saliva que por ali escorre e deixar mais seco seu campo de trabalho. Ele sabe quais são os locais onde se abrem os ductos grandes e resistentes das glândulas salivares maiores (parótida, submandibular e sublingual) e os muitos e pequenos ductos das glândulas menores (palatinas, labiais, bucais e linguais).

Glândulas que se abrem no vestíbulo

Glândula parótida: situa-se entre o músculo esternocleidomastóideo e a borda posterior do ramo da mandíbula. Acima se limita com a ATM e o meato acústico cartilagíneo e abaixo se estende até o nível do ângulo da mandíbula. Apresenta uma parte superficial conectada por um istmo* a uma parte profunda. Ambas as partes abraçam a mandíbula e os músculos masseter e pterigóideo medial nela inseridos. A parte superficial, maior, recobre grande porção do músculo masseter e, frequentemente, apresenta uma extensão anterior, que acompanha por baixo o arco zigomático. Por ser uma porção às vezes destacada da glândula, é conhecida como **glândula parótida acessória.**

A parte profunda, menor, fica entre o músculo pterigóideo medial e os músculos do processo estiloide. O istmo é perfurado horizontalmente pelo nervo facial e verticalmente pela veia retromandibular. Já no lobo profundo, a artéria carótida externa também atravessa verticalmente a glândula e a artéria maxilar emerge daí.

A parótida é completamente envolvida pela fáscia* cervical, que neste local passa a se chamar **fáscia parotídea.** Ela se prende no arco zigomático, no processo estiloide e se fusiona com a fáscia massetérica e a fáscia do músculo esternocleidomastóideo. Forma um compartimento fechado, que é o responsável pela intensa dor causada pelo edema inflamatório da glândula. A fáscia parotídea envia septos para o interior da glândula, dividindo-a em lóbulos e tornando difícil sua remoção cirúrgica, quando necessária. Nesse aspecto, é bem diferente da glândula submandibular, que é frouxamente envolvida por fáscia e facilmente removível.

O **ducto parotídeo** começa com numerosos ramos na substância da glândula, cruza o músculo masseter paralelo e 1,5cm abaixo do arco zigomático. Contorna a borda anterior do masseter, perfura o corpo adiposo da bochecha e, em seguida, o músculo bucinador para se abrir no vestíbulo da boca, próximo ao segundo molar superior, no qual existe uma saliência, a papila parotídea.

Observação clínica

Com os dentes em oclusão forçada, o ducto parotídeo pode ser palpado de encontro à borda anterior do masseter. Se for preciso explorá-lo com uma sonda, é necessário saber que sua curva em torno do masseter pode ser tão aguda quanto a de um ângulo reto.

Quando a glândula parótida se acha inflamada ou seu ducto está obstruído por um cálculo, uma dor intensa logo se instala porque a fáscia parotídea, que a envolve completamente, limita a tumefação. A fáscia da glândula distende-se e dói. A dor agrava-se quando a boca é aberta porque a glândula fica comprimida entre o ramo da mandíbula e o processo mastoide e seus músculos.

Infecções bacterianas graves podem propagar-se da boca para a glândula parótida via ducto parotídeo. Uma higiene bucal muito precária também pode levar a parótida a uma infecção pela mesma via de disseminação.

Figura 6-20 – Glândula sublingual e ducto submandibular. Notar ramos dos nervos lingual e hipoglosso penetrando na língua. Notar também as camadas muscular, glandular (glândulas palatinas) e mucosa que foram separadas no palato mole. Ver também Fig. 4-25.

1 Glândula sublingual
2 Ducto submandibular
3 M. genioglosso (rebatido)
4 M. gênio-hióideo
5 M. milo-hióideo
6 Músculos do palato
7 Glândulas palatinas

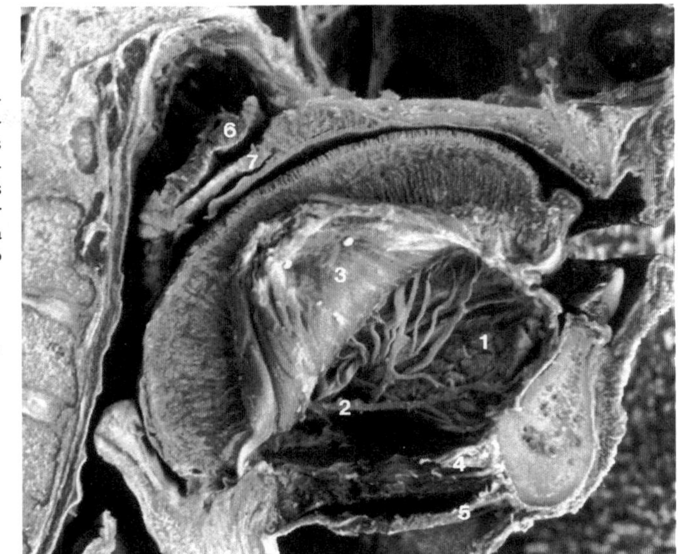

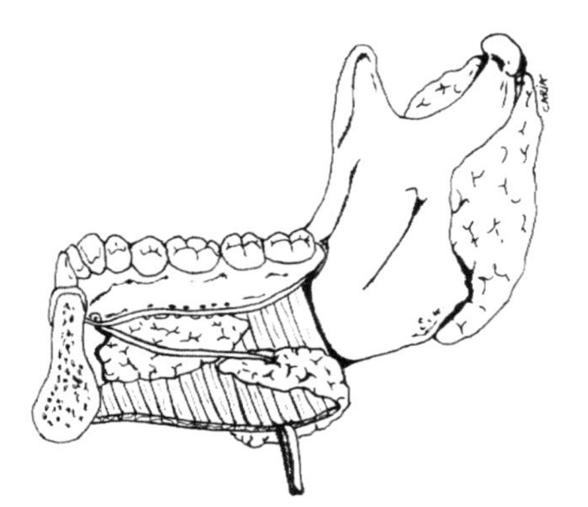

Figura 6-21 – Glândulas salivares maiores em suas posições junto à mandíbula e ao músculo milo-hióideo. Notar o ducto submandibular emergindo do prolongamento profundo da glândula submandibular.

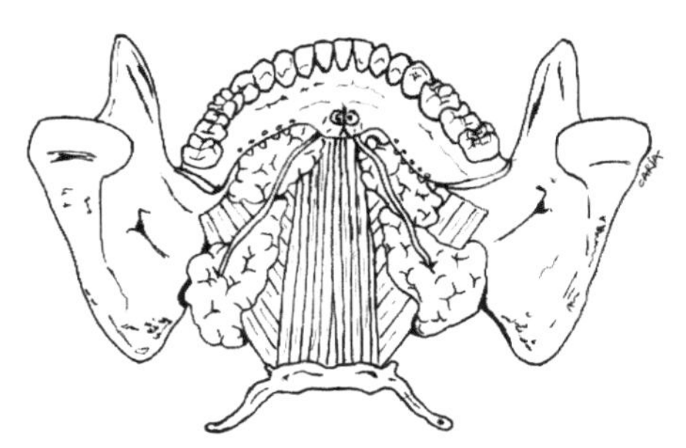

Figura 6-22 – Glândulas sublinguais e parte das glândulas submandibulares, com seus ductos, no soalho da boca, tendo como referência a mandíbula, o hioide e os músculos milo-hióideo e gênio-hióideo.

Glândulas labiais (Fig. 6-23): numerosas pequenas glândulas situadas na submucosa dos lábios superior e inferior. Chegam a formar uma camada* quase contínua entre a mucosa e o músculo orbicular da boca. Seus ductos se abrem diretamente na mucosa dos lábios.

Observação clínica

Se eles ficarem ocluídos por algum distúrbio, um cisto mucoso azulado (mucocele) desenvolve-se devido ao intumescimento da glândula.

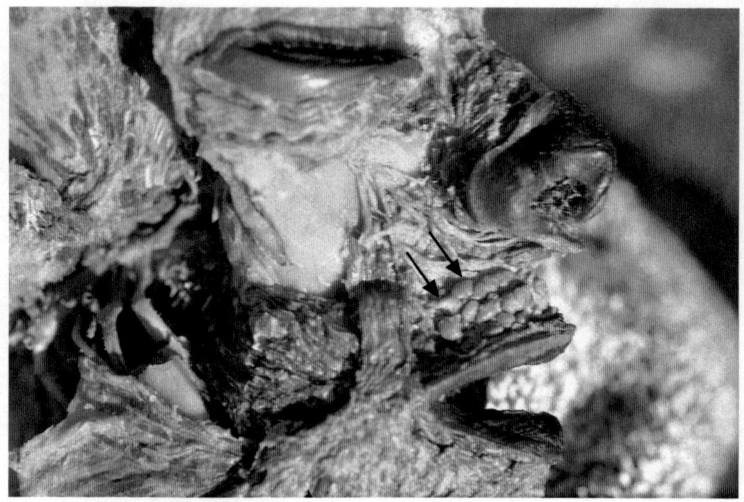

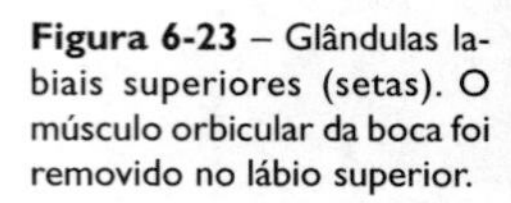

Figura 6-23 – Glândulas labiais superiores (setas). O músculo orbicular da boca foi removido no lábio superior.

Glândulas da bochecha: pequenas e escassas glândulas arredondadas, dispersas irregularmente na submucosa da bochecha, entre os feixes do músculo bucinador e mesmo na face externa desse músculo. Aquelas situadas próximas aos últimos dentes molares, alguns autores denominam glândulas molares.

Glândulas que se abrem na cavidade própria da boca

Glândula submandibular: com metade do tamanho da parótida, é um corpo alongado que pode ser dividido em duas porções: uma superficial, maior, arredondada, contínua com outra menor, que constitui seu prolongamento profundo. Sua superfície não é lisa, mas composta por um número variável de lóbulos unidos entre si por tecido conjuntivo. Parte da porção superficial contata com a fóvea submandibular e, portanto, fica oculta acima da mandíbula. A parte visível é coberta apenas pela pele e platisma, ocupa o triângulo submandibular e fica em contato com o tendão intermédio do músculo digástrico. Medialmente, ele está em contato com os músculos milo-hióideo e hioglosso. Entre esses músculos há um interstício que dá acesso à região sublingual e é justamente por ele que passa o prolongamento profundo da glândula submandibular e, em contato com este, o ducto submandibular.

No cadáver, o ducto submandibular assemelha-se a uma veia; ele cruza o nervo lingual superiormente, corre ao longo da superfície medial da glândula sublingual e abre-se na carúncula sublingual ao lado do freio da língua.

Observação clínica

Sialolitíase (cálculo salivar) não é incomum nesse ducto; é a patologia mais comum das glândulas salivares maiores. A glândula apresenta-se aumentada e hipersensível, principalmente durante as refeições, devido a uma maior secreção salivar. A glândula submandibular é a mais frequentemente envolvida (80 a

90%), seguida da parótida (5 a 20%). Sialoendoscopia é uma técnica usada com sucesso na remoção da sialolitíase. Sialolitos localizados anteriormente ao primeiro molar inferior são facilmente removidos cirurgicamente; o acesso não é difícil apesar da mobilidade da região. As sialografias ou radiografias com meio de contraste injetado no ducto são úteis para diagnosticar a litíase. Cintilografia e ultrassonografia são outros exames empregados.

A fáscia cervical providencia um compartimento para a glândula submandibular, mas não a envolve completamente porque seu prolongamento profundo passa por uma abertura e fica fora desse compartimento. A fáscia está frouxamente aderida à glândula.

No indivíduo vivo, a submandibular pode ser palpada entre o dedo indicador, colocado no soalho da boca, e o polegar, colocado por fora à frente do ângulo da mandíbula.

Glândula sublingual (Fig. 4-25): situada no soalho da boca, descansa sobre o músculo milo-hióideo e faz saliência na mucosa (prega sublingual). É um corpo alongado e achatado, em contato com a fóvea sublingual da mandíbula, de um lado, e com o ducto submandibular, o nervo lingual e o músculo genioglosso, de outro. No plano mediano, as duas glândulas sublinguais estão em contato por suas extremidades anteriores.

Diferentemente das outras glândulas salivares maiores, a glândula sublingual não tem um ducto único, mas uma dúzia de **ductos sublinguais menores** ou até mais que se abrem separadamente na prega sublingual. É descrito um ducto maior – **o ducto sublingual maior** – que se junta ao ducto submandibular ou se abre próximo a este, na carúncula sublingual.

Observação clínica

Do ponto de vista cirúrgico, a prega sublingual marca não apenas a posição da glândula sublingual, mas também a linha do ducto submandibular e do nervo lingual.

Glândulas palatinas (Figs. 6-13 e 6-20): por estarem densamente agrupadas, formam uma camada* na submucosa do palato mole. Ocupam também parte do arco palatoglosso, posteriormente, e a porção posterior do palato duro, anteriormente. Apesar de estarem compactadas como se fossem um corpo único, cada pequena glândula tem seu próprio ducto que perfura a mucosa do palato. Nos pacientes que ficam com a boca aberta durante longo tempo, podem-se visualizar gotículas de saliva nos locais de abertura dos ductos.

Glândulas linguais: consistem de dois conglomerados. Umas são encontradas na raiz da língua, próximas ao dorso. São do tipo seroso, que desembocam na vala das papilas circunvaladas, e do tipo mucoso, que se abrem por seus diminutos ductos nas criptas linguais dos nódulos linfáticos da tonsila lingual.

O outro conglomerado constitui a glândula lingual anterior, que fica incrustada na massa muscular da língua, próxima ao ápice. Seus pequenos ductos terminam na mucosa da face inferior da língua.

Como se viu, ductos excretores de glândulas salivares estão espalhados por toda a boca. Em todas as suas paredes (lábios, bochechas, soalho, palato, istmo da garganta) há glândulas salivares serosa (parótida), mucosas (a maioria das glândulas menores) e mistas (submandibular e sublingual).

A secreção serosa (fluida, aquosa) ajuda a remover partículas de alimento da superfície da gengiva, bochecha e dorso da língua, enquanto a secreção mucosa (viscosa, espessa) ajuda a ligar (grudar) a comida mastigada para formar o bolo a ser deglutido e protege o epitélio bucal da ação das partículas de alimento.

As glândulas salivares possuem inervações simpática e parassimpática. As fibras simpáticas pós-ganglionares originam-se do gânglio cervical superior e seguem a artéria carótida externa e seus ramos. As fibras parassimpáticas originam-se nos núcleos salivatórios superior e inferior. Do primeiro elas saem pelo nervo intermédio do facial e alcançam todas as glândulas maiores, menos a parótida. Do núcleo salivatório inferior elas saem pelo nervo glossofaríngeo e daí vão à parótida. É interessante notar que o nervo facial, apesar de atravessar a parótida, esta é a única glândula salivar maior que ele não inerva.

A inervação simpática promove vasoconstrição e uma secreção viscosa pouco abundante. A inervação parassimpática promove vasodilatação e secreção fluida e abundante. Sobre ela, consultar as páginas 284 a 286.

Observação clínica

Durante a extração de dentes inferiores, é comum o dentista remover com gaze uma saliva espessa, viscosa. É que a anestesia bloqueia também o nervo lingual, ao qual está anexado o nervo corda do tímpano, ramo do facial, responsável pela inervação parassimpática, principalmente da glândula submandibular, que é predominantemente serosa. Com isso, a saliva serosa fluida não é produzida, mas a saliva viscosa da inervação simpática continua a ser produzida e excretada, modificando, assim, o teor da viscosidade da saliva de toda a boca.

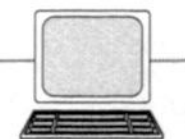

Terminou de estudar o Sistema digestório?
Visite agora o site www.anatomiafacial.com para completar seu aprendizado, respondendo aos testes e desenvolvendo o estudo dirigido sobre "Boca"!

Patologias comumente associadas ao sistema digestório

Apendicite – Trata-se de uma inflamação do apêndice vermiforme causada geralmente pela obstrução da sua luz. Essa obstrução pode ocorrer em virtude da presença de corpo estranho, fezes, carcinoma etc. Se não tratada a tempo, pode levar à infecção o que resulta em edema, gangrena e eventual perfuração. Esta coloca em contato o meio interno (lembrar que a luz do sistema digestório pertence ao meio externo) com o material fecal o que provoca uma infecção generalizada na cavidade abdominal (peritonite). Para evitar a gangrena e a perfuração do apêndice e os riscos decorrentes, sua remoção cirúrgica é recomendada nos estágios inicias da manifestação clínica.

Hepatite – É o termo genérico que define a inflamação do fígado, que pode ser causada por vírus, drogas ou outros agentes químicos como o álcool. Entre as virais, os tipos A, B e C são os mais frequentes. O vírus tipo A é espalhado pelas fezes, contaminando alimentos ou mesmo objetos, como brinquedos, talheres etc. (via fecal-oral). Esse tipo de hepatite costuma não deixar sequelas. A hepatite dos tipos B e C é transmitida fundamentalmente por meio de seringas contaminadas e também por fluidos de um indivíduo contaminado (lágrimas, saliva, sêmen). Podem produzir degenerações permanentes do tecido hepático, cirroses, ou mesmo câncer, levando muitas vezes ao óbito. Profissionais da área odontológica estão particularmente expostos aos tipos B e C de hepatite, motivo pelo qual todas as medidas devem ser tomadas para prevenir a contaminação.

Úlcera péptica – É uma lesão em forma de cratera que se forma na parede interna geralmente do estômago ou do duodeno. Entre outras causas, pode ser provocada pela ação do ácido clorídrico liberado em excesso, geralmente em conjunto com as pepsinas também secretadas por células da parede estomacal. O perigo inerente às úlceras pépticas é a perfuração da parede do órgão afetado, o que poria em contato o conteúdo estomacal-duodenal com o meio interno, levando a uma peritonite.

Hemorroidas – Trata-se da inflamação, com consequente aumento volumétrico, de plexos venosos no reto e no canal anal. Durante a primeira fase da doença, o tecido inflamado permanece contido pelo canal anal, mas com o agravamento, ele prolapsa durante a defecação. Nas fases avançadas da doença, esse plexo venoso inflamado permanece permanentemente exteriorizado, sendo necessária sua correção cirúrgica.

Anorexia nervosa – É uma doença de cunho fundamentalmente emocional, caracterizada por acentuada falta de apetite e comportamentos alimentares anormais. Ela acomete fundamentalmente jovens do sexo feminino, geralmente solteiras. Como consequência desse estado anormal de inapetência, além de um acentuado emagrecimento, amenorréia e diminuição da taxa metabólica podem ser observados. A continuidade desse estado, sem as medidas de apoio psicológico e alimentar adequadas, pode levar ao óbito.

Bulimia – Da mesma forma que a anorexia nervosa, esta doença costuma acometer jovens do sexo feminino, geralmente solteiras e apresenta também causas fundamentalmente (mas não exclusivamente) emocionais. Caracteriza-se por ingestão descontrolada e excessiva, seguida por um sentimento de culpa que leva ao vômito forçado ou à "overdose" de laxantes. Como consequência, o paciente permanece em um desequilíbrio eletrolítico quase constante que propicia o aparecimento de várias doenças, desequilíbrio hormonal, deficiência imunológica etc.

CAPÍTULO

7

Sistema Circulatório

OBJETIVOS ❙ Conceituar sistema circulatório, levando em conta suas atividades funcionais ❙ Descrever a anatomia interna e externa do coração, incluindo os vasos da base ❙ Descrever os tipos de circulação do sangue ❙ Caracterizar os aspectos morfológicos dos vasos sanguíneos e linfáticos, determinando diferenças entre eles ❙ Nomear os principais vasos do corpo humano ❙ Desenvolver explicação sobre o sistema linfático ❙ Demonstrar, por meio de narrativa ou esquema, a circulação arterial da cabeça e do pescoço, nomeando e apontando origem, trajeto e destino de todos os ramos da artéria carótida externa ❙ Especificar origem, trajeto, relações, território de distribuição e anastomoses das artérias lingual, facial e maxilar, bem como de seus ramos colaterais e terminais ❙ Demonstrar, por meio de narrativa ou esquema, a circulação venosa da cabeça e do pescoço, indicando nomenclatura, áreas de drenagem, trajeto e desembocadura dos confluentes das veias jugulares interna e externa ❙ Demonstrar, por meio de narrativa ou esquema, a circulação linfática da cabeça e do pescoço, localizando os grupos de linfonodos ❙ Relacionar as formações anatômicas da cabeça e do pescoço drenadas pelos vasos linfáticos e seus grupos de linfonodos com o exame clínico extrabucal ❙

O sistema circulatório compreende o coração, os vasos sanguíneos (artérias, arteríolas, capilares*, vênulas e veias) e linfáticos (capilares, vasos linfáticos e ductos coletores).

O sangue, impulsionado pelo coração, percorre os vasos sanguíneos e dirige-se a todas as partes do corpo, para supri-las com oxigênio, nutrientes, água, vitaminas, hormônios, sais inorgânicos, produtos metabolizados e elementos imunológicos, os quais foram recolhidos dos pulmões, do canal alimentar, das glândulas endócrinas, do fígado etc. Da mesma forma, transporta os produtos resultantes do catabolismo* celular em direção aos pulmões, aos rins, às glândulas sudoríferas, onde serão eliminados. A linfa do espaço intersticial (entre células e fibras) e do intestino delgado (quilo) é levada pelos vasos linfáticos de volta para o sangue, de onde se originou.

O coração

(Figs. 7-1, 7-2 e 7-3)

GUIA DE ESTUDO 23

1 Leia uma vez o bloco 1.
2 Elucide os seguintes quesitos ou questões: Quais são os elementos que o sangue leva para as partes do corpo? Conceitue pericárdio. O que são valvas atrioventriculares, onde se encontram e por que são ligadas às cordas tendíneas? Ao passar pelo óstio do tronco pulmonar, o sangue saiu de onde e está indo aonde? O que se relaxa, se abre e se fecha na diástole? Defina vênula. Nomeie e caracterize as túnicas (camadas) dos vasos. Quais são as diferenças morfológicas entre as artérias e as veias (não se esqueça das válvulas venosas)? Conceitue anastomose. Conceitue o sistema condutor do coração.
3 Leia novamente para corrigir ou complementar o que escreveu.
4 Leia mais uma vez, conjugando o estudo teórico com o prático laboratorial. Manuseie as peças anatômicas disponíveis, faça desenhos esquemáticos, discuta o assunto em seu grupo de estudo, responda às mesmas perguntas em voz alta, observe novas ilustrações em atlas de anatomia humana, recorra a outros livros.

B1 *O coração é o órgão propulsor do sangue pelas artérias até os capilares*

Situa-se no centro do tórax entre os pulmões, internamente ao esterno e às cartilagens costais e anteriormente à coluna vertebral, e logo acima do músculo diafragma, em um espaço denominado **mediastino***. O coração tem uma **base** voltada para cima e para a direita, e um **ápice** que se projeta para baixo e para a esquerda.

Ele é recoberto pelo **pericárdio**, um saco membranoso que o envolve e o contém e que se liga ao esterno, ao diafragma e, mais fortemente, às raízes dos oito grandes vasos da base do coração. A superfície externa do pericárdio é fibrosa (**pericárdio fibroso**), reforçada por fibras colágenas e, portanto,

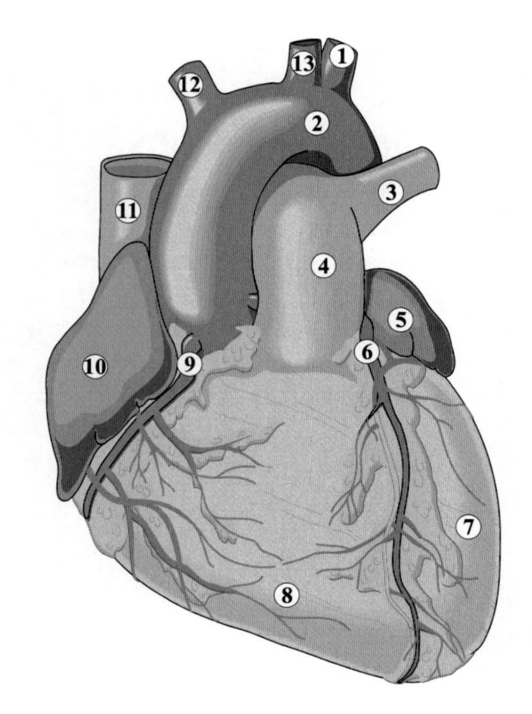

Figura 7-1 – Vista anterior do coração.
1 Artéria subclávia esquerda
2 Arco da aorta
3 Artéria pulmonar esquerda
4 Tronco pulmonar
5 Átrio esquerdo
6 Artéria coronária esquerda
7 Ventrículo esquerdo
8 Ventrículo direito
9 Artéria coronária direita
10 Átrio direito
11 Veia cava superior
12 Tronco braquiocefálico
13 Artéria carótida comum esquerda

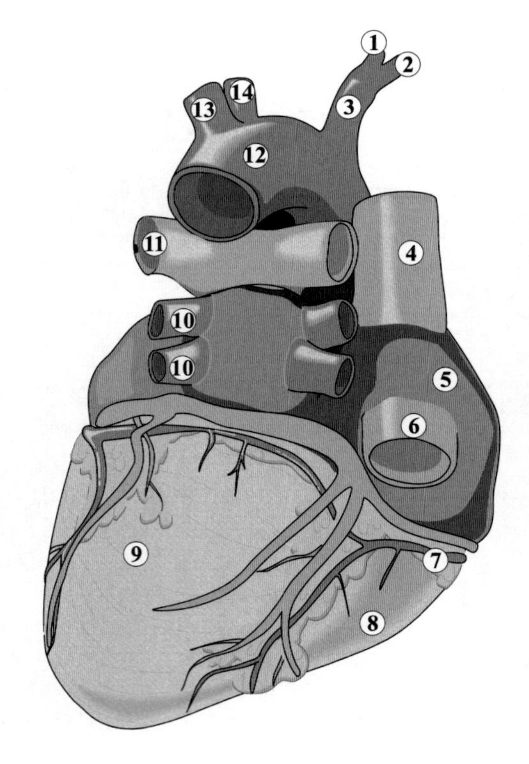

Figura 7-2 – Vista posterior do coração.
1 Artéria carótida comum direita
2 Artéria subclávia direita
3 Tronco braquiocefálico
4 Veia cava superior
5 Átrio direito
6 Veia cava inferior
7 Artéria coronária direita
8 Ventrículo direito
9 Ventrículo esquerdo
10 Veias pulmonares esquerdas
11 Artéria pulmonar esquerda
12 Artéria aorta
13 Artéria subclávia esquerda
14 Artéria carótida comum esquerda

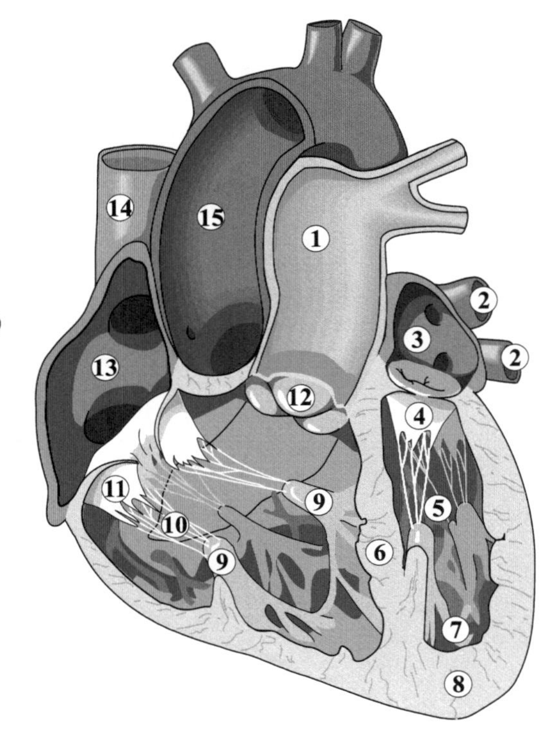

Figura 7-3 – Vista interna do coração.
1 Tronco pulmonar
2 Veias pulmonares
3 Átrio esquerdo
4 Valva atrioventricular esquerda (mitral)
5 Ventrículo esquerdo
6 Septo interventricular
7 Trabéculas cárneas
8 Miocárdio
9 Músculos papilares
10 Cordas tendíneas
11 Valva atrioventricular direita (tricúspide)
12 Valva do tronco pulmonar
13 Átrio direito
14 Veia cava superior
15 Artéria aorta

áspera e opaca. A superfície interna é lisa e brilhante, semelhante à que reveste externamente o coração, denominada **pericárdio seroso.** Entre o pericárdio fibroso e o seroso, forma-se uma cavidade virtual denominada **cavidade pericárdica.** Nela, um líquido permite o livre deslizamento das duas membranas durante as batidas cardíacas. Aderido ao pericárdio seroso há tecido adiposo, principalmente nos trajetos das artérias coronárias.

Outra membrana lisa, delgada, brilhante e impermeável reveste o coração por dentro; é o **endocárdio.** Entre ambas as membranas, endocárdio e pericárdio seroso, fazendo a espessura do coração, está o **miocárdio,** que constitui o músculo cardíaco propriamente dito.

Para acomodar o sangue em seu interior e depois expeli-lo, o coração precisa ser cavitário (oco). Seu espaço interno é dividido em quatro câmaras, das quais duas ficam no lado direito (**átrio** e **ventrículo direito**), onde passa sangue venoso, e duas no lado esquerdo (**átrio** e **ventrículo esquerdo**), onde passa sangue arterial. A separação é feita pelos **septos*** **interatrial, interventricular** e **atrioventriculares.**

Os **átrios** correspondem à base do coração. São câmaras de recepção do sangue com expansões cavitárias denominadas **aurículas.** Suas paredes musculares são muito delgadas em comparação com as dos ventrículos. O **septo interatrial** é também muito mais delgado que o **septo interventricular.** Os átrios, principalmente o direito, apresentam no endocárdio relevos musculares em forma de cristas, os quais se denominam **músculos pectíneos.**

Os **ventrículos** são câmaras de propulsão e, em razão disso, têm as paredes musculares bastante espessas, principalmente o esquerdo. Sua parede interior possui trabéculas e projeções musculares conhecidas, respectivamente, como **trabéculas cárneas** e **músculos papilares.**

O coração apresenta um esqueleto fibroso interno, formado por anéis fibrosos horizontais, os quais circundam os **óstios*** **atrioventriculares,** entre átrio e ventrículo, através dos quais o sangue flui. Os óstios são guarnecidos por **valvas*** **atrioventriculares,** que se originam e, portanto, se fixam, nos anéis fibrosos. As valvas consistem de **válvulas***, com bordas livres que se tocam quando a valva se fecha. Essas bordas são ligadas aos músculos papilares (nos ventrículos) por meio de **cordas tendíneas,** que impedem o prolapso da válvula durante a contração ventricular, evitando que ela invada o átrio e vaze. As válvulas se deslocam até se fecharem e não passam desse ponto visto que suas bordas são presas a cordas tendíneas, que se distendem por ação muscular e seguram essas bordas, mantendo-as na posição de fechamento. A valva atrioventricular direita por apresentar três válvulas é denominada **tricúspide;** a esquerda é **bicúspide,** também conhecida como **mitral.**

Além do óstio atrioventricular direito, o ventrículo direito apresenta outra abertura, o **óstio do tronco pulmonar,** localizado próximo ao septo interventricular. Através dele o sangue é bombeado para o **tronco pulmonar** e daí para os pulmões. Do lado esquerdo o ventrículo apresenta o **óstio da aorta,** onde tem início a **artéria aorta.** Ambos os óstios arteriais são providos de valvas* com três válvulas* semilunares, que evitam o refluxo do sangue para os ventrículos.

O fluxo unidirecional do sangue dentro do coração e dos vasos caracteriza as duas circulações funcionalmente diferentes

Durante a contração dos ventrículos, a **sístole,** eles se esvaziam impulsionando o sangue para o tronco pulmonar e para a artéria aorta. Nesse momento as valvas atrioventriculares estão fechadas impedindo o refluxo do sangue para os átrios. Em seguida, ao terminar a contração, os ventrículos se relaxam, as valvas da aorta e do tronco pulmonar se fecham e as valvas atrioventriculares se abrem para a passagem do sangue dos átrios para os ventrículos. A esse fenômeno dá-se o nome de **diástole.**

Para se entender melhor as circulações sistêmica (grande circulação) e pulmonar (pequena circulação), falta explicar o trajeto do sangue nos vasos, começando pelas **veias cava superior** e **inferior** que levam sangue venoso ao átrio direito. A primeira drena o sangue da cabeça, do pescoço, do membro superior e do tórax e a segunda das demais partes do corpo. Após passar para o ventrículo direito, o sangue é enviado ao tronco pulmonar, o qual se divide em **artérias pulmonares direita** e **esquerda,** que se encaminham para os respectivos pulmões. Lá se dividem sucessivamente até se capilarizarem, para permitir a oxigenação do sangue. Na sequência, as vênulas e as pequenas veias vão se transformando em vasos maiores até deixarem cada pulmão através de duas **veias pulmonares.** As quatro veias pulmonares ejetam o sangue arterial no átrio esquerdo, que dá acesso ao ventrículo esquerdo de onde é impulsionado para a artéria aorta e daí para todos os órgãos e tecidos do corpo, através de seus numerosos ramos*.

Cada ramo vai se dividindo em artérias de calibre cada vez menor até terminarem em **arteríolas** (cerca de 0,3mm de diâmetro, portanto ainda visíveis a olho nu), a partir das quais são formados os **vasos capilares.** Estes se organizam em rede e é nesse nível (microscópico) que se dão as trocas de gases e substâncias nutritivas com os tecidos. Troca de gases significa que o oxigênio deixa o sangue para permanecer nos tecidos, seguindo o dióxido de carbono o caminho inverso. As redes capilares se resolvem em **vênulas,** que levam o sangue para as veias. Estas vão se unindo para formar vasos maiores, que finalmente originam as grandes veias cava superior e cava inferior, as quais desembocam no átrio direito do coração. Em alguns locais do corpo pode haver a união de uma arteríola com uma vênula sem a interposição de capilares e a esse canal dá-se o nome de **anastomose* arteriolovenular.** Serve para regular a temperatura da pele, por exemplo.

Além da grande e pequena circulação, outros tipos de circulação funcionalmente específicos podem ser descritos. No fígado, por exemplo, a artéria hepática fornece sangue oxigenado proveniente da circulação sistêmica. Por outra parte, o fígado também recebe através da veia porta do fígado sangue pobre em oxigênio, mas carregado com os produtos absorvidos no intestino, via veia mesentérica superior. Esse sangue, antes de alcançar a circulação sistêmica deve ser purificado pelo fígado, razão pela qual a veia porta se capilariza intensamente dentro do fígado para que os hepatócitos desempenhem suas tarefas. Finalmente, os capilares formam veias hepáticas que drenam para a veia cava inferior. Assim, temos uma situação em que além da situação normal, na qual artérias se capilarizam e formam-se finalmente veias, temos uma circulação funcional em que veias se capilarizam para formar novamente veias.

As paredes dos vasos são compostas de três camadas ou túnicas

A mais interna é a **túnica* íntima.** Corresponde a uma lâmina achatada de células endoteliais, lisa e delgada, semelhante em todos os tipos de vasos. Nos capilares é a única camada presente.

A **túnica externa** também é semelhante nas artérias e nas veias. É formada por tecido conjuntivo, que prende o vaso nas formações anatômicas próximas.

A **túnica média** difere de um vaso para outro, sendo pobre nas veias e abundante nas artérias. Compõe-se de músculo liso e tecido elástico em forma de rede de fibras que envolve as células musculares lisas. As artérias aorta e pulmonares são do tipo elástico, isto é, possuem forte arranjo de fibras elásticas responsáveis pela dilatação de seu calibre, quando recebem grande quantidade de sangue após a sístole ventricular. Nas outras artérias de menor calibre, a presença de fibras elásticas é bem menor e, por isso, são chamadas de tipo muscular. Elas vão diminuindo de diâmetro, devido às ramificações, mas mesmo assim apresentam uma importante camada muscular.

As veias têm a túnica média delgada, com uma espessura variável de feixes musculares longitudinais. Por ser delgada e flácida é transparente, o que lhe dá uma cor escura devido ao sangue contido nela, e pode ser distendida por pressão interna e também externa. As compressões externas pelos músculos próximos ajudam a movimentação do sangue dentro das veias. Uma interessante característica das veias é a existência de **válvulas* venosas** (desdobramentos da túnica íntima) que, por sua forma de bolsa dilatável, orientam o fluxo sanguíneo em direção ao coração. Não há válvulas nas veias cavas, mas a baixa pressão no tórax, motivada pela respiração, é o fator que auxilia o escoamento de retorno do sangue.

Observação clínica

Em determinadas circunstâncias, seja por predisposição genética ou por algum tipo de alteração na parede da veia, o sangue acumula em trajetos venosos dos membros inferiores, dilatando o diâmetro vascular. Com o tempo, a parede da veia perde sua elasticidade e fica localmente deformada. Como o sangue se acumula nesse trajeto da veia, o retorno venoso é dificultado e fluido escapa para o espaço intersticial, provocando edema. Essa situação, veias varicosas, agrava-se ao ficar o indivíduo muito tempo em pé ou durante a gravidez, quando há aumento da pressão abdominal. Acontece geralmente com veias superficiais já que nas profundas a contração muscular favorece o retorno venoso.

Há outras diferenças morfológicas entre artérias e veias

Em comparação com as artérias as veias são mais numerosas e de maior calibre. Portanto, o leito venoso é mais amplo e mais espaçoso para poder conter e transportar o mesmo volume de sangue em tempo igual, considerando que nas artérias o sangue corre mais depressa. De modo geral, as artérias são profundas e possuem veias acompanhantes, mas há muitas veias superficiais em que as artérias não estão presentes. Outra diferença é que as variações (de posição, número, ausência, trajeto etc.) são mais comuns entre as veias.

Diferente das veias, as artérias estão distendidas além de seu ponto de equilíbrio elástico, de modo que se retraem e se escondem nos tecidos se são seccionadas. As artérias são flexuosas, principalmente quando passam em uma área móvel ou expansível, como lábios, língua, útero; as veias são retilíneas. Há uma explicação para a sinuosidade das artérias: com o transcorrer da idade elas perdem elasticidade (todos os órgãos têm sua elasticidade diminuída) e se alongam, o que causa o aspecto sinuoso.

No cadáver as artérias apresentam secção transversal circular e as veias, elíptica. As artérias são vazias e as veias, geralmente, cheias de sangue, porque, com a rigidez cadavérica algumas horas após a morte, os músculos se contraem e dirigem seu sangue para as veias.

Anastomoses, como desvios ou vias alternativas para o fluxo do sangue, podem estabelecer a circulação colateral

As **anastomoses** são comuns tanto nas artérias quanto nas veias, porém são mais numerosas e mais calibrosas nestas últimas, às vezes formando plexos. Quanto menores os vasos, mais frequentes são os canais anastomóticos que os unem. As anastomoses oferecem uma via alternativa para o fluxo sanguíneo; se uma artéria se encontra obstruída, por exemplo, o sangue pode correr por um desvio ou via acessória e atingir a área à qual estava destinado. Com o tempo, as anastomoses dessa nova via vão se alargando e se estabelece a circulação colateral. Se uma artéria é bloqueada subitamente, em geral a área que ela supre torna-se isquêmica e depois necrótica, mas, se seu bloqueio é lento e gradual, há tempo para a dilatação e a neoformação de vasos colaterais. Alguns desses vasos podem se originar das redes capilares próximas e/ou de **vasos dos vasos** de artérias circunjacentes. A circulação colateral é mais facilmente estabelecida nos jovens que nos velhos.

Há comunicações entre arteríolas e vênulas, sem que o sangue passe pelos capilares. Isso ocorre em tecidos de grande metabolismo ou em condições de termorregulação, para se opor ao frio. Assim, o retorno venoso é facilitado pela maior pressão dentro das vênulas. Anastomoses arteriolovenulares estão presentes nos lábios, palato mole, língua, glândulas salivares e em muitas partes do corpo, principalmente próximo às articulações. Característica interessante dessas anastomoses é seu controle por nervos vasomotores (fibras eferentes simpáticas), os quais regulam a passagem do sangue, ora abrindo, ora fechando as passagens, de acordo com as necessidades.

Para mais informações sobre anastomoses procure o "Fundamento 7", no site www.anatomiafacial.com.

As artérias que são únicas, sem conexões com outras artérias, são chamadas **terminais** (artéria renal, esplênica, central da retina) e se forem obstruídas não há chance de se formar uma circulação colateral, havendo, então, isquemia e necrose da área.

O sistema de condução de impulsos cardíacos depende de um tecido muscular especializado que funciona a partir dos átrios em direção aos ventrículos

Este tecido gera impulsos elétricos que se transmitem pelo coração. O **nó sinoatrial**, que se localiza no átrio direito, inicia o batimento cardíaco como um "marcapasso" coordenador do sistema condutor do coração, começando pelos átrios nos quais se espalha. O estímulo alcança o **nó atrioventricular**, o qual origina o **fascículo atrioventricular** que se ramifica nas fibras musculares de ambos os ventrículos, ao acompanhar de cada lado o septo interventricular, internamente ao endocárdio.

Os nervos cardíacos provêm do sistema nervoso autônomo, simpático e parassimpático. Enquanto os nervos do simpático aceleram as contrações (frequência cardíaca), o nervo vago (parassimpático) tem efeito contrário.

Observação clínica

O sistema de condução elétrico do coração pode falhar em maior ou menor intensidade, resultando em bloqueios parciais ou totais. O bloqueio total resulta geralmente de um distúrbio do fascículo atrioventricular. Quando isso acontece, os ventrículos não recebem os impulsos apropriados e passam a bater de forma independente em relação aos átrios. Essa situação pode ser contornada mediante a colocação subcutânea de geradores artificiais denominados marcapassos. Estes geram impulsos elétricos que são conduzidos ao miocárdio através de eletrodos que atravessam, geralmente, a veia cava superior e entram em contato com o endocárdio do ventrículo direito.

Resumo dos principais vasos sanguíneos da circulação sistêmica

Artérias	Veias acompanhantes	Estruturas que suprem/drenam
Aorta ascendente		
Aa. coronárias direita e esquerda	Vv. cardíacas, seio coronário	Coração
Arco da aorta	**V. cava superior**	
A. braquiocefálica (lado direito)	V. braquiocefálica	
A. carótida comum	V. jugular interna	Cabeça, pescoço, encéfalo, face, especificados entre as páginas 199 e 213
A. carótida externa	Vv. jugulares interna e externa	
A. carótida interna	V. jugular interna	
Aa. cerebrais anterior e média	Vv. cerebrais, seios da dura-máter	
A. subclávia	V. subclávia	
A. vertebral (A. basilar)	V. vertebral, plexo venoso suboccipital	Parte posterior do encéfalo, mm. suboccipitais, vértebras
Aa. cerebrais post. e cerebelares	Vv. cerebrais, seios da dura-máter	
Aorta descendente (parte torácica)	**V. cava superior**	
A. subclávia	V. subclávia	
A. torácica interna	Vv. torácicas internas	Paredes torácica e abdominal
Tronco tireocervical	Vv. cervicais, supraescapular	Tireoide, regiões escápula e pescoço
	V. ázigo	Dorso, paredes torácica e abdominal
Aa. intercostais posteriores	Vv. intercostais posteriores	Espaços intercostais, mm., pele
Aa. bronquiais	Vv. bronquiais	Pulmão
Aa. esofágicas	Vv. esofágicas	Esôfago
Artérias do membro superior	**Veias do membro superior**	
A. subclávia	V. subclávia	
A. axilar	V. axilar	Úmero, tórax, escápula, membro superior
A. braquial (a. braquial profunda)	Vv. braquiais	Estruturas do braço
A. radial	Vv. radiais	Estruturas do antebraço e mão
A. ulnar	Vv. ulnares	Estruturas do antebraço e mão
	V. basílica	Estruturas superficiais do antebraço
	V. cefálica	Estruturas superficiais do antebraço

Resumo dos principais vasos sanguíneos da circulação sistêmica (continuação)

Artérias	Veias acompanhantes	Estruturas que suprem/drenam
Aorta descendente (parte abdominal)	**V. cava inferior**	
Aa. frênicas	Vv. frênicas	M. **diafragma**
Aa. lombares	Vv. lombares	Estruturas do dorso
Tronco celíaco		
A. hepática comum	Vv. hepáticas	
A. hepática própria	V. porta do fígado	Fígado (veia, trato gastrointestinal)
A. gástrica direita	V. gástrica direita	Estômago e duodeno
A. gastroduodenal	V. gastroepiploica	Estômago, duodeno, pâncreas
A. esplênica	V. esplênica	Baço, pâncreas, estômago e omento
A. gástrica esquerda	V. gástrica esquerda	Estômago
A. mesentérica superior	V. mesentérica superior	
Aa. jejunais, ileais, cólicas	Vv. jejunais, ileais, cólicas	Intestinos delgado e grosso
A. mesentérica inferior	V. mesentérica inferior	
Aa. cólicas, sigmóideas, retais	Vv. cólicas, sigmóideas, retais	Intestino grosso
A. renal	V. renal	Rim
Aa. suprarrenais	Vv. suprarrenais	Glândula suprarrenal
A. testicular (ovárica)	V. testicular (ovárica)	Gônadas
Bifurcação da aorta	**Formação da cava inferior**	
A. ilíaca comum	V. ilíaca comum	
A. ilíaca interna	V. ilíaca interna	
Aa. glúteas	Vv. glúteas	Estruturas da pelve
A. obturatória	V. obturatória	Estruturas da pelve
A. pudenda interna	V. pudenda interna	Estruturas da pelve
A. ilíaca externa	V. ilíaca externa	
Artérias do membro inferior	**Veias do membro inferior**	
A. ilíaca externa	V. ilíaca externa	
A. femoral	V. femoral	Estruturas da coxa
Aa. circunflexas	Vv. circunflexas	Estruturas da coxa
	V. safena magna	Área superficial da coxa, perna e pé
A. femoral profunda	V. femoral profunda	Estruturas da coxa
A. poplítea	Vv. poplíteas	Estruturas do joelho
	V. safena parva	Área superficial da perna e do pé
A. tibial anterior	Vv. tibiais anteriores	Estruturas da perna
A. dorsal do pé		Dorso do pé
A. tibial posterior	Vv. tibiais posteriores	Estruturas da perna
Aa. plantares		Planta do pé
A. fibular	Vv. fibulares	Estruturas da perna

GUIA DE ESTUDO 24

1 Leia uma vez o bloco 2.
2 Esclareça os seguintes quesitos: Quais são as principais artérias da circulação sistêmica? Quais são as principais veias da circulação sistêmica? Quais são as diferenças entre os capilares linfáticos e os sanguíneos? Em que se assemelham os vasos linfáticos e as veias? Defina ducto torácico. Discorra sobre as funções do linfonodo. Discorra sobre aspectos morfofuncionais do baço e do timo.
3 Proceda tal como foi sugerido nos itens 3 e 4 do Guia de estudo 23.

Principais vasos do corpo

(Fig. 7-4)

B2 *As principais artérias da circulação sistêmica são ramos da artéria aorta em seus trajetos ascendente, arco e descendente*

Os primeiros ramos* da aorta são as **artérias coronárias**, que nutrem o coração. Do arco da aorta sai inicialmente o **tronco braquiocefálico**, que se divide nas artérias subclávia e carótida comum (do lado esquerdo, estas saem diretamente do arco da aorta sem a formação de tronco arterial).

A **artéria carótida comum** bifurca-se em **artéria carótida interna**, que vasculariza essencialmente o encéfalo e o olho, e **artéria carótida externa**, que se ramifica nas partes superficiais e profundas da cabeça, e será estudada detalhadamente ainda neste capítulo.

A **artéria subclávia** fornece as **artérias vertebrais** que atravessam os forames transversos das vértebras cervicais e penetram na cavidade craniana pelo forame magno. Lá elas se unem para formar a **artéria basilar**, a qual se anastomosa com ramos da carótida interna. A artéria subclávia dirige-se para a axila (**artéria axilar**), emitindo ramos para o pescoço e para o tórax. Ao penetrar o braço, leva o nome de **artéria braquial**, que na altura do cotovelo se divide em **artéria radial** e **artéria ulnar.**

A parte descendente da aorta emite no tórax ramos viscerais (**bronquiais, esofágicos**) e ramos parietais (**intercostais**).

Ao passar pelo hiato aórtico do diafragma, a aorta descendente alcança o abdome, onde fornece ramos para as vísceras abdominais. Destacam-se, entre eles, o **tronco celíaco**, que se divide em três artérias: **hepática comum, gástrica esquerda** e **esplênica**, a **artéria renal** e as **artérias mesentéricas superior** e **inferior** que se destinam aos intestinos.

A bifurcação da aorta ocorre nas últimas vértebras lombares, originando de cada lado uma **artéria ilíaca comum**, que também se bifurca em **artéria ilíaca interna** (para a pelve e seu conteúdo) e **artéria ilíaca externa**, que ao alcançar a região inguinal passa a se denominar **artéria femoral.**
A artéria femoral percorre a coxa e na perna se divide em **artérias tibiais anterior** e **posterior.**

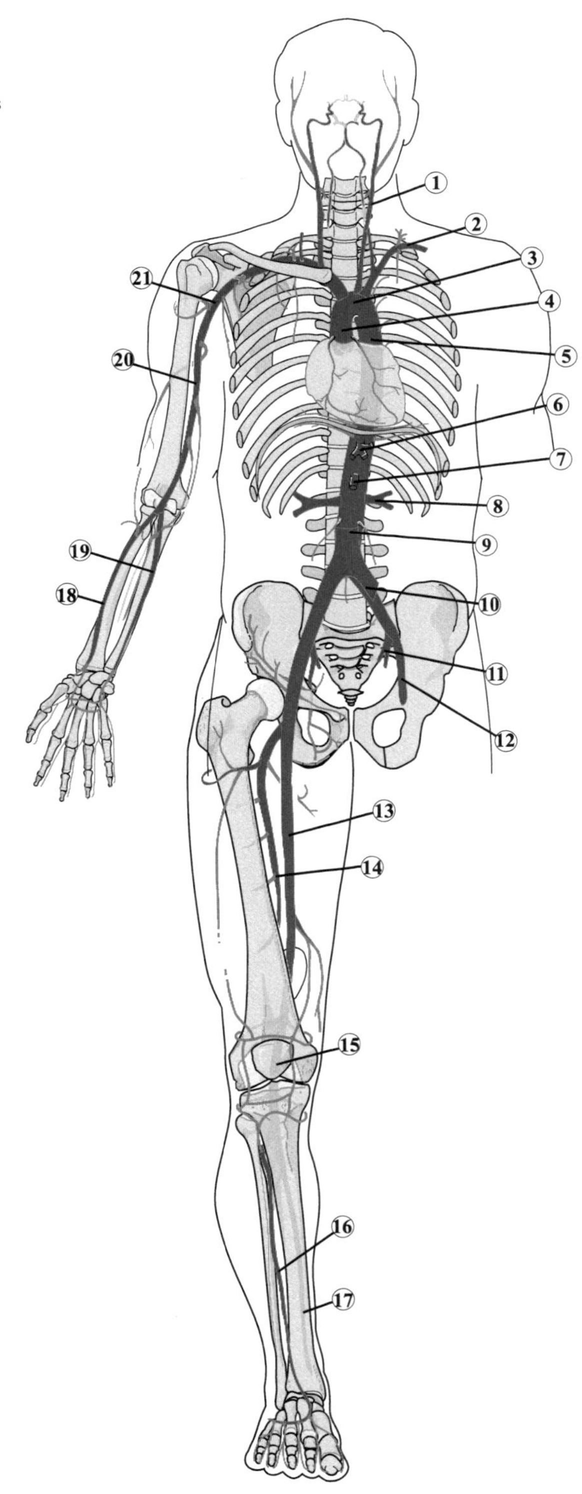

Figura 7-4 – Principais artérias do corpo humano.

1 Carótida comum
2 Subclávia
3 Arco da aorta
4 Aorta (parte ascendente)
5 Aorta (torácica)
6 Tronco celíaco
7 Mesentérica superior
8 Renal
9 Aorta (abdominal)
10 Ilíaca comum
11 Ilíaca interna
12 Ilíaca externa
13 Femoral
14 Femoral profunda
15 Poplítea
16 Tibial anterior
17 Tibial posterior
18 Radial
19 Ulnar
20 Braquial
21 Axilar

As principais veias da circulação sistêmica são as cardíacas e as cavas superior e inferior

As **veias cardíacas** retornam para o átrio direito, através do **seio coronário**, o sangue do próprio coração.

A **veia cava superior** é formada pelas duas **veias braquiocefálicas**, que por sua vez têm origem na união das **veias jugular interna** e **subclávia**. Enquanto a jugular interna drena cabeça e pescoço, a subclávia drena o membro superior por meio de suas tributárias superficiais (**cefálica** e **basílica**) e profundas (**radial**, **ulnar**, **braquial** e **axilar**).

A **veia cava inferior** é o resultado da união das **veias ilíacas comuns**, formadas pelas veias **ilíaca interna**, que drena o território da artéria homônima, e **veia ilíaca externa** formada por veias superficiais (**veias safenas magna** e **parva**) e profundas (**tibiais anterior** e **posterior** e **femoral**).

Após receber vasos das paredes e das vísceras do abdome, incluindo a **veia porta do fígado**, a veia cava inferior atravessa o diafragma pelo forame da veia cava, penetra no tórax e perfura o pericárdio para terminar no átrio direito do coração. O sangue das paredes e vísceras do tórax é recolhido principalmente pelas **veias ázigo** e **hemiázigo acessória**.

Sistema linfático

O sistema linfático, capítulo da Angiologia, compreende uma rede de vasos linfáticos com linfonodos intercalados, na qual circula a linfa

Linfa é um líquido aquoso derivado do plasma do sangue. Enquanto banha os tecidos do corpo, é chamado **líquido intersticial***; ao penetrar o sistema linfático passa a se chamar linfa.

Em nível capilar, o plasma extravasa para os tecidos, a fim de que haja a troca de gases e nutrientes (produtos residuais são excretados nesse líquido), e a maior parte desse líquido retorna para o sistema vascular sanguíneo. A parte que não retorna é capturada pelos **capilares linfáticos**.

Os vasos linfáticos têm suas raízes (capilares linfáticos) nos interstícios teciduais (no tecido conjuntivo do corpo e dos órgãos) e, a partir daí, vão confluindo para formar coletores linfáticos cada vez maiores. Duas características do capilar linfático são o seu início em fundo cego e o seu maior calibre em comparação com o sanguíneo.

Tal como o sangue, a linfa é composta de plasma e de elementos figurados, principalmente proteínas e linfócitos e também tem a capacidade de coagular.

Os linfonodos filtram a linfa e produzem anticorpos para combater as infecções. Na filtragem ficam retidos, em sua grade fibrorreticular, bactérias, células cancerosas, partículas de carbono, linfócitos gastos, enfim, corpos estranhos. Os linfonodos produzem linfócitos, que são incorporados à corrente sanguínea.

Os capilares linfáticos são formados de um tecido endotelial mais delgado que o do capilar sanguíneo, com células frouxamente unidas, que lhe confere grande permeabilidade. Isso permite a passagem para seu interior de substâncias e partículas maiores que não são absorvidas pelos capilares sanguíneos. Têm preferência pelos linfáticos grandes moléculas de proteína, bactérias, vírus, pigmentos, células cancerosas, grânulos adiposos etc. Os capilares começam em extremidade cega na maioria dos tecidos e aumentam gradativamente para formar **vasos linfáticos**, de fundo cego (como dedos de luva) e maiores que os capilares sanguíneos.

Os vasos linfáticos assemelham-se a pequenas veias, tanto no mecanismo de transporte quanto na estrutura. Tal como as veias, possuem válvulas semilunares, em número até maior. Apresentam cerca de 0,5 a 1mm de diâmetro e tendem a seguir os trajetos das veias, apesar de serem mais numerosos que elas. Ocorrem em grande quantidade na pele e nas mucosas, onde infecções são mais prováveis. Os vasos linfáticos que drenam o intestino apresentam uma característica única, porque conduzem uma linfa esbranquiçada e não transparente devido aos grânulos adiposos em emulsão provenientes da digestão de alimentos. Ela tem a denominação especial de **quilo**.

Os vasos linfáticos desembocam nos **ductos* linfáticos**, também valvulados, porém maiores e com túnica média muscular contrátil. O grande **ducto torácico**, com 38 a 45cm de comprimento, tem início no abdome, nas primeiras vértebras lombares, e sobe acompanhando a artéria aorta. Passa com ela pelo hiato aórtico do diafragma, pelo tórax, e na base do pescoço recebe a linfa de parte da cabeça, do pescoço e do membro superior. Despeja seu conteúdo no ângulo venoso do lado esquerdo formado pela confluência das veias jugular interna e subclávia, que se unem para formar a veia braquiocefálica. A linfa do lado direito do tórax, do pescoço, da cabeça e do membro superior é drenada para o pequeno **ducto linfático direito**, de pouco mais de 1cm de comprimento e que desemboca no ângulo venoso direito. Dessa forma, a linfa, proveniente do sangue, é devolvida ao sangue.

Massas globosas de tecido linfático interrompem o trajeto dos vasos linfáticos, com disposição escalonada

Os **linfonodos***, cujas funções são filtrar a linfa, produzir linfócitos e regular a corrente linfática, estão dispostos de maneira intercalada com os vasos linfáticos, sejam esparsos sejam em grupos. Sua forma pode ser achatada, elipsoide, esférica ou de rim e seu tamanho, também variável, vai da dimensão de uma cabeça de alfinete até a de uma azeitona grande. São envolvidos por uma cápsula fibrosa que envia septos incompletos para seu interior, entre os quais se encontram os **folículos linfáticos**, que produzem linfócitos. Esta é uma característica do tecido linfático (ou linfoide), muito desenvolvido na fase infantil e que se pode encontrar também nas tonsilas*, timo, baço, apêndice vermiforme etc. A estrutura interna mostra também uma **rede fibrorreticular**, com células reticulares que fagocitam bactérias e outros microrganismos e estão envolvidas também na produção de anticorpos.

Os vasos linfáticos aferentes* penetram o linfonodo pela periferia, dividem-se, atravessam sucessivamente a cápsula fibrosa, o córtex (superfície mais externa), a medula (mais interna) e saem pelo hilo*, geralmente reduzidos a um único vaso eferente*. No hilo também penetram ou saem vasos sanguíneos, responsáveis pela nutrição do órgão. Pelo fato de haver mais vasos aferentes que eferentes, o linfonodo regula a corrente linfática, deixando-a mais lenta, com maiores possibilidades para o trabalho de fagocitose e de remoção dos linfócitos mortos.

Há grupos de linfonodos profundos junto aos órgãos e superficiais no lado de flexão das articulações do ombro (axilares), da coxa (inguinais), do cotovelo (ulnares) e do joelho (poplíteos). Os linfonodos da cabeça e do pescoço são descritos detalhadamente ainda neste capítulo.

Baço, timo e tonsilas são órgãos linfoides, integrantes do sistema linfático

Além dos linfonodos, estes órgãos participam na produção de anticorpos e outras tarefas relacionadas ao sistema imunológico. O baço é o maior deles, medindo aproximadamente 12cm de comprimento. Localiza-se entre o fundo do estômago e o diafragma, em uma região* denominada hipocôndrio esquerdo. Filtra o sangue circulante, produzindo linfócitos e plasmócitos e fagocitando glóbulos vermelhos envelhecidos. Além disso, tem a capacidade de estocar sangue, qual se fosse uma esponja. Ao se contrair sua musculatura lisa, esse sangue estocado volta para o leito vascular repondo eventuais perdas.

Também participante do sistema imune, o timo é uma glândula bilobulada localizada internamente ao esterno, na porção superior da cavidade torácica. É especialmente desenvolvido durante a infância diminuindo a partir da puberdade, e no adulto pode ser completamente substituído por tecido gorduroso (não linfoide). Finalmente, as tonsilas são pequenas massas de tecido linfoide localizadas nas mucosas das cavidades bucal e faríngea. Formam um verdadeiro círculo de proteção com as tonsilas palatinas localizadas aos lados do istmo da garganta, a tonsila faríngea no teto da parte nasal da faringe, e a tonsila lingual inferiormente, na mucosa da raiz da língua.

Complete seu entendimento sobre generalidades sobre o sistema circulatório no estudo dirigido, no estudo dirigido do site anatomiafacial.com.

Vascularização da cabeça e do pescoço

(Figs. 7-5 e 7-6)

GUIA DE ESTUDO 25

1 Leia uma vez o bloco 3.

2 Responda: Para onde enviam sangue as artérias carótidas interna e externa? Quais são as relações da artéria lingual durante seu trajeto? Como se denominam seus ramos colaterais? Discorra sobre o trajeto da artéria facial desde o início até a terminação; faça um desenho a respeito e inclua os ramos. Entre quais camadas dos lábios correm as artérias labiais superior e inferior? As direitas se anastomosam com as esquerdas ou não? Qual é a relação da artéria temporal superficial, e de seu ramo facial transverso, com a ATM? Descreva o trajeto da artéria maxilar (não deixe de citar sua relação com o colo da mandíbula). Faça um desenho da artéria alveolar inferior e seus ramos intraósseos (com mandíbula e dentes grandes para se distinguir os pequenos ramos). Quais são as artérias musculares que são ramos da artéria maxilar? Onde se inicia e onde termina a artéria alveolar superior posterior? Como ela se torna intraóssea? Qual é o trajeto da artéria infraorbital? Como se chamam e onde se distribuem seus ramos intraósseos? De onde provém a artéria palatina maior? O que ela vasculariza? Que anastomose arterial existe dentro do canal incisivo?

3 Leia novamente para detectar acertos e erros. Siga o recomendado no item 4 do Guia de estudo 23.

Irrigação arterial

B3 *O suprimento sanguíneo da cabeça e do pescoço deve-se às artérias carótida comum e vertebral*

A **artéria carótida comum** sobe pelo pescoço bem protegida por músculos em quase toda a sua volta e pela bainha carótica, um derivado da fáscia cervical. Dentro da bainha carótica, ela está acompanhada do nervo vago e da veia jugular interna. No nível da cartilagem tireóidea, ela se bifurca em artérias carótidas interna e externa.

A **artéria carótida interna** continua o trajeto da carótida comum e, sem emitir ramos* cervicais*, penetra na cavidade do crânio através do canal carótico. Divide-se em artérias anterior e média do cérebro que, por sua vez, também se ramificam, para banhar a maior parte do encéfalo. A menor parte (posterior) é banhada pela artéria vertebral, que atinge a cavidade do crânio através do forame magno. Ramos das artérias do encéfalo comunicam-se entre si por anastomoses*, das quais uma é particularmente grande e importante, o círculo arterial do cérebro, disposto em torno da sela turca.

A artéria carótida interna é descrita com detalhes nos livros de anatomia geral e neuroanatomia. Obviamente não recebe o mesmo destaque nesta obra voltada para a Odontologia.

A **artéria carótida externa** (que interessa aos dentistas) estende-se com tortuosidades, desde sua origem na bifurcação da artéria carótida comum até o colo da mandíbula, em cujo nível se divide em seus ramos terminais. Em seu trajeto, sempre profundo, relaciona-se superficialmente com os músculos esternocleidomastóideo, digástrico, estilo-hióideo, nervo hipoglosso, glândula submandibular e ângulo da mandíbula. Percorre de baixo para cima o interior da glândula parótida, na qual ela se acha profundamente ao nervo facial e à veia retromandibular. O plexo* carótico externo que envolve a artéria é formado por fibras simpáticas pós-ganglionares (do gânglio cervical superior), que se distribuem ao longo de toda a ramificação da artéria.

Observação clínica

Ligadura da artéria carótida externa é indicada em casos de cirurgias da face em consequência de traumatismo e de hemorragia de um de seus ramos mais calibrosos, por exemplo, a artéria meníngea média. A ligadura não traz problemas muito graves devido à grande circulação colateral existente, assegurada por uma série de numerosas anastomoses. Os ramos da carótida externa anastomosam-se muito uns com os outros em um mesmo lado, com os do lado oposto e também com ramos da artéria carótida interna. A vascularização pela carótida externa é profusa, o que faz com que os ferimentos sangrem muito, mas cicatrizem com rapidez.

São ramos da artéria carótida externa:

Artéria tireóidea superior: origina-se no começo da carótida externa e logo se encurva inferiormente para buscar a glândula tireoide e a laringe, nas quais se ramifica.

Artéria lingual (Figs. 7-5 e 7-7): este segundo ramo é emitido no ápice do corno maior do hioide e corre anteriormente seguindo o corno maior, recoberta pelo músculo hioglosso (que a separa do nervo hipoglosso). Vale recordar que o músculo hioglosso é um quadrilátero delgado entre o hioide e a língua, parcialmente coberto pelo músculo milo-hióideo. A artéria lingual corre encostada na superfície medial do músculo hioglosso e na lateral do músculo genioglosso e, então, continua seu curso, sinuosamente, até o ápice da língua, sob a denominação **artéria profunda da língua.**

Observação clínica

A artéria lingual fica, portanto, mais próxima da margem do que do meio da língua, com anastomose entre artéria direita e esquerda somente no ápice da língua. Isso significa que se uma incisão sagital mediana, mesmo que profunda, for praticada na língua, não seccionará artérias grandes e não causará hemorragia e grande sangramento. Se a incisão for lateral, transversal ou oblíqua, o resultado será outro.

Como a massa muscular da língua é volumosa atrás, precisa ser percorrida por mais artérias. Assim, ramos posteriores são dados pela artéria lingual no início de seu trajeto dentro da língua – são os **ramos dorsais da língua.** Na borda anterior do músculo hioglosso, destaca-se outro ramo, a **artéria sublingual**, que se distribui na região sublingual e supre a glândula sublingual e adjacências.

Observação clínica

O dentista tem de ficar atento para evitar acidentes na região sublingual. Um instrumento cirúrgico ou um disco rotatório que atinja o soalho da boca pode seccionar a artéria sublingual (o nervo lingual e o ducto submandibular também). A hemorragia provocada, às vezes, precisa ser estancada com a ligadura da artéria lingual, já que o pinçamento é muito difícil de ser feito nessa região.

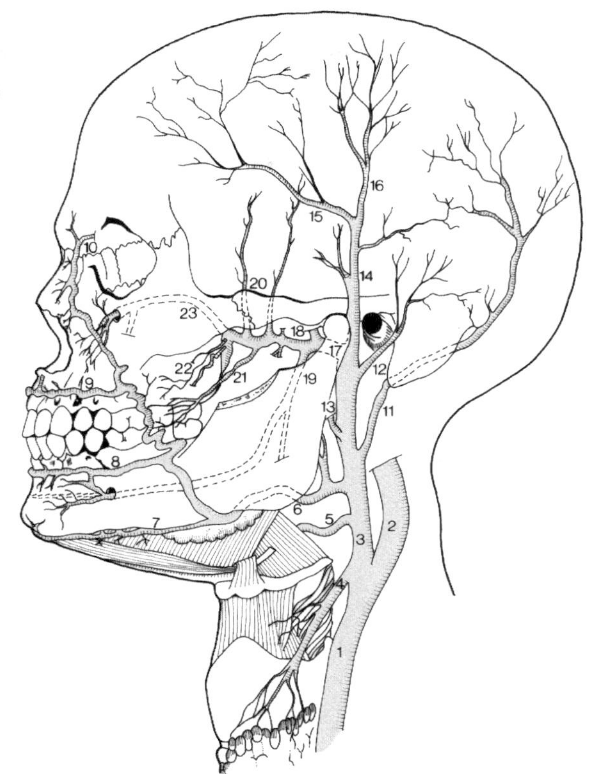

Figura 7-5 – Artéria carótida externa e seus ramos.

1 A. carótida comum
2 A. carótida interna
3 A. carótida externa
4 A. tireóidea superior
5 A. lingual
6 A. facial
7 A. submentoniana
8 A. labial inferior
9 A. labial superior
10 A. angular
11 A. occipital
12 A. auricular posterior
13 A. faríngea ascendente
14 A. temporal superficial
15 R. frontal
16 R. parietal
17 A. maxilar
18 A. meníngea média
19 A. alveolar inferior
20 Aa. temporais profundas
21 A. bucal
22 A. alveolar superior posterior
23 A. infraorbital

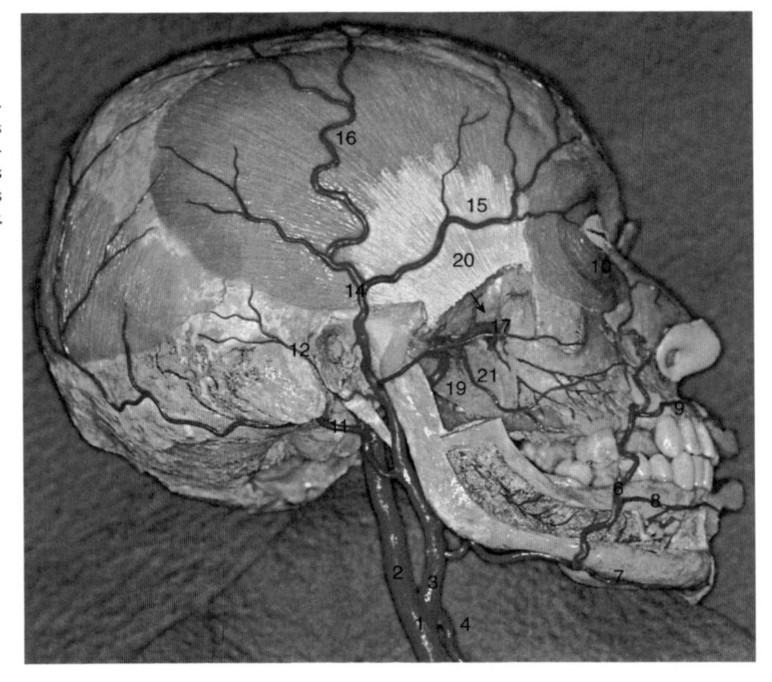

Figura 7-6 – Réplica da artéria carótida externa e seus ramos. Em massa plástica aplicada sobre crânio natural. Os números correspondem aos da legenda da figura anterior.

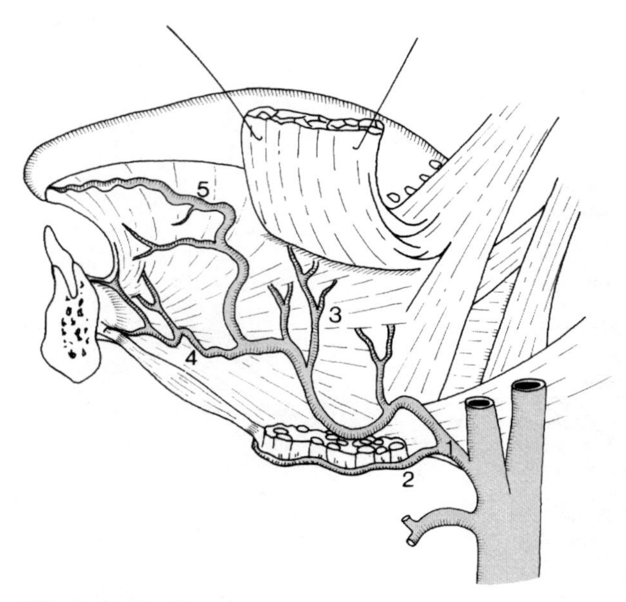

Figura 7-7 – Artéria lingual e seus ramos.
1 A. lingual
2 R. supra-hióideo
3 Rr. dorsais da língua
4 A. sublingual
5 A. profunda da língua

Artéria facial: inicia-se perto do ângulo da mandíbula, menos de 1cm acima da origem da artéria lingual. Dirige-se para cima e para a frente, sulca a face posterior da glândula submandibular, soltando aí seus **ramos glandulares** e a **artéria palatina ascendente,** que se dirige ao palato mole. Em seguida, perfura a lâmina superficial da fáscia cervical, dobra-se na base da mandíbula à frente do ângulo anteroinferior do masseter.

Observação clínica

Neste ponto ela se aplica sobre o corpo da mandíbula (que neste local é destituído de inserções musculares), onde pode ser palpada e a sua pulsação sentida. Aí ela é coberta apenas pela pele, tela subcutânea e músculo platisma e é o melhor local para a sua ligadura se isto se fizer necessário. Neste local, ela é acompanhada por trás pela veia facial, e ambos os vasos são cruzados superficialmente pelo ramo marginal da mandíbula do nervo facial. Como estes três elementos são muito superficiais, podem ser lesados diretamente por traumatismos e também durante incisões, como naquelas feitas para drenar abscessos odontogênicos nessa região.

Ao cruzar a mandíbula, emite a **artéria submentoniana**, que segue para a frente, acompanhando a base da mandíbula até o mento e enviando ramos para as estruturas próximas, principalmente o músculo milo-hióideo e o ventre anterior do digástrico. O tronco da artéria facial sobe obliquamente pela face, primeiro sobre o bucinador e por baixo do zigomático maior, ao lado do ângulo da boca. Neste nível, ela é muito sinuosa para se adaptar à grande mobilidade dos lábios e da bochecha, igual à artéria lingual que se amolda às modificações de forma da língua. Aí ela solta a **artéria labial inferior** e a **artéria labial superior**, cada qual acompanhando a margem livre do respectivo lábio, profundamente ao músculo orbicular da boca (entre o músculo e a mucosa do lábio). Tanto no lábio superior quanto no inferior as artérias labiais direita e esquerda anastomosam-se no plano mediano, de modo a formar um círculo arterial que circunda a rima da boca. Nas cirurgias, esses vasos podem ser controlados apertando-se o lábio com os dedos. Frequentemente, uma segunda artéria do lábio inferior, **artéria sublabial**, está presente abaixo da artéria labial inferior.

O restante do trajeto da artéria facial acompanha o sulco nasolabial até o ângulo medial do olho, onde ela termina com o nome de **artéria angular**, que se anastomosa com uma artéria proveniente da órbita e que é ramo da artéria carótida interna. Uma série de ramos colaterais menores (principalmente ramos musculares) destaca-se da facial quando ela passa próxima das estruturas faciais, como, por exemplo, o **ramo lateral do nariz.**

Observação clínica

O local mais provável para uma lesão acidental da artéria facial é no fórnice do vestíbulo, perto do primeiro molar inferior, o qual ela cruza. Cirurgias nesse local são muito comuns em Odontologia.

Artéria occipital: desprende-se da parte posterior da artéria carótida externa ao nível da origem da artéria facial. Segue profundamente o ventre posterior do digástrico, fornece ramos musculares e termina nos planos superficiais da região occipital para irrigar o couro cabeludo.

Artéria auricular posterior: mais fina que a anterior, também se dirige para cima e para trás sob o ventre posterior do digástrico. Passa entre o meato acústico externo e o processo mastoide e termina no couro cabeludo, anastomosando-se com ramos das artérias occipital e temporal superficial. Entre seus **ramos**, estão o **auricular** e o **parotídeo.**

Artéria faríngea ascendente: é o menor dos ramos da artéria carótida externa. Nasce de sua parte medial no mesmo nível da artéria lingual e sobe verticalmente ao lado da faringe até a base do crânio. Contribui para a vascularização da faringe.

Artéria temporal superficial (Fig. 7-8): é um dos ramos terminais da carótida externa e a que continua seu trajeto. Inicia-se atrás do colo da mandíbula, em plena massa glandular da parótida. Passa entre a ATM e o meato acústico externo cruzando o arco zigomático (onde ela é muito superficial e sua pulsação pode ser sentida), com o nervo auriculotemporal e a veia temporal superficial e chega à região temporal. Nessa região, ela corre entre a cútis e a aponeurose epicrânica e bifurca-se em **ramo frontal** e **ramo parietal,** que vão às regiões correspondentes. O ramo frontal é flexuoso e pode ser identificado abaixo da cútis, principalmente em pessoas idosas.

Além de distribuir ramos para a glândula parótida, pavilhão da orelha e músculo temporal, dá a **artéria facial transversa** que nasce ao nível do colo da mandíbula e trajeta sobre o músculo masseter entre o arco zigomático e o ducto parotídeo, terminando na bochecha.

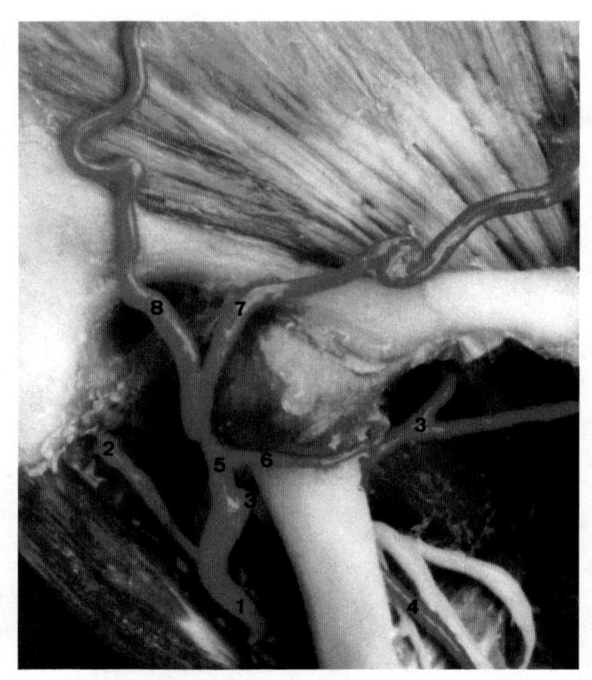

Figura 7-8 – Ramos terminais da artéria carótida externa envolvendo a ATM.

1	A. carótida externa	5	A. temporal superficial
2	A. auricular posterior	6	A. transversa facial
3	A. maxilar	7	R. frontal
4	A. alveolar inferior	8	R. parietal

Observação clínica

As anastomoses entre as várias artérias da face e do couro cabeludo são numerosas. Toda essa vascularização abundante permite que retalhos cirúrgicos nessas áreas possam ser destacados e recolocados com sucesso.

A artéria maxilar irriga todas as regiões profundas da face e os dentes superiores e inferiores

Surge da artéria carótida externa dentro da parótida e cursa horizontalmente pela fossa infratemporal. Para chegar à fossa, ela contorna por trás e por dentro o colo da mandíbula, seguida pela veia maxilar.

Observação clínica

Por causa desta estreita relação com o colo da mandíbula, o cirurgião deve ficar atento para possíveis lesões e hemorragias nas fraturas e cirurgias do processo condilar e nas anestesias tronculares altas.

Seguindo o trajeto, ela se encosta ou na superfície medial ou na superfície lateral do músculo pterigóideo lateral, em seguida na tuberosidade da maxila (local onde pode ser ligada através do seio maxilar) e, finalmente, desaparece na fossa pterigopalatina (Figs. 7-8, 7-9 e 7-10).

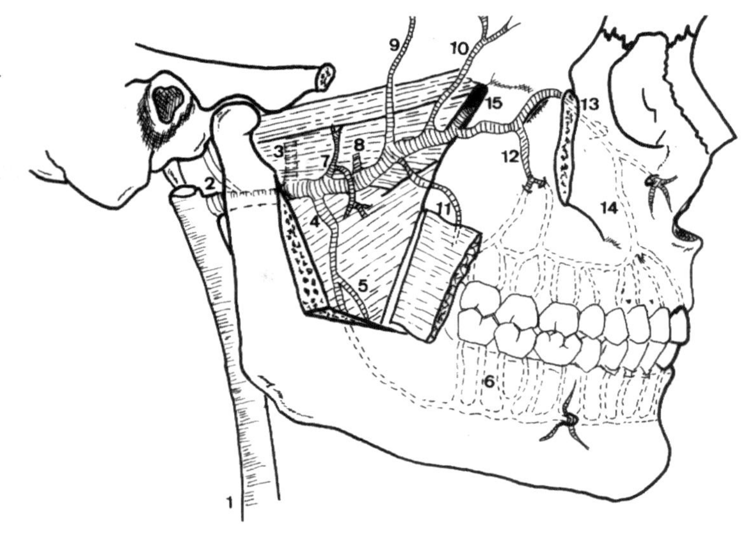

Figura 7-9 – Artéria maxilar e seus ramos.

1 A. carótida externa
2 A. maxilar
3 A. meníngea média
4 A. alveolar inferior
5 R. milo-hióideo
6 Rr. dentais
7 Rr. pterigóideos
8 A. massetérica
9 A. temporal profunda posterior
10 A. temporal profunda anterior
11 A. bucal
12 A. alveolar superior posterior
13 A. infraorbital
14 A. alveolar superior anterior
15 A. esfenopalatina

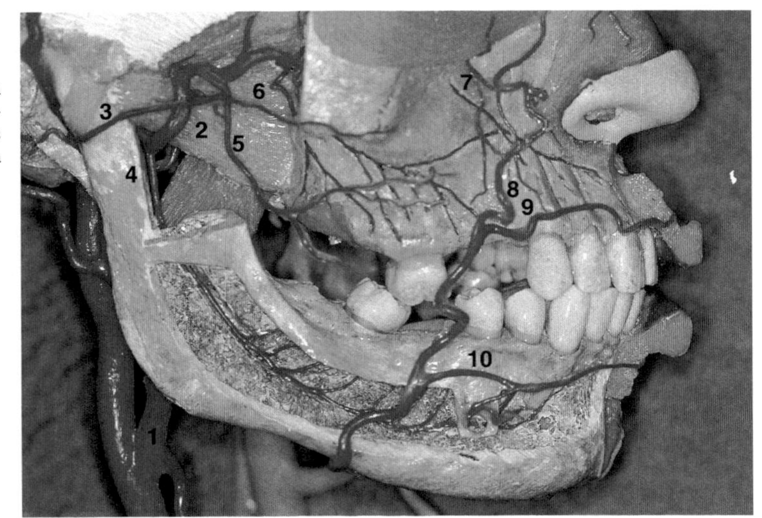

Figura 7-10 – Massa corada aplicada sobre o crânio, imitando o trajeto de artérias superficiais e profundas da face.

1 A. carótida externa
2 A. maxilar
3 A. facial tranversa
4 A. alveolar inferior
5 A. bucal
6 A. alveolar superior posterior
7 A. alveolar superior anterior
8 A. facial
9 A. labial superior
10 A. labial inferior

A artéria maxilar fornece ramos para o meato acústico externo, para a orelha média e ainda no início de seu percurso sai seu maior ramo, a **artéria meníngea média,** que atravessa o forame espinhoso para penetrar na cavidade do crânio.

Observação clínica

Seus ramos repousam nos sulcos arteriais e são os maiores responsáveis por hemorragias extradurais, que formam hematomas e comprimem áreas do cérebro (como a área motora, que é vizinha da meníngea média).*

O ramo seguinte é a **artéria alveolar inferior**, que desce entre o ligamento esfenomandibular e o ramo da mandíbula. Penetra no forame da mandíbula em companhia do nervo alveolar inferior, tendo com ele percurso e ramificação idênticos. Antes de penetrar na mandíbula, a artéria dá o **ramo milo-hióideo**, que percorre o sulco milo-hióideo e depois a superfície do músculo milo-hióideo. O trajeto intraósseo, pelo canal da mandíbula, termina no plano mediano em contato anastomótico com a artéria do outro lado. Os pequenos vasos sanguíneos que abandonam o trajeto da artéria alveolar inferior em direção aos dentes e ao processo alveolar são os **ramos dentais** e os **ramos peridentais.** Os primeiros ganham o canal da raiz do dente através do forame apical e suprem a polpa dental. Os segundos sobem por pequenos canais nos septos interalveolares (visíveis radiograficamente na região dos incisivos e conhecidos pelos radiologistas como canais nutrícios ou nutrientes) e interradiculares. Irrigam não somente o osso alveolar, mas também, perfurando-o, suas ramificações atingem o periodonto e parte da gengiva. Os periodontistas devem ficar alertas para a possibilidade de expor um canal nutrício intra-alveolar e seu conteúdo arterial durante as manobras operacionais. O grande ramo colateral da artéria alveolar inferior é a **artéria mentoniana**, que deixa o interior da mandíbula pelo canal e forame mentoniano e rega os tecidos moles do mento.

Os próximos ramos da artéria maxilar são todos musculares. Vascularizam os músculos da mastigação e o bucinador. São emitidos na seguinte ordem: **artéria massetérica** (atinge o masseter pela sua face medial após ultrapassar a incisura da mandíbula); **artéria temporal profunda posterior** (sobe entre o crânio e a face profunda do músculo temporal, a qual penetra); **ramos pterigóideos** (curtos vasos destinados aos pterigóideos lateral e medial); **artéria temporal profunda anterior** (de trajeto semelhante ao da posterior, nutre a porção mais volumosa do músculo temporal); **artéria bucal** (ramo descendente para o bucinador e a mucosa da bochecha).

A **artéria alveolar superior posterior** destaca-se da maxilar junto à tuberosidade da maxila e divide-se em ramos que se aplicam sobre esse osso, em um percurso curto e sinuoso, até a gengiva e mucosa alveolar da região dos molares (**ramo gengival**) e ramos que penetram e se tornam intraósseos.

Observação clínica

Nas anestesias de bloqueio dos nervos alveolares superiores posteriores, a agulha roça a tuberosidade da maxila, podendo lesar essa artéria ou seu ramo gengival. Advém daí sangramento e formação de hematoma que, quando visível, localiza-se à frente do masseter. Instrumentos cirúrgicos aí usados também podem provocar acidente semelhante. Todavia, o extravasamento de sangue nessa zona de alta natureza vascular ocorre mais pelo rompimento de veias do plexo pterigóideo do que de artérias.*

Os ramos da artéria alveolar superior posterior que se tornam intraósseos perfuram os forames alveolares da tuberosidade da maxila e percorrem canais alveolares em direção aos dentes posteriores. Finas colaterais destacam-se deles para suprir o osso e a mucosa que forra o seio maxilar.

Seus **ramos dentais** e os **ramos peridentais** vascularizam dente, osso, periodonto e gengiva, tal como fazem os ramos homônimos da artéria alveolar inferior.

A **artéria infraorbital** é emitida quase junto com a artéria alveolar superior posterior; segue anteriormente e alcança o soalho da órbita pela fissura orbital inferior. Em seu curso ocupa sucessivamente o sulco infraorbital, o canal infraorbital e o forame infraorbital através do qual aflora na face para nutrir os tecidos moles próximos. Dentro do canal infraorbital, ela dá origem às **artérias alveolares superiores anteriores,** que se comportam como suas homônimas posteriores, pois também percorrem canais alveolares (na parede anterior do seio maxilar) e dos **ramos dentais** e **peridentais.**

Já dentro da fossa pterigopalatina, a artéria maxilar dá origem à **artéria palatina descendente.** Ela desce pelo canal palatino maior, envia ramos para a cavidade nasal e surge na boca pelo forame palatino maior com o nome de **artéria palatina maior.** Pequenas **artérias palatinas menores** destacam-se, ainda, dentro do canal e saem pelos forames palatinos menores para se distribuir no palato mole.

Observação clínica

A artéria palatina maior dirige-se para a frente, de início em um sulco palatino (entre espinhas palatinas), até chegar ao canal incisivo. Seus muitos ramos se espalham por todo o palato duro, suprindo a mucosa, as glândulas e a gengiva do lado lingual dos dentes. Como a artéria palatina maior tem direção posteroanterior, a incisão dos abscessos palatinos não deve ser transversal para não seccioná-la. Além do cuidado de se fazer a incisão anteroposterior, deve-se levá-la o mais próximo possível da gengiva.*

Depois de emitir todos esses ramos colaterais, a artéria maxilar, agora com seu calibre bem diminuído, muda de nome, para **artéria esfenopalatina,** ao passar para a cavidade nasal através do forame esfenopalatino. Seus vários ramos distribuem-se em ampla área da cavidade nasal, e um deles acompanha o septo nasal e penetra na abertura superior do canal incisivo, para se anastomosar dentro do canal com um ramo da artéria palatina maior.

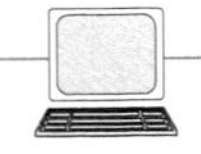

Terminou de estudar Artérias da Cabeça e Pescoço? Fez os Guias de Estudo? Visite agora o site www.anatomiafacial.com para completar seu aprendizado!

Resumo dos principais ramos da artéria carótida externa

Ramos	Algumas estruturas que supre
1. Artéria tireóidea superior	Glândula tireoide; laringe
2. Artéria lingual	
Artéria profunda da língua	Músculos da língua
Ramos dorsais da língua	Dorso do terço posterior da língua
Artéria sublingual	Soalho da boca; glândula sublingual
3. Artéria facial	
Ramos glandulares	Glândula submandibular
Artéria submentoniana	Músculos milo-hióideos; ventre anterior do músculo digástrico
Artéria sublabial	Músculos do lábio inferior
Artéria labial inferior	Lábio inferior
Artéria labial superior	Lábio superior
Artéria angular	Ângulo medial do olho
4. Artéria occipital	Região occipital; ventre posterior do músculo digástrico; músculo estilo-hióideo; músculo esternocleidomastóideo
5. Artéria auricular posterior	Orelha externa; glândula parótida
6. Artéria faríngea ascendente	Faringe
7. Artéria temporal superficial	
Artéria facial transversa	Glândula parótida; ducto parotídeo
Ramo frontal	Região temporal; região frontal
Ramo parietal	Região temporal; região parietal
8. Artéria maxilar	
Artéria meníngea média	Dura-máter; osso
Artéria alveolar inferior	
Ramo milo-hióideo	Músculo milo-hióideo
Ramos dentais	Dentes inferiores
Ramos peridentais	Processo alveolar; periodonto; gengiva
Artéria mentoniana	Tecidos moles do mento
Artéria massetérica	Músculo masseter
Artéria temporal profunda posterior	Músculo temporal
Ramos pterigóideos	Músculos pterigóideos medial e lateral
Artéria temporal profunda anterior	Músculo temporal
Artéria bucal	Bochecha; músculo bucinador
Artéria alveolar superior posterior	
Ramos dentais	Dentes pré-molares e molares superiores
Ramos peridentais	Processo alveolar; periodonto; gengiva
Ramo gengival	Gengiva vestibular e mucosa alveolar
Artéria infraorbital	Tecidos moles no terço médio da face
Artérias alveolares superiores anteriores	
Ramos dentais	Dentes incisivos e caninos superiores
Ramos peridentais	Processo alveolar; periodonto; gengiva
Artéria palatina descendente	Cavidade nasal
Artéria palatina maior	Palato duro
Artérias palatinas menores	Palato mole
Artéria esfenopalatina	Cavidade nasal

Drenagem venosa

(Figs. 7-11, 7-12 e 7-13)

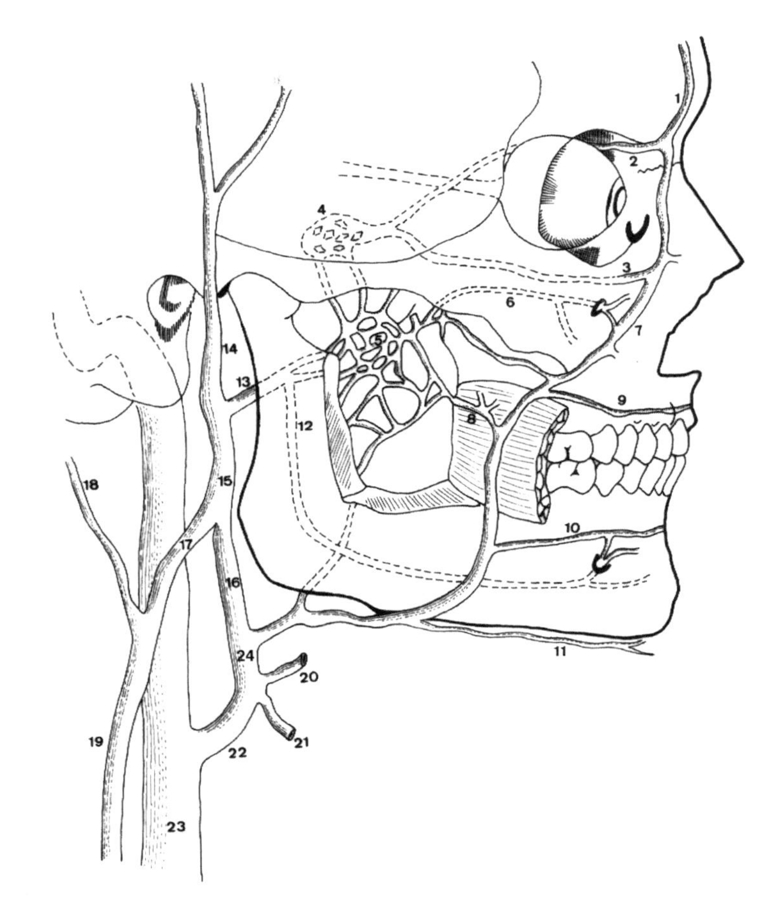

Figura 7-11 – Veias da face (segundo Bouchet & Cuilleret).

1 V. supraorbital
2 V. oftálmica superior
3 V. oftálmica inferior
4 Seio cavernoso
5 Plexo pterigóideo
6 V. infraorbital
7 V. facial
8 V. profunda da face
9 V. labial superior
10 V. labial inferior
11 V. submentoniana
12 V. alveolar inferior
13 V. maxilar
14 V. temporal superficial
15 V. retromandibular
16 R. anterior da v. retromandibular
17 R. posterior da v. retromandibular
18 V. auricular posterior
19 V. jugular externa
20 V. lingual
21 V. tireóidea superior
22 Tronco tireolinguofacial
23 V. jugular interna
24 V. facial comum

Guia de estudo 26

1 Leia uma vez o bloco 4.

2 Responda às seguintes perguntas: Quais são os seios da dura-máter, qual é seu maior ponto de reunião e por qual forame seu sangue deixa a cabeça? Enfoque o aspecto funcional das veias emissárias; cite algumas delas. De que maneira e onde é formada a veia retromandibular? É intra ou extraparotídea? O plexo pterigóideo faz a drenagem de que área? Em outras palavras, de onde provêm as veias que o formam? Sobre a veia facial é preciso saber: Acompanha a artéria facial por trás ou pela frente? Comunica-se com o seio cavernoso e com o plexo pterigóideo? Ela recebe afluentes dos lábios? É superficial ou profunda à glândula submandibular? Como ajuda a formar a veia facial comum? E o tronco tireolinguofacial? Descreva a veia jugular interna. Como se inicia, qual músculo acompanha e onde termina a veia jugular externa?

3 Leia novamente para as devidas adequações às suas respostas.

4 Leia uma vez mais, tendo à mão modelos e/ou dissecções de cadáveres. Caso seja possível em seu laboratório de Anatomia, tente modelar com massa veias sobre um crânio, reproduzindo sua espessura, trajeto, conexões etc. O mesmo pode ser feito em relação às artérias.

5 Leia agora com máxima atenção e realce o que o texto traz de mais significativo.

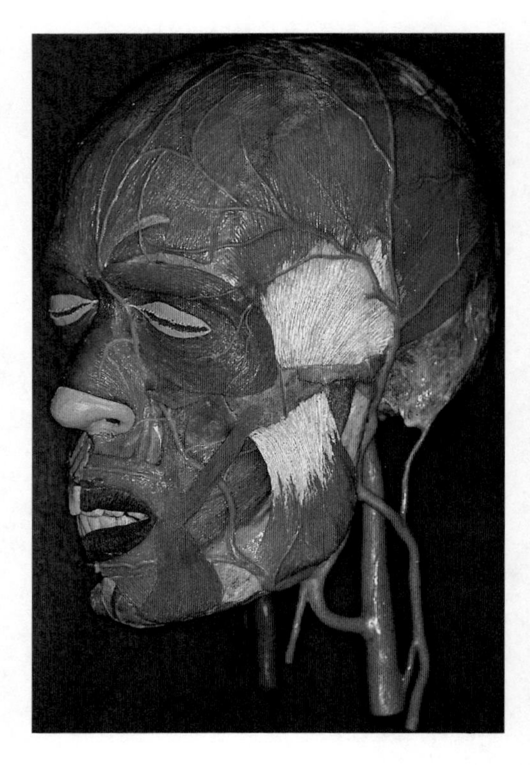

Figura 7-12 – Reprodução, em massa corada aplicada sobre o crânio, das veias superficiais da figura anterior.

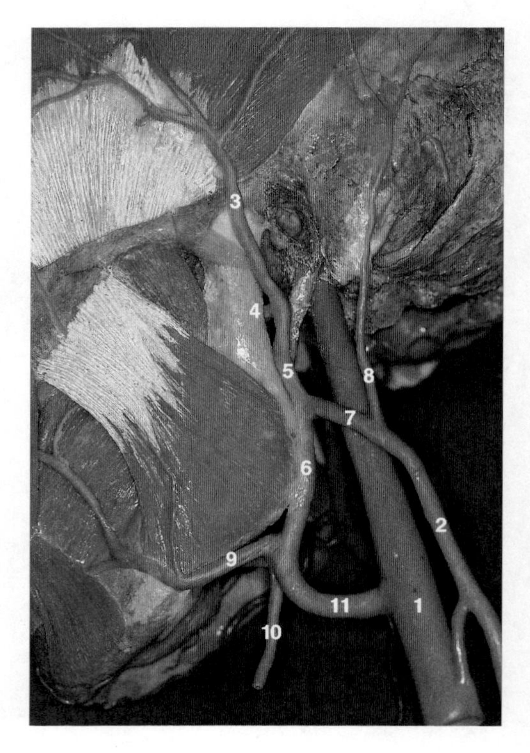

Figura 7-13 – Detalhe do arranjo venoso próximo ao ângulo da mandíbula.

1 V. jugular interna
2 V. jugular externa
3 V. temporal superficial
4 V. maxilar
5 V. retromandibular
6 R. anterior da retromandibular
7 R. posterior da V. retromandibular
8 V. auricular posterior
9 V. facial
10 V. tireóidea superior
11 Tronco tireolinguofacial

B4 *Diferentes tipos de vasos asseguram o retorno ao coração do sangue que as artérias conduzem à cabeça e ao pescoço*

Estes vasos podem ser assim agrupados:

1. seios* da dura-máter;
2. veias cerebrais e cerebelares;
3. veias diploicas;
4. veias emissárias;
5. veias do couro cabeludo;
6. sistema venoso vertebral;
7. veias superficiais e profundas da face e do pescoço.

Os **seios da dura-máter** são canais venosos intracranianos formados entre os dois folhetos que constituem a dura-máter encefálica, revestidos por endotélio. Seus nomes são devidos à localização ou à forma. Os mais importantes são: **seio sagital superior, seio reto, seio transverso, seio sigmóideo** e o **seio cavernoso,** que se situa ao lado da hipófise.

Observação clínica

Este último é citado como importante por causa de sua complexidade; é atravessado pela artéria carótida interna e pelos nervos oftálmico, troclear, oculomotor, abducente e está diretamente ligado a veias da face por meio de veias emissárias. Durante uma cirurgia do gânglio trigeminal, o seio cavernoso pode ser injuriado devido à íntima relação.

Os seios sagital superior e reto são os responsáveis pela drenagem da maior parte do sangue intracraniano. Confluem na protuberância occipital interna para originar, de cada lado, o seio transverso. Este ocorre horizontalmente, sulcando a escama occipital, e ao se curvar para baixo, ainda em contato com o occipital, tem seu nome trocado para seio sigmoide. Termina finalmente no forame jugular, no qual se inicia a veia jugular interna, a grande responsável pelo recolhimento de quase todo o sangue venoso intracraniano.

As **veias cerebrais** e **cerebelares** vertem seu conteúdo nos seios da dura-máter. As **veias diploicas** correm na díploe e deságuam nos seios da dura-máter ou nas veias do couro cabeludo. As **veias emissárias** (parietal, mastóidea, oftálmicas, condilar etc.) estabelecem anastomoses entre os seios da dura-máter e as veias extracranianas. Como as veias emissárias não têm válvulas*, o sangue pode fluir em uma ou em outra direção; a dupla direção iguala a pressão venosa nos seios e nas veias extracranianas. O sistema venoso vertebral comunica-se com os seios da dura-máter, com veias do couro cabeludo e forma plexos na parte posterior do pescoço.

As **veias do couro cabeludo** estabelecem conexões em forma de rede entre a pele e os ossos do neurocrânio. Entre elas se destacam as **veias**

supraorbital, occipital e a **temporal superficial** com suas raízes frontal e parietal. Acompanham os ramos frontal e parietal e o tronco da artéria temporal superficial, com o fluxo sanguíneo em sentido contrário, obviamente.

A veia temporal superficial alcança a face após cruzar a extremidade posterior do arco zigomático à frente do trago. A partir daí, começa a se aprofundar, penetra a parótida e, no colo da mandíbula, recebe uma (ou duas) **veia maxilar**, de cuja união é formada a **veia retromandibular**.

O curto tronco da veia maxilar drena o sangue levado pela artéria maxilar a regiões profundas da face. Entretanto, diferentemente do que ocorre em outras regiões do corpo, a artéria maxilar não segue ao lado de uma veia acompanhante de trajeto bem definido. Ao contrário, seu território de distribuição é drenado por um extenso e complicado emaranhado de veias, o **plexo pterigóideo**, assim chamado por estar junto aos músculos pterigóideos medial e lateral. São confluentes desse plexo as veias dos músculos da mastigação, da cavidade nasal, do palato, veias meníngeas médias, veias dos dentes e seus tecidos de suporte e as comunicações com a veia facial e com o seio cavernoso. As **veias alveolares superiores anterior e posteriores** são acompanhantes das artérias dos mesmos nomes, ocupando, portanto, os mesmos canais ósseos da maxila que alojam as artérias e drenando todas as partes irrigadas por elas. A **veia alveolar inferior** situa-se ao lado da artéria alveolar inferior em todo seu trajeto. Suas tributárias ou afluentes* (veia mentoniana, dentais, peridentais, milo-hióidea) correspondem, em denominação e localização, aos ramos arteriais.

O plexo pterigóideo resolve-se na veia maxilar, a qual se une à veia temporal superficial. Dessa união, forma-se a calibrosa **veia retromandibular**, cujo trajeto descendente atrás da mandíbula se faz no interior da glândula parótida, ao lado da artéria carótida externa. Ao alcançar o ângulo da mandíbula, a veia retromandibular comporta-se de maneiras diferentes, conforme o indivíduo, acompanhando assim a grande tendência para a variação anatômica que há entre as veias. O arranjo mais comum é sua bifurcação em um ramo anterior e outro posterior, logo que ela sai da parótida. O ramo anterior da veia retromandibular (que antigamente se chamava facial posterior) une-se à **veia facial** para formar a **veia facial comum**, e o ramo posterior reúne-se com a **veia auricular posterior** e constitui a **veia jugular externa**.

A veia facial inicia-se onde termina a artéria facial, próximo ao ângulo medial do olho. Nesse local ela recebe o nome de **veia angular** e comunica-se com o seio cavernoso através das **veias oftálmicas superior e inferior**, que percorrem a parede medial da órbita e ganham a cavidade do crânio ao atravessar a fissura orbital superior. São consideradas veias emissárias, avalvulares, nas quais o sangue pode correr tanto de dentro para fora, quanto de fora para dentro do crânio. Depende muito da maior ou menor pressão intracraniana.

Observação clínica

Do ponto de vista aplicado, este fato é importante porque uma infecção pode deslocar-se à distância por via hematogênica. Um coágulo infectado proveniente de uma área extracraniana (face, por exemplo) tem possibilidades de alcançar o interior do crânio e localizar-se em um seio da dura-máter (cavernoso, por exemplo) e desenvolver aí uma patologia grave (trombose, tromboflebite, meningite).

A ligadura da veia facial (ou da veia angular) é recomendada quando existe trombose. Profilaticamente, a ligadura pode ser feita para se evitar a propagação de uma infecção situada no lábio ou no sulco nasolabial.

Do início à terminação, a veia facial percorre o comprimento da face, a superfície da glândula submandibular e aprofunda-se na direção da **veia jugular interna.** Suas tributárias correspondem aos ramos da artéria facial (**nasal externa, labial inferior, submentoniana, palatina externa**), com exceção da **veia profunda da face**, que não tem uma correspondente arterial. A veia profunda da face, ao passar entre o bucinador e o ramo da mandíbula, liga a veia facial ao plexo pterigóideo, que, por sua vez, é ligado ao seio cavernoso por veias emissárias dos forames oval, espinhoso e lacerado.

A veia facial diferencia-se da artéria facial por ser mais calibrosa, retilínea e de situação mais posterior. Ao cruzar a base da mandíbula, ela se mantém superficial sobre a glândula submandibular (a artéria facial é profunda em relação à glândula) e logo se reúne com o ramo anterior da veia retromandibular. O tronco assim formado (**veia facial comum**) perfura a fáscia cervical e lança-se na veia jugular interna, geralmente com as **veias lingual e tireóidea superior**, constituindo assim um **tronco tireolinguofacial.**

Os afluentes da veia lingual são as **veias dorsais da língua, veia sublingual** e **veia profunda da língua**, correspondendo assim aos ramos da artéria lingual. Tanto o trajeto da veia lingual quanto o da veia tireóidea superior e seus ramos podem ser entendidos ao se recordar os trajetos das artérias homônimas, das quais elas são acompanhantes.

A **veia jugular interna** inicia-se no forame jugular, na base do crânio, desce reta no pescoço, coberta pelo músculo esternocleidomastóideo, e termina atrás da clavícula ao se unir com a veia subclávia. Resulta dessa união a veia braquiocefálica. No seu percurso, ela é envolvida pela bainha carótica, recebe o tronco tireolinguofacial (ou as veias que o formam, de maneira isolada) e mais abaixo as veias faríngeas, veia tireóidea média e o ducto torácico (linfático, do lado esquerdo) ou o ducto linfático direito. Em sua extremidade proximal*, a veia jugular interna apresenta uma válvula bem desenvolvida, o que não ocorre similarmente com as veias da face.

Observação clínica

Se for necessária uma ligadura da jugular interna, como em casos de trombose do seio transverso, para prevenir extensão da infecção na circulação geral, a drenagem venosa é compensada pelas múltiplas anastomoses existentes entre as redes venosas intra e extracranianas.

O ramo posterior da veia retromandibular não se aprofunda. Ao contrário, ele corre sobre o músculo esternocleidomastóideo em direção posterior e, no ângulo da mandíbula, reúne-se com a **veia auricular posterior**, um pequeno vaso procedente da área mastóidea. O resultado dessa união é a **veia jugular externa**, que desce no pescoço obliquamente sobre o esternocleidomastóideo, recebe algumas tributárias, e encurva-se na borda posterior do músculo, perfura a fáscia cervical e atinge o ângulo formado pelas veias jugular interna e subclávia, onde desemboca. Um **arco venoso jugular** une o final de uma jugular externa à outra.

Observação clínica

A veia jugular externa pode ser reconhecida logo abaixo da pele como um risco azul-escuro em algumas crianças e como uma elevação linear em alguns adultos, principalmente quando estão fazendo força ou em nervosa discussão. Sua punção para transfusão de sangue ou injeções* intravenosas é fácil.*

As disposições venosas nem sempre se repetem nos indivíduos. Isso representa a extrema capacidade de variação do sistema venoso que, como sabido, é muito mais frequente que no sistema arterial. Neste texto foram descritas as disposições mais comuns, na certeza de que há outras, diferentes das consideradas habituais.

Observação clínica

Apesar de as veias serem mais calibrosas e mais numerosas que as artérias (muitas vezes duas veias acompanham uma artéria), elas constituem menor embaraço para os cirurgiões. Seu fluxo lento e suas abundantes anastomoses asseguram uma circulação venosa que se vê menos ameaçada durante as cirurgias. Daí suas frequentes ligaduras e cauterizações, que não são feitas com a mesma despreocupação quando se trata de artérias.

É natural, portanto, que o enfoque dado às veias da face não seja tão minucioso quanto aquele das artérias da face.

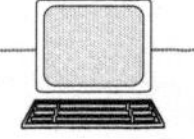

Terminou de estudar Veias da Cabeça e Pescoço? Fez os Guias de Estudo? Visite agora o site www.anatomiafacial.com para completar seu aprendizado!

Resumo das veias da cabeça e do pescoço

Veias	Terminação	Afluentes	Áreas de drenagem
Veias cerebrais e cerebelares	Seios da dura-máter	Veias superficiais e profundas	Encéfalo
Veias diploicas	Seios da dura-máter; veias pericranianas	–	Díploe
Veias emissárias	Idem	–	Áreas próximas; são vasos anastomóticos
Seios da dura-máter	Veia jugular interna	Veias cerebrais; cerebelares, diploicas e emissárias	Conteúdo da cavidade craniana
Veias do couro cabeludo (occipital, temporal superficial, supraorbital)	Veia vertebral; veia retromandibular; veia facial	–	Superfície das regiões frontal, temporal, parietal e occipital
Veias alveolares superiores, anterior e posteriores	Plexo pterigóideo	Veias dentais e peridentais	Dentes superiores; processo alveolar; periodonto; gengiva
Veia alveolar inferior	Idem	Veias dentais e peridentais, mentoniana; veia milo-hióidea	Dentes inferiores; processo alveolar; periodonto; gengiva; mento; músculo milo-hióideo
Plexo pterigóideo	Veia maxilar	Veias meníngeas; dos músculos da mastigação; veias alveolares; veias palatinas; veia infraorbital; veia bucal; veia esfenopalatina	Parte profunda da face (músculo da mastigação, dentes, palato, cavidade nasal); parte superficial da face (regiões infraorbital e mentoniana)
Veia maxilar	Veia retromandibular	Plexo pterigóideo	Idem
Veia retromandibular	Veia facial (ramo anterior); veia jugular externa (ramo posterior)	Veia maxilar; veia temporal superficial	Idem e parte do couro cabeludo
Veia jugular externa	Ângulo venoso (veia jugular interna e veia subclávia)	Ramo posterior da veia retromandibular; veia auricular posterior; arco venoso jugular	Área mastóidea; orelha externa; superfície anterolateral do pescoço
Veia facial	Veia facial comum	Ramo anterior da veia retromandibular; veia supraorbital; veia angular; veias oftálmicas; veia nasal externa; veias labiais; veia profunda da face; veia submentoniana	Ângulo medial do olho; nariz; lábios; bochecha; área submentoniana; glândula submandibular
Veia facial comum	Veia jugular interna	Veia facial; ramo anterior da veia retromandibular	Idem e parte da área de drenagem da veia retromandibular
Veia lingual	Veia jugular interna	Veias dorsais da língua; veia profunda da língua; veia sublingual	Língua; região sublingual
Veia tireóidea superior	Veia jugular interna	–	Glândula tireóidea
Veia jugular interna	Veia braquiocefálica	Seios da dura-máter; veias faríngeas; veia facial comum; veia lingual; veias tireóideas superior e média; veia laríngea superior	Conteúdo da cavidade craniana; faringe; face; língua; glândula tireóidea; laringe

Drenagem linfática

Ariovaldo Antonio Martins

(Figs. 7-14, 7-15, 7-16 e 7-17)

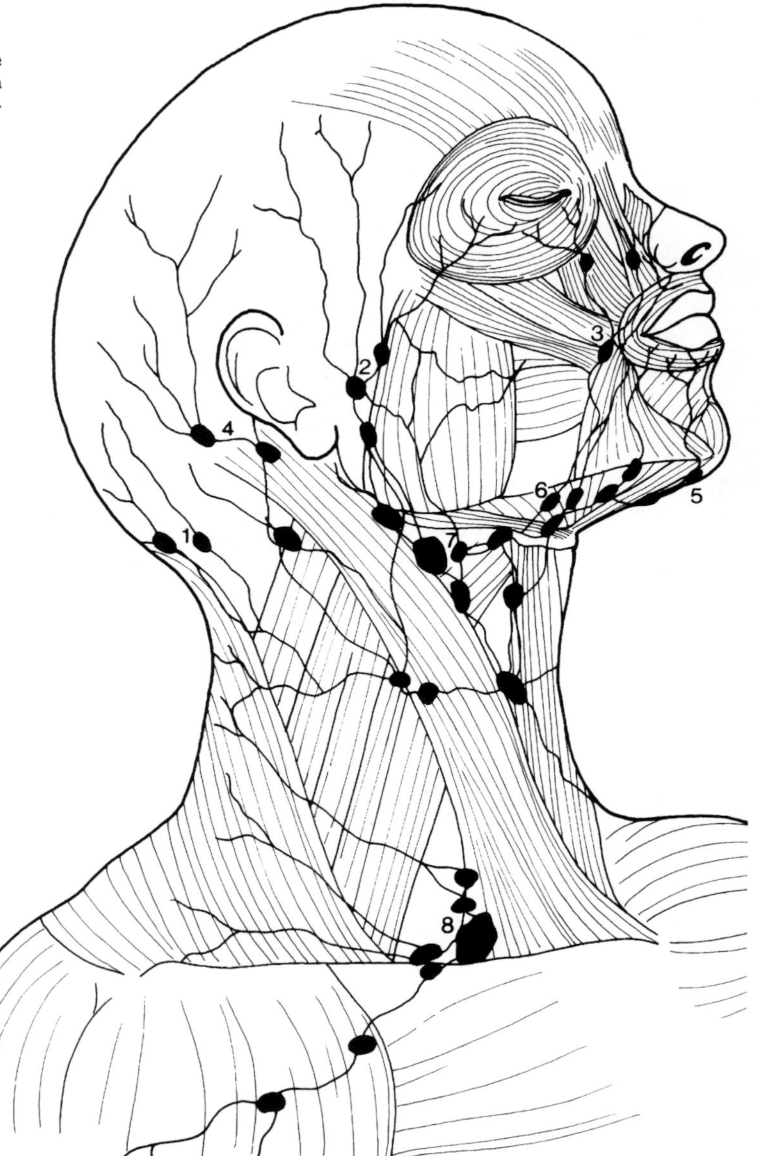

Figura 7-14 – Linfonodos e vasos linfáticos superficiais da cabeça e do pescoço (segundo Sobotta & Becher).

1 Linfonodos occipitais
2 Linfonodos parotídeos
3 Linfonodos faciais
4 Linfonodos mastóideos
5 Linfonodos submentonianos
6 Linfonodos submandibulares
7 Linfonodos cervicais superficiais
8 Linfonodos cervicais profundos

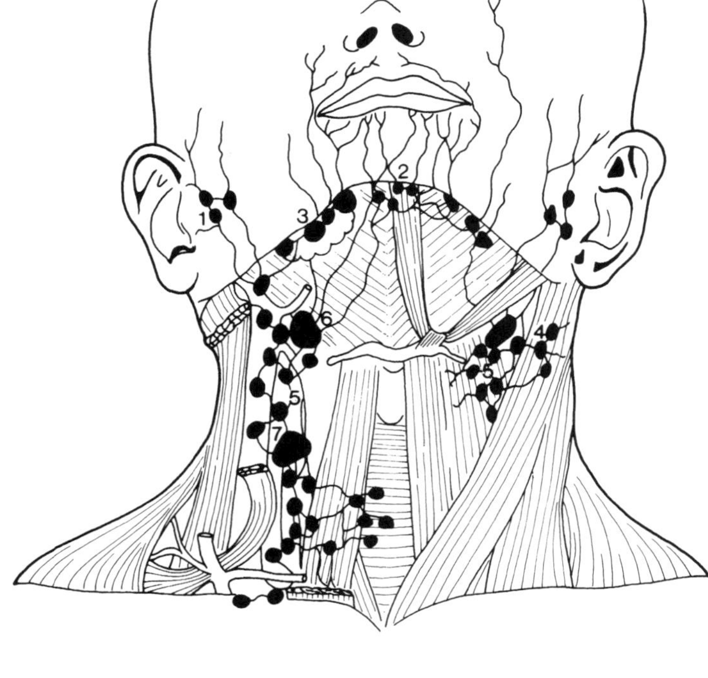

Figura 7-15 – Linfonodos e vasos linfáticos superficiais e profundos da face e do pescoço (segundo Paff).

1 Linfonodos parotídeos
2 Linfonodos submentonianos
3 Linfonodos submandibulares
4 Linfonodos cervicais superficiais
5 Linfonodos cervicais profundos
6 Linfonodo jugulodigástrico
7 Linfonodo júgulo-omo-hióideo

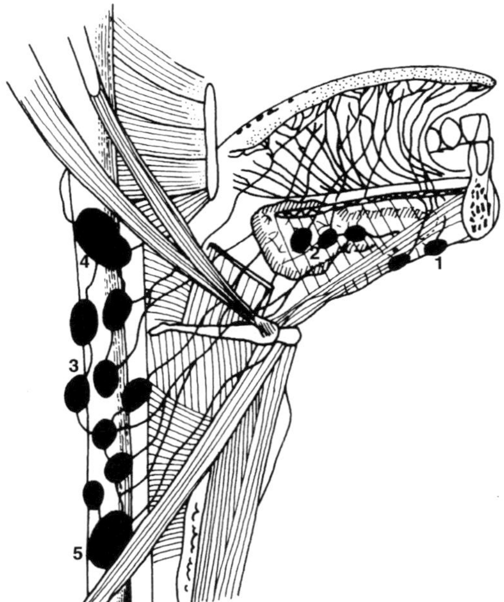

Figura 7-16 – Linfonodos e vasos linfáticos da língua, em uma secção sagital (segundo Paff).

1 Linfonodos submentonianos
2 Linfonodos submandibulares
3 Linfonodos cervicais profundos
4 Linfonodo jugulodigástrico
5 Linfonodo júgulo-omo-hióideo

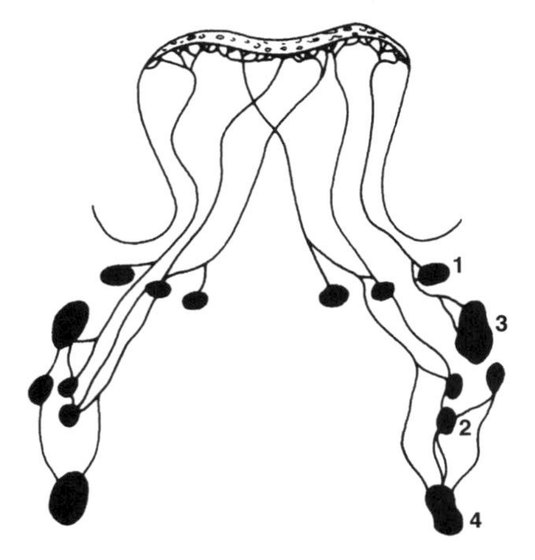

Figura 7-17 – Linfonodos e vasos linfáticos da língua, em uma secção frontal.

1 Linfonodos submandibulares
2 Linfonodos cervicais profundos
3 Linfonodo jugulodigástrico
4 Linfonodo júgulo-omo-hióideo

GUIA DE ESTUDO 27

1 Leia uma vez o bloco 5.
2 Responda às seguintes questões: O que são grupos ou cadeias de linfonodos primários, secundários, terciários? Qual é a vantagem de a linfa passar por maior número de grupos? Os linfonodos parotídeos estão envolvidos na drenagem linfática de alguma parte da boca? Como se distribuem os linfonodos submandibulares em relação aos vasos faciais e à glândula submandibular? Faça um desenho de uma face (se conseguir, desenhe a boca aberta com a língua para fora) e destaque nele as áreas de drenagem primária de responsabilidade dos linfonodos submandibulares. Acrescente no desenho da face, assinalando de alguma forma, as áreas que drenam diretamente para os linfonodos submentonianos. Quantos são, onde se situam e para que outro grupo drenam os linfonodos submentonianos? Como se dividem os linfonodos cervicais profundos e onde se distribuem? Quais são as áreas de drenagem primária dos linfonodos cervicais profundos? Por que os linfonodos jugulodigástrico e júgulo-omo-hióideo receberam destaque no texto do livro? Onde se localizam? Qual é a importância do trajeto contralateral (cruzamento do plano mediano) de vasos linfáticos? Dê exemplos desse fato. Conceitue anel linfático da faringe.
3 Leia novamente e confira se suas respostas estão corretas.
4 Leia outra vez, agora combinando o estudo teórico com o prático. Verifique peças anatômicas e faça a palpação de linfonodos sob a supervisão de um docente ou monitor.
5 Leia mais uma vez para anotar ou grifar os pontos de maior importância.

B5 *Os linfonodos* da cabeça e do pescoço são de grande importância clínica, considerando-se que as vias linfáticas constituem um dos principais meios de disseminação de processos infecciosos e de tumores malignos, além de que podem converter-se em focos infecciosos ou neoplásicos*

O conhecimento dos nódulos regionais é importante para se determinar quais linfonodos estarão possivelmente comprometidos, uma vez conhecido o local de infecção ou tumor, ou ainda no diagnóstico de provável local desconhecido de um processo patológico, se o linfonodo ou o grupo deles for encontrado afetado.

O dentista tem importante papel na profilaxia e diagnóstico precoce do câncer de boca. Para isso, ele deve ter conhecimento da drenagem linfática da boca e regiões vizinhas, tornando possível a interpretação clínica dos casos de linfadenopatias agudas ou crônicas e sua possível origem.

> *Observação clínica*
> *Apesar de a cavidade bucal permitir fácil inspeção, o câncer de boca é uma das neoplasias malignas mais frequentes em nosso meio. A maioria das pessoas que procuram tratamento em centros especializados já se encontra em estágios avançados da doença, fase em que as possibilidades de cura estão muito reduzidas.*

Na realidade, o linfonodo tem a função de reter, nas malhas de sua rede, e fagocitar, pelos linfócitos produzidos nele, células cancerosas, bactérias, vírus etc.

A linfa, originária da intimidade dos tecidos, antes de ser lançada na circulação sanguínea, atravessa, pelo menos, um linfonodo. Ela, inicialmente, circula pelos linfonodos regionais (ou primários) antes de atingir cadeias linfáticas mais centralmente localizadas, que recebem denominação de secundárias, terciárias etc.

Se uma infecção não é refreada pelos linfonodos primários, ela se propagará aos secundários e assim por diante. No caso do câncer, é a mesma coisa; os linfonodos retardam sua propagação e, se é logo detectado, pode ser tratado com sucesso. Quanto mais grupos de linfonodos as células cancerígenas tiverem de atravessar antes de chegar à corrente sanguínea, maior é a chance de ser realizada biópsia do próximo grupo para verificar se já houve metástase até lá. Se não houve, o prognóstico é mais favorável.

Dessa forma, o câncer do ápice da língua não é tão fatal quanto um da raiz da língua ou da garganta. No primeiro caso, ele passa por quatro grupos e, no segundo, por apenas dois grupos de linfonodos antes de chegar à circulação sanguínea e disseminar-se pelo corpo.

As estruturas superficiais e profundas da face drenam a linfa para linfonodos cervicais profundos, geralmente depois de passar por linfonodos superficiais.

Os grupos de linfonodos superficiais são assim chamados porque se dispõem superficialmente em relação à lâmina superficial da fáscia cervical. Seus próprios nomes indicam sua localização (região onde são encontrados).

Os **linfonodos occipitais**, em número de um ou dois apenas, drenam o couro cabeludo da área próxima. Os **linfonodos mastóideos**, também apenas um ou dois, recebem a linfa do pavilhão da orelha e do couro cabeludo próximo. Os **linfonodos parotídeos superficiais** ocorrem em número de um a quatro com situação à frente do trago (há também **linfonodos parotídeos profundos** intra e extraglandulares). Os **linfonodos faciais**, inconstantes, são subcutâneos e dispõem-se no trajeto de veias; situam-se nas proximidades do ângulo da boca, bochecha e ao lado da asa do nariz.

Linfonodos submandibulares ocorrem em número de três a seis, agrupados em torno da glândula submandibular e da veia facial, no triângulo submandibular. De acordo com suas relações com a glândula e com a veia, eles podem ser divididos em pré-glandular, pré-vascular, retrovascular e retroglandular. O pré-glandular é representado por um linfonodo situado à frente da glândula, em íntima relação com a veia submentoniana.

O grupo pré-vascular é constituído de pequenos linfonodos situados nas proximidades da artéria e veia faciais, em um nível acima da glândula submandibular, ou ainda por um único linfonodo, mais volumoso.

Os retrovasculares, em número de um ou dois, estão situados posteriormente à veia facial, e um deles se encontra próximo ao ponto onde as veias facial e retromandibular se unem. O grupo retroglandular não é constante. Quando existe, situa-se medialmente e abaixo do ângulo da mandíbula.

Os linfonodos submandibulares são responsáveis pela drenagem primária de inúmeras estruturas de interesse odontológico, como dentes superiores e inferiores, com exceção dos incisivos inferiores; gengiva; lábios superior e inferior, com exceção da parte média do lábio inferior; bochechas; parte lateral do mento; parte anterior da cavidade nasal e do palato; nariz; seio maxilar, corpo da língua; glândula submandibular; parte da glândula sublingual e maior parte do soalho da boca.

Os vasos linfáticos dos dentes superiores passam pelo forame infraorbital e depois acompanham a artéria facial até os linfonodos submandibulares. Os dos dentes inferiores percorrem o canal da mandíbula. Os vasos da gengiva do lado vestibular, tanto superior como inferior, correm diretamente para os linfonodos submandibulares, fazendo exceção a região incisiva vestibular da mandíbula que escoa para os submentonianos. Alguns vasos da gengiva lingual inferior podem drenar diretamente em linfonodos cervicais profundos (região incisiva); a maioria, no entanto, vai para os submandibulares.

Os linfonodos submandibulares drenam diretamente para os linfonodos cervicais profundos, devendo-se também considerar a possibilidade de a linfa atingir os linfonodos submentonianos antes.

Linfonodos submentonianos são aqueles situados no triângulo submentoniano, formado pelo osso hioide e os dois ventres anteriores do músculo digástrico. Os linfonodos desse grupo podem situar-se na região anterior ou posterior do triângulo, próximos ao hioide.

Eles são responsáveis pela drenagem da linfa dos dentes incisivos inferiores e gengiva adjacente, parte média do lábio inferior, ápice da língua, pele do mento e parte anterior do soalho da boca.

Sua drenagem se faz em direção ao grupo submandibular e daí para os linfonodos cervicais profundos superiores.

Os **linfonodos cervicais superficiais** são cerca de quatro pequenos nódulos encontrados na região superior do pescoço, superficialmente à fáscia cervical e ao músculo esternocleidomastóideo. Geralmente acompanham a veia jugular externa.

Eles recebem a linfa do lóbulo da orelha e da pele de uma parte do pescoço. São secundários aos grupos parotídeo e mastóideo.

Os **linfonodos cervicais profundos** (em relação à lâmina superficial da fáscia cervical e ao músculo esternocleidomastóideo) apresentam-se distribuídos ao longo da veia jugular interna, com um grupo **superior** e outro **inferior**.

Os linfonodos cervicais profundos são regionais da raiz da língua, soalho da boca, porção posterior do palato, cavidade nasal, faringe, glândulas salivares, tonsila palatina, orelha e corpo da tireoide, além de serem secundários e/ou terciários a inúmeros outros grupos de linfonodos, como parotídeos, submandibulares, retrofaríngeos, pré-laríngeos, pré-traqueais etc. Recebem ainda a linfa do couro cabeludo das regiões occipital e parietal, das regiões da nuca, lateral do pescoço e do ombro, além de serem secundários aos linfonodos occipitais e mastóideos.

Observação clínica

Os cervicais profundos são os que, com maior frequência, constituem-se em sede de metástases originárias em tumores primários da boca. As paredes da boca são ricas em vasos linfáticos, advindo desse fato a frequência com que seus tumores dão metástases que atingem principalmente os cervicais profundos, depois os submandibulares.*

A partir dos linfonodos cervicais profundos, os vasos eferentes formam, de cada lado, o **tronco jugular**. O tronco jugular do lado esquerdo lança a linfa no **ducto torácico**, enquanto o do lado direito lança-a no **ducto linfático direito**. Ambos os ductos terminam na junção da veia jugular interna com a veia subclávia. Deve-se chamar a atenção para os enormes **linfonodos jugulodigástrico** e **júgulo-omo-hióideo**, pertencentes ao grupo dos linfonodos cervicais profundos, devido ao fato de se apresentarem enfartados nos casos de patologias (infecção e/ou câncer) presentes em qualquer um dos órgãos que drenam para os referidos nódulos. O jugulodigástrico situa-se sobre o contorno lateral da veia jugular interna, no nível do corno maior do osso hioide, logo abaixo do ventre posterior do músculo digástrico. Recebe a linfa da maior parte do palato, da raiz da língua e da tonsila palatina. Quando a tonsila está inflamada, ele se torna palpável com certa facilidade. O júgulo-omo-hióideo acha-se em um nível abaixo em relação ao anteriormente descrito, aplicado à porção lateral da veia jugular interna, logo acima do tendão intermédio do músculo omo-hióideo. Ele recebe aferentes diretamente da língua ou indiretamente por meio dos linfonodos submentonianos, submandibulares e cervicais profundos superiores.

Além das vias de drenagem acima descritas, deve-se destacar também que os vasos linfáticos originários principalmente de algumas regiões medianas da face podem cruzar o plano mediano e atingir linfonodos situados no lado oposto.

Observação clínica

Este fato adquire grande importância na ocorrência de neoplasias malignas nessas regiões, porque é sempre indicada a remoção completa, e com margem de segurança, do tumor primitivo, seguida de esvaziamento ganglionar preventivo dos nódulos responsáveis pela drenagem. Evitam-se, com isso, metástases em outras regiões do corpo, uma prática indispensável para se conseguir maior índice de curas definitivas.

A esse respeito, destaca-se a drenagem linfática do palato, da língua, dos lábios e do soalho da boca, pelo fato de essas estruturas constituírem, com maior frequência, locais-sede para a instalação de lesões malignas.

A maior parte da linfa originária do palato atinge os linfonodos cervicais profundos, principalmente os jugulodigástricos. O restante da linfa escoa para os linfonodos retrofaríngeos e submandibulares. Além disso, deve-se levar em consideração a possibilidade de que a linfa da região mediana do palato pode drenar para ambos os lados e a da região paramediana cruzar a linha mediana para o lado oposto.

Os vasos linfáticos de várias porções da língua (Figs. 7-16 e 7-17) podem tomar caminhos diversos. Assim, os do ápice drenam para os linfonodos submentonianos e júgulo-omo-hióideo; os das margens, para os submandibulares e cervicais profundos; os da porção central do corpo, para os submandibulares e cervicais profundos, principalmente no júgulo-omo-hióideo de ambos os lados; e os da raiz, para os cervicais profundos (jugulodigástrico), com alguns vasos cruzando o plano mediano. Dessa forma, nos casos de carcinoma da língua, é necessário que todos os linfonodos que drenam esse órgão sejam erradicados.

A linfa do lábio superior e das partes laterais do lábio inferior (Fig. 7-15) escoa para os linfonodos submandibulares, enquanto a da parte média do lábio inferior drena nos submentonianos.

Os vasos linfáticos do soalho da boca levam a linfa para os linfonodos submentonianos, submandibulares e, eventualmente, para os cervicais profundos.

Observação clínica

O dentista, sendo o profissional de saúde que mais frequentemente atua na cavidade bucal da população, é o que deve ter maior responsabilidade no diagnóstico precoce de lesões malignas e/ou pré-malignas, localizadas na boca e regiões vizinhas. Para tanto, ele deve adotar como rotina, durante a anamnese e exame clínico, a análise minuciosa dos vários grupos de linfonodos cervicofaciais, distinguindo os nódulos normais dos comprometidos, assim como na detecção de lesões situadas na cavidade bucal e áreas próximas.

A palpação de linfonodos é realizada para se detectar localização, número, forma, tamanho, consistência, sensibilidade, fixação a tecidos vizinhos; na pele que recobre a adenopatia, verifica-se cor, temperatura e presença de fístulas. Nas linfadenopatias agudas, causadas por infecção, os linfonodos ficam grandes, firmes, móveis e muito sensíveis. O aumento volumétrico é devido ao aumento de cada linfócito e do número exagerado deles. Os nódulos metastásicos podem exibir aumento volumétrico, endurecimento (firmes) e fixação aos tecidos vizinhos, nos estágios avançados.

Observação clínica

Para facilitar a análise dos linfonodos, pede-se ao paciente que promova o relaxamento dos músculos e fáscia cervical do lado interessado. O exame dos nódulos submentonianos e submandibulares é feito pedindo-se ao paciente para abaixar o mento. Para detectar nodos submentonianos, a pele sob o mento é pressionada contra a borda inferolingual da mandíbula. Os submandibulares são examinados pela pressão da pele sob a mandíbula; atrás do ângulo, contra a superfície inferolingual, um leve deslizamento dos dedos é recomendado. Estes dois grupos de nódulos podem também ser analisados colocando-se um dedo indicador no soalho da boca e os dedos da outra mão devem ser colocados abaixo da mandíbula, e as estruturas entre eles, palpadas. Os parotídeos são palpados pela pressão bidigital dos tecidos situados anteriormente ao pavilhão da orelha, incluindo a porção lateral da face sob a glândula parótida. Para o exame dos linfonodos cervicais profundos, o paciente deverá relaxar o músculo esternocleidomastóideo, pelo abaixamento do mento, e inclinar a cabeça para o lado que será examinado. Após isso, o profissional pressiona, com a mão em garra, os tecidos situados ao longo do referido músculo, desde o processo mastoide até a clavícula.

Na boca e na faringe, localizam-se massas de tecido linfoide que contêm linfócitos e que removem substâncias tóxicas, protegendo o organismo contra doenças decorrentes dessas substâncias. As **tonsilas palatina, lingual, faríngea** e **tubária** são massas de tecido linfoide não ligadas entre si por vasos linfáticos. Drenam nos linfonodos cervicais profundos superiores. Ao conjunto dessas tonsilas dá-se o nome de **anel linfático da faringe.**

Observação clínica

Adenoidite da tonsila faríngea pode provocar obstrução nasal e também da tuba auditiva. Nos casos crônicos, o doente fica com uma expressão ou face adenóidea, com boca aberta e língua protruída, pela necessidade da respiração bucal.*

Resumo da drenagem linfática de áreas específicas da face

Estruturas	Linfonodos	
Dentes superiores e inferiores	Submandibulares, exceto os incisivos inferiores	
Dentes incisivos inferiores	Submentonianos	
Gengiva vestibular da maxila	Submandibulares Cervicais profundos (raras vezes)	
Gengiva lingual da maxila	Cervicais profundos Submandibulares	
Gengiva da mandíbula		
Região incisiva vestibular	Submentonianos	
Região incisiva lingual	Submandibulares e/ou submentonianos	
Demais regiões	Submandibulares	
Lábio superior e porções laterais do inferior	Submandibulares	
Parte média do lábio inferior	Submentonianos	
Bochecha	Submandibulares (a maior parte) Cervicais profundos e raramente os superficiais Parotídeos (parte posterior)	
Palato	Cervicais profundos (jugulodigástrico) (a maior parte) Retrofaríngeos Submandibulares	
Língua	Ápice	Submentonianos
	Margens	Submandibulares e cervicais profundos
	Corpo (área central)	Cervicais profundos D e E (júgulo-omo-hióideo) Submandibulares
	Raiz	Cervicais profundos D e E (jugulodigástrico)
Glândulas	Parótida	Parotídeos e cervicais profundos
	Submandibular	Submandibulares e cervicais profundos
	Sublingual	Submandibulares e cervicais profundos
Soalho da boca	Submentonianos Submandibulares Cervicais profundos	
Tonsila palatina	Cervicais profundos (jugulodigástrico)	

Resumo da drenagem linfática da face

Linfonodos	**Drenam primariamente**	**Sequência da drenagem**
Occipitais	Couro cabeludo e região occipital	Cervicais profundos
Parotídeos	Pele da região temporal anterior, glândula parótida, partes laterais da fronte e pálpebras, parte posterior da bochecha e parte da orelha externa	Cervicais superficiais; cervicais profundos
Mastóideos	Pavilhão da orelha, couro cabeludo acima e atrás da orelha	Cervicais superficiais; cervicais profundos
Submandibulares	Superfície externa da face, dentes superiores e inferiores e respectivas gengivas, com exceção dos incisivos inferiores e gengiva vestibular adjacente; lábios superior e inferior, com exceção da parte média do lábio inferior; partes anteriores da cavidade nasal e do palato, corpo e margens da língua, glândulas submandibular e sublingual; soalho da boca e bochecha	Cervicais profundos superiores e depois inferiores
Submentonianos	Pele do mento, parte média do lábio inferior, ápice da língua, dentes incisivos inferiores e respectiva gengiva vestibular, soalho da boca	Submandibulares e cervicais profundos superiores e depois inferiores
Cervicais superficiais	Lóbulo da orelha e zona cutânea adjacente	Cervicais profundos superiores; cervicais profundos inferiores
Cervicais profundos	Língua, parte posterior do palato e da cavidade nasal, soalho da boca, bochecha, glândula parótida, submandibular e sublingual, tonsila palatina	Dos cervicais profundos superiores aos cervicais profundos inferiores

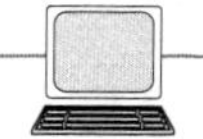

Terminou de estudar Linfáticos da Cabeça e Pescoço? Fez os Guias de Estudo? Visite agora o site www.anatomiafacial.com para completar seu aprendizado!

Patologias comumente associadas ao sistema circulatório

Angina (*pectoris*) – Ocorre quando a circulação coronoriana, que nutre o coração, é diminuída por alguma razão. O miocárdio fica isquêmico* (com irrigação reduzida) e o paciente sente uma dor intensa no tórax. O estresse, que diminui o diâmetro arterial, pode ser uma das causas. Exercício físico durante a digestão é também uma causa comum. Durante a digestão, boa parte do sangue circulante é desviada em direção ao canal alimentar. Se nesse momento um exercício físico é executado, o coração aumenta sua atividade necessitando de um fluxo de sangue maior. Como este está sendo destinado fundamentalmente ao processo digestório, o tecido cardíaco pode ser irrigado de forma insuficiente e tornar-se isquêmico. Durante o episódio isquêmico, a absorção sublingual de nitratos (como a nitroglicerina), drogas vasodilatadoras, pode aliviar imediatamente os sintomas.

Infarto do miocárdio – Trata-se de uma condição muito mais grave que a angina *pectoris*. No infarto do miocárdio um ou mais ramos da artéria coronária fica obstruído devido à formação de placas ateroscleróticas (ver arteriosclerose). Com isso, a área distal* à obstrução, que não é mais irrigada*, necrosa e é substituída por um tecido fibroso não contrátil. Dependendo da extensão da área necrosada, o infarto pode ser fatal. O infarto no miocárdio é uma das causas de morte mais comuns em nosso país. Calcula-se que uma em cada cinco pessoas que alcancem os 60 anos sofrerá infarto. Um em cada quatro pessoas entre 30 a 60 anos tem potencial para sofrer infarto, devido a sua predisposição genética. Curiosamente, apesar da gravidade e da frequência, muitos infartos poderiam ser evitados diminuindo alguns dos fatores de risco, hoje popularmente conhecidos: fumo, hipertensão, estresse, altos níveis de colesterol, obesidade, falta de exercício.

"Sopro" no coração – É importante compreender que o fluxo do sangue pelo coração provoca sons característicos (*murmúrios cardíacos*). Entre estes, o fechar das valvas atrioventriculares direita e esquerda. Quando por algum motivo essas válvulas são lesadas (como em consequência de febre reumática), ou prolapsam*, elas eventualmente não vedam completamente os óstios atrioventriculares, permitindo que o sangue passe do ventrículo para o átrio, o que gera um tipo de murmúrio característico, semelhante a um "sopro".

Aneurisma – É a dilatação local de uma artéria ou veia. Pode ser ocasionado devido à má formação vascular e ficar assintomático por décadas ou mesmo pela vida toda. Entretanto, aumentos de pressão arterial podem provocar sua ruptura com consequências geralmente fatais. Pode se formar em qualquer vaso do corpo mas é mais frequente em artérias cerebrais e, fundamentalmente na artéria aorta, onde, devido à expansão que provoca, acaba comprimindo estruturas anatômicas próximas como esôfago, causando disfagia; traqueia, causando dispneia; ou o nervo laríngeo recorrente, o que altera a produção de sons emitidos pela laringe.

Arteriosclerose – Como o nome indica, trata-se de uma alteração degenerativa na parede das artérias, as quais perdem paulatinamente a elasticidade e, consequentemente, a capacidade de se expandir durante a contração ventricular. Com isso a pressão arterial aumenta muito durante a sístole e cai também exageradamente durante a diástole. Uma das causas dessa degeneração é o acúmulo de substâncias lipídicas, fundamentalmente colesterol e triglicérides na parede da artéria, condição esta denominada *aterosclerose*. Entre os fatores que contribuem para esse acúmulo estão a hipertensão, o monóxido de carbono proveniente do cigarro, e altos níveis de colesterol. Com o avançar do processo de acúmulo lipídico nas paredes da artéria, plaquetas vão se agregando formando uma placa aterosclerótica e obstruindo cada vez mais o fluxo sanguíneo, provocando isquemia no órgão suprido por essa artéria (ver "infarto do miocárdio"). Eventualmente, a placa pode se desprender da parede arterial, formando um êmbolo, e obstruir uma artéria de menor calibre à distância, causando necrose no órgão afetado.

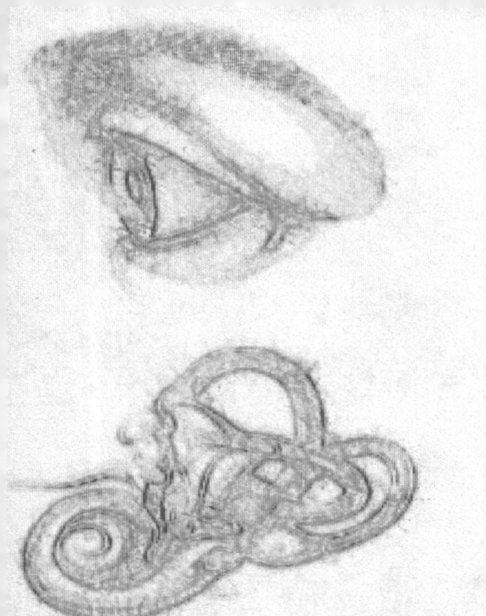

CAPÍTULO

8

Sistema Nervoso

OBJETIVOS ❙ Conceituar sistema nervoso, sua composição e suas divisões, com um enfoque morfofuncional ❙ Denominar e definir as três membranas conjuntivas que envolvem o sistema nervoso central e os espaços que elas formam ❙ Descrever a anatomia da medula espinal, incluindo aspectos funcionais e a disposição das substâncias branca e cinzenta ❙ Conceituar arco reflexo ❙ Descrever a anatomia do tronco encefálico e do cerebelo, com seus componentes funcionais ❙ Descrever a anatomia do diencéfalo, com seus componentes funcionais ❙ Descrever a anatomia do telencéfalo, com seus núcleos principais e áreas funcionais ❙ Descrever as grandes vias aferentes e eferentes ❙ Nomear e definir nervos cranianos, levando em conta seus componentes funcionais ❙ Definir os elementos anatômicos constituintes do sistema nervoso periférico ❙ Conceituar sistema nervoso autônomo em termos de organização geral e de suas funções ❙ Descrever o nervo trigêmeo com o gânglio trigeminal e suas conexões centrais ❙ Especificar trajeto, relações, áreas de distribuição e ramificações dos nervos maxilar e mandibular ❙ Descrever os nervos facial, glossofaríngeo e hipoglosso, quanto a trajetos, relações, áreas de distribuição e ramificações ❙ Identificar as ramificações dos nervos maxilar e mandibular que participam da inervação dos dentes, estruturas de suporte dos dentes e outras formações anatômicas bucais e relacionar com as anestesias regionais em Odontologia ❙

O **sistema nervoso** (SN) é, de forma geral, o sistema encarregado de controlar as diversas atividades do organismo animal. Em humanos, o SN desempenha três grandes funções: capta alterações no meio externo e interno, interpreta essas alterações e responde, como consequência dessa interpretação, iniciando ações na forma de contrações musculares ou secreção* glandular. Por meio da **captação, interpretação** e **resposta** aos diversos estímulos, o SN permite de forma rápida manter o equilíbrio interno (**homeostase***). Embora o sistema endócrino também participe nessa tarefa, os ajustes feitos por hormônios secretados por glândulas endócrinas são mais lentos que os realizados pelo SN, o qual utiliza impulsos elétricos.

Generalidades

GUIA DE ESTUDO 28

1 Leia o bloco 1.
2 Desenvolva o seguinte: Faça um resumo das divisões e subdivisões do SN e suas funções. Defina substância branca, nervo, gânglio, trato e núcleo. Descreva a anatomia básica da medula espinal. Nomeie e caracterize as meninges. Qual é a composição das substâncias cinzenta e branca da medula espinal? A coluna (corno) anterior é motora ou sensitiva? Descreva (e faça um esquema, se quiser) um arco reflexo. O que é pirâmide e qual é o significado funcional da decussação das pirâmides? O que significam os tubérculos e tratos grácil e cuneiforme? A que atividades importantes estão relacionados os núcleos do bulbo? Conceitue ponte, seus núcleos e funções. Quais são as partes do mesencéfalo? Relacione núcleos do mesencéfalo com atividades sensitivas e motoras. Conceitue cerebelo em seus aspectos morfofuncionais.
3 Leia novamente, considere os possíveis enganos, faça os acertos.
4 Leia outra vez enquanto realiza o estudo prático laboratorial. Examine modelos anatômicos industrializados e/ou peças naturais dissecadas ou seccionadas. Consulte outros livros e atlas. Tenha em mente que o estudo básico da neuroanatomia é fundamental para o entendimento de mecanismos nervosos relacionados com dor, audição, movimentação da mandíbula, anestesia, produção de saliva, sentido do gosto etc.
5 Leia uma vez mais, pelo menos, e anote ou grife pormenores importantes.

B1 *O sistema nervoso pode ser dividido em uma parte central e outra periférica*

O SN pode ser dividido didaticamente em duas partes principais: **Sistema Nervoso Central** (SNC) e **Sistema Nervoso Periférico** (SNP).

O SNC, a porção axial* (central) do SN, é o centro que controla todo o sistema e é constituído pela **medula espinal** e o **encéfalo**. Todo estímulo, externo ou interno, que mereça uma resposta (ou em outras palavras, todo estímulo que ultrapasse o **limiar de excitação**) deve ser conduzido ao SNC. Da mesma forma, todo estímulo que provoque uma resposta, seja esta uma contração muscular ou uma secreção glandular, terá passado pelo SNC.

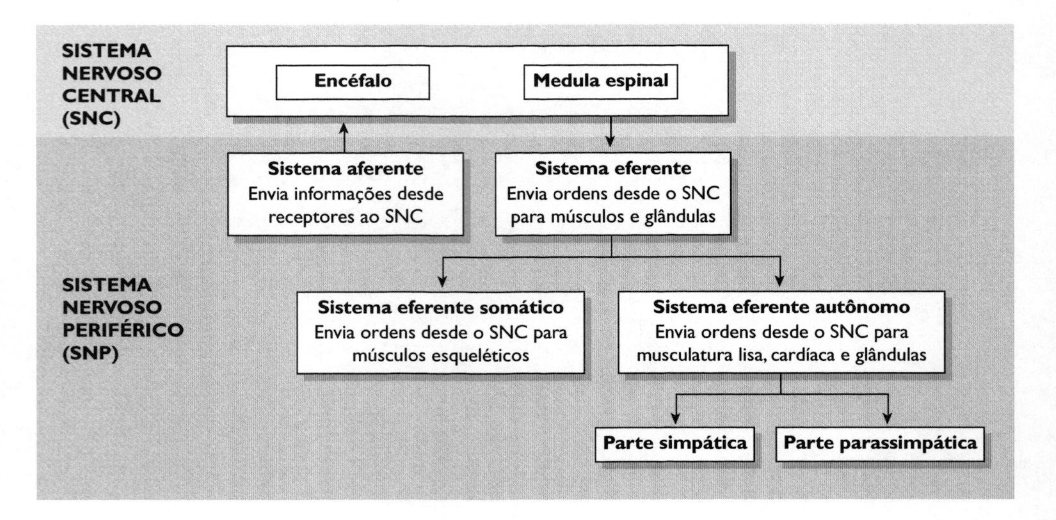

Já o conjunto de fibras nervosas que conecta o encéfalo e a medula espinal a **receptores**, e **efetuadores** (músculos e glândulas), constitui o SNP. Este pode ser dividido em **aferente***, que é constituído pelas fibras nervosas que levam impulsos (informações) desde receptores em direção ao SNC; e **eferente***, que é constituído pelas fibras nervosas que enviam estímulos (ordens) desde o SNC aos músculos e glândulas. O sistema eferente pode, ainda, ser dividido em **somático**, que envia impulsos desde o SNC para músculos esqueléticos (assim, é geralmente comandado por nossa vontade) e **autônomo** (também denominado visceral), que envia impulsos desde o SNC para musculatura lisa, cardíaca e glândulas (geralmente, não comandado por nossa vontade).

Com poucas exceções, as vísceras recebem fibras nervosas de duas divisões do sistema nervoso eferente autônomo: a divisão **simpática** e a **parassimpática.** De forma geral, as fibras de uma divisão estimulam ou aumentam a atividade de um órgão, enquanto as da outra a inibem ou diminuem.

O SN é composto de substância branca e substância cinzenta

Ao longo deste capítulo, serão utilizados alguns termos fundamentais para a compreensão da estrutura do tecido nervoso. Definiremos aqueles mais comumente utilizados.

O termo **substância branca** refere-se ao conjunto de axônios mielinizados e células que compõem a **neuróglia***. A substância lipídica **mielina,** de cor esbranquiçada, que recobre as fibras, confere ao conjunto um aspecto típico, de onde provém o nome. A **substância cinzenta** do SN contém tanto corpos neuronais como dendritos* e axônios*, em sua maioria amielínicos. A falta de mielina confere a essas áreas do SN a cor acinzentada.

Um **nervo*** é um feixe de fibras nervosas (axônios e dendritos) localizado fora do SNC. É geralmente rodeado por mielina, daí sua cor esbranquiçada. Já um **trato*** ou **fascículo*** é um feixe* de fibras nervosas (fundamentalmente mielínicas) localizadas *dentro* do SNC. Tratos podem percorrer distâncias apreciáveis ao longo da medula espinal. Tratos também existem no encéfalo e conectam regiões encefálicas entre si ou estas com a medula espinal e vice-versa.

Corpos de células nervosas agrupados e localizados *fora* do SNC recebem a denominação de **gânglio***. Já um **núcleo*** é uma massa de corpos neuronais e dendritos localizada *dentro* do SNC. De forma geral, os corpos neuronais que formam o núcleo desempenham as mesmas funções. **Cornos*** e **colunas** constituem as principais áreas de substância cinzenta dentro da medula espinal. O termo **corno** descreve o aspecto bidimensional da organização da substância cinzenta dentro da medula espinal, quando vista em um corte perpendicular ao seu longo eixo (em outras palavras, em um corte de medula espinal, as extremidades do "H" medular da figura 8-1). Já o termo **coluna** descreve o aspecto tridimensional resultante da organização longitudinal da substância cinzenta medular (imagine uma coluna formada por cornos medulares um acima do outro).

Sistema Nervoso Central

Medula espinal

A medula espinal localiza-se dentro do canal da coluna vertebral

A **medula espinal** é uma estrutura cilíndrica formada por uma série de 31 segmentos, cada um dando origem a um par de **nervos espinais.** Começa como uma continuação do encéfalo, mais precisamente do bulbo, e estende-se desde o forame magno até o nível da 2ª vértebra lombar (L2). No adulto mede entre 42 e 45cm de comprimento. Seu diâmetro é variável. Quando a medula espinal é vista externamente, duas discretas dilatações podem ser observadas. A superior localiza-se na região cervical, é a **intumescência cervical.** A dilatação inferior, ou **intumescência lombossacral**, localiza-se entre a 9ª e 12ª vértebras torácicas (T9 e T12). Essas dilatações são originadas pelo aumento do número de neurônios encarregados da sensibilidade e da movimentação dos membros superiores e inferiores, respectivamente.

Inferiormente à intumescência lombossacral, a medula espinal afila-se, formando o **cone medular**, que termina na 2ª vértebra lombar (L2). A camada meníngea que reveste intimamente a medula (pia-máter) continua-se desde esse ponto, formando um cordão delgado (**filamento terminal**) que se prende ao cóccix.

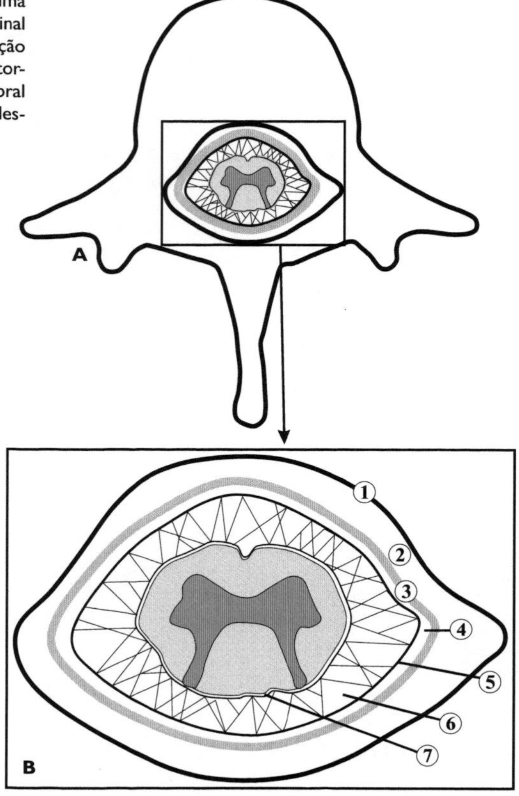

Figura 8-1 – Representação esquemática de uma secção transversal (horizontal) da medula espinal dentro do canal vertebral, para mostrar a posição das meninges e espaços associados. Em **A**, contorno de uma vértebra evidenciando canal vertebral e seu conteúdo. Este é mostrado com maior destaque em **B**.

1 Superfície óssea
2 Espaço epidural
3 Dura-máter
4 Espaço subdural
5 Aracnoide
6 Espaço subaracnóideo (contém LCE)
7 Pia-máter

A medula espinal e a coluna vertebral crescem em ritmos diferentes

Alguns nervos espinais que se originam desde as porções inferiores da medula espinal não abandonam a coluna vertebral imediatamente. Eles se dirigem inferiormente, abandonando a coluna ao nível do *segmento vertebral* que corresponde ao *segmento medular* que deu origem ao nervo. Isso se deve ao fato de que, no adulto, devido a ritmos de crescimento diferentes, a medula espinal é menor que a coluna vertebral. Como são vários os nervos que devem seguir esse percurso inclinado, quase vertical, o conjunto recebe o nome de **cauda equina**. Como consequência desse crescimento diferencial entre medula espinal e coluna vertebral, a medula "termina" na primeira ou na segunda vértebra lombar, o que tem implicações clínicas importantes (ver na "observação clínica" a seguir).

A medula espinal (o encéfalo também) é envolvida por três membranas conjuntivas

A medula espinal, como vimos anteriormente, está localizada no interior da coluna vertebral. Esse arcabouço ósseo constitui sua principal proteção. Entre a estrutura óssea da coluna vertebral e o tecido nervoso constituinte da medula, interpõe-se um conjunto de três membranas conjuntivas, as **meninges**, que revestem completamente a medula espinal e, como veremos posteriormente, o encéfalo. A mais externa dessas meninges, a **dura-máter**, constituída por um tecido conjuntivo fibroso e resistente, forma um verdadeiro tubo ocupando o canal vertebral desde o nível da 2ª vértebra sacral (S2) até o forame magno, onde ela se continua com a dura-máter encefálica. Entre a dura-máter e a parede óssea do canal vertebral existe um espaço, o espaço **extradural** ou **peridural**, preenchido por tecido adiposo, conjuntivo e vasos sanguíneos. É nesse espaço, entre L2 e L3, onde costumam ser injetadas substâncias anestésicas, procedimento habitual durante o parto e outras cirurgias.

A segunda membrana meníngea, a **aracnoide**, é também formada por tecido conjuntivo, porém mais fino e delicado que o observado na dura-máter. Entre a aracnoide e a dura-máter forma-se um espaço virtual denominado subdural. Finalmente, a **pia-máter**, é a membrana meníngea mais interna e mais delicada. Ela fica aderida à superfície do tecido nervoso e contém muitos vasos sanguíneos. Entre a aracnoide e a pia-máter, localiza-se o **espaço subaracnóideo**, por onde circula o **líquido cerebrospinal** ou **líquor**.

Observação clínica

Parte do líquido cerebrospinal ou liquor que circula pelo espaço subaracnóideo é em determinadas ocasiões removido por meio de punção com finalidade diagnóstica. Nesse espaço podem também ser injetados antibióticos, quimioterápicos, contraste radiográfico ou anestésicos. Essa anestesia (raquidiana) atinge um nível mais profundo que aquela obtida ao injetar o anestésico no espaço peridural. A punção no espaço subaracnóideo é realizada geralmente entre a 3ª e 4ª vértebra lombar (L3–L4), um nível onde, devido ao crescimento diferencial entre medula espinal e coluna vertebral, já não existe mais medula espinal e sim nervos espinais formando a cauda equina.*

A medula espinal consiste de uma porção externa de substância branca que rodeia a porção central de substância cinzenta

Esta, com sua forma caraterística de borboleta ou "H", é formada fundamentalmente por corpos de neurônios amielínicos e seus axônios e dendritos. A substância branca consiste de feixes de axônios mielínicos de neurônios sensitivos ou motores, constituindo tratos.

Observe a figura 8-2. Podemos distinguir dois **cornos anteriores** e dois **cornos posteriores** e uma barra transversal do "H". No meio do "H", localiza-se um canal (em corte transversal, visto como um orifício). É o **canal central**, que percorre toda a extensão da medula, comunicando-se superiormente com um espaço amplo no interior do tronco encefálico preenchido por líquido cerebrospinal denominado quarto ventrículo. Entre o corno anterior e o posterior, lateralmente, existe um corno menor, o **corno lateral**, observável apenas nos segmentos torácico e lombar da medula espinal.

Já a substância branca da medula é formada fundamentalmente por tratos ou fascículos. Esses tratos ou bem levam impulsos desde a medula para o encéfalo, ou trazem impulsos desde o encéfalo em direção à me-

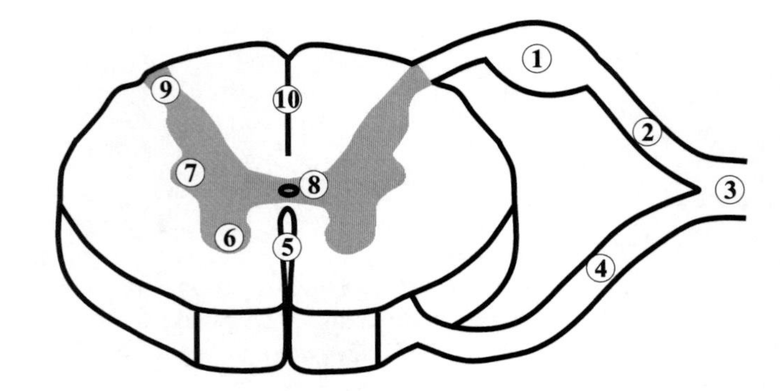

Figura 8-2 – Representação esquemática de uma secção transversal da medula espinal. Detalhes no texto.
1 Gânglio espinal
2 Raiz posterior
3 Nervo espinal
4 Raiz anterior
5 Fissura mediana anterior
6 Corno anterior
7 Corno lateral
8 Canal central
9 Corno posterior
10 Sulco mediano posterior

dula, ou comunicam diferentes segmentos medulares entre si. O nome do trato geralmente permite distinguir sua localização e função. Por exemplo, o trato espinotalâmico anterior localiza-se anteriormente, origina-se na medula espinal e termina em uma região do encéfalo denominada tálamo. É um trato ascendente e, por conseguinte, sensitivo, já que envia impulsos da medula ao encéfalo. Outros tratos importantes serão abordados ainda neste capítulo, ao exemplificar as diferentes vias sensoriais e motoras.

Pelo exposto, uma das principais funções da medula espinal é transmitir informações sensitivas (medula-encéfalo) e motoras (encéfalo-medula). Outra importante função da medula espinal é formar o substrato anatomofisiológico para os **reflexos medulares.** Para compreender melhor a anatomofisiologia dos reflexos medulares, é necessário inicialmente compreender a estrutura medular. Acompanhe o texto a seguir, observando a figura 8-2.

A medula espinal origina 31 pares de nervos

Os 31 pares de nervos espinais são as vias de comunicação entre os tratos e segmentos medulares e a periferia. Cada par de nervos espinais é conectado ao seu segmento medular respectivo por dois segmentos chamados **raízes.** A **raiz posterior** ou **dorsal*** contém apenas fibras sensitivas que conduzem informações na forma de impulsos desde a periferia para o corno dorsal da medula. Cada raiz dorsal possui próximo da medula uma pequena dilatação, o **gânglio sensitivo** ou **espinal**, onde se localizam os corpos celulares dos neurônios sensitivos primários.

Observação clínica

Em relação à inervação da pele, cada raiz dorsal leva ao SNC informação de segmentos cutâneos específicos denominados dermátomos. Assim, cada segmento medular (e sua correspondente raiz dorsal) é responsável pela inervação sensitiva de regiões específicas da pele. Dessa forma, o médico pode reconhecer alterações em determinado segmento medular pela falta de sensibilidade em determinada região cutânea.

A outra raiz, **raiz anterior** ou **ventral***, possui apenas fibras motoras que levam impulsos (ordens) desde a medula e se dirigem aos músculos ou glândulas. Os neurônios (motores) que dão origem às fibras da raiz ventral localizam-se também no "H" medular. Se o impulso motor destina-se a um músculo esquelético, o corpo neuronal localiza-se no corno anterior. Já se o impulso motor destina-se a um músculo liso, cardíaco ou glândula; o corpo neuronal localiza-se no corno lateral.

Observação clínica

Resulta evidente pelo exposto que uma lesão na medula espinal pode provocar a interrupção do fluxo de informação. Informações sensitivas não conseguirão atingir o encéfalo e, assim, não serão capazes de gerar respostas conscientes. Da mesma forma, ordens motoras originadas no encéfalo não atingirão o neurônio motor medular que esteja abaixo do nível da lesão. Isso gera perda de sensibilidade e de motricidade. Quando a lesão medular é próxima ao encéfalo, vias que controlam músculos respiratórios podem também ser interrompidas levando ao óbito por parada respiratória. Se a lesão for no nível cervical, tronco e membros estarão afetados (tetraplegia). Se a lesão for abaixo da intumescência cervical, provavelmente os membros superiores serão preservados, ficando paralisados os membros inferiores (paraplegia) e a parte do tronco correspondente abaixo do nível da lesão. Reflexos viscerais como os da ejaculação e controle esfinctérico são também severamente afetados ou completamente suprimidos.*

Os nervos espinais são denominados de acordo com o nível da coluna vertebral por onde emergem. Assim, temos 8 pares de nervos cervicais, 12 torácicos, 5 lombares, 5 sacrais e um par coccígeo. Após abandonar a coluna vertebral pelo respectivo forame intervertebral, o nervo espinal se divide em um ramo posterior ou dorsal que inerva músculos profundos e

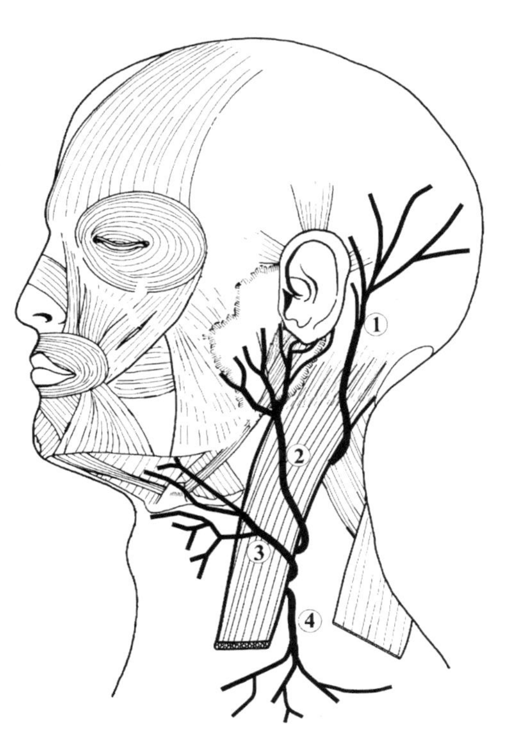

Figura 8-3 – Representação esquemática dos nervos do plexo cervical.
1 Nervo occipital menor
2 Nervo auricular magno
3 Nervo cervical transverso
4 Nervo supraclavicular

a pele da superfície dorsal do tronco, e um ramo anterior ou ventral que inerva a musculatura, pele, ossos e vasos dos membros superiores e inferiores e a pele das superfícies lateral e ventral do tronco. Estes ramos anteriores, exceto os dos nervos torácicos T2 a T12, formam redes intercomunicantes antes de atingirem os órgãos-alvo. Estas redes constituem os **plexos**, denominados **cervical** (C1 a C5), **braquial** (C5 a T1), **lombar** (L1 a L4) e **sacral** (L4 a S4). Destes plexos surgem nervos que geralmente levam o nome das regiões que finalmente inervam (nervo occipital menor, nervo auricular magno etc.) ou do trajeto que tomam (nervo cervical transverso, nervo torácico longo etc.).

O arco reflexo é a unidade funcional básica do SN

O arco reflexo é a unidade funcional do SN. Ele consiste basicamente das seguintes estruturas:

1) **Receptor** – é a extremidade distal de um dendrito ou uma estrutura sensitiva associada a essa extremidade. Seu papel dentro do arco reflexo é transformar as características do estímulo (mecânico, térmico, auditivo, visual etc.) em uma corrente elétrica (potencial de ação) que se propagará através do...
2) ...**neurônio sensitivo (primário)** – este tem seu corpo neuronal situado em gânglios localizados fundamentalmente fora do SNC, seu axônio distal conectado a um receptor e parte do seu axônio proximal dentro do SNC.
3) **Centro de processamento** – no interior do SNC, onde o impulso sensitivo de entrada vai gerar uma resposta motora. Nesse centro, o impulso de entrada pode ser inibido, transmitido ou redirecionado. Nos centros destinados a alguns arcos reflexos, o neurônio sensitivo faz sinapse diretamente com o neurônio motor (Ver no quadro "Veja bem..." da página 241 detalhes sobre este tipo de reflexo). Em outros casos, o centro de processamento pode conter um ou mais neurônios interpostos entre o neurônio sensitivo e o motor. Esses neurônios são denominados **interneurônios** ou **neurônios de associação.**
4) **Neurônio motor** – transmite o impulso gerado no centro de processamento pelo neurônio sensitivo ou pelo interneurônio para o ...
5) ...**efetuador** – órgão encarregado da resposta (músculo ou glândula).

O encéfalo é a porção do SNC localizado dentro do neurocrânio e pode ser dividido em quatro regiões principais: tronco encefálico, diencéfalo, hemisférios cerebrais e cerebelo

No final da quarta semana de vida intrauterina, na extremidade rostral da placa neural, é possível diferenciar três dilatações ou **vesículas encefálicas primárias.** A mais anterior é o **prosencéfalo**, a mais posterior o

Veja bem...

... em que consiste o reflexo miotático

1) Quando você leva uma marteladinha leve logo abaixo da patela, o músculo reto da coxa é estirado. Esse estiramento, que se exagerado poderia ser prejudicial, é captado por receptores dentro do músculo. Estes geram um potencial de ação que se propaga pelo neurônio sensitivo.

2) O neurônio sensitivo tem seu axônio distal conectado com o receptor, o corpo celular no gânglio espinal, e seu axônio proximal penetra no SNC, levando a informação provinda do músculo.

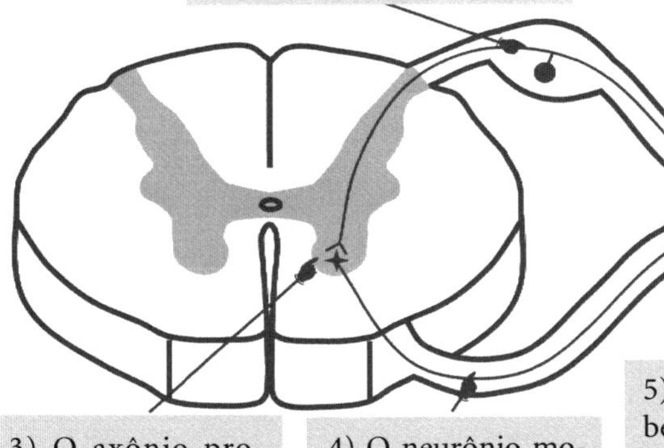

3) O axônio proximal faz sinapse diretamente com o neurônio motor, na substância cinzenta da medula espinal.

4) O neurônio motor, que tem seu corpo celular no corno anterior da medula, envia um impulso ao efetuador (nesse caso, o mesmo músculo que levou o estímulo inicial).

5) O músculo, ao receber a ordem do neurônio motor, se contrai, protegendo-se assim do estiramento provocado pela marteladinha.

rombencéfalo e entre elas o **mesencéfalo.** No indivíduo adulto o prosencéfalo originará os hemisférios cerebrais, com o córtex cerebral, corpo caloso, núcleos da base e estruturas associadas (telencéfalo); assim como o tálamo, o hipotálamo e o epitálamo (diencéfalo). O mesencéfalo continuará com o mesmo nome, e o rombencéfalo formará o cerebelo, a ponte e o bulbo.

O tronco encefálico

(Figs. 8-4, 8-5 e 8-6)

É formado por bulbo, ponte e mesencéfalo.

O **bulbo** representa a continuação superior, intracraniana, da medula espinal e forma a porção inferior do tronco encefálico. Mede no adulto 3cm aproximadamente e limita-se anterossuperiormente com a ponte através do **sulco bulbo-pontino.** O bulbo contém todos os tratos ascendentes e descendentes que comunicam a medula espinal com as diversas regiões encefálicas. Dentro do bulbo, vários desses tratos cruzam para o lado oposto.

Em uma vista ventral do bulbo, por exemplo, podemos visualizar duas elevações triangulares, dispostas à direita e à esquerda da linha mediana, denominadas **pirâmides.** Essas pirâmides são compostas fundamentalmente por tratos motores originados no córtex cerebral. Caudalmente a essas pirâmides, próximo à medula espinal, a maior parte das fibras motoras da pirâmide esquerda cruzam para o lado direito e vice-versa. Por causa disso, esse local denomina-se **decussação das pirâmides.** Como

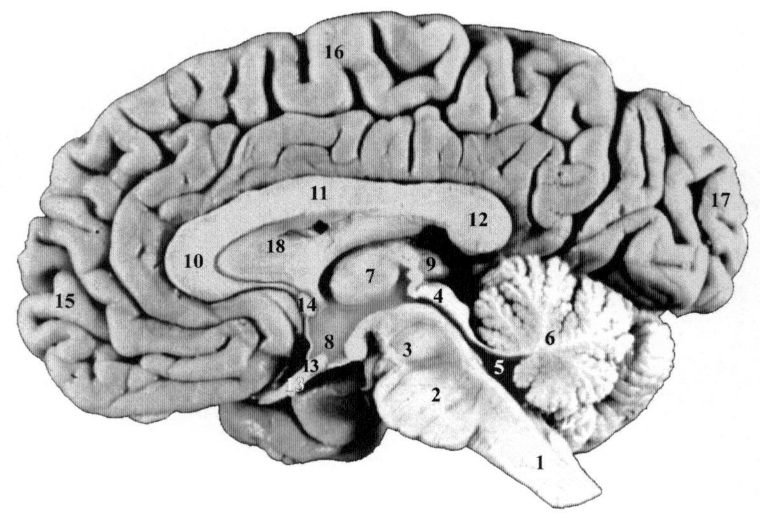

Figura 8-4 – Vista medial do encéfalo. Em amarelo, estruturas troncoencefálicas; verde, diencefálicas; rosa, telencefálicas.

1 Bulbo
2 Ponte
3 Mesencéfalo (pedúnculos cerebrais)
4 Mesencéfalo (teto)
5 IV ventrículo
6 Cerebelo
7 Tálamo
8 Hipotálamo
9 Epitálamo
10 Corpo caloso (joelho)
11 Corpo caloso (tronco)
12 Corpo caloso (esplênio)
13 Quiasma óptico
14 Comissura anterior
15 Lobo frontal
16 Lobo parietal
17 Lobo occipital
18 Septo pelúcido

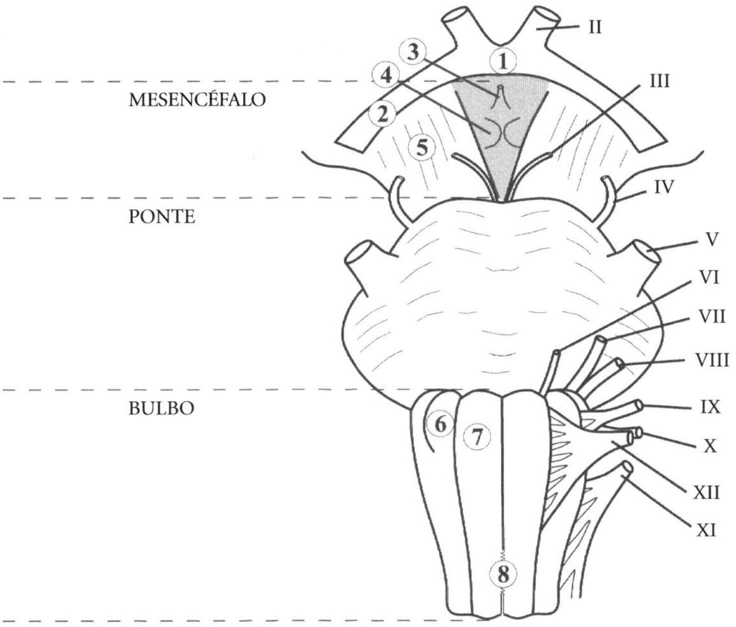

Figura 8-5 – Vista ventral do tronco encefálico. À direita da figura estão representados os nervos cranianos. A área cinza representa parte do hipotálamo.

1 Quiasma óptico
2 Trato óptico
3 Infundíbulo
4 Corpo mamilar
5 Pedúnculo cerebral
6 Oliva
7 Pirâmide
8 Decussação das pirâmides

MESENCÉFALO
PONTE
BULBO
II
III
IV
V
VI
VII
VIII
IX
X
XII
XI

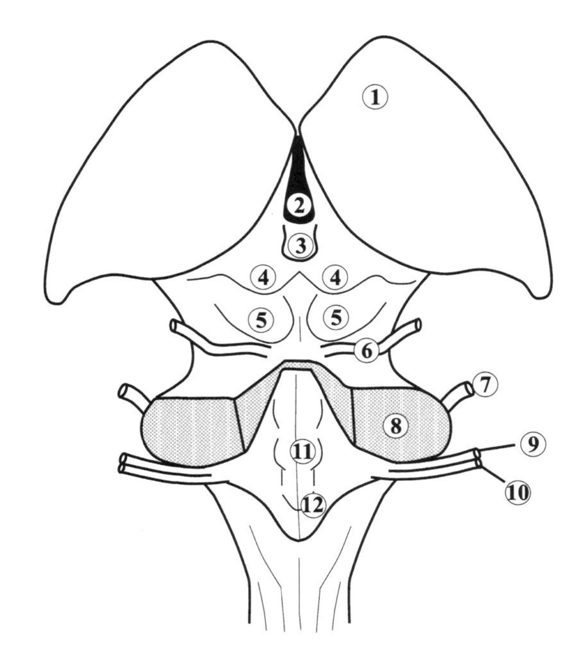

Figura 8-6 – Vista dorsal do tronco encefálico. O cerebelo foi removido. É possível observar também algumas estruturas diencefálicas, como o tálamo e o corpo pineal.

1 Tálamo
2 Terceiro ventrículo
3 Corpo pineal
4 Colículos superiores
5 Colículos inferiores
6 Nervo troclear
7 Nervo trigêmeo
8 Pedúnculo cerebelar
9 Nervo facial
10 Nervo vestibulococlear
11 Colículo do facial
12 Núcleo do hipoglosso

consequência desse fato, ordens motoras originadas no lado direito do cérebro, provocam contrações musculares do lado esquerdo do nosso corpo e vice-versa. Lateralmente às pirâmides, pode ser observada, a cada lado, uma elevação arredondada, a **oliva.**

A face dorsal do bulbo apresenta outras estruturas importantes, como as elevações provocadas pelos **núcleos grácil** e **cuneiforme.** Neurônios nesses núcleos recebem informação sensitiva de tratos ascendentes originados na medula espinal e transmitem esta informação sensitiva para o lado oposto (ver as vias associadas e esses núcleos na figura 8-13). Essa informação é enviada posteriormente em direção ao tálamo e, na sequência, às áreas sensitivas do córtex cerebral. Devido a essa decussação, agora de informações sensitivas ascendentes, quase todos os estímulos sensitivos originados de um lado do nosso corpo são percebidos no hemisfério cerebral oposto. É, então, por causa disso que, quando um indivíduo sofre um acidente vascular no lado direito do cérebro, o lado do nosso corpo que perde a sensibilidade é o oposto, ou seja, o esquerdo.

Além de conduzir impulsos nervosos, o bulbo também é sede de áreas de substância cinzenta agrupada de forma bastante difusa e que é conhecida como **formação reticular** (visível só ao microscópio, a formação reticular estende-se por todo o tronco encefálico e chega a alcançar o tálamo). Essa estrutura parece desempenhar, entre outras funções, um papel fundamental na manutenção do estado de vigília (consciência). Outros núcleos importantes localizam-se dentro do bulbo, como aqueles relacionados com a força e frequência dos batimentos cardíacos, ritmicidade respiratória, regulação do diâmetro dos vasos sanguíneos, manutenção do equilíbrio, deglutição, vômito, tosse, espirro etc. Além disso, o bulbo contém núcleos que dão origem a vários nervos cranianos. Em vista de todas as atividades importantes controladas pelo bulbo, resulta fácil explicar por que fraturas na base do crânio são tão frequentemente fatais.

A **ponte** está localizada entre o bulbo e o mesencéfalo, e ventralmente em relação ao cerebelo. À semelhança do bulbo, é composta por uma série de tratos e núcleos. Esses tratos possuem fibras transversais que conectam a ponte com o cerebelo através do **pedúnculo cerebelar médio** e fibras longitudinais que constituem parte dos tratos sensitivos e motores que conectam a medula espinal e o bulbo com as porções superiores do SNC.

A ponte contém núcleos de nervos cranianos assim como parte da formação reticular anteriormente descrita.

Em uma peça anatômica na qual tenha sido retirado o cerebelo, é possível observar em uma vista dorsal da ponte a abertura provocada pelo quarto ventrículo. Em seu assoalho podem ser observadas, aos lados do **sulco mediano**, elevações provocadas por alguns dos núcleos, como o facial (**colículo facial**) e o ***locus coeruleus***, importante núcleo relacionado com a síntese e liberação de noradrenalina no cérebro. Em uma vista ventral da ponte, é possível observar um sulco mediano, o **sulco da artéria basilar**. Lateralmente a esse sulco, localiza-se a origem aparente do **nervo trigêmeo.**

Finalmente, o **mesencéfalo** localiza-se cranialmente em relação à ponte, sendo atravessado longitudinalmente pelo **aqueduto do mesencéfalo** que, como veremos posteriormente, conecta o terceiro ao quarto ventrículo. Em um corte frontal (Fig. 8-7), esse aqueduto permite dividir o mesencéfalo em uma porção ventral composta fundamentalmente pelos **pedúnculos cerebrais** e uma porção superior ou dorsal constituída pelo **teto do mesencéfalo.** Os pedúnculos cerebrais podem ser divididos em **base,** constituída por fibras nervosas motoras que conectam o telencéfalo* e o diencéfalo com as estruturas inferiores como ponte, bulbo e medula, e **tegmento,** que contém parte da formação reticular, substância cinzenta e substância branca composta de fibras sensitivas que levam informações ao encéfalo. A porção dorsal do mesencéfalo contém quatro elevações arredondadas. As duas eminências mais craniais são denominadas de **colículos superiores** e estão relacionadas a movimentos reflexos dos globos oculares e da cabeça em resposta a estímulos externos, fundamentalmente visuais. As duas eminências mais caudais são denominadas de **colículos inferiores,** os quais estão relacionados com movimentos reflexos da cabeça e do tronco em resposta a estímulos auditivos.

No interior do mesencéfalo, entre a base do pedúnculo e o tegmento, podemos encontrar também a **substância negra,** um núcleo constituído por neurônios fortemente pigmentados o qual pode ser observado em um corte transversal do mesencéfalo. Esses neurônios sintetizam um neurotransmissor denominado **dopamina** que, como veremos posteriormente, é fundamental nas atividades motoras. Inferior e lateralmente ao aqueduto do mesencéfalo localiza-se o **núcleo rubro.** Esse núcleo faz parte da porção mesencefálica da formação reticular anteriormente descrita e está associado ao desempenho de atividades motoras. Outros núcleos encontrados no mesencéfalo estão associados a nervos cranianos como o oculomotor e o troclear, ambos relacionados com os movimentos oculares: o **núcleo rubro,** associado ao desempenho de atividades motoras, entre outros.

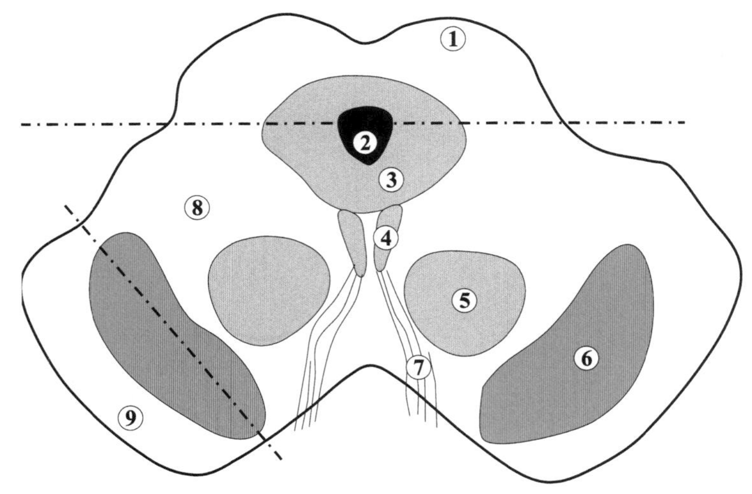

Figura 8-7 – Corte transversal do mesencéfalo, ao nível dos colículos superiores.
1 Colículo superior
2 Aqueduto do mesencéfalo
3 Substância cinzenta periaquedutal
4 Núcleo oculomotor
5 Núcleo rubro
6 Substância negra
7 Nervo oculomotor
8 Tegmento
9 Base

Cerebelo

(Fig. 8-4)

Localiza-se dorsalmente ao tronco encefálico e posteroinferiormente em relação aos hemisférios cerebrais. É composto por dois **hemisférios cerebelares** conectados com uma estrutura mediana denominada **verme do cerebelo.** Compactos feixes de fibras conectam o cerebelo com o mesencéfalo, ponte e bulbo, através dos **pedúnculos cerebelares** superior, médio e inferior, respectivamente.

Uma das peculiaridades do cerebelo é que apesar de representar aproximadamente 10% do total do encéfalo, ele contém quase a metade do total de neurônios encefálicos!

Através desses pedúnculos, o cerebelo recebe e envia informações que permitem controlar e coordenar a atividade muscular, tanto dos músculos apendiculares quanto posturais, participando ativamente, mas de forma subconsciente, da regulação tanto dos movimentos voluntários como involuntários.

Diencéfalo

Guia de estudo 29

1 Leia uma vez o bloco 2.
2 Responda: Conceitue tálamo em seus aspectos morfofuncionais. Quais são as funções do hipotálamo? Cite algumas de suas partes anatômicas. Quais são as características anatômicas básicas do telencéfalo? Quais são os tipos de fibras da substância branca cerebral? O que são núcleos da base? Faça um resumo das áreas funcionais do córtex cerebral. O que significa somatotopia (não deixe de citar em sua resposta os giros pré-central e pós-central)? Onde é formado o líquido cerebrospinal, por onde circula e para que serve?
3 Proceda tal como foi recomendado nos itens **3, 4** e **5** do Guia de estudo 28.

B2 *O diencéfalo é constituído fundamentalmente por tálamo, hipotálamo e epitálamo*

O **tálamo** é formado por duas massas ovoides de tecido nervoso, fundamentalmente substância cinzenta, com aproximadamente 3cm de diâmetro, localizadas acima do mesencéfalo e na profundidade de cada hemisfério cerebral, e unidas pela **aderência intertalâmica.** Medialmente a cada uma dessas massas, localizam-se o terceiro ventrículo e, lateralmente, a **cápsula interna,** um importante feixe de fibras que contém a maior parte dos axônios que alcançam ou se originam no córtex cerebral. Septos* de substância branca dividem a substância cinzenta talâmica em vários núcleos. Alguns núcleos do tálamo constituem estação de retransmissão de estímulos sensoriais (exceto olfato) que transitam em direção ao córtex cerebral. Outros núcleos estão relacionados com a atividade motora, expressão emocional, integração da informação sensorial, modificação da atividade corticotalâmica etc.

O **hipotálamo** (Figs. 8-4 e 8-8) é uma pequena porém vital porção do diencéfalo, localizada anterior e inferiormente ao tálamo e separada deste pelo **sulco hipotalâmico.** Forma parte da parede lateral e assoalho do terceiro ventrículo, sendo parcialmente protegido pela sela turca do osso esfenoide. Apresenta também algumas formações anatômicas visíveis na face inferior do cérebro: **quiasma óptico, túber cinéreo, infundíbulo** e **corpos mamilares.** Da mesma forma que o tálamo, é dividido em núcleos que controlam várias atividades do organismo como integrar e controlar o sistema nervoso autônomo, interferindo assim nos batimentos cardíacos, peristaltismo, contração da bexiga urinária etc.; regular a ingestão de líquidos e o consumo de alimentos por meio do centro da fome e centro da saciedade; controlar a temperatura corpórea; está relacionado com a recepção de impulsos sensoriais das vísceras e com os sentimentos de raiva e agressão; controla, pela síntese e liberação de fatores de regulação, o funcionamento da glândula endócrina hipófise. O hipotálamo também participa do controle do ciclo vigília-sono e está relacionado com o aparecimento de várias patologias psicossomáticas.

Já o **epitálamo** é formado fundamentalmente pelo **corpo pineal**, localizado superiormente ao mesencéfalo. No homem, produz hormônios como a *melatonina*, a qual se relaciona com a regulação do ciclo circadiano*.

O telencéfalo é a região encefálica que apresenta a maior expansão

(Figs. 8-4, 8-8, 8-9, 8-10 e 8-11)

No adulto, o **telencéfalo**, formado pelos **hemisférios cerebrais, corpo estriado** e pela **substância branca cerebral**, recobre completamente o diencéfalo e o tronco encefálico, formando a maior parte do encéfalo. A superfície dos hemisférios cerebrais é composta por uma camada de aproximadamente 2 a 4mm de substância cinzenta denominada **córtex cerebral.** Internamente ao córtex cerebral encontramos a substância branca cerebral.

No decorrer do desenvolvimento embrionário (e também filogenético), o córtex cerebral aumenta sua superfície de forma desproporcional em relação às outras estruturas encefálicas. Em virtude desse fato, ele dobra-se sobre si mesmo formando **giros, sulcos** e **fissuras.** A maior e mais profunda dessas fissuras, a **fissura longitudinal**, separa o cérebro em uma metade ou **hemisfério** esquerdo e outro direito. Esses hemisférios não são completamente separados já que grossos feixes de fibras os conectam. Entre esses feixes, podemos citar o **corpo caloso** e a **comissura branca anterior.**

Cada hemisfério cerebral é, por sua vez, subdividido, através de sulcos e fissuras, em quatro **lobos** que recebem o nome do osso do crânio com o qual se relacionam. Assim temos: **lobo frontal, parietal, temporal e occipital.** Um quinto lobo, o **lobo insular**, encontra-se profundamente e só pode ser observado na profundidade do **sulco lateral.**

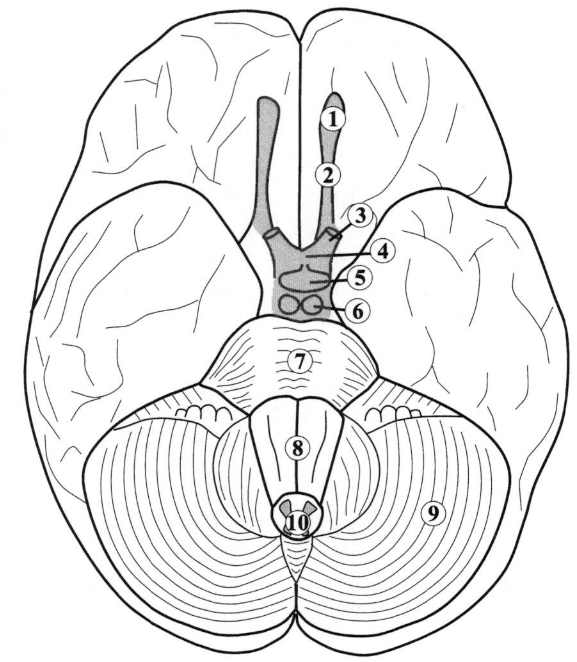

Figura 8-8 – Vista inferior do encéfalo, onde, entre outros, são apontados alguns elementos anatômicos pertencentes ao hipotálamo.

1 Bulbo olfatório
2 Trato olfatório
3 Nervo óptico
4 Quiasma óptico
5 Hipófise
6 Corpo mamilar
7 Ponte
8 Bulbo
9 Cerebelo
10 Início da medula espinal

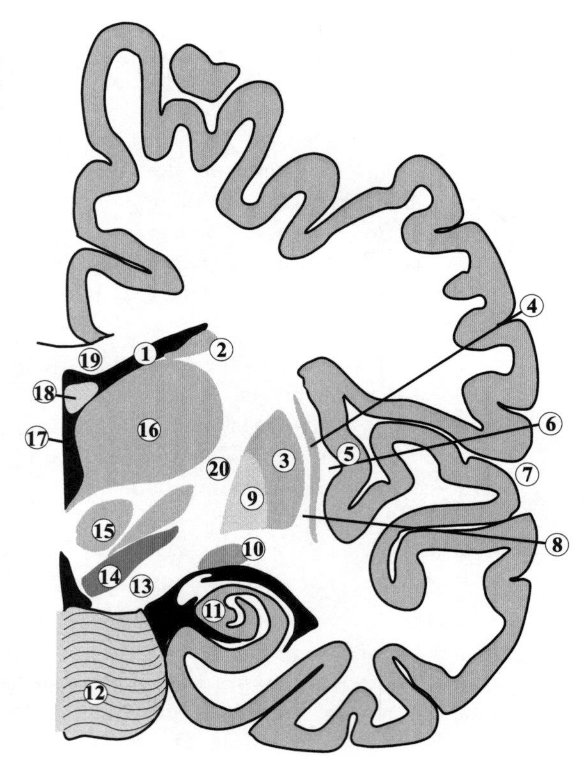

Figura 8-9 – Corte frontal do hemiencéfalo, ao nível do tálamo e dos pedúnculos cerebrais.

1 Ventrículo lateral
2 Núcleo caudado (cabeça)
3 Putame
4 Claustro
5 Lobo insular
6 Cápsula extrema
7 Sulco lateral
8 Cápsula externa
9 Globo pálido
10 Núcleo caudado (cauda)
11 Hipocampo
12 Ponte
13 Pedúnculo cerebral (base)
14 Substância negra
15 Núcleo rubro
16 Tálamo
17 Terceiro ventrículo
18 Fórnice
19 Corpo caloso
20 Cápsula interna

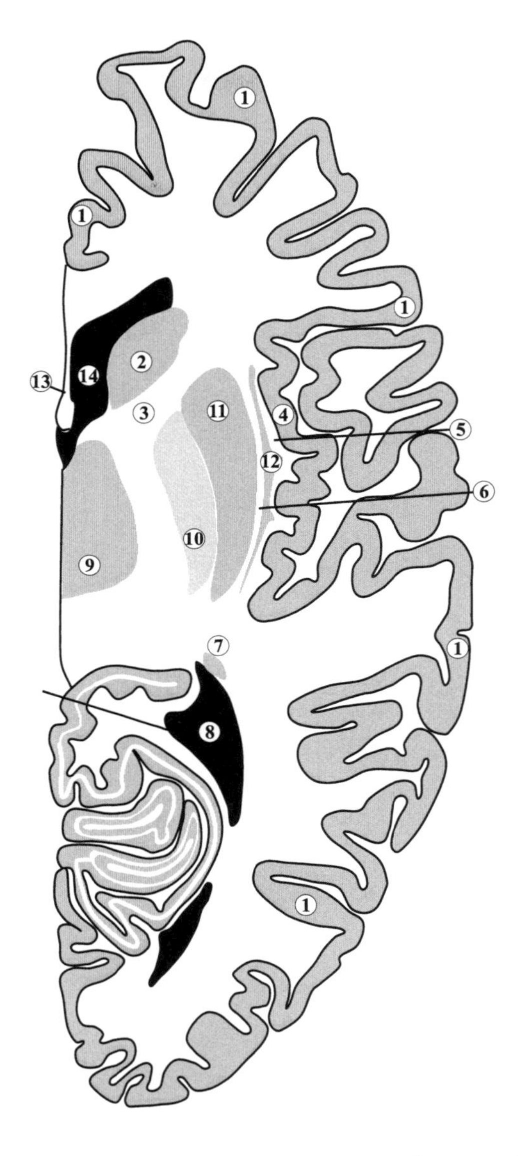

Figura 8-10 – Corte horizontal do hemiencéfalo direito.
1 Córtex cerebral
2 Núcleo caudado (cabeça)
3 Cápsula interna
4 Lobo insular
5 Cápsula extrema
6 Cápsula externa
7 Núcleo caudado (cauda)
8 Corno inferior do ventrículo lateral
9 Tálamo
10 Globo pálido
11 Putame
12 Claustro
13 Septo pelúcido
14 Corno anterior do ventrículo lateral

Existem três tipos de fibras na substância branca do cérebro

A substância branca cerebral é composta fundamentalmente por axônios* mielinizados que se estendem em três direções:

a) **Fibras de associação,** que conectam e transmitem impulsos entre giros de um mesmo hemisfério.

b) **Fibras comissurais,** que conectam e transmitem informações entre os hemisférios esquerdo e direito (como o corpo caloso e a comissura branca anterior).

d) **Fibras de projeção,** que formam tratos ascendentes e descendentes que conectam e transmitem impulsos desde o cérebro para outras partes do encéfalo e/ou medula espinal e vice-versa.

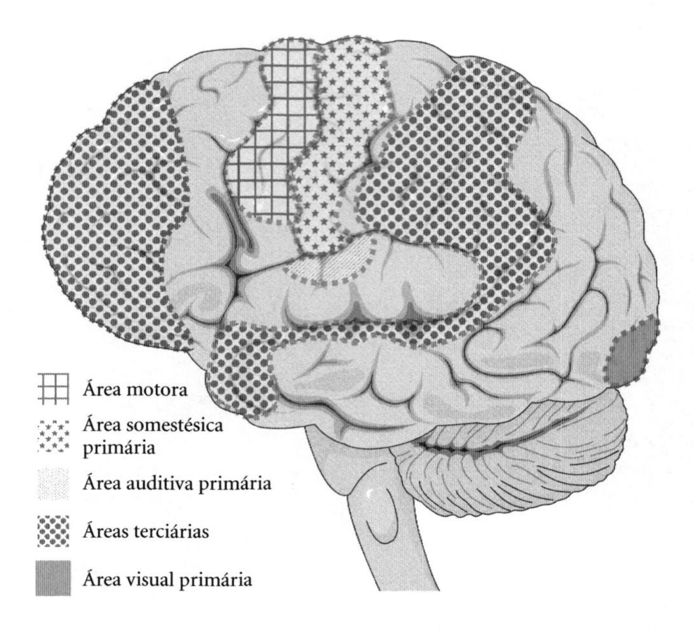

Figura 8-11 – Representação esquemática da superfície lateral do encéfalo. Foram representadas algumas áreas funcionais do córtex cerebral. Próximas às áreas sensoriais primárias, localizam-se as áreas secundárias relacionadas a cada modalidade sensorial. As áreas terciárias (ou córtex associativo) foram representadas no desenho. Os limites são aproximados.

Massas de substância cinzenta dentro dos hemisférios cerebrais formam os núcleos da base

Os **núcleos da base** são, como o nome indica, núcleos compostos por substância cinzenta localizados no interior de cada hemisfério cerebral. O maior desses núcleos é o **corpo estriado**, que, por sua vez, é formado pelo **núcleo caudado** e **núcleo lentiforme.** Este último é formado por uma porção mais lateral denominada **putame** e outra medial denominada **globo pálido.** Lateralmente ao putame, observamos o **claustro.** Os núcleos da base estão conectados entre si, com o córtex cerebral, tálamo e hipotálamo. Entre outras funções, o núcleo caudado e o putame controlam movimentos inconscientes realizados por músculos estriados, como os movimentos dos braços ao andar; já o globo pálido está relacionado com a manutenção do tono muscular*.

Observação clínica

Lesões dos núcleos da base podem provocar movimentos anormais e/ou descontrolados. Entre as doenças mais comumente relacionadas com essa área podemos citar o mal de Parkinson. Nessa patologia, neurônios da substância negra que liberam dopamina no corpo estriado degeneram. A falta de dopamina provoca uma lenta degeneração do corpo estriado, com consequente hipertonia muscular, tremor nos membros superiores e bradicinesia (lentidão ao executar movimentos). As alterações do tono muscular provocam, entre outros sinais, falta de expressividade na face, característica típica nessa doença.

O córtex cerebral pode ser parcialmente dividido em áreas morfofuncionais

O córtex cerebral não é uma estrutura homogênea nem do ponto de vista funcional, nem do ponto de vista anatômico. Com o auxílio do microscópio é possível distinguir no córtex cerebral **camadas celulares** diferenciadas. De forma geral, podem ser distinguidas seis camadas, numeradas de I a VI, sendo a camada I aquela em contato com a pia-máter. Cada camada se caracteriza pelo predomínio de determinado tipo de neurônio. Assim, nas camadas III e V, por exemplo, predominam neurônios de forma piramidal e, por isso, são denominadas camadas piramidais externa e interna, respectivamente. Um dos primeiros a estudar as características **citoarquitetônicas** do córtex cerebral humano foi **Brodmann**, que publicou seu importante atlas em 1909. Brodmann identificou mais de cinquenta áreas citoarquitetônicas diferentes e atribuiu a cada uma delas um número. Posteriormente (e mesmo antes da publicação de Brodmann) vários estudos mostraram que algumas áreas arquitetônicas estavam relacionadas com funções específicas. Assim, a **área 17** (ver figura 8-11) localizada no **polo occipital** é a primeira área cortical a receber a informação visual (**área visual primária**). As **áreas 41 e 42**, localizadas entre o lobo temporal e o lobo insular, são as primeiras a receberem informação auditiva (**área auditiva primária**); as **áreas 1, 2 e 3** que ocupam o **giro pós-central** são as primeiras a receber informação somestésica*.

Além da proteção mecânica oferecida pelo arcabouço ósseo e as meninges, o encéfalo (e a medula espinal) é protegido pelo líquido cerebrospinal

Como já foi estudado no capítulo "Sistema esquelético", o SNC é protegido pelos ossos do neurocrânio e a coluna vertebral. Além disso, tanto a medula espinal como o encéfalo são protegidos pelas meninges. Outro sistema de proteção importante é aquele formado pelo líquido cerebrospinal (LCE) ou liquor. Esse líquido circula pelo espaço subaracnóideo existente tanto em volta da medula como do encéfalo. Ele é produzido (e filtrado) por estruturas vasculares denominadas **plexos corióideos** (o SNC contém aproximadamente 125ml de LCE). Em condições normais ele deve ser incolor, transparente e com um grau de fluidez próximo ao da água. Serve fundamentalmente para amortecer impactos no crânio, mas também faz circular substâncias nutritivas filtradas do sangue. Os plexos corióideos estão localizados em cavidades existentes dentro do encéfalo, denominadas **ventrículos** (é fundamental acompanhar as figuras de atlas ou peças anatômicas para compreender a explicação que vem a seguir). Os ventrículos localizados no interior dos hemisférios cerebrais denominam-se **ventrículos laterais.** Bem no plano mediano, ocupando o espaço existente entre os tálamos, localiza-se o **terceiro ventrículo,** que se comunica com os ventrículos laterais através dos **forames interventriculares.** O **quarto ventrículo** localiza-se entre a ponte e o cerebelo (pode ser facilmente reconhecido em um corte sagital do encéfalo) e comunica-se com o terceiro ventrículo através do **aqueduto do mesencéfalo.** Por sua vez, o quarto ventrículo comunica-se com o espaço subaracnóideo e com o canal central da medula. Assim, o LCE produzido pelos plexos corióideos circula através dos ventrículos e espaço subaracnóideo. Ele é eliminado fundamentalmente pelas granulações aracnóideas, que são projeções do espaço subaracnóideo no seio sagital superior (assim, o LCE volta à corrente sanguínea; Fig. 8-12).

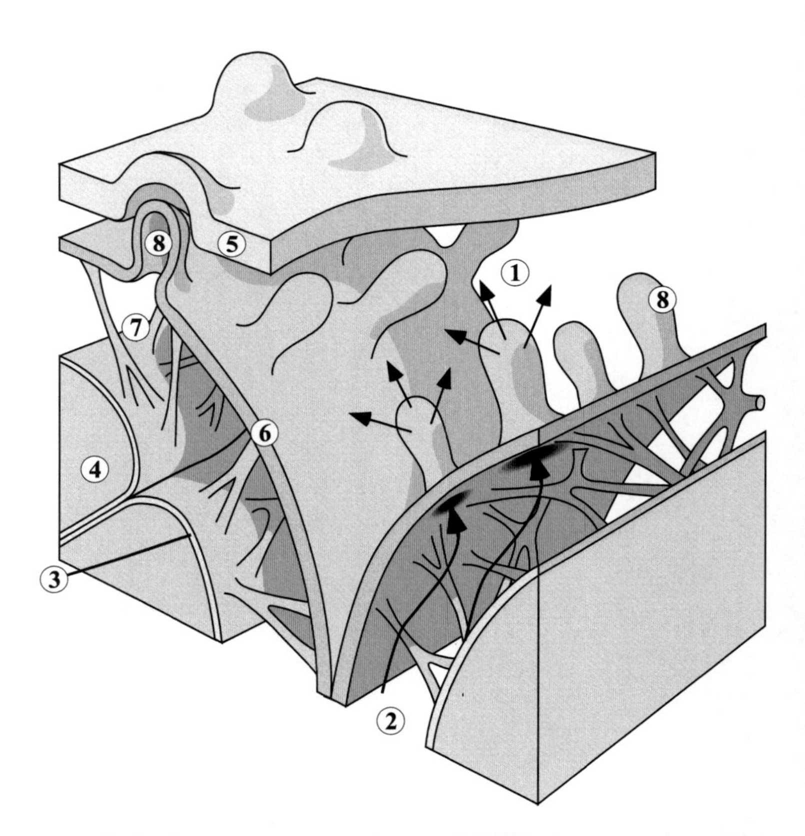

Figura 8-12 – O esquema representa a drenagem do LCE desde o espaço subaracnóideo para o seio sagital superior através das granulações aracnoides. Mais detalhes no texto.

1 Seio sagital superior
2 LCE
3 Pia-máter
4 Córtex cerebral
5 Dura-máter
6 Aracnoide
7 Espaço subaracnoide
8 Granulações aracnóideas

Observação clínica

Pelo exposto, há um equilíbrio entre o volume de LCE que entra no espaço subaracnóideo e o que sai. Má formação ou mesmo tumores podem obstruir a passagem do líquido fazendo com que este se acumule no sistema ventricular, provocando um aumento na pressão intracraniana que pode ser fatal. Quando isso ocorre no período fetal ou no recém nascido, quando os ossos do neurocrânio ainda apresentam espaços consideráveis entre eles, essa pressão centrífuga provoca o aumento do tamanho do crânio, condição denominada hidrocefalia.

Vias independentes levam ao SNC diferentes tipos de informação sensitiva

Uma vez conhecidas as estruturas anatômicas responsáveis pelo processamento das informações (medula espinal e encéfalo), detalharemos algumas das vias envolvidas nesse processamento. Como veremos nos esquemas a seguir (Fig. 8-13), três neurônios participam sequencialmente em cada uma dessas vias, e sempre a informação captada em um lado do corpo é enviada à metade oposta do SNC. Vejamos dois exemplos de vias sensitivas (Fig. 8-13) e um exemplo de via motora (Fig. 8-14).

Sistema Nervoso Autônomo

(Fig. 8-15)

GUIA DE ESTUDO 30

1 Leia uma vez o bloco 3.
2 Responda: Conceitue SNA. Como atuam as partes simpática e parassimpática do SNA? Ofereça exemplos. Como se dispõem os neurônios da via motora autonômica? O que é divisão toracolombar, tronco simpático e ramos comunicantes brancos e cinzentos? O que é divisão craniossacral? O que são neurotransmissores sinápticos dos gânglios? Como são os impulsos simpáticos em uma condição de estresse ou estado de alerta? Compare com a ação oponente do parassimpático. Conceitue nervos cranianos; deles, quais estão relacionados com as cavidades nasal e orbital e como funcionam? Discorra sobre o nervo vestibulococlear. Quais são os demais nervos cranianos e suas respectivas funções?
3 Proceda tal como foi recomendado nos itens 3, 4 e 5 do Guia de estudo 28.

B3 *O Sistema Nervoso Autônomo age por meio de respostas inconscientes*

Como vimos anteriormente, o sistema nervoso desempenha suas funções captando estímulos internos e externos, interpretando esses estímulos e gerando uma resposta consciente ou inconsciente de forma a manter a homeostase*. As respostas inconscientes, que resultam na secreção de glândulas ou contração de musculatura lisa ou cardíaca, são veiculadas através de um sistema eferente (motor) diferente daquele que contrai voluntariamente (e geralmente de forma consciente) a musculatura esquelética. Denominamos de **Sistema Nervoso Autônomo** (SNA) esse sistema motor que regula a ati-

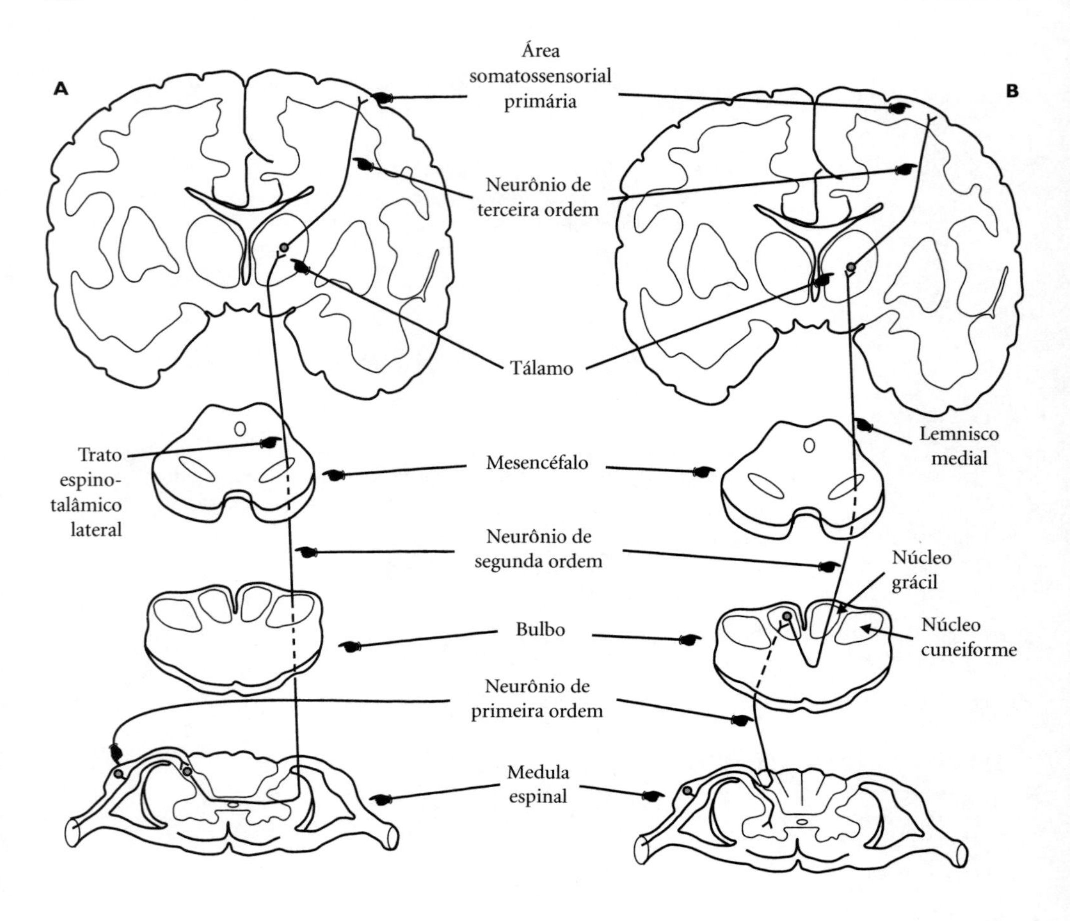

Figura 8-13 – Vias sensitivas. Em **A**, vias sensitivas para dor aguda e temperatura (trato espinotalâmico lateral). O primeiro neurônio da sequência, cujo corpo celular se encontra no gânglio espinal, envia a informação captada por receptores específicos para essas modalidades sensoriais para o corno posterior ipsilateral, onde faz sinapse com o segundo neurônio. O axônio desse segundo neurônio atravessa para o lado oposto e entra no trato espinotalâmico lateral, chegando até o tálamo (núcleo ventroposterolateral), onde faz sinapse com o terceiro neurônio. Este leva a informação à área somatossensorial primária do córtex cerebral. Em **B**, vias sensitivas para tato fino, pressão e propriocepção. O primeiro neurônio da sequência, cujo corpo celular se encontra no gânglio espinal, envia a informação captada por receptores específicos para essas modalidades sensoriais através dos fascículos grácil e cuneiforme para os núcleos homônimos ipsilaterais, onde se encontra o segundo neurônio (observe que não há sinapse no corno posterior da medula). O axônio desse neurônio atravessa para o lado oposto e ascende até o tálamo pelo lemnisco medial, um trato ascendente que atravessa todo o tronco cerebral, até fazer sinapse com o terceiro neurônio no tálamo (núcleo ventral posterior). Esse terceiro neurônio envia a informação já parcialmente processada (mas ainda não consciente) para a área somatossensorial primária do córtex cerebral.

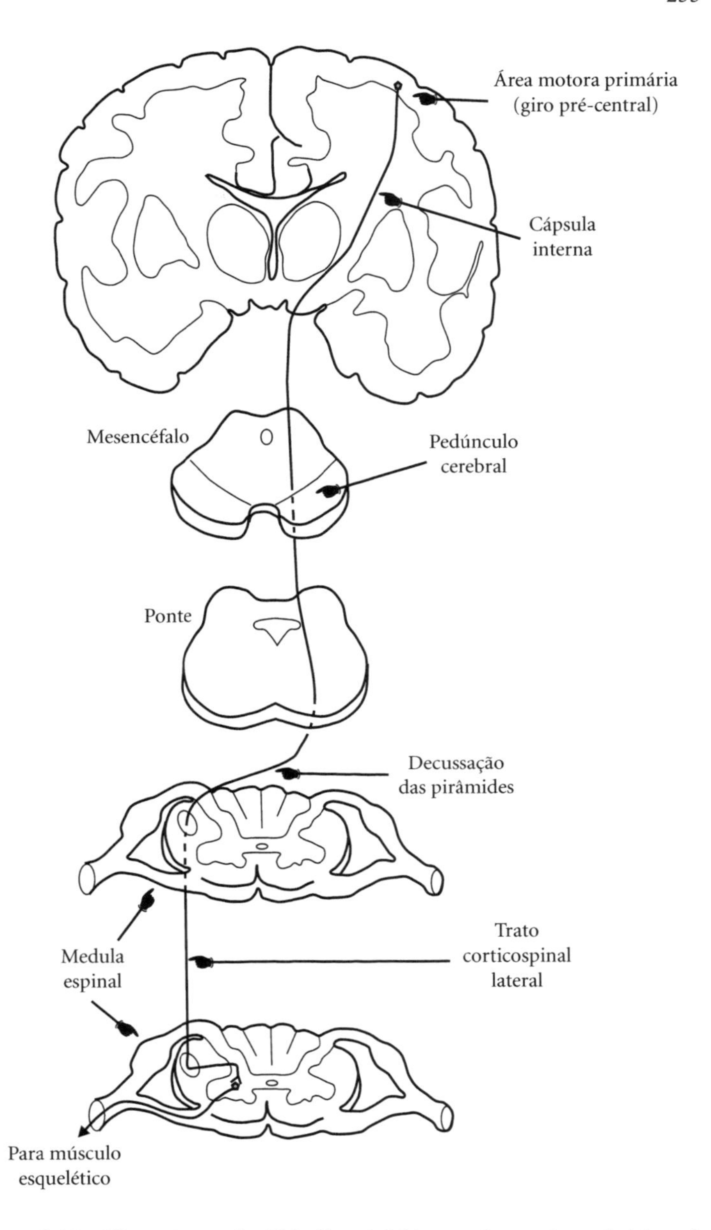

Figura 8-14 – Via motora voluntária. Esta via inicia-se na área motora primária, onde estão localizados os corpos celulares dos neurônios motores. Axônios desses neurônios descem através da cápsula interna, e aproximadamente 80% deles atravessam para o lado oposto, no bulbo (decussação das pirâmides), e continuam pela medula espinal formando o trato corticospinal lateral. As fibras que não decussam continuam pela medula espinal formando o trato corticospinal ventral e atravessam para o lado oposto a nível medular (não foi representado no esquema acima). Esses axônios finalmente fazem sinapse em motoneurônios do corno ventral da medula, os quais inervam os músculos esqueléticos. Para os músculos da cabeça, a via origina-se também na área motora primária, a qual projeta em direção aos núcleos motores dos diferentes pares cranianos no tronco encefálico.

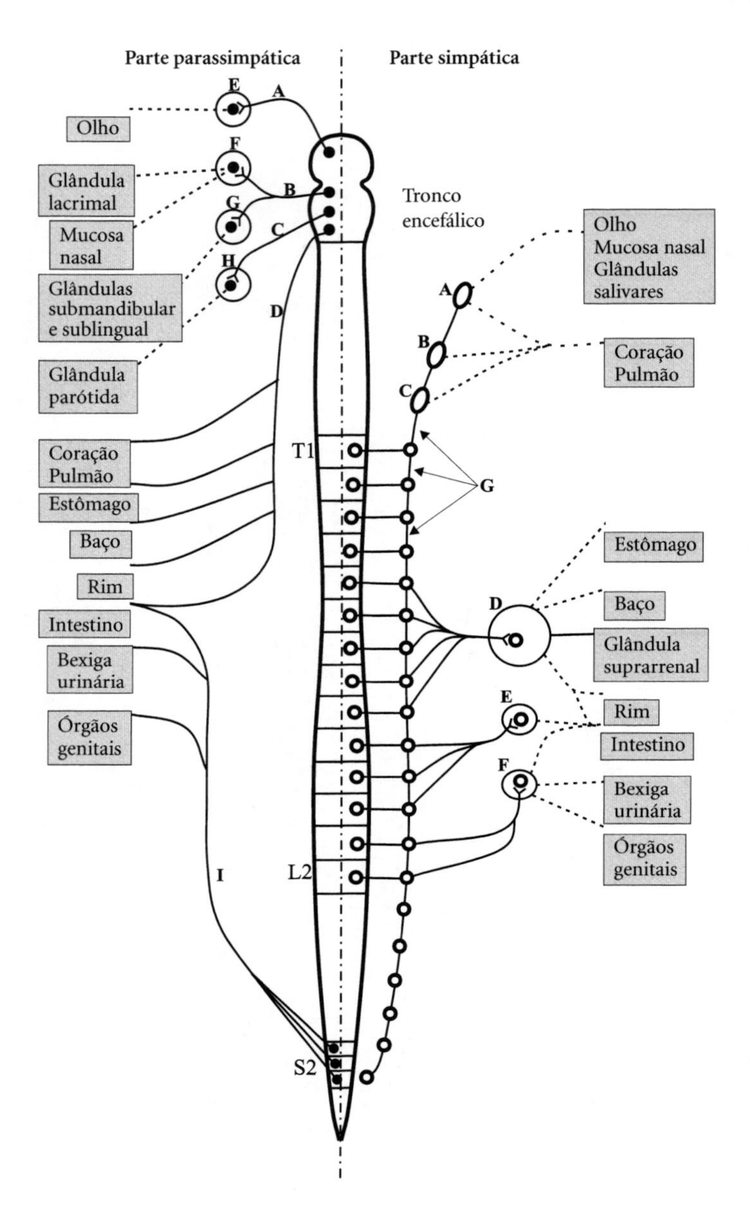

Figura 8-15 – Na parte parassimpática (à esquerda) os neurônios pré-ganglionares localizam-se no tronco encefálico e na porção sacral da medula. Nos gânglios ciliar (**E**), pterigopalatino (**F**), submandibular (**G**) e ótico (**H**), localizam-se os corpos celulares dos neurônios pós-ganglionares. Fibras pós-ganglionares abandonam esses gânglios inervando musculatura lisa e glândulas da cabeça. Já para as vísceras do tronco, abdome e pelve, as fibras pré-ganglionares são veiculadas através do nervo vago (**D**) e dos nervos esplâncnicos pélvicos (**I**). Os gânglios localizam-se geralmente na parede dos órgãos inervados (linhas contínuas fibras pré-ganglionares; linhas tracejadas, fibras pós-ganglionares; **A**, III nervo craniano; **B**, VII nervo craniano; **C**, IX nervo craniano; **D**, X nervo craniano; **I**, nervos esplâncnicos pélvicos). Na parte simpática (à direita), os corpos celulares dos neurônios pré-ganglionares localizam-se em segmentos da medula espinal torácica e lombar (T1–L2). Os neurônios pós-ganglionares têm seus corpos celulares em gânglios do tronco simpático e em gânglios localizados anteriormente à coluna vertebral (gânglios pré-vertebrais). Fibras pós-ganglionares partem desses conjuntos de gânglios em direção aos órgãos-alvo (**A**, **B** e **C**, gânglios cervicais superior, médio e inferior; **D**, gânglio celíaco; **E**, gânglio mesentérico superior; **F**, gânglio mesentérico inferior; **G**, tronco simpático; linhas sólidas, fibras pré-ganglionares; linhas tracejadas, fibras pós-ganglionares). Mais detalhes no texto.

vidade visceral funcionando de forma inconsciente e automática. Essa denominação não é, entretanto, correta já que, como veremos posteriormente, é controlado completamente pelo SNC.

O SNA é inteiramente motor

É importante enfatizar que o SNA é completamente motor, não possuindo um componente sensorial. A sensibilidade visceral é transmitida ao SNC através de receptores e fibras sensitivas associadas a neurônios viscerais aferentes que possuem os corpos celulares em gânglios sensitivos espinais e cranianos, da mesma forma que os outros tipos de informação sensorial.

O SNA é composto por duas partes: simpática e parassimpática

Anatômica e funcionalmente o SNA é dividido em partes **simpática e parassimpática.** A maioria dos órgãos é inervada por ambas as partes do SNA. Quando isso acontece, fibras de uma parte estimulam o órgão a iniciar ou aumentar sua atividade, enquanto as fibras da outra levam a uma diminuição da atividade. Dependendo do órgão, a parte "estimulante" pode ser a simpática ou a parassimpática (Resumo, página 262).

Além destas duas partes, o SNA tem uma terceira divisão, localizada nas paredes do canal alimentar, denominada por alguns autores como sistema nervoso entérico ou divisão gastroentérica. É composta de plexos formados por pequenos gânglios interconectados por delgadas fibras nervosas amielínicas. Esses gânglios localizam-se entre as paredes musculares (plexo* mioentérico) e entre as camadas musculares e a mucosa (plexo submucoso). O número de neurônios dessa terceira divisão é surpreendentemente alto (10^8 aproximadamente, um número semelhante à quantidade de neurônios observado na medula espinal!) e também é surpreendente a complexidade conectiva e a quantidade de neurotransmissores utilizados. Estudos recentes, entretanto, tendem a considerar essa terceira divisão sob comando tanto da parte simpática como da parassimpática.

Dois neurônios motores fazem parte da via motora autônoma

De forma diferente ao que ocorre com o sistema motor somático, em que apenas um neurônio motor conecta o SNC com o órgão efetuador (músculo esquelético), no SNA observamos a existência de dois neurônios motores fazendo parte dessa via. Existe um neurônio motor autônomo dentro do sistema nervoso central, denominado **neurônio pré-ganglionar,** cujo axônio sai do SNC alcançando um gânglio, obviamente, fora do SNC. Dentro desse gânglio (não confundir com o gânglio espinal dorsal, onde estão localizados os corpos celulares dos neurônios sensitivos primários, e em que não ocorrem sinapses) ocorre a sinapse com o corpo neuronal do segundo neurônio motor autônomo, ou **neurônio pós-ganglionar,** cujo axônio abandona o gânglio alcançando o órgão a ser inervado.

A localização dos neurônios pré e pós-ganglionares difere nas duas partes do SNA

Há diferenças anatômicas notáveis entre as partes simpática e parassimpática. Inicialmente descreveremos a anatomia da via simpática.

Parte simpática: nesta divisão, o neurônio pré-ganglionar localiza-se na coluna lateral da medula espinal torácica e dos dois primeiros segmentos lombares. Por isso, essa divisão é também conhecida como toracolombar. Os axônios (mielinizados) desses neurônios deixam a medula espinal através da raiz ventral do nervo espinal correspondente e, distalmente, localizam-se no próprio nervo espinal. Após curto trajeto, essas fibras pré-ganglionares abandonam o nervo espinal para contatar o gânglio simpático, onde se encontra o corpo celular do neurônio pós-ganglionar. Os gânglios simpáticos formam uma cadeia de aproximadamente 22 gânglios, a cada lado da coluna vertebral, que unidos formam o **tronco simpático.** Embora os neurônios pré-ganglionares ocupem apenas a medula torácica e parte da lombar, o tronco simpático estende-se desde o pescoço até o sacro (são 3 gânglios cervicais, 11 torácicos, 4 lombares e 4 sacrais), com fibras ligando os gânglios entre si. As fibras pré-ganglionares ao abandonar o nervo espinal formam um fino ramo que, por ser mielinizado, recebe o nome de **ramo comunicante branco.** Alcançando o gânglio, as fibras podem seguir três diferentes rumos:

a) Fazer sinapse diretamente com o neurônio pós-ganglionar localizado no gânglio do mesmo nível. Assim, o axônio pós-ganglionar abandona o gânglio através do **ramo comunicante cinzento** (já que, agora, é amielínico) e une-se novamente ao nervo espinal, alcançando o órgão a ser inervado, nesse caso musculatura lisa dos vasos sanguíneos da pele, glândulas sudoríferas e os músculos eretores dos pelos.

b) A fibra pré-ganglionar pode subir ou descer pelo tronco simpático, fazendo sinapse em gânglios cervicais ou sacrais. Isso é o que acontece, por exemplo, no **gânglio cervical superior.** Fibras pré-ganglionares sobem pelo tronco simpático e fazem sinapse com os neurônios pós-ganglionares nesse gânglio cervical. As fibras pós-ganglionares juntam-se inicialmente a nervos espinais cervicais através dos ramos comunicantes cinzentos e, finalmente, inervam órgãos da cabeça e do pescoço como glândulas lacrimais e salivares, musculatura lisa do olho, vasos da face, mucosa nasal etc.

c) A fibra pré-ganglionar pode atravessar o gânglio do tronco simpático sem fazer sinapse. Nesse caso, formam feixes de fibras denominadas **nervos esplâncnicos maior** e **menor**, os quais se comportam como verdadeiros ramos comunicantes brancos. Essas fibras fazem sinapse em uma cadeia ímpar de gânglios localizada anteriormente à coluna lombar, denominada **cadeia pré-vertebral**, onde se localizam os neurônios pós-ganglionares. As fibras pós-ganglionares que partem desses gânglios formam plexos* autonômicos que inervam as vísceras da cavidade abdominal. Para mais detalhes da parte simpática, observe o quadro "Veja bem..." na página 260.

Geralmente uma única fibra pré-ganglionar simpática faz sinapse com muitos neurônios pós-ganglionares dentro do gânglio (mais de 20). Além disso, fibras pós-ganglionares simpáticas distribuem-se por áreas muito extensas. Assim, o impulso que parte de um único neurônio pré-ganglionar simpático alcança vários efetuadores viscerais. Por causa disto, as respostas simpáticas têm efeitos menos localizados.

Parte parassimpática: nesta divisão, os neurônios pré-ganglionares estão localizados em núcleos de nervos cranianos (III, VII, IX e X pares) ou nos segmentos medulares sacrais (S2, S3 e S4). Por isso recebe o nome de divisão craniossacral. Fibras pré-ganglionares originadas nos III, VII e IX pares de nervos cranianos alcançam gânglios localizados em diversas regiões da face. De forma diferente ao observado na parte simpática, os gânglios parassimpáticos, de onde partem as fibras pós-ganglionares, estão sempre localizados próximos aos órgãos a serem inervados, motivo pelo qual as fibras pós-ganglionares são curtas. As fibras pré-ganglionares originadas no X par craniano são longas, formando plexos nas cavidades torácica e abdominal até alcançarem gânglios localizados próximos às vísceras. Finalmente, fibras pré-ganglionares do componente sacral formam os **nervos esplâncnicos pélvicos**, que alcançam neurônios pós-ganglionares em gânglios localizados muito próximos às vísceras da cavidade pélvica.

Resumo da inervação parassimpática realizada por nervos cranianos.

Nervo (par craniano)	Localização do neurônio pré-ganglionar	Localização do neurônio pós-ganglionar	Órgãos efetuadores
Oculomotor (III)	Mesencéfalo	Gânglio ciliar	Olho (musculatura lisa da íris e corpo ciliar)
Facial (VII)	Ponte	Gânglios pterigopalatino e submandibular	Glândulas lacrimais; glândulas salivares sublingual e submandibular; pequenas glândulas da mucosa nasal
Glossofaríngeo (IX)	Bulbo	Gânglio ótico	Glândula parótida
Vago (X)	Bulbo	Gânglios terminais no órgão ou próximo dele	Coração, pulmões, trato gastrointestinal, fígado e pâncreas

O SNA utiliza os neurotransmissores acetilcolina e noradrenalina

Assim como os demais neurônios, os que fazem parte do SNA liberam mediadores químicos para produzir seus efeitos. Esses mediadores são liberados nas sinapses existentes nos gânglios, ou seja, entre os terminais axônicos dos neurônios pré-ganglionares e os corpos celulares dos neurônios pós-ganglionares, ou nas sinapses que existem entre o axônio do neurônio pós-ganglionar e o efetuador. Na parte parassimpática, o mediador utilizado tanto pelos neurônios pré e pós-ganglionares é a

Veja bem...

... os detalhes da parte simpática

O corpo celular do neurônio pré-ganglionar está localizado no corno lateral da medula espinal (A). Seu axônio abandona a medula pela raiz ventral (B) que posteriormente forma o nervo espinal (C). Essa fibra pré-ganglionar abandona o nervo espinal através do ramo comunicante branco (D), alcançando o tronco simpático (E). Aqui, pode fazer sinapse com o corpo do neurônio pós-ganglionar que se encontra no gânglio simpático do mesmo nível (F), ou nos gânglios simpáticos acima ou abaixo de seu nível (G, H). A fibra pós-ganglionar abandona o tronco simpático pelo ramo comunicante cinzento (I), unindo-se novamente ao nervo espinal (J). (Linhas sólidas, fibras pré-ganglionares; linhas tracejadas, fibras pós-ganglionares).

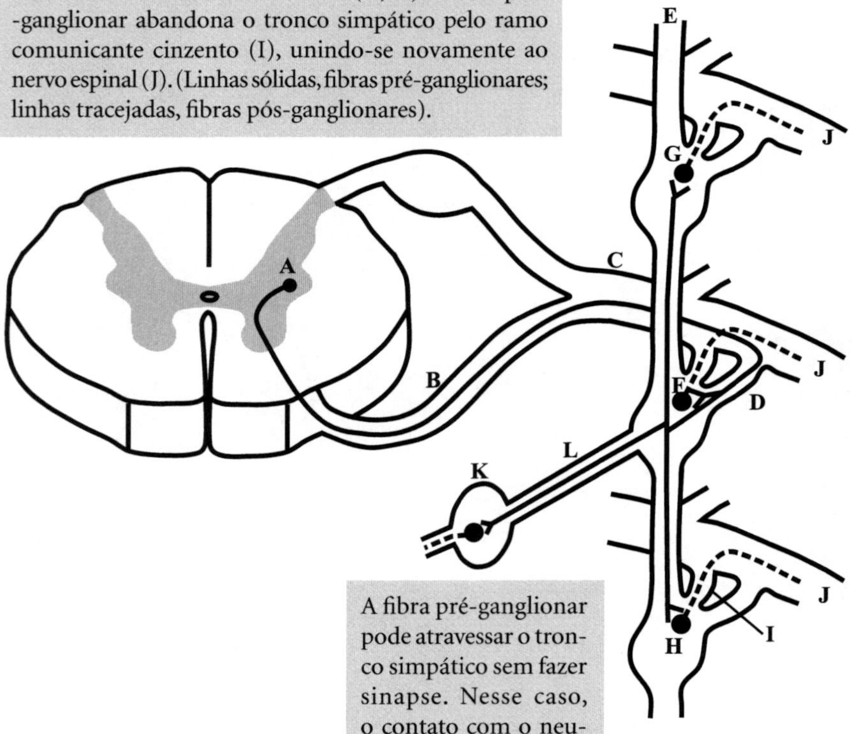

A fibra pré-ganglionar pode atravessar o tronco simpático sem fazer sinapse. Nesse caso, o contato com o neurônio pós-ganglionar ocorre no gânglio colateral (K), via nervo esplâncnico (L).

acetilcolina (inervação colinérgica). Como a acetilcolina é rapidamente inativada pela enzima **acetilcolinesterase**, os efeitos da ação colinérgica são rápidos e locais. A parte simpática utiliza também acetilcolina na sinapse existente entre os axônios dos neurônios pré-ganglionares e os corpos celulares dos neurônios pós-ganglionares, no interior dos gânglios simpáticos, mas utiliza geralmente outro mediador químico, a **noradrenalina** (inervação adrenérgica), nas sinapses que existem entre o axônio do neurônio pós-ganglionar e o efetuador. Entretanto, algumas fibras pós-ganglionares simpáticas, como as que inervam glândulas sudoríferas e vasos sanguíneos da musculatura esquelética, pele e órgãos genitais externos, utilizam acetilcolina. Como a noradrenalina é inativada por enzimas como a **catecol-o-metiltransferase, COMT**, ou **monoamina oxidase, MAO**, de forma bem mais lenta que a acetilcolina, e desde que a noradrenalina pode entrar na corrente sanguínea, os efeitos da estimulação simpática são mais amplos e duradouros.

O SNA é controlado pelo SNC

Como foi mencionado inicialmente, o SNA não é em absoluto autônomo. Regiões de controle visceral do córtex cerebral assim como alguns núcleos talâmicos, estão intensamente conectados com o hipotálamo e com a substância cinzenta periaquedutal, estruturas envolvidas com o controle autonômico. O hipotálamo está conectado tanto com a parte simpática como com a parte parassimpática do SNA. Alguns estudos indicam que quando são estimuladas através de eletrodos as porções lateral e posterior do hipotálamo, existe um aumento das atividades viscerais que consiste em um aumento da frequência dos batimentos cardíacos, aumento na pressão arterial devido à vasoconstrição periférica, aumento na ventilação pulmonar, dilatação da pupila; alterações compatíveis com uma ação simpática. Já quando a estimulação ocorre nas porções medial e anterior do hipotálamo, ocorrem alterações viscerais compatíveis com a ação parassimpática. Assim a ação de centros corticais sobre o hipotálamo responde pelas alterações viscerais que experimentamos em situações de estresse ou que provoquem uma resposta emocional.

Ações da parte parassimpática levam à produção e à manutenção energética, enquanto a simpática se relaciona com processos em que há gasto de energia

Como destacamos anteriormente, a maior parte dos órgãos do nosso corpo é inervada tanto pela parte simpática como pela parassimpática. Vimos também que geralmente em um órgão inervado pelas duas partes uma delas estimula a atividade desse órgão e a outra a diminui. As ações dos dois sistemas são cuidadosamente equilibradas para manter a homeostase. Existem órgãos, entretanto, em que apenas uma das partes atua, como no caso das glândulas sudoríferas, rins, baço, glândula suprarrenal, órgãos que possuem apenas inervação simpática (ver Resumo a seguir).

Outro detalhe importante é que, sob condições normais, os impulsos parassimpáticos relacionam-se com processos de produção e manutenção energética. Assim, por exemplo, impulsos parassimpáticos para as glândulas do sistema digestório e musculatura do canal alimentar predominam sobre os impulsos simpáticos, o que leva a que os alimentos sejam digeridos, absorvidos e armazenados pelo organismo. Em condições normais, os impulsos simpáticos opõem-se aos parassimpáticos de forma que os processos de produção e estocagem energética não sejam exagerados. Já em condições de estresse, a divisão simpática prevalece. Essa ação simpática leva a um estado de alerta que prepara o indivíduo a lutar ou fugir. Nesse estado, em que os processos de gasto de energia prevalecem, sob a influência global (adrenérgica) da parte simpática as pupilas dilatam, os batimentos cardíacos aumentam, há vasoconstrição periférica e vasodilatação nos músculos, dilatação bronquiolar para melhorar a oxigenação, o glicogênio é convertido em glicose para atender as demandas imediatas de energia, hormônios como a adrenalina e noradrenalina são produzidos e liberados no sangue para ampliar os efeitos "simpáticos", e todos os processos não essenciais para a fuga-ou-luta são inibidos, como os relacionados com o processo digestório.

Resumo de algumas ações do SNA

Efetuador visceral	Efeito da inervação simpática	Efeito da inervação parassimpática
Glândulas salivares	Secreção de fluido viscoso	Secreção de fluido aquoso
Glândulas sudoríferas	Estimula secreção	Sem inervação
Glândulas lacrimais	Vasoconstrição (diminui secreção)	Secreção normal ou excessiva
Brônquios	Dilatação	Constrição
Íris	Dilatação da pupila	Constrição da pupila
Intestinos	Diminui motilidade	Aumenta motilidade
Órgãos sexuais	No homem, provoca constrição do ducto deferente, vesícula seminal e próstata, o que leva à ejaculação; em mulheres inverte o peristaltismo uterino	Vasodilatação e ereção em ambos os sexos; secreção na mulher
Coração	Aumenta frequência e força dos batimentos cardíacos; dilata as artérias coronárias	Diminui frequência e força dos batimentos cardíacos; constringe as artérias coronárias
Vasos sanguíneos de músculos esqueléticos	Dilatação	Sem inervação
Vasos sanguíneos da pele	Constrição	Sem inervação
Córtex adrenal	Promove a secreção de glicocorticoides	Sem inervação

Nervos cranianos

Ao contrário dos nervos espinais, os nervos cranianos originam-se no encéfalo

Além dos nervos espinais já descritos, mais 12 pares de nervos se originam no encéfalo e são denominados **nervos cranianos** (ver Fig. 8-5). Desses, 10 pares se originam (origem real) em núcleos troncoencefálicos (o ponto onde o nervo abandona o encéfalo é denominado origem aparente) e deixam o crânio através de forames ou canais. São designados por nomes e por números romanos, que indicam a sequência craniocaudal na qual eles saem do crânio. Os nervos cranianos podem ser mistos, ou seja, contêm componentes motores e sensitivos, ou puramente sensitivos. Em muitos textos, alguns pares cranianos são considerados puramente motores; entretanto, a existência de fibras proprioceptivas neles compromete essa classificação. Os corpos celulares que originam os componentes motores dos nervos mistos localizam-se em núcleos *dentro* do SNC. Os corpos celulares relacionados com fibras sensitivas localizam-se fundamentalmente em gânglios, *fora* do SNC. Alguns dos pares cranianos estão relacionados também com fibras pré-ganglionares do sistema nervoso autônomo (parassimpático).

Nervo olfatório (I)

É um nervo puramente sensitivo que envia informações ao SNC relacionadas com o olfato. Origina-se de corpos celulares localizados no epitélio olfatório da mucosa nasal. Seus axônios atravessam a lâmina cribriforme do osso etmoide e fazem sinapse com neurônios olfatórios no bulbo olfatório. Os axônios desses últimos formam o trato olfatório, que alcança a área olfatória primária no córtex cerebral (é a única modalidade sensorial que não utiliza o tálamo como estação de retransmissão).

Nervo óptico (II)

É um nervo puramente sensitivo que envia informações relacionadas com a visão ao SNC. Células especializadas (cones e bastonetes) entram em contato no interior da retina com células ganglionares. Seus axônios formam o nervo óptico que abandona a órbita através do canal óptico. Os nervos ópticos direito e esquerdo se unem dentro do crânio para formar o quiasma óptico, onde fibras da metade medial da retina atravessam para o lado oposto. Aquelas da metade lateral da retina permanecem do mesmo lado. A partir do quiasma surgem dois tratos ópticos, direito e esquerdo. Cada um desses tratos traz informação visual da porção lateral da retina do mesmo lado e da porção medial da retina do lado oposto. Fibras desses tratos fazem sinapse em neurônios talâmicos (núcleo geniculado lateral) que, por sua vez, entram em contato com o córtex visual primário, onde continua o processamento da informação visual.

Nervo oculomotor (III)

É um nervo misto cujo componente motor é responsável pela inervação de alguns dos músculos que movimentam o bulbo do olho. Embora o nervo oculomotor seja classificado como misto, já que contém fibras proprioceptivas, ele é fundamentalmente motor. O componente motor origina-se de motoneurônios localizados em núcleos na porção ventral do mesencéfalo. Axônios desses motoneurônios, formando o nervo, penetram na órbita através da fissura orbital superior alcançando, assim, alguns dos músculos extrínsecos do olho. O componente sensitivo desse nervo é constituído de fibras aferentes que enviam ao SNC informação relacionada com a propriocepção dos músculos inervados.

Um dos ramos do nervo oculomotor também envia fibras eferentes parassimpáticas originadas do núcleo do nervo oculomotor, localizado no mesencéfalo, em direção ao gânglio ciliar localizado no interior da órbita. Nesse gânglio, as fibras pré-ganglionares fazem sinapse em neurônios pós-ganglionares cujos axônios inervam a musculatura intrínseca (involuntária) do olho (músculo ciliar que acomoda o cristalino e o músculo esfíncter da íris).

Nervo troclear (IV)

Assim como o nervo oculomotor, é um nervo misto no qual a função motora é preponderante. O componente motor origina-se em motoneurônios localizados em núcleos no mesencéfalo. Seus axônios formam um nervo delgado que penetra na órbita através da fissura orbital superior, inervando músculos extrínsecos do bulbo do olho. A porção sensitiva envia ao SNC informação relacionada com a propriocepção dos músculos inervados.

Nervo trigêmeo (V)

É um nervo misto. Seu componente motor inerva, entre outros, os músculos da mastigação. Seu componente sensitivo leva ao SNC informação somestésica da pele e mucosas de grande área da face. Será abordado com detalhes posteriormente.

Nervo abducente (VI)

Assim como o III e o IV par, é um nervo misto em que a função motora é preponderante e, também, destina-se à musculatura extrínseca do olho (músculo reto lateral). O componente motor origina-se em motoneurônios localizados em núcleos na ponte. A porção sensitiva envia ao SNC informação relacionada com a propriocepção dos músculos inervados.

Nervo facial (VII)

É um nervo misto. Seu componente motor origina-se de motoneurônios localizados na porção ventrolateral da ponte (núcleo motor do nervo facial). Axônios desses motoneurônios formam um nervo que penetra na porção petrosa do temporal e, posteriormente, é distribuído para os músculos da face, do pescoço e da orelha média.

A porção sensitiva origina-se fundamentalmente dos calículos gustatórios dos dois terços anteriores da língua. Nas papilas* linguais, receptores gustativos entram em contato com fibras que têm seu corpo celular no gânglio geniculado, no interior da parte petrosa do temporal. As fibras centrais dos neurônios localizados nesse gânglio fazem sinapse na ponte com neurônios localizados no trato solitário que, por sua vez, conectam--se com o tálamo e desde aqui a informação gustativa é enviada ao córtex cerebral. O componente sensitivo também leva ao SNC informações relacionadas com a sensibilidade geral de uma pequena porção da orelha externa e informações proprioceptivas provindas dos músculos inervados pela porção motora desse nervo.

Finalmente, o nervo facial também envia, através do nervo intermédio, informação eferente autonômica parassimpática desde os núcleos salivatórios superior e lacrimal (no tronco encefálico) até os gânglios submandibular e pterigopalatino, respectivamente. Nos gânglios, essas fibras fazem sinapse com neurônios pós-ganglionares que, por sua vez, inervam as glândulas salivares submandibular e sublingual (através do gânglio submandibular) e lacrimal (através do gânglio pterigopalatino).

Mais detalhes sobre esse nervo na página 292.

Nervo vestibulococlear (VIII)

É um nervo puramente sensitivo composto de dois ramos principais: o coclear e o vestibular. O coclear envia ao SNC informações relacionadas com a audição. Origina-se no órgão espiral da cóclea, na orelha interna. Nessa região, receptores auditivos entram em contato com fibras que têm seu corpo celular na própria cóclea (no gânglio espiral). As fibras centrais dos neurônios localizados nesse gânglio fazem sinapse no bulbo com neurônios que se conectam com o tálamo e desde aqui a informação auditiva é enviada ao córtex cerebral.

O ramo vestibular envia ao SNC informações relacionadas com o equilíbrio. Origina-se de estruturas localizadas também na orelha interna. Nessa região, receptores especializados em detectar a posição do corpo no espaço entram em contato com fibras que têm seu corpo celular no gânglio vestibular. As fibras centrais dos neurônios localizados nesse gânglio fazem sinapse no bulbo e na ponte com neurônios que se conectam com o tálamo, cerebelo e córtex cerebral.

Mais detalhes sobre esse nervo no *site* www.anatomiafacial.com.

Nervo glossofaríngeo (IX)

É um nervo misto cujo componente motor é responsável pela inervação de um músculo da faringe relacionado com a deglutição, o músculo estilofaríngeo. O componente motor origina-se de motoneurônios localizados em núcleos na porção caudal do tronco do encéfalo; seus axônios, formando o nervo, abandonam o crânio através do forame jugular.

O componente sensitivo desse nervo é constituído de fibras aferentes que enviam ao SNC informação relacionada com a propriocepção dos músculos inervados, gustação do terço posterior da língua e sensibilidade geral da faringe, terço posterior da língua e parte do pavilhão da orelha. Essas fibras sensitivas têm seu corpo celular nos gânglios superior e inferior (próximos ao forame jugular).

Finalmente, o nervo glossofaríngeo também envia informação eferente autonômica parassimpática desde o núcleo salivatório inferior (no tronco encefálico) até o gânglio óptico. No gânglio essas fibras fazem sinapse com neurônios pós-ganglionares que por sua vez inervam a glândula parótida.

Mais detalhes sobre esse nervo na página 295.

Nervo vago (X)

É um nervo craniano misto amplamente distribuído pela cabeça, pescoço, tórax e abdome. Seu componente motor origina-se de motoneurônios localizados no bulbo e inerva as musculaturas lisa, cardíaca e esquelética dos músculos da faringe, vias respiratórias, pulmões, órgãos do sistema digestório e geniturinário. Ele fornece também fibras motoras para toda a musculatura intrínseca da laringe, através dos **nervos laríngeos inferiores**, ramos terminais do **nervo laríngeo recorrente**, um dos ramos emitidos pelo nervo vago no pescoço. O componente sensitivo leva ao SNC informações originadas nas vísceras acima citadas. Essas fibras sensitivas têm seu corpo celular nos gânglios superior e inferior do nervo vago, próximos ao forame jugular, e terminam em núcleos da ponte e do bulbo. Como vimos anteriormente, o nervo vago apresenta também um componente autônomo relacionado com a parte parassimpática (ver sistema nervoso autônomo).

Mais detalhes sobre esse nervo na página 295.

Nervo acessório (XI)

É um nervo misto em que a função motora é preponderante. Ao contrário dos nervos cranianos já descritos, o XI par origina-se tanto do tronco do encéfalo como da medula espinal. O componente motor troncoencefálico origina-se de motoneurônios localizados em núcleos no bulbo e as fibras misturam-se com as do nervo vago e destinam-se à faringe e à laringe. O componente motor espinal origina-se da substância cinzenta dos cornos anteriores dos primeiros cinco segmentos medulares, inervando os músculos esternocleidomastóideo e trapézio, coordenando assim movimentos da cabeça. A porção sensitiva envia ao SNC informação relacionada com a propriocepção dos músculos inervados.

Nervo hipoglosso (XII)

É um nervo misto no qual a função motora é preponderante. Seu componente motor origina-se de motoneurônios localizados no bulbo. Axônios desses motoneurônios formam um nervo que atravessa o canal do hipoglosso e inerva as musculaturas extrínseca e intrínseca da língua. A porção sensitiva envia ao SNC informação relacionada com a propriocepção dos músculos inervados.

Nervo trigêmeo (V)

Guia de estudo 31

1 Leia uma vez o bloco 4.
2 Responda: Onde se localiza o gânglio trigeminal? Que tipos de neurônios são encontrados no gânglio trigeminal? Quais são os tipos de fibras axonais? Com que velocidade se dá a condução nervosa nelas? Dê exemplos. Quais são os núcleos sensitivos e motor do nervo trigêmeo e onde se localizam? Que tipos de estímulos os núcleos sensitivos processam? Como as informações sensitivas passam desses núcleos ao córtex cerebral, via tálamo? Como são processadas as informações que chegam à área somestésica primária (giro pós-central) e outras áreas corticais?
3 Descreva o nervo oftálmico. Qual é o trajeto do nervo infraorbital e quais são seus ramos intraósseos? Onde se distribuem? Os nervos alveolares superiores posteriores são ramos de qual nervo? Onde se distribuem? Por quais forames eles passam? O ramo gengival também passa por algum forame? Qual é a área de distribuição do nervo palatino maior? De que modo ele se relaciona com o gânglio pterigopalatino? Que área do palato é de responsabilidade do nervo nasopalatino? O que ele tem a ver com os nervos nasais posteriores superiores?
4 Siga os itens 3, 4 e 5 do Guia de estudo 28.

B4 *O nervo trigêmeo é responsável por boa parte da inervação da face*

José Américo de Oliveira

O nervo trigêmeo ou quinto nervo craniano é assim denominado por possuir três ramos calibrosos distribuídos por áreas extensas da face, tanto superficiais como profundas. Esses três ramos formam a porção maior ou sensitiva, que recebem denominações conforme seus territórios de distribuição principais. O primeiro ramo denomina-se **nervo oftálmico** porque se encaminha em direção à órbita; o segundo, **nervo maxilar**, à maxila; e o terceiro, **nervo mandibular**, à mandíbula. A porção menor é essencialmente motora e distribui-se com o nervo mandibular, assim que ele deixa o crânio pelo forame oval. O nervo oftálmico sai do crânio pela fissura orbital superior, e o nervo maxilar, pelo forame redondo.

O trajeto dos nervos sensitivos tem sido descrito, desde a 1ª edição, considerando-se o caminho do impulso nervoso do ponto de vista funcional, isto é, da periferia para o centro ou direção centrípeta. A partir desta edição, a descrição passa a seguir o padrão anatômico tradicional (e não fisiológico), ou seja, do centro para a periferia ou direção centrífuga. Desta forma, ficam padronizados os trajetos dos nervos motores e sensitivos, indistintamente, a partir de sua origem aparente, continuando pelas ramificações, diminuição de calibre, até a terminação. Busca-se, com isso, facilitar a compreensão da distribuição dos ramos nervosos. A descrição funcional pode ainda ser obtida no site www.anatomiafacial.com.

Figura 8-16 – Representação esquemática do conteúdo do cavo trigeminal.
1 Forame redondo
2 Forame oval
3 N. oftálmico
4 N. maxilar
5 N. mandibular
6 Gânglio trigeminal
7 Dura-máter da fossa média do crânio
8 Dura-máter da fossa posterior do crânio
9 Líquido cerebrospinal ou líquor
10 Raiz sensitiva do n. trigêmeo
11 Raiz motora do n. trigêmeo

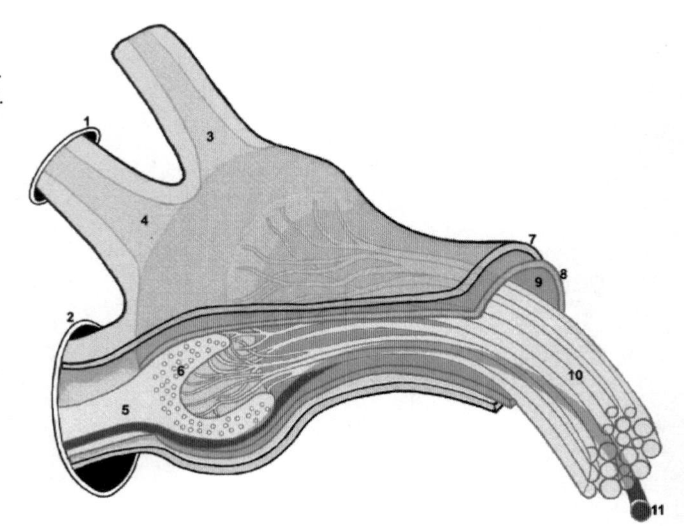

Gânglio trigeminal
(Fig. 8-16)

A maioria dos neurônios de origem da porção maior do nervo trigêmeo está agrupada no **gânglio trigeminal**, que é a maior massa ganglionar de nosso corpo. É o único gânglio localizado no interior do crânio, protegido por um recesso formado por uma camada dupla de dura-máter, além de pia-máter e aracnoide. No interior da cavidade assim formada, o gânglio acha-se banhado pelo líquido cerebrospinal, que lhe dá uma proteção adicional.

O gânglio trigeminal localiza-se na fossa média do crânio, alojado em uma depressão encontrada próximo ao ápice da parte petrosa do osso temporal, chamada impressão trigeminal.

Distribuição periférica

Nervo oftálmico

O nervo oftálmico, ou primeira divisão do trigêmeo, sai da extremidade superior do gânglio trigeminal, portanto de dentro da cavidade craniana, para alcançar a órbita pela fissura orbital superior. É dividido em três ramos, todos sensitivos, denominados **nervo nasociliar, nervo frontal** e **nervo lacrimal.** São dispostos, respectivamente, nas posições medial, intermédia e lateral no interior da órbita.

Enquanto o nervo frontal transmite impulsos de uma extensa área cutânea* da fronte e porção anterossuperior do couro cabeludo, os nervos nasociliar e lacrimal são importantes na inervação do conteúdo da órbita e parte da cavidade nasal. O nervo lacrimal recebe o **ramo comunican-**

te do nervo zigomático oriundo do nervo maxilar e que possui fibras secretomotoras parassimpáticas para a glândula lacrimal. Essas fibras são pós-ganglionares do **gânglio pterigopalatino.**

Assim como os demais ramos do nervo trigêmeo, o nervo oftálmico possui um ramo meníngico, responsável pela sensibilidade da dura-máter encefálica.

Nervo maxilar

(Figs. 8-17 a 8-20)

O nervo maxilar, ou segunda divisão do trigêmeo, também é essencialmente sensitivo. Abandona o crânio através do forame redondo e logo alcança o alto da fossa pterigopalatina.

O **nervo palatino** é um ramo descendente do nervo maxilar. Em seu início, atravessa o gânglio pterigopalatino sem, entretanto, manter relações funcionais com ele. Ainda no interior desse gânglio ou pouco acima, fornece os **ramos nasais posteriores superiores**, que penetram na cavidade nasal pelo forame esfenopalatino. Destes, um de seus ramos mediais é o **nervo nasopalatino**, que se dirige à mucosa da região anterior do palato duro, compreendida entre canino e incisivo central, e da mucosa da região anterior do septo nasal. Em seu trajeto, o nervo nasopalatino vai do teto da cavidade nasal em direção inferior e anterior, percorrendo o septo nasal, até alcançar e atravessar sucessivamente o canal e o forame incisivo.

Depois de passar pelo gânglio pterigopalatino, o tronco do nervo palatino desce pela fossa pterigopalatina, penetra no canal palatino maior e divide-se em três ramos, os **nasais posteriores inferiores,** que inervam as porções posteriores da cavidade nasal e seu septo, e os nervos **palatinos maior** e **menores.**

O **nervo palatino maior** traspassa o forame palatino maior e logo divide-se em, pelo menos, dois ramos, os quais correm para a frente, nos sulcos que ficam entre as espinhas palatinas e no meio de duas camadas, o periósteo e a mucosa do palato duro.

A maioria das fibras do nervo palatino maior dá sensibilidade à mucosa do palato duro desde a região do canino até o limite anterior do palato mole. Essa ramificação envolve a gengiva lingual dos dentes posteriores. Algumas de suas fibras provêm do nervo facial. São parassimpáticas secretomotoras para as glândulas palatinas.

Ainda no interior do canal palatino maior, o nervo expede as fibras constituintes dos **nervos palatinos menores** que, após atravessar os forames do mesmo nome, se dirigem à mucosa e às glândulas do palato mole. Além dos componentes sensitivo e parassimpático, os nervos palatinos menores contêm fibras gustatórias provenientes do nervo facial, via nervo petroso maior.

Mais à frente, o nervo maxilar dá origem aos **nervos alveolares superiores posteriores,** que inervam a polpa e o periodonto* dos dentes molares superiores e o revestimento da porção posterior do seio maxilar. Esses nervos são constituídos por dois ou três pequenos ramos que, após transporem os pequenos forames alveolares na tuberosidade da maxila, ocupam canais delgados localizados nas paredes lateral e posterior do seio maxilar.

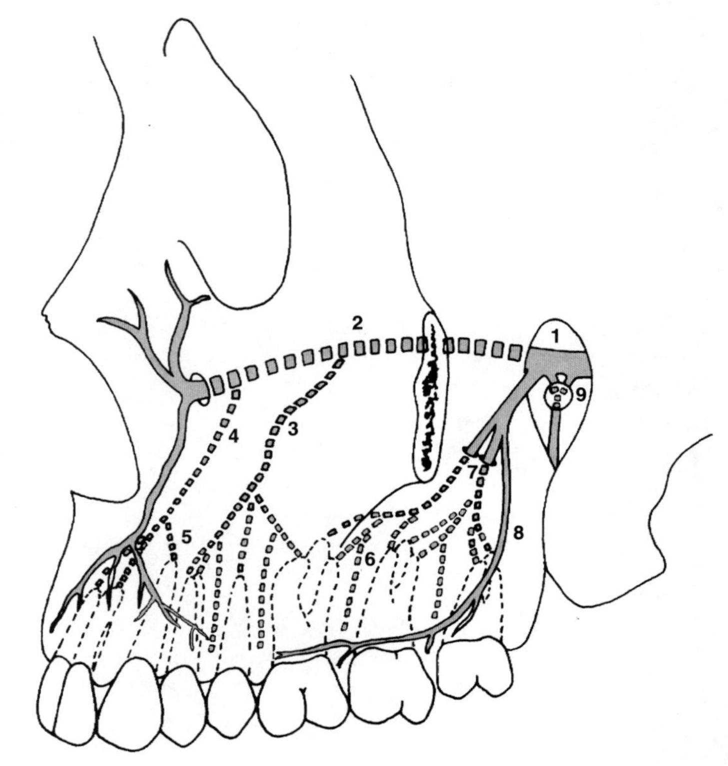

Figura 8-17 – Distribuição de ramos do nervo maxilar. Os ramos intraósseos estão representados por linhas interrompidas.

1 N. maxilar
2 N. infraorbital
3 N. alveolar superior médio
4 Nn. alveolares superiores anteriores
5 R. dental
6 R. peridental
7 Nn. alveolares superiores posteriores
8 R. gengival
9 Gânglio pterigopalatino

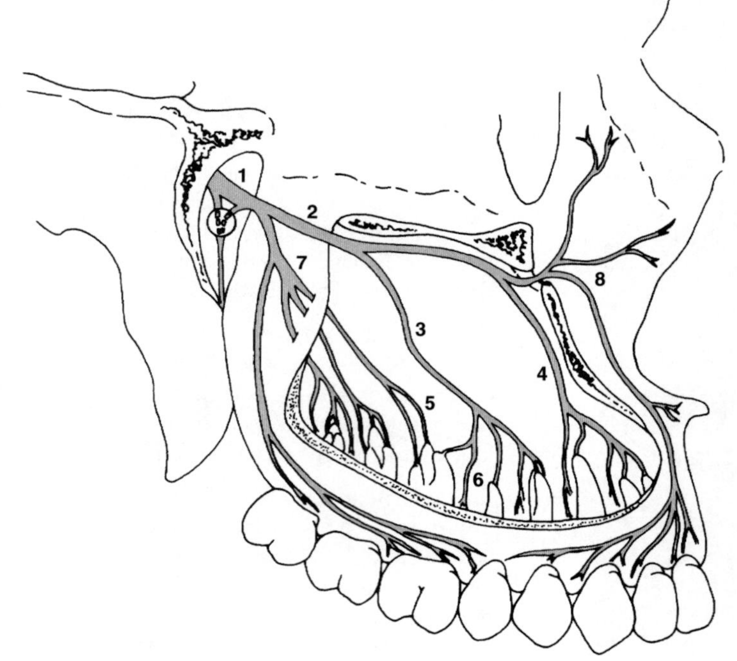

Figura 8-18 – Distribuição de ramos do nervo maxilar. O seio maxilar e o canal infraorbital foram abertos para se ver o nervo infraorbital e os nervos alveolares superiores.

1 N. maxilar
2 N. infraorbital
3 N. alveolar superior médio
4 Nn. alveolares superiores anteriores
5 R. dental
6 R. peridental
7 Nn. alveolares superiores posteriores
8 Rr. terminais do n. infraorbital

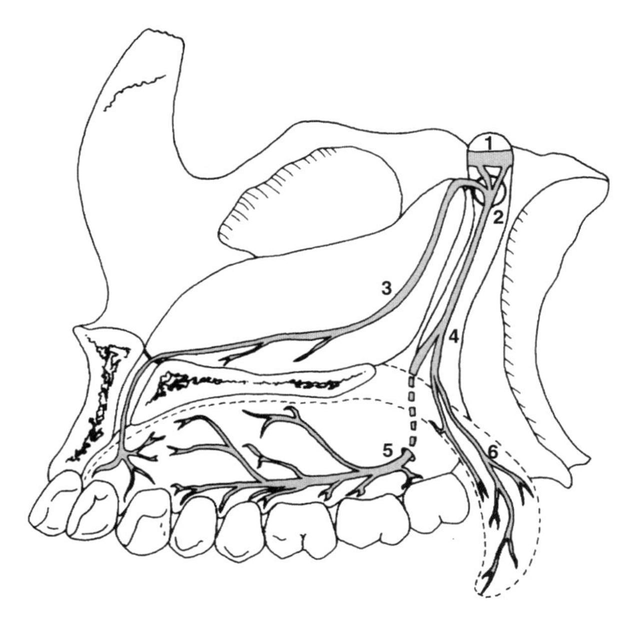

Figura 8-19 – Distribuição de ramos do nervo maxilar. Vista medial após secção sagital mediana.

1 N. maxilar
2 Gânglio pterigopalatino
3 N. nasopalatino
4 N. palatino
5 N. palatino maior
6 Nn. palatinos menores

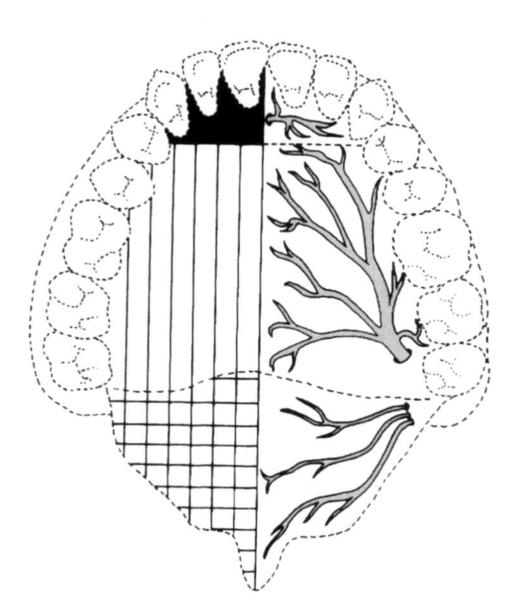

Figura 8-20 – Inervação do palato, com a demarcação das áreas de distribuição de cada nervo palatino. Área negra: nervo nasopalatino; área listrada: nervo palatino maior; área quadriculada: nervos palatinos menores.

Alguns filetes nervosos não têm trajeto intraósseo e se dirigem à gengiva vestibular da região dos molares e podem ser chamados de **ramo gengival.** Na ausência do nervo alveolar superior médio, os nervos alveolares superiores posteriores formam, com as fibras dos nervos alveolares superiores anteriores, um plexo nervoso responsável pela inervação de todos os dentes superiores e seus tecidos de suporte.

O nervo maxilar emite ainda o **nervo zigomático**, que atravessa a fissura orbital inferior e na parede lateral da órbita perfura o forame zigomático-orbital para penetrar no interior do osso zigomático, onde se divide nos **ramos zigomaticotemporal** e **zigomaticofacial.** Estes saem pelos forames de mesmos nomes e se distribuem na pele da têmpora (depois de atravessar o músculo temporal e sua fáscia) e na pele da proeminência zigomática. Um ramo comunicante do nervo zigomático para o nervo lacrimal contém fibras parassimpáticas, associadas ao gânglio pterigopalatino, que se dirigem à glândula lacrimal.

O **gânglio pterigopalatino** é unido ao **nervo do canal pterigóideo**, que é formado por fibras pré-ganglionares parassimpáticas do nervo petroso maior (originárias do núcleo salivatório superior, via nervo facial) e simpáticas do nervo petroso profundo (originárias do gânglio cervical superior, via plexo simpático carótico). Ao estabelecer sinapse no gânglio, as fibras pós-ganglionares parassimpáticas secremotoras seguem pelos ramos nasais, palatinos, faríngeos e infraorbital com destino às glândulas mucosas nasais, palatinas, faríngeas, do seio maxilar e glândulas bucais e labiais (as superiores). Pelo exposto, as relações entre o nervo maxilar e este glânglio são apenas topográficas, mas não funcionais

O **nervo infraorbital** é a continuação anatômica do nervo maxilar, que recebe o novo nome quando cruza a fissura orbital inferior, para atingir o interior da órbita. No soalho da órbita, o nervo infraorbital ocupa, na sequência, o sulco e o canal do mesmo nome, acompanhado pela artéria e veia, que também recebem a mesma denominação. A maior parte do seu percurso é feita dentro do canal infraorbital, de onde emite os nervos alveolar superior médio e alveolares superiores anteriores. Ele deixa de ser intraósseo quando emerge pelo forame infraorbital e, a partir daí, supre parte da pele e mucosa da face.

O **nervo alveolar superior médio**, presente em cerca de 70% dos indivíduos, inerva a polpa e periodonto dos dentes pré-molares e, eventualmente, a raiz mesiovestibular do primeiro molar superior. Contribui para inervar a mucosa do seio maxilar na região correspondente ao processo zigomático da maxila.

Os **nervos alveolares superiores anteriores,** em número de dois ou três, deixam o nervo infraorbital e seguem um trajeto intraósseo na parede anterior do seio maxilar, inervando sua mucosa e se dividindo, a seguir, em ramos que atingem a polpa (**ramos dentais**), papila interdental, periodonto* e osso alveolar vizinho dos dentes incisivos e canino superiores do mesmo lado (**ramos peridentais**).

Em resumo, os ramos dos três nervos alveolares superiores formam um plexo sobre os ápices dos dentes. É desse plexo que partem ramúsculos

Veja bem...

... parte das conexões trigeminais

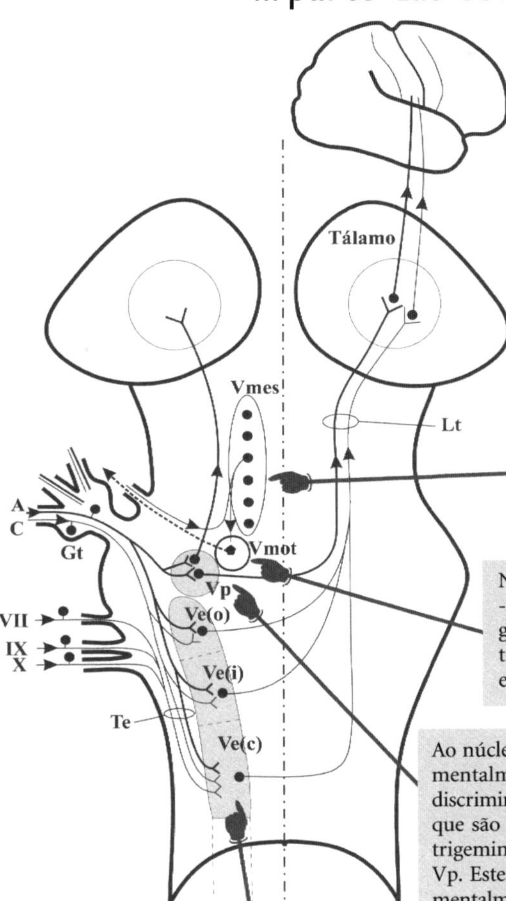

Ao núcleo mesencefálico (Vmes) chegam fibras trazendo informação proprioceptiva desde os músculos da face. Os neurônios do Vmes são do tipo pseudounipolar, semelhantes aos encontrados no gânglio trigeminal. Assim, as fibras que chegam são o axônio distal desses neurônios. O axônio proximal leva esta informação aos núcleos trigeminais principal (Vp) ou espinal (Ve), onde essa informação proprioceptiva será processada (não representado no desenho), mas também pode levar essa informação ao núcleo motor do trigêmeo (Vmot), onde, ao fazer sinapse com o motoneurônio, forma uma via monossináptica, responsável pelo reflexo mandibular descrito no texto.

No núcleo motor do trigêmeo (Vmot), localizam-se os corpos celulares dos motoneurônios trigeminais. Os axônios desses neurônios (linha tracejada) formam a raiz motora e inervam, entre outros, os músculos da mastigação.

Ao núcleo principal do trigêmeo (Vp) chegam fundamentalmente fibras do tipo A, trazendo informação discriminativa da pele e das mucosas da face. Essas fibras, que são axônios proximais dos neurônios do gânglio trigeminal (Gt), fazem sinapse em corpos celulares do Vp. Estes projetam para o tálamo ipsilateral e, fundamentalmente, para o tálamo contralateral, através de um feixe de fibras denominado lemnisco trigeminal (Lt). No tálamo fazem sinapse com o terceiro neurônio desta via, que, por sua vez, projeta na área somestésica primária do córtex cerebral. Apenas quando chega ao córtex cerebral, toma-se consciência dessa informação.

O núcleo espinal do trigêmeo (Ve) é dividido em três subnúcleos: oral (Ve(o)), interpolar (Ve(i)) e caudal (Ve(c)). Ao Ve chegam tanto fibras A como C, pelo qual esse núcleo é capaz de processar informação discriminativa, proprioceptiva, ou mesmo aquela relacionada com dor e temperatura. É interessante notar que as fibras C alcançam fundamentalmente o Ve(c), o que confirma a relevância desse subnúcleo no processamento da informação relacionada com a dor. De fato, se seccionamos o trato de fibras que se dirige ao Ve(c) ao nível em que esse trato é identificado (trato espinal, Te), a informação dolorosa é parcialmente perdida. Esta cirurgia tem sido utilizada em casos de neuralgia trigeminal que não responde a outro tipo de tratamento. Desde o Ve, a informação sensorial alcança o córtex cerebral de forma semelhante à descrita a partir do Vp. Observe que outros nervos cranianos enviam ao Ve(c) informação sensorial desde suas áreas de inervação.

para os dentes: os que vão para os incisivos e o canino são provenientes dos alveolares superiores anteriores; para os pré-molares e raiz mesiovestibular do primeiro molar são do médio; e para os molares, incluindo a raiz mesiovestibular do primeiro que tem dupla inervação, são dos posteriores.

Os ramos mais periféricos (ou terminais) do nervo infraorbital saem do canal pelo forame infraorbital, formando no conjunto uma disposição em leque que transmite sensibilidade geral às regiões da pálpebra inferior, asa do nariz, lábio superior e gengiva vestibular dos dentes anteriores e pré-molares.

Observação clínica

Em indivíduos jovens, principalmente, as dificuldades em se obter anestesia dos dentes incisivos superiores podem ser vencidas com a infiltração de algumas gotas de solução anestésica na mucosa da porção anterior do palato. Acredita-se que fibras do nervo nasopalatino possam ser responsáveis por uma inervação dental adicional.

Nervo mandibular

(Figs. 8-21 e 8-22)

Guia de estudo 32

1 Leia uma vez o bloco 5.

2 Responda: De que modo (por onde, fazendo qual trajeto) o nervo massetérico alcança o músculo masseter? De que modo os nervos temporais profundos anterior e posterior alcançam o músculo temporal? Qual dos dois nervos pterigóideos pode ter origem comum com o nervo para o músculo tensor do tímpano? Quais formações anatômicas são inervadas pelo nervo auriculotemporal? Ele tem relação funcional com o gânglio ótico? O nervo glossofaríngeo tem? Descreva o nervo bucal do início à terminação anatômica. Faça um desenho do nervo alveolar inferior e seus ramos no interior da mandíbula e compare-o com o desenho da artéria alveolar inferior que você fez quando seguia o Guia de estudo 26. O nervo mentoniano inerva algum dente? Inerva periodonto? O nervo milo-hióideo é sensitivo, motor ou misto? Qual é o trajeto do nervo lingual? O que ele, como ramo do nervo mandibular, inerva? Discorra sobre o aspecto funcional do nervo corda do tímpano.

3 Siga os itens 3, 4 e 5 do Guia de estudo 34.

B5

Esta divisão do trigêmeo faz com que ele seja caracterizado como nervo misto, pois é a única a possuir, em seu interior, componentes funcionais sensitivos e motores. Os axônios que estão agrupados na porção mais volumosa do nervo mandibular pertencem a neurônios sensitivos alojados no interior do gânglio trigeminal. Sua porção menor, motora, possui axônios de neurônios localizados no interior do tronco encefálico, no núcleo motor do trigêmeo.

A porção motora pode ser identificada medialmente próxima à origem aparente do nervo trigêmeo, ficando a seguir inferiormente ao gânglio trigeminal. Abaixo do forame oval, as porções sensitiva e motora não podem ser visualmente distintas.

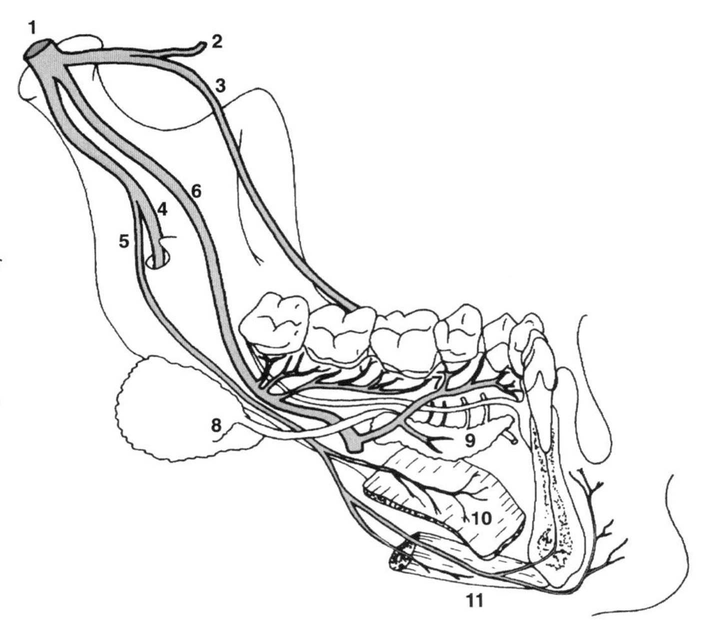

Figura 8-21 – Distribuição de ramos do nervo mandibular em torno de uma hemimandíbula.

1 N. mandibular
2 N. temporal profundo anterior
3 N. bucal
4 N. alveolar inferior
5 N. milo-hióideo
6 N. lingual
7 Rr. gengivais
8 Gl. submandibular e seu ducto
9 Gl. sublingual
10 M. milo-hióideo
11 M. digástrico

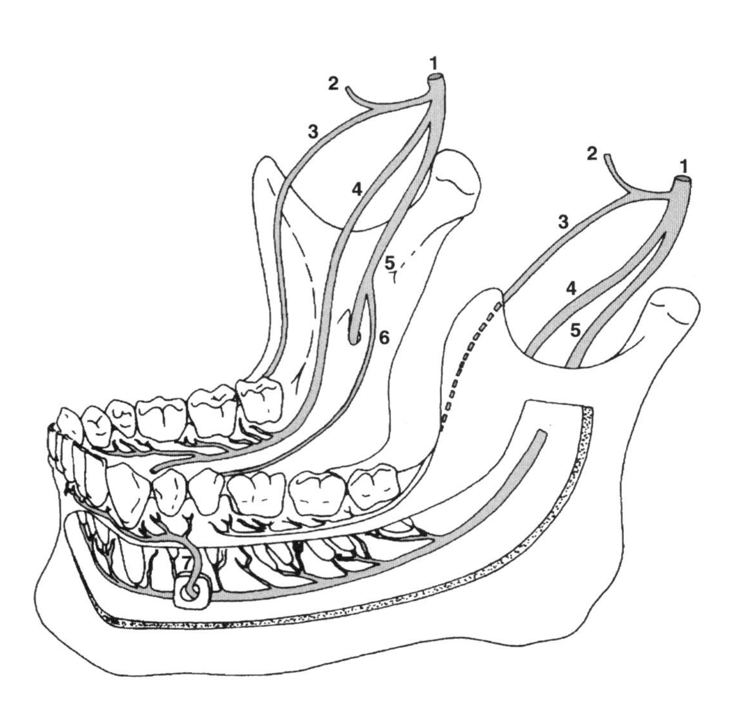

Figura 8-22 – Distribuição de ramos do nervo mandibular. A mandíbula foi aberta para se ver o nervo alveolar inferior.

1 N. mandibular
2 N. temporal profundo anterior
3 N. bucal
4 N. lingual
5 N. alveolar inferior com ramos dentais e peridentais
6 N. milo-hióideo
7 N. mentoniano

Fraturas cranianas que se estendem ao forame oval podem lesar a porção motora do nervo trigêmeo. O desvio da mandíbula para o lado afetado durante a abertura da boca indica perda de inervação do músculo pterigóideo lateral e pode auxiliar no diagnóstico da lesão do nervo. A desnervação motora dos músculos elevadores da mandíbula causa redução na força de mordida e atrofia das fibras musculares.

No trajeto aproximado de 1cm a partir do forame oval, o nervo mandibular expede seus ramos motores, que recebem a denominação dos músculos a que se destinam. O **nervo massetérico** abandona o tronco do mandibular entre a asa maior do esfenoide e a superfície superior do músculo pterigóideo lateral. Alcança a incisura da mandíbula e penetra na porção profunda do músculo masseter. Nesse trajeto, recebe filetes nervosos da cápsula da articulação temporomandibular, contribuindo para conduzir suas informações proprioceptivas.

O **nervo temporal profundo anterior** desprende-se do tronco do nervo mandibular próximo à base do crânio, penetra por entre as cabeças do músculo pterigóideo lateral para alcançar as fibras profundas da porção anterior do músculo temporal. As fibras posteriores são inervadas pelo **nervo temporal profundo posterior**, após ter contornado a borda superior do músculo pterigóideo lateral. Este nervo também é responsável pela inervação proprioceptiva da cápsula da articulação temporomandibular. Com ele, e com o nervo bucal, é emitido o pequeno **nervo pterigóideo lateral** que adentra o músculo homônimo.

O **nervo pterigóideo medial** pode ter origem comum com o **nervo tensor do véu palatino** e/ou **nervo tensor do tímpano**. Introduz-se no músculo pterigóideo medial pela borda posterior, próximo à sua origem na fossa pterigoide. O músculo tensor do véu palatino recebe inervação pela face lateral.

Esses três nervos têm trajeto muito próximo ou pelo interior do **gânglio ótico**, localizado na face medial do tronco do nervo mandibular. Esse gânglio é composto por neurônios parassimpáticos e funcionalmente estão ligados ao nervo glossofaríngeo. Dessa forma, suas relações com o nervo mandibular são apenas topográficas.

As fibras pós-ganglionares oriundas desse gânglio acompanham o trajeto do nervo auriculotemporal (originárias do núcleo salivatório inferior, via ramo petroso menor do nervo glossofaríngeo), até que ele alcance a glândula parótida. Algumas das fibras secretomotoras acompanham os nervos alveolar inferior e bucal e vão para as glândulas bucais e labiais (inferiores).

As fibras simpáticas de todas essas glândulas são originárias do gânglio cervical superior e chegam à região através do plexo que envolve a artéria meníngea média.

Os ramos sensitivos do nervo mandibular são mais calibrosos que os motores e têm distribuição mais ampla. Um deles, o **nervo auriculotemporal,** é responsável pela sensibilidade exteroceptiva de uma extensa área da região temporal, parte superior do pavilhão da orelha, ATM, meato acústico externo, membrana do tímpano e glândula parótida, respectivamente, por meio de seus ramos temporal superficial, auricular anterior e parotídeos.

A pele da região da têmpora é alcançada por ramos que se distribuem com os ramos da artéria temporal superficial. O tronco (nervo auriculotemporal) de todos esses ramos localiza-se atrás da articulação temporomandibular, dispondo-se entre a artéria e a veia temporal superficial.

Pequenos filetes provenientes do nervo auriculotemporal atingem a articulação temporomandibular e são responsáveis pela propriocepção das porções medial, lateral e posterior da cápsula articular.

Como foi mencionado, através dos ramos parotídeos fibras pós-ganglionares parassimpáticas secretomotoras do gânglio ótico, pertencentes ao nervo glossofaríngeo, penetram na massa glandular parotídea. Portanto, não há relação funcional entre o nervo trigêmeo e a secreção da glândula parótida, pois as fibras do nervo glossofaríngeo apenas são veiculadas pelo nervo auriculotemporal (Fig. 8-23).

Um outro ramo do nervo mandibular dá sensibilidade à mucosa e pele da bochecha e gengiva vestibular dos dentes molares inferiores. Suas fibras gengivais podem estender-se desde a região de pré-molares ou ficar restritas a uma pequena área dos molares; eventualmente, podem alcançar também a gengiva vestibular dos molares superiores. Todas essas fibras

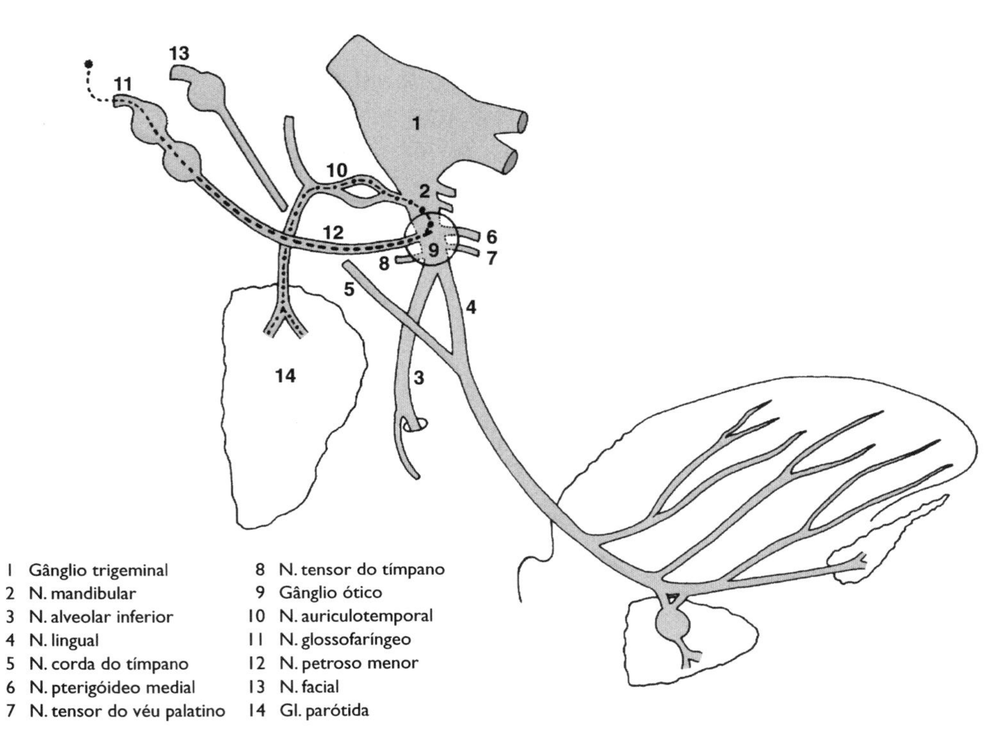

Figura 8-23 – Inervação parassimpática da glândula parótida. A linha interrompida representa fibras pré-ganglionares. A linha de traços e pontos representa fibras pós-ganglionares.

constituem ramificações do **nervo bucal** que, a partir de sua origem aparente no nervo mandibular, pode unir-se com o nervo temporal profundo anterior, constituindo o tronco temporobucal. Em seu trajeto descendente, faceia a superfície medial do ramo da mandíbula, próximo aos tendões do músculo temporal ao nível da base do processo coronoide, antes de se espalhar pela bochecha e gengiva. Na bochecha, passa sobre a face lateral do músculo bucinador enviando ramos para suprir a pele e depois perfura o músculo para inervar a mucosa da bochecha.

Os ramos mais calibrosos do nervo mandibular são o **nervo alveolar inferior** e o **nervo lingual**, dispostos, respectivamente, mais posterior e lateral, o primeiro, e anterior e medial, o segundo.

A sensibilidade proveniente da polpa dos dentes de cada lado da mandíbula, bem como das papilas interdentais, periodonto* e tecido ósseo vizinho aos dentes, é transmitida através do nervo alveolar inferior.

Fibras nervosas sensitivas para a pele do mento, mucosa e pele do lábio inferior e mucosa e gengiva vestibular dos dentes anteriores são dadas pelo **nervo mentoniano.** Surge ele da mandíbula pelo canal e forame do mesmo nome após se desligar do nervo alveolar inferior. Este nervo que lhe dá origem ocupa toda a extensão do canal da mandíbula, alcançando-o através do forame da mandíbula, após deixar a fossa infratemporal. No interior do canal da mandíbula, o nervo alveolar inferior é acompanhado pela artéria e veia do mesmo nome. Ele é espesso e único até o canal mentoniano e neste ponto divide-se em dois ou três ramos que correm, por canalículos ósseos, até a área do incisivo central. Desses pequenos ramos partem ramos dentais e peridentais para os dentes anteriores, semelhantes àqueles dos dentes posteriores.

Seu trajeto em direção superior e medial delimita uma forma em "S", que se distende quando a boca está aberta. Essa condição é favorável nas anestesias tronculares do nervo alveolar inferior, uma vez que, ao fechar a boca, uma superfície maior do nervo entra em contato com a solução anestésica.

Além desses componentes sensitivos, fibras motoras estão também incorporadas ao nervo alveolar inferior, que o caracterizam como nervo misto. Essas fibras compõem o **nervo milo-hióideo**, que se destaca do nervo principal pouco acima do forame da mandíbula. Aloja-se no sulco milo-hióideo e destina-se a inervar o músculo milo-hióideo e o ventre anterior do músculo digástrico, interpondo-se entre eles em seu trajeto anterior. Fibras sensitivas deste nervo, que correspondem a 30% do total, espalham-se na pele das porções mais inferiores do mento e, eventualmente, nos dentes incisivos.

Algumas vezes, uma ramificação penetra na mandíbula pelo forame retromentoniano inferior ou outro, podendo ou não participar da inervação da polpa de incisivos. Este fenômeno, da inervação suplementar, tem comprovação científica e importância clínica.

Na fossa infratemporal, o **nervo lingual** compõe o tronco do nervo mandibular, juntamente com o nervo alveolar inferior. Ao se separarem, o nervo lingual coloca-se à frente do alveolar inferior e ambos encaminham-

-se para o espaço pterigomandibular (entre o músculo pterigóideo medial e o ramo da mandíbula), local onde normalmente é alcançado nas anestesias tronculares.

O nervo lingual segue um trajeto junto à superfície medial da mandíbula para frente e para baixo, passa pelo interstício formado pelos músculos milo-hióideo e hioglosso, em direção ao soalho da boca, local onde se conserva bastante superficial, coberto apenas pela mucosa. Depois se aprofunda, segue até a área das raízes do último molar, contorna inferiormente o ducto da glândula submandibular e divide-se em **ramos linguais** (distribuem-se nos dois terços anteriores da língua) e **nervo sublingual** (para a mucosa da região sublingual e para a gengiva lingual de todos os dentes inferiores).

Foi comprovado que o nervo lingual não envia ramos para o interior da mandíbula, tal como já fora aventado. Ele não tem nada a ver com a inervação de dentes, apesar de haver algumas especulações sobre essa possibilidade.

Na constituição do nervo lingual entra, como maior contingente, fibras de sensibilidade geral, mas também compartilham fibras aferentes gustatórias conexas às papilas linguais dos dois terços anteriores da língua, e fibras eferentes viscerais parassimpáticas. Na realidade, o nervo lingual apenas transporta essas fibras, porque, funcionalmente pertencem ao nervo facial-intermédio. Elas chegam ao nervo lingual quando ele recebe o **nervo corda do tímpano**, procedente da cavidade timpânica, no início de seu trajeto ao nível da borda inferior do músculo pterigóideo lateral. Portanto, o nervo corda do tímpano se incorpora ao lingual, que então se encarrega de conduzir todos os tipos funcionais de fibras para o seu território de distribuição.

As fibras parassimpáticas têm origem no núcleo salivatório superior, continuam-se pelo nervo intermédio, pelo nervo lingual, fazem sinapses no **gânglio submandibular** (anexado ao nervo lingual no soalho da boca), de onde se originam fibras pós-ganglionares secretomotoras para as glândulas salivares submandibular e sublingual (Fig. 8-24), linguais e lingual anterior.

As fibras simpáticas para essas glândulas começam no gânglio cervical superior, passam pelas fibras do plexo em torno da artéria facial, transpõem o gânglio submandibular sem estabelecer sinapse e terminam nas glândulas.

Observação clínica

O nervo lingual coloca-se muito próximo da lâmina óssea alveolar interna do terceiro molar inferior, e pode ser lesado em manobras cirúrgicas na extração desse dente, principalmente quando estiver incluso. Lesões do nervo lingual podem traduzir-se na perda da sensibilidade dos dois terços anteriores da língua, do mesmo lado, ou perda da gustação dessa região e diminuição da secreção salivar. Nesse caso, as fibras nervosas atingidas pertencem ao nervo intermédio (ver "Nervo facial" na página 282).

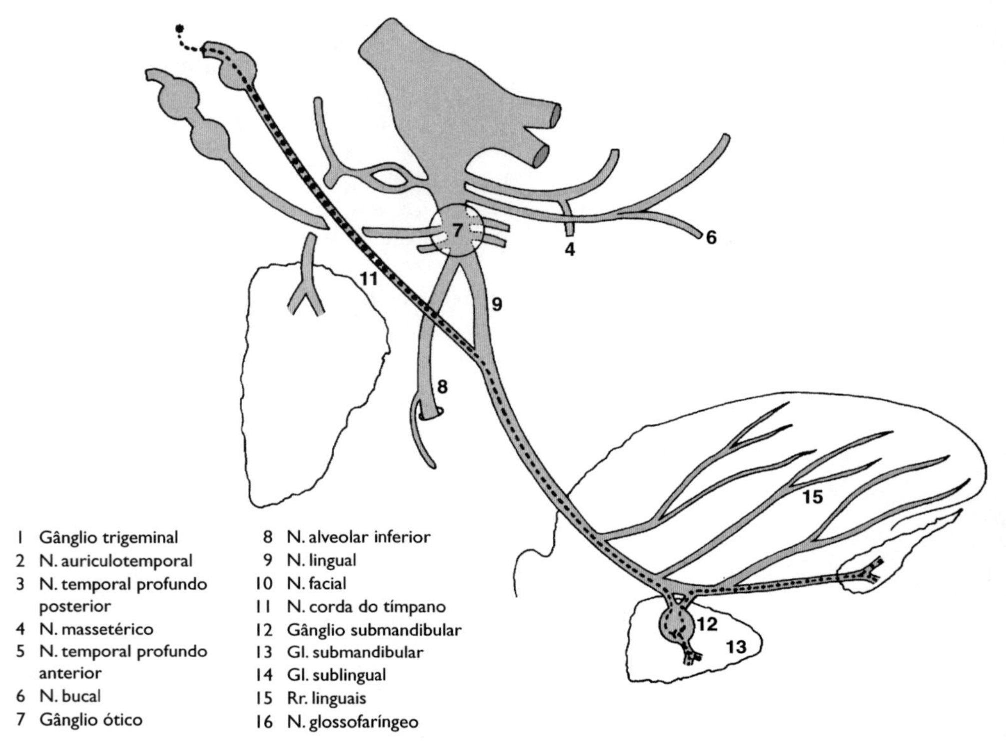

Figura 8-24 – Inervação parassimpática das glândulas submandibular e sublingual. A linha interrompida representa fibras pré-ganglionares. A linha de traços e pontos representa fibras pós-ganglionares.

Resumo da inervação dos dentes e seus tecidos de suporte

Incisivos superiores: ramos dentais dos nervos alveolares superiores anteriores do nervo infraorbital. Os tecidos de suporte (periodonto, gengiva e osso alveolar) são inervados pelos alveolares superiores anteriores, pelo ramo labial do nervo infraorbital e pelo nervo nasopalatino.

Incisivos inferiores: nervo alveolar inferior. Os tecidos de suporte são também supridos pelo nervo lingual e pelo nervo mentoniano.

Canino superior: nervos alveolares superiores anteriores que são ramos do nervo infraorbital. Os tecidos de suporte pelos mesmos nervos e pelo ramo labial do nervo infraorbital e pelo nervo nasopalatino.

Canino inferior: nervo alveolar inferior. Os tecidos de suporte pelo mesmo nervo e também pelo lingual e nervo mentoniano.

Pré-molares superiores: nervo alveolar superior médio (que se junta ao plexo alveolar superior) e que é ramo do nervo infraorbital. Os tecidos de suporte pelo mesmo alveolar superior médio, pelo infraorbital e pelo nervo palatino maior.

Pré-molares inferiores: nervo alveolar inferior. Tecidos de suporte pelo mesmo nervo, mais os nervos lingual e mentoniano.

Molares superiores: nervos alveolares superiores posteriores, ramos do nervo maxilar. Raiz mesiovestibular do primeiro molar também pelo nervo alveolar superior médio. Tecidos de suporte pelo nervo palatino maior, ramo gengival dos alveolares superiores posteriores e às vezes pelo nervo bucal.

Molares inferiores: nervo alveolar inferior. Tecidos de suporte pelo mesmo nervo, mais os nervos bucal e lingual.

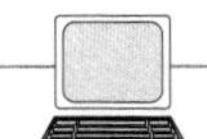

Terminou de estudar o nervo trigêmeo? Fez os Guias de Estudo? Visite agora o site www.anatomiafacial.com para completar seu aprendizado!

Resumo dos principais ramos dos nervos maxilar e mandibular	
Ramos	**Algumas estruturas que inervam**
Nervo maxilar	
▪ Nervo infraorbital	
Ramos terminais	Pálpebra inferior; nariz; lábio superior; gengiva vestibular de incisivos a pré-molares superiores
▪ Nervos alveolares superiores anteriores	
Ramos dentais	Dentes incisivos e caninos superiores
Ramos peridentais	Processo alveolar; periodonto; gengiva
▪ Nervo alveolar superior médio	
Ramos dentais	Dentes pré-molares superiores e raiz mesiovestibular do primeiro molar superior
Ramos peridentais	Processo alveolar; periodonto e gengiva
Nervos alveolares superiores posteriores	
▪ Ramos dentais	Dentes molares superiores
▪ Ramos peridentais	Processo alveolar; periodonto e gengiva
▪ Ramo gengival	Gengiva vestibular dos molares superiores
Nervos palatinos	
▪ Nervo palatino maior	Palato duro na região de canino a molares
▪ Nervos palatinos menores	Palato mole
▪ Nervo nasopalatino	Palato duro na região de incisivos e canino
Nervo mandibular	
▪ Nervo massetérico	Músculo masseter; cápsula da articulação temporomandibular
▪ Nervo temporal profundo anterior	Músculo temporal
▪ Nervo temporal profundo posterior	Músculo temporal; cápsula da articulação temporomandibular
▪ Nervo pterigóideo medial	Músculo pterigóideo medial
▪ Nervo pterigóideo lateral	Músculo pterigóideo lateral
▪ Nervo tensor do véu palatino	Músculo tensor do véu palatino
▪ Nervo auriculotemporal	Região temporal; cápsula da articulação temporomandibular
▪ Nervo bucal	Mucosa e pele da bochecha; gengiva vestibular dos molares inferiores e eventualmente dos molares superiores
Nervo alveolar inferior	
▪ Nervo milo-hióideo	Músculo milo-hióideo; ventre anterior do músculo digástrico; pele da porção inferior do mento
▪ Ramos dentais	Dentes inferiores
▪ Ramos peridentais	Processo alveolar; periodonto; gengiva
▪ Nervo mentoniano	Tecidos moles do mento e lábio inferior; gengiva vestibular de incisivos, canino e pré-molares inferiores
Nervo lingual	Dois terços anteriores da língua; mucosa sublingual; gengiva lingual dos dentes inferiores

Nervos facial, glossofaríngeo, vago e hipoglosso

(Figs. 8-25 e 8-26)

Nervo facial (VII)

Guia de estudo 33

1 Leia uma vez o bloco 6.

2 Responda: Como é feito o trajeto intrapetroso do nervo facial-intermédio e qual é o gânglio sensitivo associado a ele? Qual é o papel do nervo petroso maior e qual é o gânglio parassimpático associado a ele? Qual é o trajeto do nervo corda do tímpano e que tipo de fibras ele carrega? Quais são os três primeiros ramos extrapetrosos do nervo facial? São motores ou sensitivos? Quais são os ramos terminais do nervo facial após o plexo intraparotídeo? Quais são os tipos de fibras que correm pelo nervo glossofaríngeo? Com qual gânglio parassimpático se relaciona o nervo glossofaríngeo? (ver também páginas 277 e 278). Qual é o trajeto do nervo hipoglosso da base do crânio à língua? Que músculos ele inerva por seus ramos linguais?

3 Siga os itens 3, 4 e 5 do Guia de estudo 28.

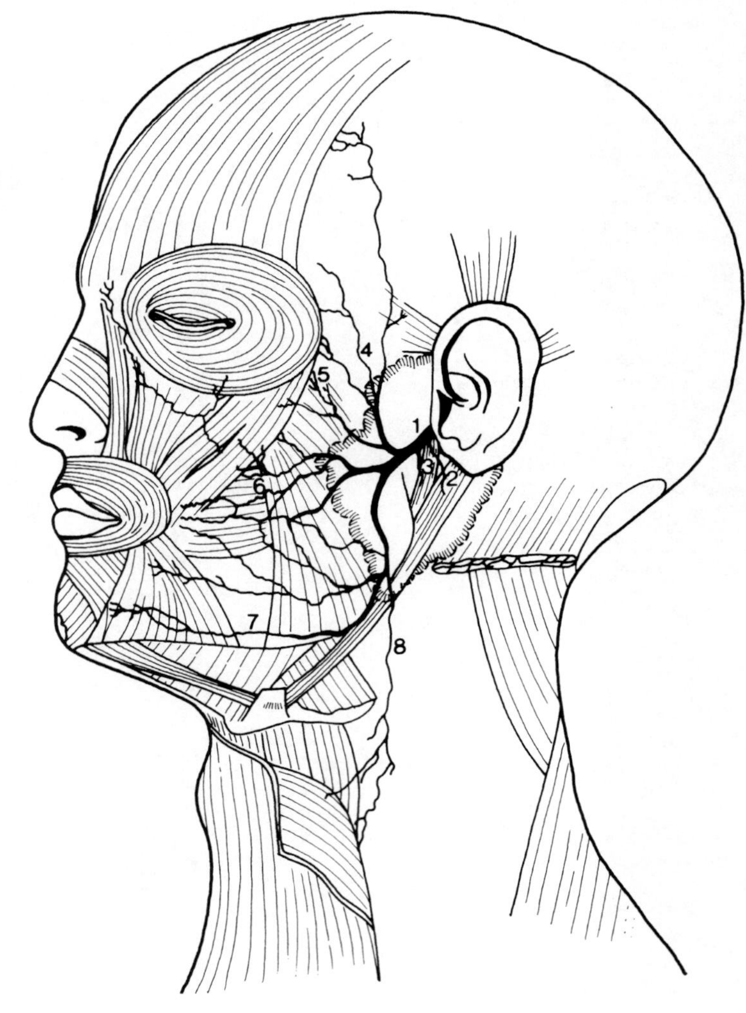

Figura 8-25 – Nervo facial: porção motora ou extrapetrosa.

1 N. facial
2 R. digástrico
3 R. estilo-hióideo
4 Rr. temporais
5 Rr. zigomáticos
6 Rr. bucais
7 R. marginal da mandíbula
8 R. do pescoço

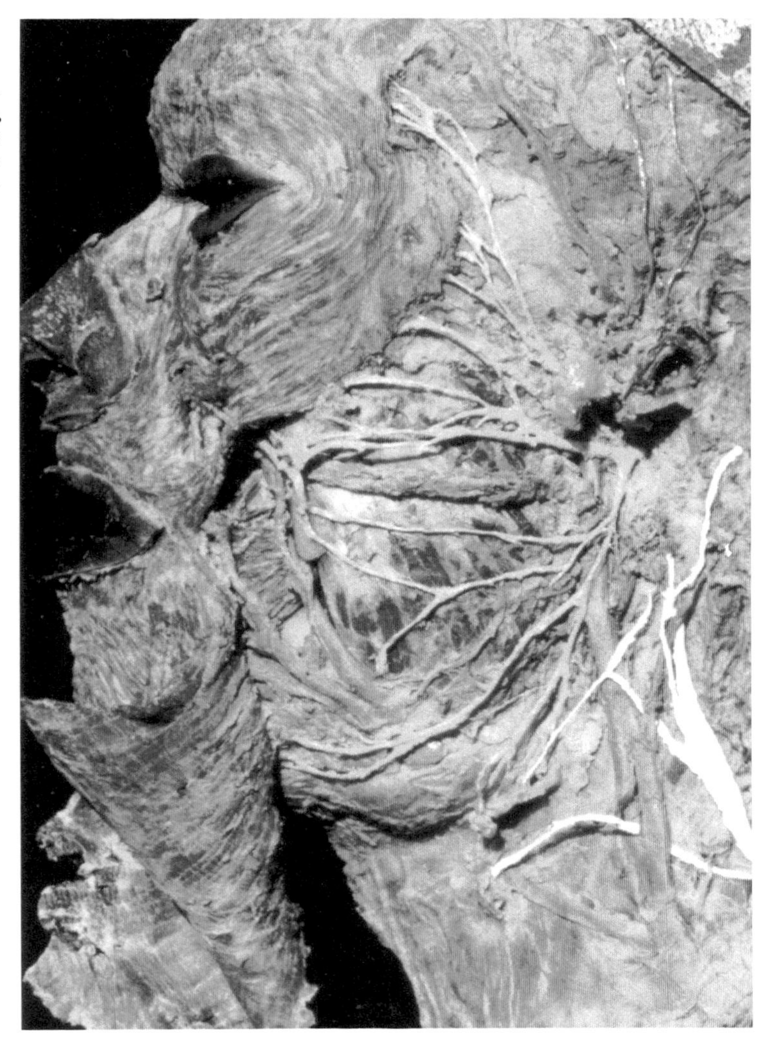

Figura 8-26 – Ramos terminais do nervo facial (amarelo), plexo cervical (branco), nervo auriculotemporal (laranja) e linfonodo parotídeo pré-auricular (verde).

B6

Apresenta uma **raiz motora** (**nervo facial**, com fibras motoras destinadas aos músculos da expressão facial, ventre posterior do músculo digástrico, músculo estilo-hióideo e músculo do estribo), e outra com componentes sensitivos (sensibilidade geral de pequena parte da orelha, bucofaringe e tonsila palatina, e sensibilidade gustativa dos dois terços anteriores da língua) e parassimpático (inervação das glândulas salivares submandibular, sublingual e pequenas glândulas da cavidade bucal, e glândula lacrimal), que forma o nervo intermédio. Em sua origem aparente, ambas emergem da ponte e penetram na parte petrosa do temporal, através do meato acústico interno, onde se fundem em um tronco único. Dentro do osso temporal, esse tronco se situa no canal facial até sua terminação no forame estilomastóideo. Nesse percurso, ele muda abruptamente de direção, formando o **joelho do nervo facial**, local onde se expande para formar o **gânglio geniculado.** No gânglio estão os corpos neuronais da raiz sensitiva, ou seja, do nervo intermédio (as fibras parassimpáticas relacionam-se com os gânglios pterigopalatino e submandibular).

O nervo facial recebe e dá ramos dentro e fora do osso temporal. Os ramos internos têm componentes sensitivos e autonômicos, sendo os principais os nervos petroso maior e o nervo corda do tímpano. O **nervo petroso maior** transmite sensibilidade geral do palato mole e penetra no temporal por um hiato* próprio. Muitas de suas fibras são parassimpáticas secretomotoras; elas se juntam com fibras simpáticas (do nervo petroso profundo), alcançam o **gânglio pterigopalatino,** onde estabelecem sinapse, e as fibras pós-ganglionares distribuem-se na glândula lacrimal, nas glândulas palatinas e nas glândulas mucosas da cavidade nasal.

O **nervo corda do tímpano** veicula fibras aferentes gustatórias provenientes dos dois terços anteriores da língua. Une-se ao nervo lingual, tomando este como "condutor" que o transporta até a fossa infratemporal. Aí ele se desprende do nervo lingual e atravessa a fissura petrotimpânica para penetrar no temporal. O nervo corda do tímpano contém também fibras eferentes viscerais parassimpáticas que deixam o nervo lingual para fazer sinapse no **gânglio submandibular,** cujas fibras pós-ganglionares se distribuem nas glândulas submandibular e sublingual (Figs. 8-23 e 8-24).

O nervo petroso maior distribui-se na maxila, que pertence ao território do nervo maxilar, e o corda do tímpano acompanha a mandíbula, que pertence ao território do nervo mandibular.

Em sua saída pelo forame estilomastóideo, o nervo facial recebe o **nervo auricular posterior** e, a partir daí, já não tem o nervo intermédio associado, passando a ser apenas motor e não mais misto. Suas primeiras ramificações motoras se dirigem para o ventre posterior do músculo digástrico, **ramo digástrico,** e para o músculo estilo-hióideo, **ramo estilo-hióideo.**

Ao alcançar a glândula parótida, o nervo facial percorre seu interior, cruzando superficialmente a veia retromandibular. Logo depois se divide em dois ramos que se subdividem em vários outros ramos, os quais se intercomunicam para formar o **plexo intraparotídeo.** Os **ramos terminais** são conhecidos como **temporais, zigomáticos, bucais, marginal da mandíbula** e **cervical** e destinam-se aos músculos da expressão facial situados nas regiões indicadas pelos próprios nomes dos ramos nervosos.

Ao saírem pela borda anterior da glândula parótida para inervar os músculos da região correspondente, os ramos temporais cruzam o arco zigomático e atingem os músculos que estão acima do seu nível; os zigomáticos (acima do ducto parotídeo), os bucais (abaixo do ducto parotídeo) e o marginal da mandíbula (em direção ao mento e ao lábio inferior) cruzam transversal e superficialmente o músculo masseter; o ramo cervical passa atrás do ângulo da mandíbula para alcançar o músculo platisma. Nenhum dos ramos se destina à pele.

Observação clínica

A secção do nervo marginal da mandíbula, em acidentes ou mesmo durante uma cirurgia, provoca grande assimetria facial. Há quem recomende seccionar também o nervo do outro lado para a assimetria ser menor e a linguagem não se afetar demais.

Na época do nascimento, a criança ainda não tem um processo mastoide, de tal modo que o forame estilomastóideo é subcutâneo. O nervo facial, sem proteção, pode ser lesado por fórceps durante o parto. Na criança, enquanto o processo mastóideo não se desenvolve e toma as dimensões do adulto, o nervo facial estará sempre mais exposto, abaixo do forame estilomastóideo, com mais risco de ser lesado.

Lesão de um ramo terminal do nervo facial geralmente provoca fraqueza e não paralisia completa de um músculo, por causa das várias conexões em plexo dos ramos terminais. É oportuno registrar que o nervo facial tem um poder regenerador maior que qualquer outro nervo do corpo.*

Sobre paralisia facial, ler o final do subcapítulo "Músculos da expressão facial".

Nervo glossofaríngeo (IX)

(Fig. 8-27)

Como o nome indica, esse nervo relaciona-se com a língua e a faringe e é composto por fibras motoras, sensitivas e autonômicas. As fibras motoras inervam o músculo estilofaríngeo e através do plexo faríngeo, do qual participa também o nervo vago, os músculos constritores da faringe e o músculo palatofaríngeo. Transmite sensibilidade geral do terço posterior da língua, das tonsilas e da mucosa da faringe, e também sensibilidade gustatória do terço posterior da língua e adjacências. Finalmente, possui fibras parassimpáticas secretomotoras para a glândula parótida.

O nervo glossofaríngeo tem origem aparente no bulbo e emerge do crânio após atravessar o forame jugular, com os nervos vago e acessório. Nesse nível, ele se expande em dois **gânglios** (**superior** e **inferior**), onde se localizam os corpos celulares de suas fibras aferentes. Em seguida, passa entre as artérias carótidas externa e interna, encurvando-se anterior e inferiormente. Penetra na língua coberto pelo músculo hioglosso e fornece seus **ramos linguais** para uma área das papilas circunvaladas para trás.

Um de seus ramos, o **nervo timpânico**, contém fibras secretomotoras e vasodilatadoras para a glândula parótida. Ele passa pela cavidade timpânica, onde se junta com fibras simpáticas que envolvem a artéria carótida interna. Alcança o **gânglio ótico**, faz sinapse e as fibras pós-ganglionares incorporam-se ao nervo auriculotemporal, que as conduz à parótida (Fig. 8-23).

Observação clínica

A neuralgia do nervo glossofaríngeo caracteriza-se por crises dolorosas que se manifestam na faringe e no terço posterior da língua.*

Sintomas de comprometimento por lesão do nervo glossofaríngeo compreendem a perda da sensibilidade geral e gustativa, perda unilateral do reflexo do vômito e disfagia (dificuldade para engolir).

Nervo vago (X)

É o maior dos nervos cranianos: não se restringe à cabeça, mas invade pescoço, tórax e abdome. Às vísceras torácicas e abdominais, o vago oferece inervação parassimpática (só não inerva o intestino grosso abaixo da flexura esquerda). Inerva também o músculo estriado dos dois terços superiores do esôfago. Mas, dentro do propósito deste livro, serão abordadas apenas as suas relações com a língua, faringe e laringe. Origina-se no bulbo e deixa o crânio pelo forame jugular. Percorre todo o pescoço juntamente com as artérias carótidas interna e comum e com a veia jugular interna, elementos estes envolvidos pela bainha carótica, derivada da fáscia cervical.

O vago destina um pequeno ramo para a base da língua e epiglote, com fibras de sensibilidade geral e algumas fibras gustativas. Fornece um ramo auricular, sensitivo, que se distribui na pele situada em torno do meato acústico externo. Dois de seus ramos destinam-se à laringe: o laríngeo superior e o laríngeo recorrente, com fibras de sensibilidade geral e atividade motora aos músculos do palato mole e da faringe, com exceção do tensor do véu palatino (inervado pelo trigêmeo) e do estilofaríngeo (inervado pelo glossofaríngeo). Inerva também o músculo estriado dos dois terços superiores do esôfago.

Todos esses ramos motores são acompanhados pela porção craniana do nervo acessório (fibras do acessório se unem a fibras do vago e são distribuídas com este último) e se reúnem com fibras do glossofaríngeo para formar o plexo faríngeo. As fibras sensitivas do vago têm seu corpo celular nos gânglios superior e inferior, abaixo da base do crânio, e terminam em núcleos da ponte e do bulbo. No bulbo também estão localizados os corpos celulares dos neurônios motores.

Observação clínica

O nervo vago, que envia ramos para a mesma área de distribuição do nervo glossofaríngeo, quando lesado provoca flacidez do palato mole e disfagia.

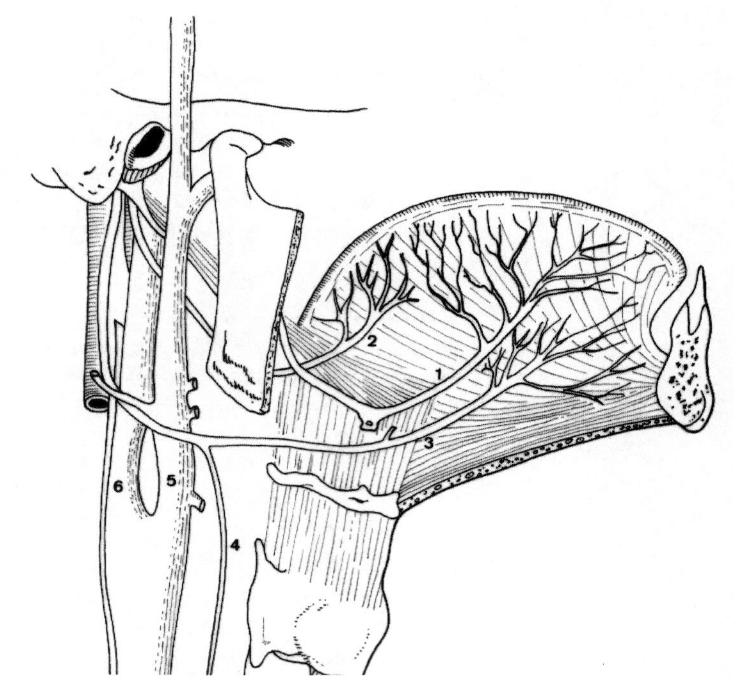

Figura 8-27 – Nervos lingual, glossofaríngeo e hipoglosso.
1 N. lingual
2 N. glossofaríngeo
3 N. hipoglosso
4 Alça cervical
5 A. carótida externa
6 A. carótida interna

Nervo hipoglosso (XII)

(Fig. 8-27)

É o nervo motor da musculatura da língua. Nasce no bulbo e passa através do canal do hipoglosso para atingir o pescoço. Desce por baixo do ventre posterior do digástrico e chega à região submandibular, onde desaparece entre os músculos milo-hióideo e hioglosso. Nesse local, ele fica abaixo do ducto submandibular e do nervo lingual. Em seguida, penetra na língua, dando **ramos linguais** para os músculos extrínsecos e intrínsecos.

O nervo hipoglosso junta-se com a **alça cervical**, formada pelos primeiros nervos cervicais. Da alça saem os ramos para os músculos infra-hióideos e para o gênio-hióideo. Aparentemente, o nervo hipoglosso teria a ver com essa inervação, mas na realidade a alça cervical não contém suas fibras. Elas provêm totalmente do plexo cervical.

Observação clínica

Quando o hipoglosso de um dos lados é lesado ou está afetado, segue-se uma paralisia lingual unilateral. Se a língua é projetada para a frente, ela se desvia para o lado afetado. Outra consequência é a hemiatrofia da língua.

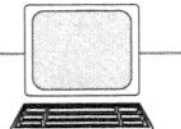

Terminou de estudar os nervos cranianos? Fez os Guias de Estudo? Visite agora o site www.anatomiafacial.com para ler sobre "neuroanatomia da dor"!

Entendendo a dor de dente

Embora possamos definir uma causa fisiológica para a dor – a estimulação de receptores periféricos denominados nociceptores –, nossa experiência diária indica que as pessoas reagem de forma diferente ante a estimulação nociceptiva. Estímulos que em algumas pessoas provocam dor podem passar quase inadvertidos em outras. O que é mais curioso, o mesmo estímulo pode causar diferentes níveis de dor na mesma pessoa. Isso pode ser verificado na prática clínica diária. Pacientes ansiosos e com medo do tratamento "sentem" mais dor do que quando se encontram relaxados. A dor pode ser também insuportável quando suspeitamos que sua origem provém de uma doença grave. Quando descobrimos que a causa dessa mesma dor é benigna e desaparecerá em poucos dias, ela se torna menos importante. Isso tem levado a diferenciar o estímulo nociceptivo, um evento puramente fisiológico, da emoção e do sentimento que a dor provoca, essa uma experiência subjetiva (e individual).

A parcial independência entre o estímulo nociceptivo e sua experiência consciente pode ser também observada em relatos de indivíduos seriamente feridos que não sentem, pelo menos imediatamente, dor, e relatos de dores lancinantes sem nenhuma causa aparente. O primeiro caso é frequentemente relatado por indivíduos baleados ou feridos após acidentes de trânsito, e a falta de dor pode estar relacionada com mecanismos inibitórios descendentes que descreveremos posteriormente. O segundo caso tem enormes implicações clínicas e reúne alguns tipos de dor como a dor fantasma, dor talâmica, dor de deaferentação e outros tipos de dor crônica, como as causalgias, agrupadas modernamente, quando localizadas na face, sob a denominação de dor neuropática trigeminal e dor facial atípica.

Podemos classificar ainda a dor como rápida ou aguda aquela produzida por um estímulo suficientemente forte para desencadear um potencial de ação desde receptores específicos para dor, geralmente terminações nervosas livres. Esse estímulo, se causado no campo de inervação trigeminal, estimulará uma via trigêmino-talâmico-cortical. Geralmente, nesses casos a dor termina junto ou imediatamente após o estímulo.

Já nos casos de dor lenta ou crônica, o limiar de excitabilidade do receptor é anormalmente baixo, isto é, um leve toque ou mesmo nenhum estímulo visível pode já desencadear um potencial de ação que leve à percepção de dor. Nesse caso temos uma situação denominada alodinia, em que a dor é desencadeada por estímulos que anteriormente não provocavam dor.

Diferentes autores têm classificado a dor de várias formas. A classificação mais aceita atualmente é aquela que divide a dor em **nociceptiva** e **neuropática**. A dor nociceptiva é aquela originada por dano tecidual potencial ou real. Nesse tipo de dor é possível correlacionar a dor com o estímulo desencadeante. Está associada com dor aguda e dor rápida (embora não necessariamente). Geralmente cessa quando o estímulo nociceptivo é eliminado. Já a dor neuropática se origina geralmente por alterações na via nervosa que leva a informação nociceptiva ao sistema nervoso central (SNC), ou por alterações neuronais no próprio SNC. Pode ter se originado ou não por dano tecidual anterior e/ou dos efeitos do processo inflamatório decorrente de lesão. Nesses casos, mesmo que a lesão tecidual tenha desaparecido a dor continua. Está geralmente associada então à dor crônica.

Algumas dessas situações já foram experimentadas em nosso dia a dia. Podem ocorrer como resposta a uma inflamação, devido geralmente à ação de substâncias químicas liberadas no local inflamado (Figs. 8-28 e 8-29). Nesse caso, tanto a área afetada como áreas vizinhas respondem a estímulos nociceptivos de forma mais intensa que o normal, condição denominada **hiperalgesia**.

Outras situações de dor são menos frequentes, mas, quando ocorrem, representam um desafio clínico de difícil solução. Resultam, geralmente, de modificações sinápticas que ocorreram ao longo da via nociceptiva, como consequência da própria dor e/ou dos tratamentos clínico-cirúrgicos decorrentes. Como essa alteração sináptica não ocorre no local onde se iniciou o estímulo nociceptivo (o qual pode estar já completamente curado), a sensação de dor parece sem explicação para o clínico não conhecedor dos mecanismos neurais envolvidos, que erroneamente classifica essa dor como de origem "emocional". Entretanto, a dor é real e tão ou mais intensa que a causada pelo estímulo inicial.

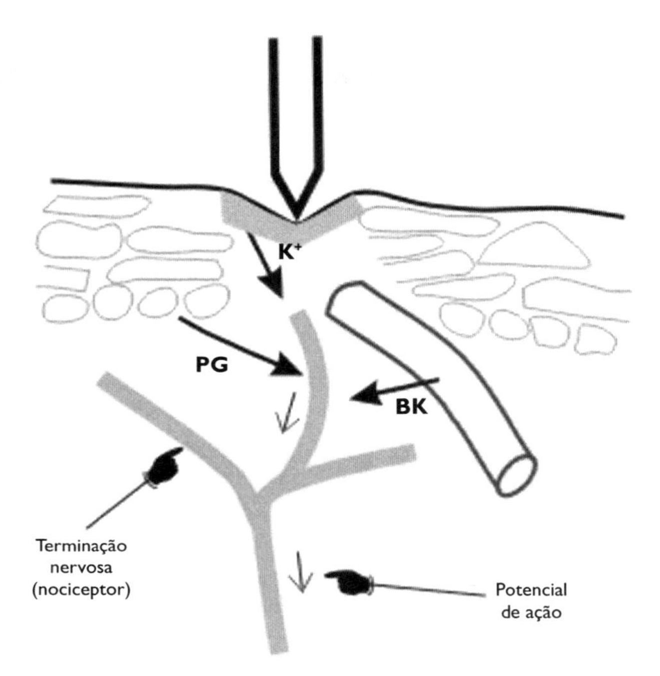

Figura 8-28 – Um estímulo nociceptivo provoca lesão tecidual com liberação de potássio (K) e síntese de substâncias como prostaglandinas (PG) e bradicinina (BK). A PG aumenta a sensibilidade das terminações nervosas para BK e outras substâncias.

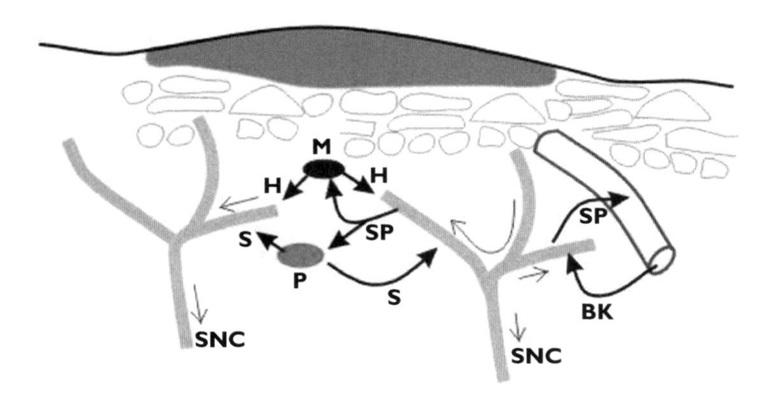

Figura 8-29 – Mostra a ativação indireta de aferentes próximas ao estímulo nociceptivo. Observar que o potencial de ação gerado pelo estímulo não apenas se dirige ao SNC, como também "lateralmente" alcançando outras terminações axonais. Essas liberam substância P (SP), a qual, ao alcançar vasos, produz vasodilatação e edema. A SP também alcança plaquetas (P) e mastócitos (M), os quais, como resposta, liberam serotonina (S) e histamina (H), respectivamente, aumentando as alterações químicas locais. Essas alterações químicas aumentam a chamada "cascata de citocinas", com a liberação tecidual de interleucinas, prostaglandinas, ciclo-oxigenase etc. Essa "sopa" inflamatória diminui o limiar de disparo de receptores locais, os quais apenas disparam nessas condições de inflamação (receptores silenciosos ou PMAL, polimodais de alto limiar). Dessa forma, mesmo terminado o estímulo desencadeante da dor, essa continua devido à hipernocicepção inflamatória.

Entre esse tipo de dor podemos agrupar a dor fantasma, em que a percepção dolorosa é sentida em um membro que já foi amputado (podemos incluir aqui a polpa dental!); dor talâmica, em que alterações sinápticas no tálamo perpetuam a sensibilidade dolorosa; dores pós-traumáticas persistentes, comumente designadas causalgias, nas quais as alterações sinápticas decorrentes de uma lesão e de seu tratamento fazem com que estímulos outrora insignificantes sobre a região anteriormente afetada desencadeiem dores intensas.

Observação clínica

É fundamental perceber que, muitas vezes, diagnósticos e tratamentos inadequados levam à instalação de processos de dor crônica de muito difícil e até mesmo impossível solução. No campo odontológico, amputações de polpa dental decorrentes de extrações ou tratamentos endodônticos podem ser causa de dor crônica. É comum que, sem compreender o motivo da dor em dente aparentemente em bom estado clínico e radiológico, o profissional passe a realizar desnecessariamente procedimentos clínico-cirúrgicos no dente já tratado e depois em dentes vizinhos, levando na realidade a um agravamento do quadro de dor crônica. Isso porque, nesses casos, a dor origina-se em algum lugar da via nociceptiva e não mais na região que o paciente refere como origem da dor (dor referida). Ante a suspeita de estar em uma situação como a descrita, a melhor prática clínica é o encaminhamento do paciente para algum especialista do centro especializado no tratamento de dor crônica.

Existem mecanismos neuronais que modulam a dor

A percepção da dor pode ser modulada (diminuída ou aumentada) por mecanismos ascendentes, originados da periferia do nosso corpo, ou por mecanismos descendentes, originados no próprio SNC. Os primeiros estão relacionados com os diferentes diâmetros (e diferentes velocidades de condução) das fibras nervosas. Como a informação tátil (não nociceptiva) alcança o SNC antes e por vias paralelas em relação à informação relacionada com a dor, por meio de mecanismos de inibição lateral a via nociceptiva poderia ser inibida. Esse mecanismo neural seria a base da nossa experiência diária que nos indica que uma massagem em áreas doloridas provoca certo alívio. Pode ser também a base de procedimentos mais sofisticados, como a estimulação transcutânea (TNS, *transcutaneous nerve stimulation*). Nesse procedimento a estimulação transcutânea de fibras A através de impulsos elétricos de alta frequência e baixa intensidade pode provocar analgesia imediata. Para ser efetiva, a estimulação deve ser aplicada na mesma região que dói ou sobre a qual interviremos cirurgicamente. Esse tipo de analgesia cessa imediatamente após o fim da estimulação. Outro tipo de analgesia induzida por estimulação periférica afeta as fibras finas (Aδ e C). Nesse caso, os impulsos devem ser de baixa frequência e intensidade relativamente alta. A analgesia, quando conseguida, não se inicia imediatamente após o início da estimulação e pode durar horas após a estimulação ter cessado. Alguns pesquisadores acreditam que essa seja a base da analgesia provocada pela acupuntura, em que a rotação das agulhas pode gerar o mesmo resultado, ou seja, a estimulação de fibras finas. Ao contrário da TNS, nesse caso o estímulo pode ficar distante da área afetada pela dor e alguns estudos, não completamente confirmados, indicam que esse tipo de estimulação gera, ao alcançar estações superiores de via nociceptiva, mecanismos de inibição descendentes.

Outro mecanismo de modulação da dor origina-se de estruturas encefálicas superiores. Duas áreas estão diretamente envolvidas: a substância cinzenta periaquedutal (SCP), ao redor do aqueduto do mesencéfalo, e um pequeno grupo de núcleos localizados medianamente no bulbo, o núcleo magno da rafe (NMR). Estudos experimentais indicam que neurônios da SCP projetam em direção ao NMR. Neurônios desse núcleo, contendo o mediador químico serotonina, projetam, por sua vez, nos núcleos trigeminais, onde ocorre a sinapse entre o neurônio sensitivo primário e o neurônio II da via somestésica. Embora a serotonina possa também estar envolvida diretamente na inibição da via nociceptiva, resultados experimentais indicam que esses neurônios do NMR ativam interneurônios trigeminais que liberam na região um mediador químico denominado endorfina. Esses mediadores, que recebem esse nome devido ao fato de sua ação imitar a da morfina, bloqueiam a transmissão nociceptiva, impedindo que os estímulos atinjam o córtex cerebral (Fig. 8-30).

Muito se discute sobre o valor adaptativo desse mecanismo. De fato, se a dor é uma informação valiosa que avisa que algo está mal em nosso corpo e permite que tomemos uma decisão para corrigir eventuais ameaças a nossa integridade, qual seria o valor de um mecanismo que bloqueia essa informação? A resposta experimental indica que, em situações de forte estresse emocional, esse mecanismo de supressão descendente da dor também é desencadeado. Isso indica que em determinadas circunstâncias, quando a fuga é impossível ou quando ela não traz resultados vantajosos, a dor deve ser suprimida. De fato, de pouco valeria ficar paralisado pela dor em meio a uma luta ou fuga.

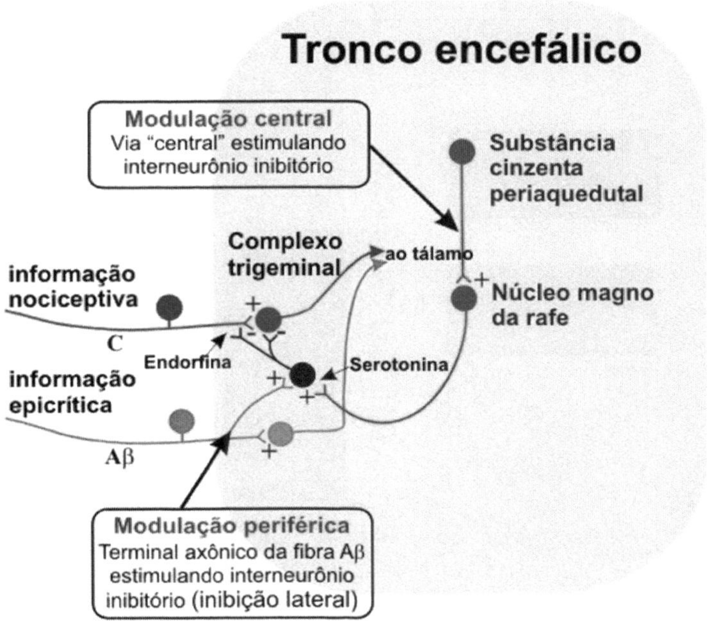

Figura 8-30 – Possíveis mecanismos de modulação nociceptiva. À esquerda, modulação periférica mediante mecanismos de inibição lateral por parte de uma fibra Aβ. À direita via de inibição central (descendente) através da substância cinzenta periaquedutal e núcleo magno da rafe. Observar que em ambos os casos ocorre estimulação de neurônio que libera endorfina, inibindo a informação nociceptiva.

Anatomia e anestesia

Guia de estudo 34

1 Leia uma vez o bloco 9.
2 Responda: Quais são os tipos de anestesia odontológicas? Explique cada um deles. O que resultará da deposição de líquido anestésico no interior do canal infraorbital? Qual é a direção desse canal e qual é a localização exata do forame infraorbital? (leia também a página 25). Como se faz o bloqueio dos nervos alveolares superiores posteriores e seu ramo gengival? Qual é a localização exata do forame palatino maior? Que áreas ficam anestesiadas após injeção de anestésico nesse forame? O nervo nasopalatino inerva dentes? Sua anestesia se faz necessária para a realização de uma biopulpectomia no dente 12? Na injeção anestésica do nervo alveolar inferior, o nervo lingual também fica anestesiado? E o nervo bucal? Por quê? Quais são as barreiras fibrosas que podem interferir negativamente com a anestesia de bloqueio do nervo alveolar inferior? Pode haver inervação suplementar de dentes inferiores? Explique. Discorra sobre a anestesia do nervo mentoniano.
3 Leia novamente para corrigir.
4 Leia outra vez, aproveite para reestudar nervo trigêmeo, discuta o assunto em seu grupo, proponha intervenções variadas que devem ser precedidas de injeções anestésicas e identifique os nervos que devem ser atingidos. Esse assunto precisa ser conhecido em profundidade; portanto, faça novas leituras.

B7

Os impulsos da dor na cavidade da boca são transmitidos por fibras sensitivas do nervo trigêmeo ao tálamo e à área somestésica do córtex cerebral. A interrupção desses impulsos requer um conhecimento preciso da distribuição dos ramos do trigêmeo e da localização e correlações dos pontos de reparo em cada paciente para a aplicação das injeções anestésicas. Deve-se ter em mente que as variações anatômicas, de um paciente para outro, são muito comuns. Em virtude dessas variações individuais, não se pode padronizar as técnicas de anestesia* local, mas adaptá-las a cada condição.
As anestesias regionais em odontologia são do tipo **infiltração local** ou **terminais infiltrativas** (para se atuar na mesma área na qual a solução anestésica foi depositada); **bloqueio de campo** ou **anestesia regional** (mais extensa, dada nos maiores ramos terminais de um nervo, para se atuar mais distante do local de injeção) e **bloqueio do nervo ou troncular** (é o depósito da solução nas proximidades de um tronco nervoso, geralmente distante do local da intervenção).

Para se anestesiar dentes superiores, usa-se geralmente a técnica da infiltração local, que é fácil, atraumática e de sucesso quase total. A injeção é feita na base do processo alveolar, e a solução, depositada entre a mucosa e o periósteo; em sua difusão, alcança o osso subjacente. Como a lâmina alveolar externa (vestibular) é delgada e porosa, o líquido infiltra-se com relativa facilidade e atinge os nervos intraósseos que constituem o plexo alveolar. Para assegurar a penetração do líquido no osso esponjoso, a punção deve ser feita um pouco abaixo do nível do ápice dos dentes, onde o osso é mais delgado e a submucosa não é tão frouxa, o que evita a larga expansão do líquido. Dentro da substância esponjosa, a solução difunde-se naturalmente para cima porque embaixo a lâmina alveolar vestibular está fundida com a cortical óssea alveolar.

Observação clínica
Deve-se levar em conta a densidade da crista zigomaticoalveolar na região do primeiro molar, que pode constituir uma barreira para a infiltração anestésica. Um meio de evitá-la é fazer a injeção um pouco mais atrás ou um pouco mais à frente, portanto próximo ao ápice do segundo molar ou do segundo pré-molar. Outras áreas espessas são as regiões do canino (pilar canino) e a dos incisivos,

devido à projeção anterior da margem inferior da abertura piriforme. A espessura é mais acentuada nos indivíduos euriprosópicos que nos leptoprosópicos. Vale a pena lembrar que há grande diferença no comprimento das raízes dos dentes de crianças e de adultos, que chega a cerca de 4mm quando se compara o canino decíduo com o permanente.

Quando se quer anestesiar mais do que dois ou três dentes de uma vez ou se houver infecção, inflamação ou tumor maligno na área da injeção, a técnica terminal infiltrativa deve ser substituída pela do bloqueio de campo. A infecção deve ser evitada, fazendo-se o bloqueio regional. É preciso desviar a agulha de locais supurados para não levar a infecção ou células tumorais para os tecidos mais profundos. De mais a mais, nesses locais há modificação do pH e modificação na liberação da acetilcolinesterase (inibição alostérica); o limiar da excitação fica muito baixo e a fibra nervosa muito excitável, não sendo bem bloqueada pelo anestésico. O mesmo ocorre com dentes que exibem polpa inflamada, pólipo pulpar ou lesões periodontais e periapicais.

O bloqueio dos nervos alveolares superiores anteriores e alveolar superior médio (Figs. 8-28 e 8-29) pode ser realizado de uma só vez através do forame infraorbital, cuja localização é mencionada no capítulo "Crânio". É recomendada por alguns uma penetração no canal infraorbital de até 16mm para se anestesiar desde o incisivo até o segundo pré-molar superior e os tecidos de suporte do lado vestibular. Essa anestesia envolverá também os ramos terminais do nervo infraorbital, que se distribuem na pálpebra inferior, asa do nariz e lábio superior. O canal infraorbital tem direção anterior, mas é desviado medial e inferiormente de tal forma que, se ambos fossem prolongados, encontrar-se-iam uns 2cm à frente dos incisivos centrais. Portanto, a penetração deve obedecer a uma direção da agulha para trás, para cima e para fora (em movimento único). Entretanto, o mais recomendado é o depósito da solução anestésica na entrada do canal, sem penetrá-lo; depois, faz-se discreta massagem na região para propelir o líquido para o início do canal e isso é eficiente. O nervo alveolar superior anterior surge no canal infraorbital de 6 a 10mm posteriormente ao forame infraorbital e não cruza o plano mediano dentro do osso.

O nervo alveolar superior médio está ausente em 30% dos casos (suas fibras se incorporam aos nervos alveolares superiores posteriores e anteriores). Em 10%, é ramo direto do nervo maxilar e, portanto, nesse caso, sua origem é mais posterior.

Observação clínica

Penetração exagerada da agulha (aliada à injeção de quantidade excessiva) pode ultrapassar todo o comprimento do canal e atingir o nervo oculomotor e, consequentemente, músculos do olho inervados por ele. Isso provocará diplopia e estrabismo temporários. Esse inconveniente pode ser causado também por espasmo vascular ou injeção intra-arterial acidental, sem que o nervo seja atingido. Apesar de estar mais distante, o nervo óptico também pode ser alcançado pela solução e a complicação resultante será uma diminuição da visão enquanto durar o efeito anestésico. Outro acidente que pode ocorrer é o extravasamento de sangue, devido à natureza vascular da região; não apenas os ramos infraorbitais são eventualmente lesados, mas também a veia facial que fica bem próxima (olho roxo). Outra complicação possível é a anestesia de pequenos ramos do nervo facial durante o deslocamento da agulha, principalmente quando muito voltada para a pele do paciente, sem acompanhar a curvatura da maxila; nesse caso, um dos efeitos é a ptose da pálpebra inferior.

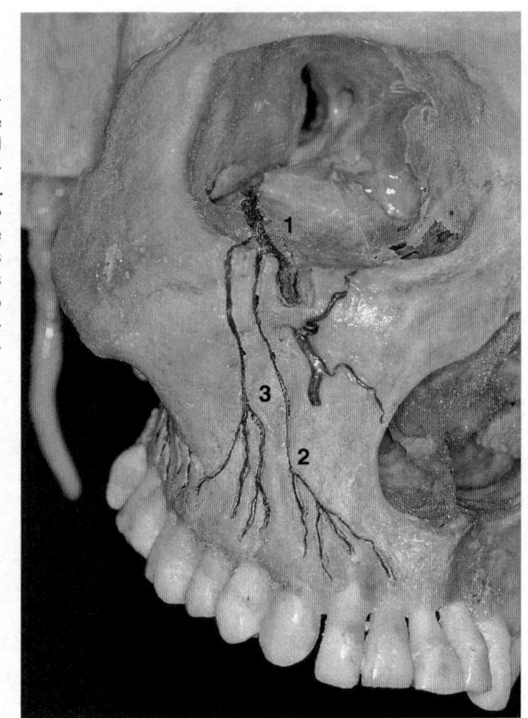

Figura 8-28 – Representação, com massa corada sobre o crânio, do nervo infraorbital e seus ramos alveolares superiores anteriores e médio. Para melhor visualização, o canal infraorbital foi aberto e os trajetos intraósseos dos nervos foram expostos. Os ramos labiais e gengivais não estão representados, mas podem ser vistos na figura seguinte.

1 Nervo infraorbital, com ramos terminais para a pálpebra inferior e para a asa do nariz e os demais seccionados
2 Nervos alveolares superiores anteriores
3 Nervo alveolar superior médio

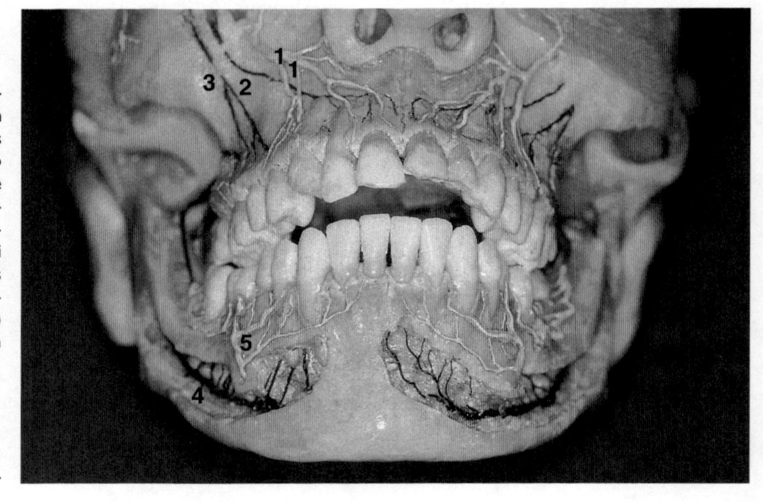

Figura 8-29 – Representação, com massa corada em amarelo, dos ramos terminais labiais e gengivais do nervo infraorbital. Em preto pode-se distinguir os ramos intraósseos mostrados na figura anterior. O corpo da mandíbula foi aberto de ambos os lados para evidenciar os nervos alveolares inferiores (em preto) e os nervos mentonianos (em amarelo).

1 Ramos terminais do nervo infraorbital
2 Nervos alveolares superiores anteriores
3 Nervo alveolar superior médio
4 Nervo alveolar inferior
5 Nervo mentoniano

O bloqueio dos nervos alveolares superiores posteriores (Figs. 8-30 e 8-31) é feito na tuberosidade da maxila, antes de eles penetrarem nos forames alveolares. O ramo gengival será igualmente atingido, de forma que a anestesia abrangerá a polpa e o periodonto dos três molares e também a gengiva em torno da vestibular desses dentes. No entanto, a raiz mesiovestibular do primeiro molar pode ser inervada pelo alveolar superior médio quando ele estiver presente e, nesses casos, uma injeção de bloqueio de campo, complementar, é indicada.

Observação clínica

A anestesia junto à tuberosidade da maxila prevê um contato da agulha com o osso, e o sinuoso ramo gengival da artéria alveolar superior posterior, que corre na tuberosidade, pode ser lesado porque está no trajeto da agulha. Pode haver sangramento com formação de hematoma na bochecha (à frente do masseter). Outro acidente com hematoma pode ser o resultado da penetração excessiva*

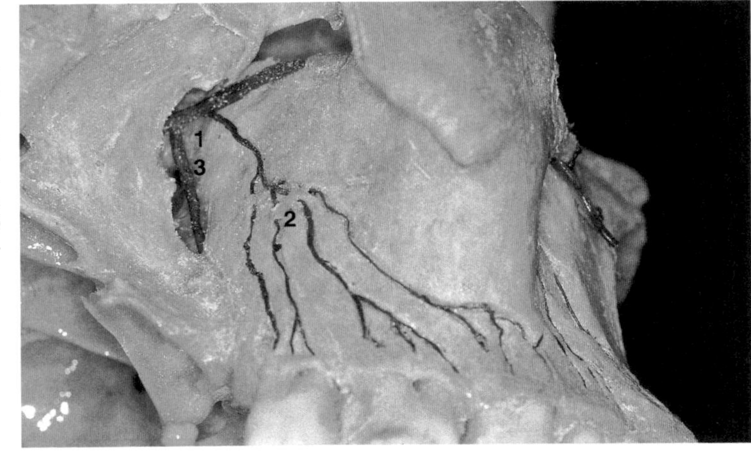

Figura 8-30 – Representação, no crânio, dos nervos alveolares superiores posteriores, que descrevem trajetos intraósseos (propositalmente descobertos) e atravessam os forames alveolares da tuberosidade da maxila. O ramo gengival não está representado.

1 Nervo maxilar
2 Nervos alveolares superiores posteriores
3 Nervo palatino

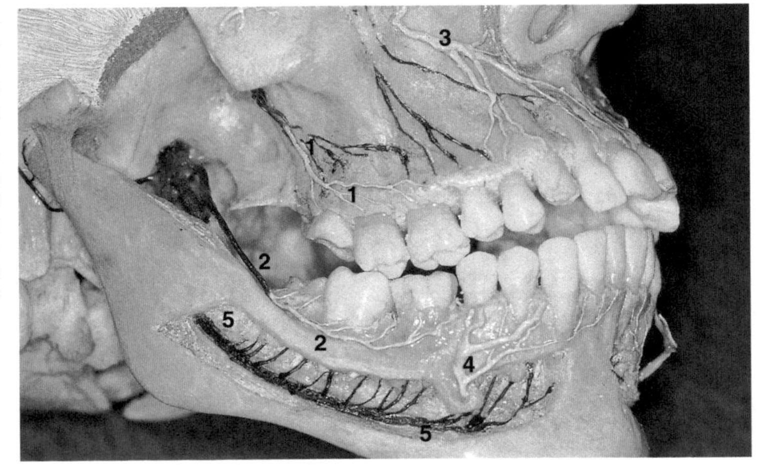

Figura 8-31 – Representação, dos mesmos nervos intraósseos (em preto) das figuras anteriores. Os nervos extraósseos (em amarelo) que suprem a gengiva vestibular dos molares são o ramo gengival, superiormente, e o nervo bucal, inferiormente. O nervo alveolar inferior, com seus ramos dentais e peridentais, pode ser visto em seu trajeto no canal da mandíbula (em preto).

1 Ramo gengival dos nervos alveolares superiores posteriores
2 Nervo bucal
3 Nervo infraorbital
4 Nervo mentoniano
5 Nervo alveolar inferior

da agulha, a ponto de atingir veias do plexo pterigóideo que se situam atrás da parte mais alta da tuberosidade da maxila. Se o anestésico for depositado muito lateralmente, pode produzir anestesia em graus variados na língua e no lábio inferior por envolver o nervo mandibular. Na criança de 6 anos ou mais, a cripta alveolar do segundo molar está aberta na tuberosidade; a partir dos 11 anos de idade, é a cripta do terceiro molar que já é deiscente e pode ser atingida acidentalmente pela agulha.

A anestesia no palato duro é indicada para intervenções na mucosa palatina ou em associação com o bloqueio dos nervos alveolares superiores, como nas exodontias, por exemplo. As infiltrações locais e os bloqueios devem ser feitos com lento depósito do anestésico e volumes mínimos da solução, por causa da densidade dos tecidos moles e sua firme aderência ao osso. Do contrário, pode haver lesão dos tecidos, incluindo necrose decorrente da alta pressão tecidual e elevada concentração de vasoconstritores, com isquemia prolongada da área injetada. Na região do forame palatino maior, existe espaço para acomodar a solução (ver o capítulo "Boca"), e a anestesia é menos traumática (Figs. 8-32 e 8-33).

O forame palatino maior (Fig. 8-34) fica situado cerca de 1cm medialmente ao terceiro molar (ou entre o segundo e o terceiro molares) e 3 a 4mm adiante da borda posterior do palato duro. Na criança, fica sobre uma linha imaginária que passa logo atrás dos primeiros molares permanentes. Com o nervo palatino maior anestesiado, nesse local pode-se intervir sem dor na mucosa palatina do lado anestesiado até a região do primeiro pré-molar.

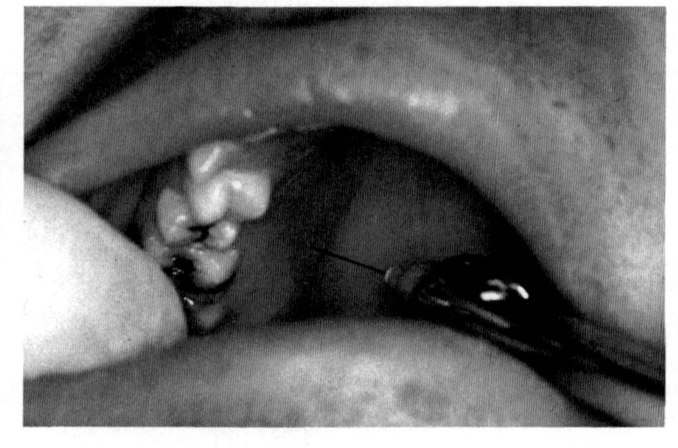

Figura 8-32 – Bloqueio do nervo palatino maior ao lado do segundo molar, local onde a mucosa cede à pressão digital e há espaço para a injeção da solução anestésica (gentileza do Dr. Michel Saad Neto).

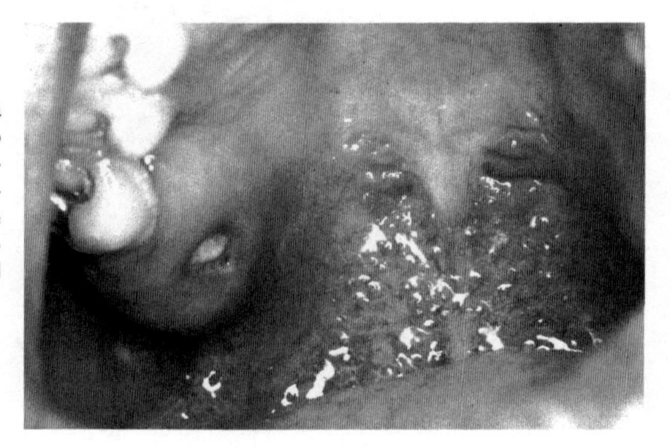

Figura 8-33 – Necrose da mucosa causada por depósito de grande quantidade de solução anestésica em local impróprio, após tentativa de bloqueio do nervo palatino maior (gentileza do Dr. Michel Saad Neto).

Observação clínica

Tem sido sugerido que os ramos do nervo palatino maior penetram no osso alveolar e participam da inervação do periodonto e/ou da polpa dos dentes posteriores, mas isso não está confirmado. Quando se injeta quantidade excessiva da solução anestésica ou se penetra mais posteriormente ao forame, haverá anestesia de úvula, palato mole e tonsila palatina. Em decorrência, podem sobrevir náuseas e vômitos. O mesmo pode ocorrer em pacientes com emotividade exacerbada. Nessas condições, deve-se acalmar verbalmente o paciente e fazê-lo beber água gelada.

O nervo nasopalatino (Fig. 8-34) emerge pelo forame incisivo e encontra-se, ao lado do primeiro pré-molar, com as terminações do nervo palatino maior, de cada lado do palato. Sua anestesia é feita no forame incisivo, que é coberto pela papila* incisiva. Nesse local, a mucosa é de consistência muito firme e aderente ao osso e, por isso mesmo, a injeção é feita sob pressão maior que em outras áreas. Para não causar desconforto, a quantidade a ser injetada deve ser pequena. Felizmente, a fossa incisiva faz aumentar o espaço subjacente e acomoda melhor o líquido. Na penetração da agulha, a papila incisiva deve ser evitada porque é muito sensível. Deve-se evitar também penetrar criptas alveolares que guardam incisivos permanentes em pacientes com menos de 6 anos de idade.

Observação clínica

Há informações de que o nervo nasopalatino entra em conexão com ramos do nervo alveolar superior anterior ou pode até inervar diretamente um dente incisivo. Essa suposta inervação suplementar explicaria alguns insucessos na aplicação da técnica de bloqueio do nervo alveolar superior anterior.

Na mandíbula do adulto, a lâmina vestibular do processo alveolar é muito espessa e sem forames vasculares. A única área onde ela é mais delgada

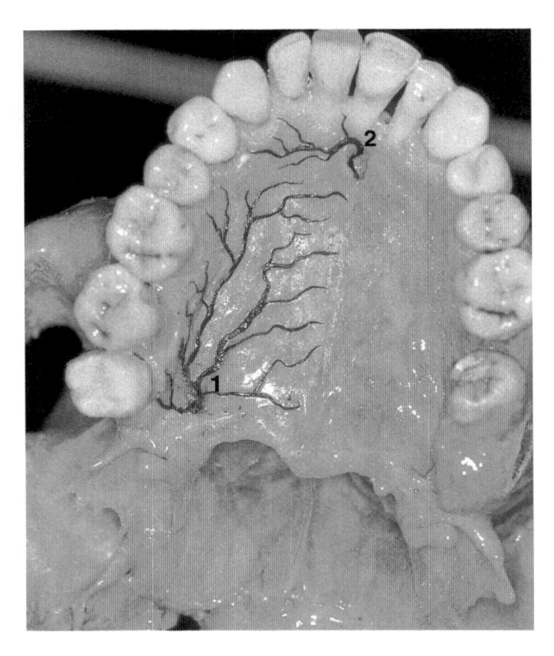

Figura 8-34 – Trajetos palatinos dos nervos palatino maior e nasopalatino, que desaparecem nos forames palatino maior e incisivo.
1 Nervo palatino maior
2 Nervo nasopalatino

e contém alguma porosidade é a dos incisivos. Mesmo assim, prefere-se usar as infiltrações locais para anestesiar incisivos inferiores a fazer tentativas de bloqueio de campo. Entretanto, a mandíbula da criança é muito porosa, tornando essas tentativas válidas.

A técnica anestésica mais frequentemente empregada em Odontologia é o bloqueio do nervo alveolar inferior (Figs. 8-29 e 8-31). Como o nervo lingual fica distante apenas uns 8mm do nervo alveolar inferior no local da injeção, ele também é anestesiado (Figs. 8-35 e 8-36). Quando a finalidade da anestesia é realizar procedimentos cirúrgicos em molares inferiores, o nervo bucal também precisa ser abrangido. Uma variante da técnica providencia, então, que, com a mesma punção, esse nervo seja alcançado e devidamente anestesiado. Apesar de ser a mais importante e popular anestesia de bloqueio em Odontologia, a porcentagem de falhas é muito alta (15 a 20%), mesmo quando apropriadamente administrada.

Não é o propósito desta obra descrever técnicas de anestesia. Resumidamente, o bloqueio clássico do nervo alveolar inferior, para a anestesia de

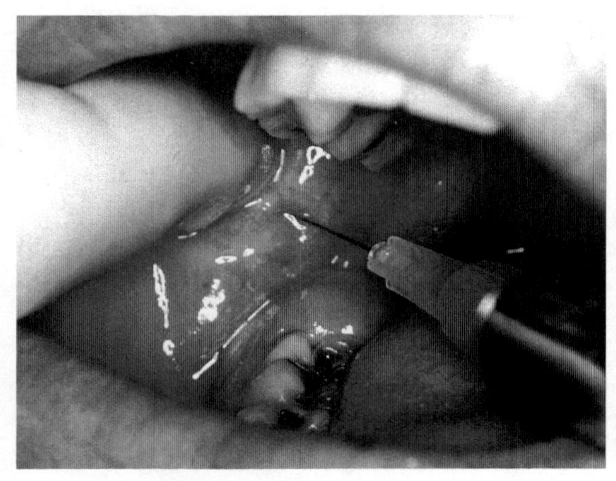

Figura 8-35 – Bloqueio do nervo alveolar inferior (gentileza do Dr. Michel Saad Neto).

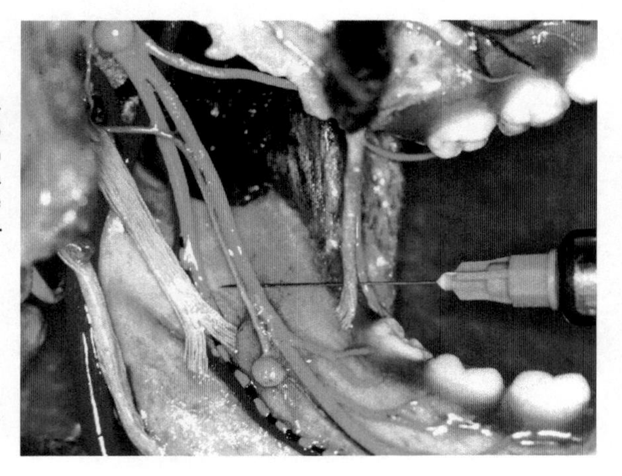

Figura 8-36 – Representação da técnica de bloqueio do nervo alveolar inferior em modelo anatômico (gentileza dos Drs. José Américo de Oliveira e Michel Saad Neto).

todos os dentes de um hemiarco inferior, é feito com o plano oclusal mandibular quase horizontal com o plano do solo, quando o paciente estiver com a boca aberta.

Observação clínica

Quando o profissional trabalha a quatro mãos e posiciona o paciente em decúbito dorsal, deverá compensar a inclinação da seringa e da agulha para não injetar o líquido anestésico muito alto no espaço pterigomandibular. O emprego de injeções altas nessa região faz com que o líquido seja difundido para cima, em virtude das ações dos músculos que circunscrevem o espaço. Nessas condições, terá insucesso a anestesia da região mandibular e anestesiará os dentes superiores posteriores.

Não se recomenda fazer o bloqueio bilateral do nervo alveolar inferior porque toda a língua e o soalho da boca ficarão anestesiados. Esta anestesia dupla causa desconforto ao paciente e dificulta os atos de falar e deglutir.

A agulha deve tangenciar as fibras profundas do músculo temporal, inseridas sobre a crista temporal, aproximadamente 0,5cm para crianças e 1,5cm para pacientes adultos, acima do plano oclusal mandibular. Na criança, o forame da mandíbula é mais baixo, no nível do plano oclusal, mas a agulha deve ser posicionada 0,5cm acima do plano oclusal para penetrar a agulha acima da inserção do ligamento esfenomandibular.

A prega pterigomandibular (Fig. 8-37) marca a localização da borda anterior do músculo pterigóideo medial. Esse músculo forma com a face medial do ramo da mandíbula o espaço pterigomandibular. Anteriormente, é delimitado pela mucosa bucal e músculo bucinador, até a região do ligamento pterigomandibular, que se continua com o músculo constritor superior da faringe. Na região mais posterior do espaço pterigomandibular, notam-se grandes vasos sanguíneos e os lobos da glândula parótida, que envolvem o ramo da mandíbula. Superiormente, o espaço está delimitado pelo músculo pterigóideo lateral e contém os nervos alveolar inferior, lingual e bucal e vasos sanguíneos.

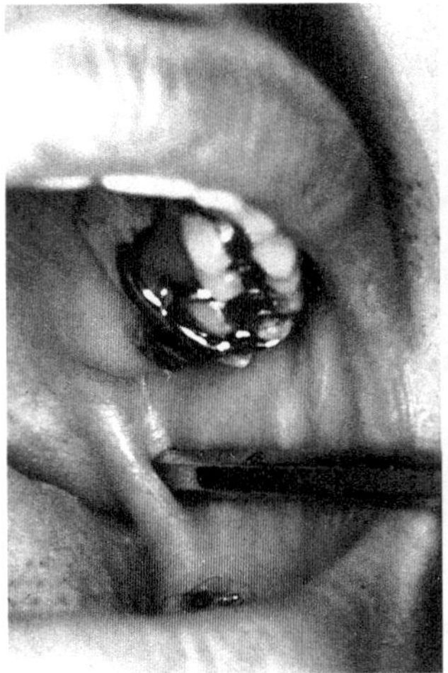
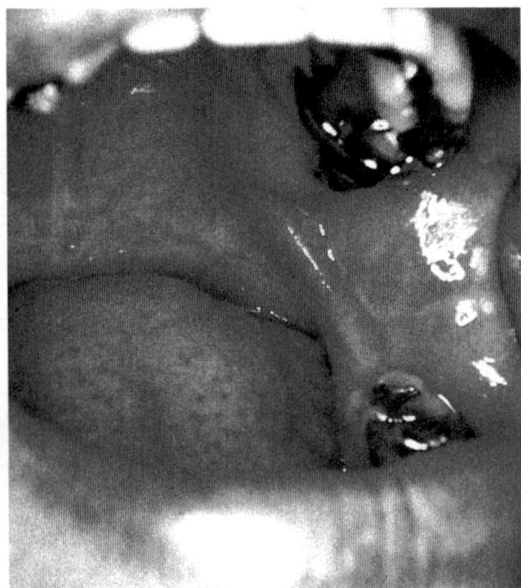

Figura 8-37 – Pregas pterigomandibulares bem evidentes (gentileza do Dr. Michel Saad Neto).

Como o tendão profundo do músculo temporal se insere na crista temporal do processo coronoide, ele deve ser palpado e reconhecido. A puntura deve ser feita exatamente entre esses dois pontos de reparo: a prega pterigomandibular e o tendão do temporal. A seringa fica paralela ao plano oclusal mandibular, porém desviada para o lado oposto para que a agulha possa tocar a face medial do ramo da mandíbula (Fig. 8-35). A penetração nos tecidos moles varia em média de 20 a 25mm de profundidade e o único músculo atravessado é o bucinador.

Observação clínica

O nervo alveolar inferior ao nível do forame da mandíbula tem suas fibras agrupadas e dispostas de tal forma que as fibras que compõem seu ramo mentoniano se situam lateralmente, junto ao ramo da mandíbula; são, portanto, as mais escondidas. As fibras para pré-molares e molares localizam-se medial e inferiormente e as fibras para canino e incisivos estão medial e posteriormente. Depreende-se desse fato que se sinais bem evidentes de formigamento e dormência do lábio inferior e mento estão presentes, todo o nervo foi bem embebido pelo anestésico porque as fibras mais ocultas foram alcançadas.

Há uma série de fatores que interferem no sucesso dessa anestesia regional. Entretanto, as falhas ocorrem mais por erros e defeitos de técnica. Depósito do agente anestésico muito abaixo ou muito à frente do forame da mandíbula causará um bloqueio incompleto ou nulo. Se a injeção for muito alta, poderá atingir o nervo auriculotemporal. Quando a solução é depositada muito atrás, na glândula parótida, haverá anestesia dos ramos terminais do nervo facial, originando paralisia dos músculos da face. Como a glândula é toda envolta pela fáscia parotídea, o líquido permanecerá aprisionado em seu interior até ser totalmente absorvido e de forma alguma atingirá o nervo alveolar inferior. A paralisia facial, ainda que temporária (cessa entre 1 e 3 horas), é uma condição de muito desconforto para o paciente. Injeção muito atrás pode também alcançar o nervo laríngeo recorrente, o que produzirá rouquidão ou dificuldade de falar até que o efeito da anestesia passe.

A posição do forame no centro do ramo da mandíbula (ligeiramente deslocado para posterior) deve ser calculada tendo-se em mente as variações individuais de dimensões e formas da mandíbula. Por essa razão, a largura do ramo da mandíbula deve ser previamente estimada por meio da palpação com dois dedos, um na borda anterior e o outro na posterior, e o forame deve ser buscado a meio caminho delas.

Concorre também para o insucesso dessa anestesia a presença de algumas barreiras naturais. É o caso do ligamento esfenomandibular que, ao se inserir em torno do forame da mandíbula, pode ter uma ação impermeabilizante sobre o nervo alveolar inferior e seu ramo milo-hióideo. Em alguns cadáveres foram vistos ligamentos muito amplos, que isolavam os referidos nervos em um compartimento entre o próprio ligamento e o ramo da mandíbula (Fig. 5-7).

Outras barreiras que podem impedir o livre contato da solução com o nervo são o tendão profundo do músculo temporal, quando hipertrofiado transversalmente, e a fáscia interpterigóidea, quando bem desenvolvida e a solução for injetada medialmente a ela. Outra interferência de formações moles da região é uma zona de tecido adiposo que pode absorver parte da solução anestésica, principalmente nos indivíduos obesos.

Quando há esclerose ou transformação fibrosa desse tecido, surge nova barreira à embebição dos nervos. Esse hipertrofiamento musculofibroso é bastante saliente em algumas pessoas (Fig. 8-38).

Outra complicação anatômica que pode estar presente é a união e o cruzamento sagital dos feixes de fibras terminais do nervo alveolar inferior no plano mediano. Pesquisas demonstram que, pelo menos até os dois anos de idade, esse fenômeno não ocorre (até o primeiro ano de vida as duas hemimandíbulas estão separadas pela cartilagem da sínfise da mandíbula e os nervos não atravessam a cartilagem). Ocorre, entretanto, no adulto. Mas, a união ou a conexão de um nervo com o outro não tem significação clínica, pois a dor não "passa" de nervo para nervo como a eletricidade passa de um fio para outro. Contudo, o entrecruzamento é significativo, porque avança com a inervação para o lado oposto.

Mais significativa ainda é a penetração comprovada do nervo milo-hióideo (20% de suas fibras são sensitivas) no forame retromentoniano inferior da base da mandíbula, em 50% dos casos. Em seu trajeto intraósseo, pode ou não atingir um dente incisivo; se atingir, oferece-lhe a chamada inervação suplementar. O forame lingual ou retromentoniano superior, quase sempre presente junto às espinhas mentonianas, não dá passagem a nervo, mas sim a um ramo da artéria sublingual.

Há sugestões de que outros filamentos nervosos suplementares possam penetrar na mandíbula através de forames inconstantes, conhecidos como forames acessórios ou vasculares (quase sempre atravessados por um vaso, geralmente uma veia). Pequenos ramos dos nervos bucal, auricular magno, facial, lingual e cervical transverso (cutâneo do pescoço) participariam de uma inervação suplementar de dentes inferiores. Quanto aos três primeiros, não há nada que afirme ou infirme essa possibilidade, mas, quanto aos dois últimos, a possibilidade fica descartada, com fundamentação científica. A velha suposição de que ramos dos nervos lingual e cervical transverso penetram por forames acessórios na face interna do corpo da mandíbula e medeiam informações sensi-

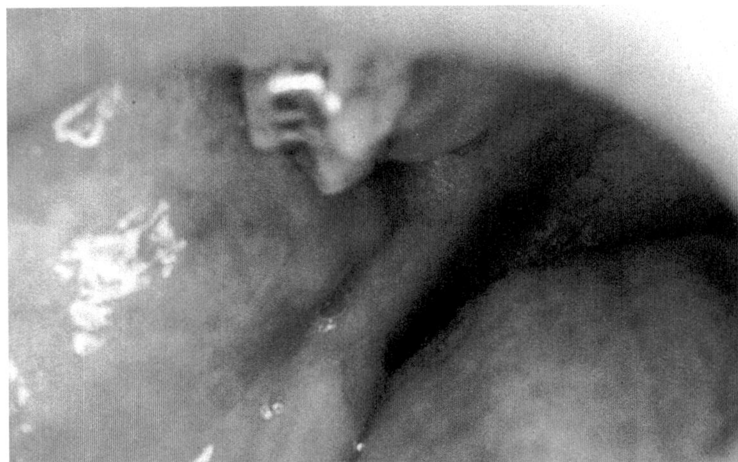

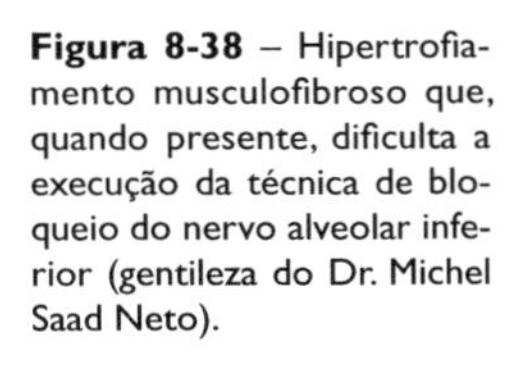

Figura 8-38 – Hipertrofiamento musculofibroso que, quando presente, dificulta a execução da técnica de bloqueio do nervo alveolar inferior (gentileza do Dr. Michel Saad Neto).

tivas de alguns dentes não foi provada. Os mesmos estudos anatômicos que comprovam a transmissão nervosa via nervo milo-hióideo nada encontraram que pudesse reforçar a hipótese de inervação das estruturas dentais pelos outros dois nervos. No caso do nervo transverso do pescoço, a hipótese também não encontra fundamento embriológico. O complexo trigeminal, componente nervoso do primeiro arco branquial, é o responsável pela única fonte de inervação da mandíbula e dos dentes mandibulares. Além disso, o nervo transverso do pescoço, que é profundo em sua origem, segue um trajeto que o torna superficial, cutâneo, na base da mandíbula; ele não entraria em algum forame ósseo para se aprofundar novamente, porque isso contrariaria um princípio geral de construção do corpo humano.

Observação clínica

Uma alternativa para o bloqueio do nervo alveolar inferior é a técnica de Gow-Gates, que utiliza pontos de referência intra e extrabucais, e pela qual a solução anestésica é depositada junto ao colo da mandíbula. A anestesia abrange todos os ramos nervosos da mandíbula, porque atinge o próprio nervo mandibular, terceiro ramo do trigêmeo. Tem sido usada prioritariamente por alguns, e por outros para reanestesiar quando a anestesia convencional falha, ou quando há infecção ou neoplasias na área de punção da agulha nas técnicas convencionais. Em mãos experientes, o índice de sucesso da Gow-Gates é superior a 95%, entretanto nessa técnica a agulha aproxima-se da artéria maxilar, o que pode ser potencialmente perigoso.

Outra alternativa para anestesia de dentes inferiores e adjacências é a técnica de Akinosi, que faz o bloqueio do nervo mandibular por acesso com a boca fechada. Essa técnica foi preconizada para uso em odontopediatria. O paciente, não tendo de abrir a boca, ficaria menos apreensivo. É indicada também quando o paciente tem trismo decorrente de infecção nos dentes inferiores posteriores que devem ser extraídos.

O bloqueio do nervo mentoniano não é uma técnica de uso rotineiro em Odontologia. É usado como alternativa para a técnica de bloqueio do nervo alveolar inferior. Ao se injetar no forame mentoniano, a solução difunde-se pelo canal mentoniano, que é muito curto (3 a 6mm), e bloqueia o próprio nervo alveolar inferior. Ganha-se, assim, a insensibilidade dos dentes anteriores, incluindo os pré-molares, de sua gengiva vestibular e da pele e mucosa do mento e lábio inferior.

O forame mentoniano fica abaixo do segundo pré-molar, porém, em uma entre quatro pessoas, ele se situa entre os dois pré-molares. Está, em média, 2,60cm distante do plano mediano. Nos indivíduos dentados, está a meio caminho da base da mandíbula e da borda livre do processo alveolar e em linha com os forames supra e infraorbitais. O canal mentoniano, com inclinação de 45°, dirige-se para cima, para trás e para fora. Na criança, o forame fica mais abaixo, entre o primeiro e o segundo molares decíduos, e o canal abre-se para cima (Figs. 8-39 e 8-40). No paciente idoso, desdentado, devido à reabsorção que pode ocorrer no processo alveolar, o forame mentoniano pode estar situado próximo à crista alveolar residual ou até mesmo sobre ela.

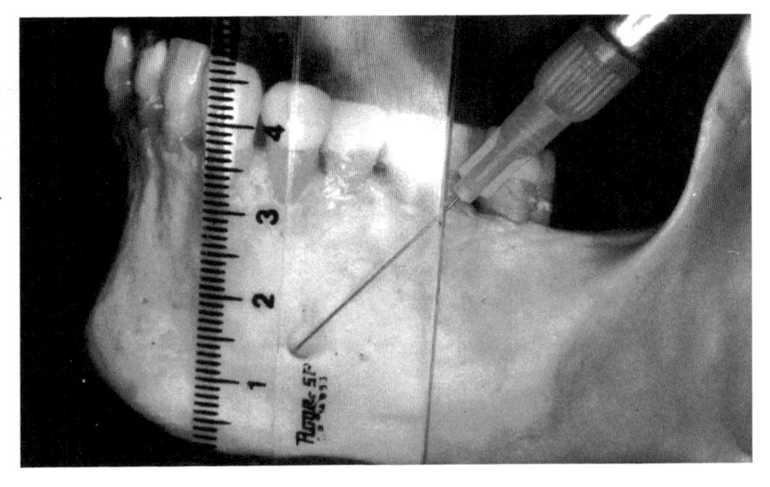

Figura 8-39 – Localização do forame mentoniano no adulto. A inclinação da agulha representa a direção do canal mentoniano (gentileza do Dr. Michel Saad Neto).

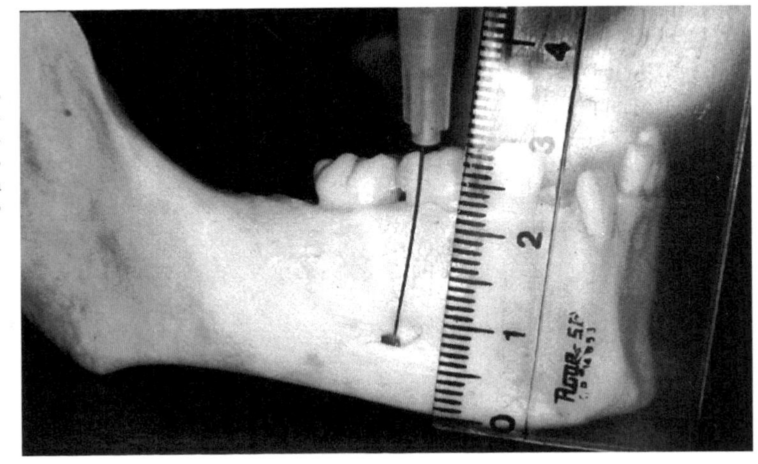

Figura 8-40 – Localização do forame mentoniano em criança de 5 anos de idade. A direção da agulha é a mesma do canal mentoniano, onde ela está introduzida (gentileza do Dr. Michel Saad Neto).

Observação clínica

O feixe vasculonervoso não passa folgado no canal mentoniano. Se for indicada a penetração da agulha em seu interior, deve-se fazê-la com cuidado. Ao mesmo tempo em que se vai penetrando lentamente, vai-se injetando para que o líquido afaste as estruturas e não as lese. Lesão dos vasos e do nervo mentonianos, com consequente hematoma e/ou parestesia, é comum nessa técnica. Injeção intravascular também.*

Observação clínica

Para uma intervenção como a biopulpectomia ou o preparo de cavidade, a anestesia do nervo do dente é suficiente. Para extração, além do nervo do dente, é necessário anestesiar os nervos dos tecidos de suporte. Exemplo: anestesia-se somente o nervo alveolar inferior para dentisteria ou endodontia do molar inferior; anestesiam-se também os nervos lingual e bucal para extração.

Patologias comumente associadas ao sistema nervoso

Acidente vascular cerebral (AVC) – Genericamente, representa uma patologia vascular no encéfalo, com interrupção do fluxo de oxigênio e glicose para o tecido nervoso, o qual rapidamente degenera. São reconhecidos dois tipos: os tromboembólicos (mais de 60%), quando há obstrução de um vaso geralmente por placas ateroescleróticas; e os hemorrágicos, decorrentes da ruptura de vasos sanguíneos geralmente em virtude de má formação vascular (aneurismas). Ambos apresentam como consequência a interrupção parcial ou total da irrigação cerebral. Como os AVCs de origem tromboembólica decorrem da formação de placas de ateroma (placas ateroescleróticas parcialmente calcificadas), todos os fatores que propiciam a formação destas como hipertensão arterial, obesidade, fumo, alta taxa de colesterol e triglicérides etc., são também fatores de risco para o AVC. As consequências e sequelas do AVC estão na dependência do tamanho e da função desempenhada pela área afetada.

Poliomielite – Também conhecida como paralisia infantil por acometer principalmente crianças, caracteriza-se pela destruição dos corpos neuronais das colunas anteriores da medula espinal. Como aí estão localizados os motoneurônios, ocorre paralisia dos músculos correspondentes seguida por atrofia muscular. Os primeiros sinais da poliomielite são dificuldades na deglutição, na respiração e na fala, acompanhados por febre e dor de cabeça. O agente causador é um vírus (*poliovirus*). Com as frequentes campanhas de vacinação (vacina Sabin), a incidência dessa terrível doença tem diminuído drasticamente.

Epilepsia – O ataque epiléptico é originado pela descarga elétrica anormal de centenas ou milhares de neurônios. Essas descargas propagam-se pelas vias existentes, originando impulsos involuntários que atingem diversas área morfofuncionais do encéfalo. Dessa forma, contrações musculares descoordenadas são iniciadas se uma área motora encefálica for atingida. Da mesma forma, o paciente pode experimentar alucinações olfativas, visuais, auditivas etc., pela ativação de centros específicos. Áreas também podem ser inibidas. Entre estas, a inibição de áreas troncoencefálicas leva à perda momentânea da consciência. Esses sinais e sintomas caracterizam um dos tipos de ataque epiléptico denominado *grand mal*. Em outras formas de epilepsia, como no *petit mal* e na epilepsia psicomotora, as áreas atingidas pelas descargas são menores, não se observando o descontrole motor, mas uma perda momentânea de contato com a realidade, com um estado de consciência alterado em que o indivíduo reage de forma automática.

Mal de Alzheimer – É uma doença degenerativa e irrecuperável do cérebro que acomete aproximadamente 20% dos indivíduos acima de 60 anos e quase 50% dos indivíduos acima de 80 anos. A origem é, até o momento, desconhecida e não existe tratamento eficaz para aliviar seu curso. As alterações comportamentais começam pela perda lenta da memória para eventos recentes. Essa perda de memória vai se acentuando chegando a ponto de o indivíduo perder sua memória autobiográfica e entrar em estado de demência senil. A capacidade de iniciar ações voluntárias é perdida paulatinamente, levando o paciente a um estado praticamente vegetativo ao final da doença. Esse processo pode durar entre cinco e vinte anos. As principais anormalidades observadas em pacientes com Alzheimer localizam-se no córtex cerebral: degeneração de fibras nervosas (*neurofibrillary tanges*) e acúmulo de placas com uma proteína denominada beta-amiloide. Há também uma redução acentuada dos níveis corticais de acetilcolina, um neurotransmissor fundamental para a memória e o aprendizado.

Patologias associadas à audição

Surdez – É a perda parcial ou total da capacidade auditiva. Pode ser dividida em dois tipos: **surdez condutiva**, causada por alterações na orelha média que impedem a transmissão de sons em direção à cóclea; e **surdez nervosa**, causada por alterações na cóclea ou no ramo coclear do nervo vestibulococlear.

Cerume impactado – Acúmulo de cerume no meato acústico externo que impede a propagação das ondas sonoras, causando diminuição da capacidade auditiva. Ocorre, geralmente, em pessoas com a tendência de produção exagerada de cerume. O tratamento consiste na irrigação periódica do meato acústico externo e, quando necessário, remoção mecânica por profissional especializado.

Otite média – Infecção da cavidade da orelha média, que pode resultar em ruptura da membrana timpânica devido ao acúmulo de líquido. Geralmente, a otite média é provocada pela propagação de infecções na faringe e na cavidade bucal, via tuba auditiva. É especialmente comum em crianças, pois nelas a tuba auditiva é mais curta e retilínea e encontra-se parcialmente aberta. Além de atingir as estruturas da orelha média, a infecção pode alcançar o antro mastóideo, provocando mastoidite com possibilidade de se estender ao encéfalo.

CAPÍTULO

9

Sistema Respiratório

OBJETIVOS ❙ Conceituar sistema respiratório, levando em conta suas atividades funcionais. ❙ Descrever cada um dos órgãos componentes do sistema respiratório e citar suas principais funções. ❙ Definir cavidade nasal e faringe, abordando localização, forma, porções e comunicações. ❙ Descrever a laringe, procurando caracterizar bem suas cartilagens, pregas e músculos. ❙

De forma geral, respirar é o processo de trocas gasosas que permite a incorporação de oxigênio e eliminação de dióxido de carbono (CO_2). Entretanto, diferenciações podem ser feitas dependendo do local onde essas trocas são realizadas. Pode ser identificada respiração celular, na qual a célula incorpora o oxigênio circulante no sangue, fundamental para suas atividades metabólicas, e libera, também no sangue, o CO_2 resultante de seu metabolismo*. O sangue, agora empobrecido de oxigênio e carregado de CO_2, precisa ser purificado em um órgão específico, já que o excesso de CO_2 acidifica o sangue em um nível que é prejudicial para as células. Esse segundo processo é denominado de respiração pulmonar, uma vez que é nos pulmões onde ele acontece. Assim, dois sistemas trabalham conjuntamente no processo da respiração: o sistema circulatório e o sistema respiratório. A falha de alguns desses dois sistemas acaba provocando déficits semelhantes que resultam, finalmente, em oxigenação inadequada e acúmulo de CO_2, ambas condições prejudiciais para as células e para o indivíduo como um todo. Outro sistema, o muscular, participa também de forma fundamental em uma das fases da respiração pulmonar. Neste capítulo abordaremos apenas a anatomia do sistema respiratório e mencionaremos, quando necessário, a participação dos músculos envolvidos.

GUIA DE ESTUDO 35

1 Leia uma vez o bloco 1 e releia também o "texto introdutório" acima.
2 Responda, escrevendo, às seguintes perguntas: O que é respiração (conceitue respiração)? Como é controlado o ritmo respiratório? Sequencialmente, quais são os órgãos do sistema respiratório? O que são nariz e cavidade nasal e de que são formados? O que são conchas e meatos nasais? Quais são as funções das áreas relacionadas com as duas perguntas anteriores? Quais são as partes da faringe e suas comunicações? Descreva-as. Discorra sobre o músculo constritor superior da faringe. Descreva os demais músculos da faringe.
3 Leia novamente e confira suas respostas. Se não estiverem certas repita os itens 1 e 2.
4 Leia outra vez. Examine peças anatômicas.
5 Faça mais uma leitura para ressaltar os aspectos mais importantes do texto.

B1 *O ritmo respiratório é controlado por núcleos localizados no tronco do encéfalo*

A frequência ou ritmo respiratório (a respiração normal em adultos em média consiste em um ciclo de dois segundos de inspiração por três de expiração) pode ser alterada na dependência de vários fatores. Receptores de estiramento nas paredes de brônquios e bronquíolos levam, através do nervo vago, informações ao sistema nervoso central sobre o grau de expansão de suas paredes. Essa informação alcança núcleos* no tronco do encéfalo que respondem inibindo a inspiração o que leva ao início da expiração. Outro importante elemento de controle é a quantidade de CO_2 circulante no sangue. Quando este se eleva, receptores localizados nas artérias carótida e aorta (nos **glomos carótico** e **para-aórtico**) levam essa informação a núcleos troncoencefálicos que promovem, como resposta, um aumento na frequência e amplitude dos movimentos respiratórios (hiperventilação). Isso leva a aumento no volume de CO_2 eliminado e maior oxigenação do sangue.

Órgãos do sistema respiratório

(Figs. 9-1, 9-2, 9-3 e 9-4)

O ar chega e sai dos pulmões através de um sistema de órgãos que apresentam funções diversas

Na respiração pulmonar, o ar alcança os pulmões através de uma série de órgãos tubulares. Isso é possível porque um conjunto de músculos expande a cavidade torácica e com ela os próprios pulmões, criando uma pressão negativa que faz o ar entrar (inspiração). Esses órgãos são, na sequência, **nariz**, **cavidade nasal**, **faringe**, **laringe**, **traqueia** e **brônquios**. A traqueia e os brônquios são órgãos tubulares relacionados, fundamentalmente, com a condução do ar. Já o nariz, a cavidade nasal, a faringe e a laringe apresentam outras importantes funções. Os brônquios penetram nos pulmões e se ramificam sucessivamente até formar pequenas estruturas saculares. Essa ramificação bronquiolar recebe o nome de **árvore bronquial.**

Nariz: é a projeção externa da **cavidade nasal.** Apresenta forma piramidal com base inferior. É formada por um dorso constituído pelos ossos nasais superiormente, e **cartilagens do nariz** inferiormente. Essas cartilagens formam também sua parede lateral. Na base do nariz podem ser observadas duas aberturas ou **narinas**, divididas por um **septo* nasal cartilagíneo** que se continua dentro da cavidade nasal e se articula, posteriormente, com o osso vômer e com a lâmina perpendicular do osso etmoide (**septo nasal ósseo**), dividindo assim a cavidade nasal em duas câmaras geralmente assimétricas (o septo nasal em geral apresenta pequenos desvios que, quando muito acentuados, podem dificultar a respiração). As narinas conduzem ao **vestíbulo* do nariz**, área interna coberta de pelos (**vibrissas**) que servem como filtragem inicial do ar inspirado.

Cavidade nasal: como vimos anteriormente, essa cavidade é dividida em duas câmaras pelo septo nasal. O teto é formado pelos ossos frontal, esfenoide e etmoide e o soalho pelo palato. Comunica-se, posteriormente, com a **parte nasal da faringe.** A parede lateral da cavidade nasal apresenta três projeções revestidas por mucosa denominadas **conchas nasais.** A superior e a média pertencem ao osso etmoide, enquanto a inferior é um osso independente. Essas conchas delimitam três espaços denominados **meatos.** O meato nasal inferior, o maior deles, localiza-se entre o soalho da cavidade nasal e a concha nasal inferior; o meato nasal médio entre as conchas nasais inferior e média, e o meato nasal superior, o menor, entre as conchas média e superior. Nesses meatos, abrem-se os óstios* dos seios*

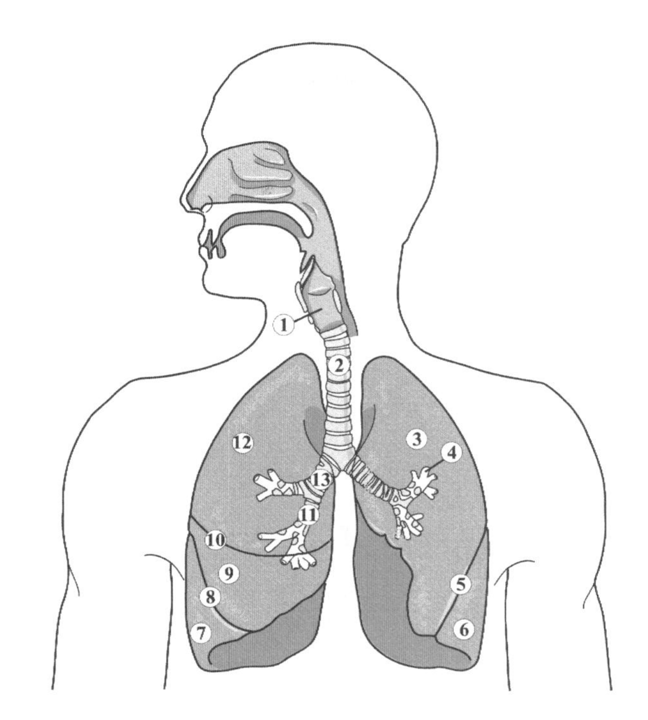

Figura 9-1 – Representação esquemática do sistema respiratório e seus órgãos.
1 Laringe
2 Traqueia
3 Lobo superior
4 Brônquio segmentar
5 Fissura oblíqua
6 Lobo inferior
7 Lobo inferior
8 Fissura oblíqua
9 Lobo médio
10 Fissura horizontal
11 Brônquio lobar
12 Lobo superior
13 Brônquio principal

paranasais (seio frontal, seio esfenoidal, células etmoidais e seio maxilar) e o ducto lacrimonasal (maiores descrições sobre os seios paranasais podem ser obtidas na página 45).

Observação clínica
Inflamação da mucosa da cavidade nasal, que é contínua com a mucosa dos seios paranasais, pode levar a uma obstrução dos ductos que drenam esses seios. Isso leva a um acúmulo de líquido dentro dos seios que provoca aumento de pressão acompanhada de forte dor de cabeça e infecção* local (sinusite).*

A mucosa da cavidade nasal é ricamente irrigada e coberta por uma delicada camada de muco* e por um epitélio respiratório recoberto por cílios*. Essas características da mucosa assim como a estrutura irregular da parede lateral da cavidade nasal, que aumenta a superfície de contato com o ar, permitem que este seja aquecido, umedecido e filtrado (pó e micro-organismos aderem-se ao muco). Outra função importante que se realiza na cavidade nasal está relacionada com a sensação do olfato, a qual é captada por terminações nervosas localizadas em ramificações do nervo olfatório que atravessam a lâmina cribriforme do osso etmoide, no teto da cavidade nasal.

Observação clínica
Pelo fato de a mucosa nasal ser ricamente irrigada, traumatismos no nariz podem acarretar sangramentos no vestíbulo ou na cavidade nasal (epistaxe). Geralmente, esses sangramentos ocorrem na porção mais anterior e uma compressão local externa pode ser suficiente para estancar a hemorragia. Quando o sangramento é na região posterior, um tampão de algodão pode resolver, mas em casos extremos pode ser necessária a ligadura da artéria carótida externa.*

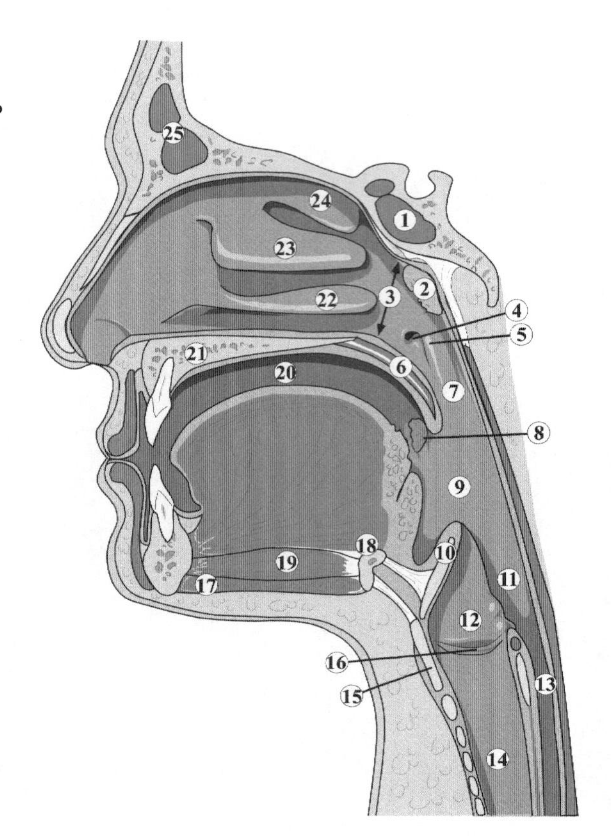

Figura 9-2 – Representação esquemática de um corte sagital da cabeça, mostrando parte das cavidades bucal, nasal e faringe.
1 Seio esfenoidal
2 Tonsila faríngea
3 Coana
4 Óstio faríngeo da tuba auditiva
5 Toro tubário
6 Palato mole
7 Parte nasal da faringe
8 Tonsila palatina
9 Parte bucal da faringe
10 Epiglote
11 Parte laríngea da faringe
12 Laringe
13 Esôfago
14 Traqueia
15 Cartlilagem tireóidea (laringe)
16 Prega vocal
17 Músculo milo-hióideo
18 Osso hioide
19 Músculo gênio-hióideo
20 Cavidade bucal
21 Palato duro
22 Concha nasal inferior
23 Concha nasal média
24 Concha nasal superior
25 Seio frontal

Faringe: é um órgão tubular que apresenta três aberturas anteriormente, que a comunicam com a cavidade nasal, cavidade bucal e com a laringe. Inferiormente, continua-se com o esôfago. Assim, a faringe serve tanto ao sistema digestório quanto ao respiratório. Devido a essas comunicações, a faringe pode ser dividida em uma **parte nasal, parte bucal** e **parte laríngea da faringe.** A parte nasal da faringe comunica-se com a cavidade nasal através de duas aberturas denominadas **coanas** (ou **cóanos**). No teto pode ser observada uma massa de tecido linfoide denominada **tonsila* faríngea.**

Observação clínica

Infecções frequentes nas vias aéreas superiores (nariz, garganta e estruturas associadas) podem levar a uma hipertrofia da tonsila faríngea, condição denominada adenoide. Com isso, a passagem de ar pelas coanas pode ser obstruída forçando o indivíduo a respirar pela boca (respirador bucal). Com o tempo, a cavidade nasal atrofia e o palato ósseo se eleva provocando estreitamento e outras alterações no arco dental superior. Além disso, a obstrução respiratória dificulta a respiração durante o sono, fundamentalmente durante a fase de sono REM (fase de sono de movimentos oculares rápidos) quando ocorre o quase completo relaxamento muscular. Como a boca se fecha, a obstrução respiratória torna-se completa levando a apneia*. Como consequência o indivíduo acorda cada vez que a fase de sono REM vai se iniciar e, por conseguinte, o número de horas de sono REM diminui drasticamente levando a alterações físicas e comportamentais.*

Na parede lateral da parte nasal da faringe se observa uma elevação cartilagínea em forma de "C" denominado **toro* tubário**. Ela delimita o **óstio faríngeo da tuba auditiva**, abertura da **tuba auditiva** na faringe, que comunica a parte nasal da faringe com a orelha média. Sobre o toro tubário de crianças de tenra idade, pode ser observada também pequena massa de tecido linfoide (**tonsila tubária**). Ao toro, prende-se parcialmente o músculo levantador do véu palatino que, ao se contrair, aumenta a passagem de ar pela tuba auditiva, mecanismo que permite igualar-se a pressão da orelha média com a pressão externa.

A parte bucal da faringe comunica-se com a cavidade bucal através do **istmo* da garganta.** Essa comunicação é também protegida por um corpo de tecido linfoide, a **tonsila palatina,** que se dispõe entre os arcos palatoglosso e palatofaríngeo (maiores detalhes na página 171).

A estrutura muscular da faringe é formada por cinco pares de músculos esqueléticos. Os **constritores superior, médio** e **inferior** da faringe formam sua parede lateral e posterior, e unem-se com os do lado oposto através de uma rafe mediana (**rafe* da faringe**). Como o nome indica a função deles é constringir (diminuir o diâmetro da luz) a faringe, tentando imitar os movimentos peristálticos observados no esôfago.

Observação clínica

De particular importância na anestesia odontológica é a origem anterior do músculo constritor superior da faringe no ligamento pterigomandibular. Esse ligamento sustenta a prega pterigomandibular, que é ponto de reparo importante na anestesia do nervo alveolar inferior (ver página 305).

Já os **músculos estilofaríngeo** e **palatofaríngeo** apresentam disposição longitudinal. Observe na tabela 9-1, a seguir, origem, inserção, ação e inervação desses músculos.

Tabela 9-1 – Músculos da faringe.

Músculo	Origem	Inserção	Ação	Inervação
Constritor inferior da faringe	Cartilagens tireoide e cricoide da laringe	Rafe da faringe	Diminui o diâmetro da faringe para impulsionar o bolo alimentar em direção ao esôfago	Plexo faríngeo, formado pelos nervos glossofaríngeo e vago
Constritor médio da faringe	Osso hioide e ligamento estilo-hióideo	Rafe da faringe	Idem	Idem
Constritor superior da faringe	Processo pterigoide, ligamento pterigomandibular, linha milo-hióidea	Rafe da faringe	Idem	Idem
Estilofaríngeo	Processo estiloide	Parede lateral de faringe e cartilagem tireóidea	Eleva a laringe e dilata a faringe durante a deglutição	Nervo glossofaríngeo
Palatofaríngeo	Palato mole	Borda posterior da cartilagem tireóidea e parede posterolateral da faringe	Eleva a laringe e a faringe e ajuda a fechar a nasofaringe durante a deglutição	Plexo faríngeo

GUIA DE ESTUDO 36

1 Leia uma vez o bloco 2 (**especialmente importante para o curso de Fonoaudiologia**)
2 Responda às seguintes perguntas: Como se dispõe o esqueleto cartilagíneo da laringe? Como são formadas as duas articulações sinoviais entre cartilagens da laringe? Quais são as diferenças anatômicas entre as cartilagens tireóidea e cricóidea? Qual é a forma geral e quais são as partes da cartilagem aritenóidea? Quais são as cartilagens passíveis de calcificação? A partir de que idade? Como se denominam as pregas que delimitam o ventrículo da laringe e quais são suas funções? Quais são as diferenças entre a laringe do homem e da mulher? Quais são os músculos que elevam e que abaixam a laringe? Quais são os músculos que se originam na cartilagem cricóidea e quais são suas funções? Quais são as semelhanças entre os músculos tireoaritenóideo e vocal? Que músculos se fixam apenas nas cartilagens aritenóideas e para que servem? Onde se localiza, como é formada e para que serve a traqueia? O que são brônquios e como se dividem? O que são bronquíolos e como se constituem? Onde se localizam os pulmões e quais são suas partes? O que é pleura e cavidade pleural? Faça um resumo sobre o mecanismo da ventilação pulmonar.
3 Leia novamente o bloco 2 para conferir suas respostas. Se estiverem incompletas ou incorretas, refaça-as.
4 Leia mais uma vez, agora com maior atenção e destaque os detalhes que julgar mais importantes.
5 Examine peças anatômicas naturais e/ou modelos anatômicos industrializados. Consulte atlas de anatomia e também outros livros da bibliografia complementar.

B2

Laringe (Fig. 9-3): este órgão apresenta especializações relacionadas com uma das suas funções principais: produzir sons através da passagem de ar. Apresenta um esqueleto formado por nove cartilagens* (três ímpares, três pares) unidas entre si por músculos e ligamentos*. O conjunto une-se ao osso hioide superiormente e à traqueia inferiormente. A maior cartilagem é a **tireóidea** a qual é ligada ao osso hioide. Em uma vista superior, ambos se mostram em forma de arco de convexidade anterior e se equivalem tanto em abertura quanto em extensão. A união é feita pela **membrana tíreo-hióidea** reforçada pelo **ligamento tíreo-hióideo** que se dispõem verticalmente. A curvatura da cartilagem tireóidea é formada por duas **lâminas** que se encontram no plano mediano em ângulo de 90° a 120°, formando uma projeção na porção superior denominada **proeminência laríngea**, que é mais proeminente no homem que na mulher. As bordas posteriores das lâminas são espessas e possuem duas extensões: o **corno superior** e o **corno inferior**. A membrana tíreo-hióidea liga o corno superior ao corno maior do hioide e nessa linha ela é também espessada por uma condensação de fibras do ligamento tíreo-hióideo. O corno inferior promove a **articulação cricotireóidea** (sinovial), mantida por ligamentos junto à **face articular tireóidea** da cartilagem cricóidea. Diferentemente da cartilagem tireóidea, que é um arco aberto atrás, a cartilagem cricóidea é fechada em forma de anel. Sua curvatura anterior, mais baixa, é o **arco** e a posterior, mais alta, é a **lâmina**. Entre a borda superior desta e a inferior da cartilagem tireóidea coloca-se o **ligamento cricotireóideo**. Em cada ângulo da borda superior da lâmina está a **face articular aritenóidea**, componente da **articulação cricoaritenóidea** (também sinovial). A **cartilagem aritenóidea** tem a forma de uma pirâmide de **base** triangular voltada para a cartilagem cricóidea, com a qual se articula. Nas junções de suas três faces, **anterolateral**, **medial** e **posterior**, são formadas extensões que levam os nomes de **processo vocal** (inserção do **ligamento vocal**), **processo muscular** (inserção dos músculos cricoaritenóideos lateral e posterior) e **ápice** (articulação com a pequena **cartilagem corniculada**).

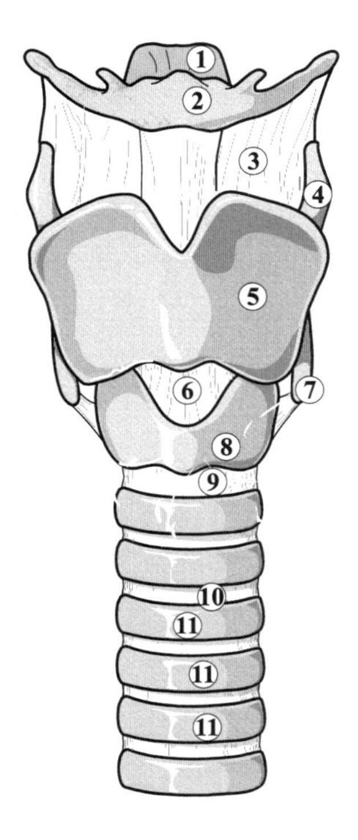

Figura 9-3 – Vista anterior da laringe, incluindo parte da traqueia.

1 Epiglote
2 Osso hioide
3 Membrana tireóidea
4 Corno superior
5 Cartilagem tireóidea
6 Ligamento cricotireóideo
7 Corno inferior
8 Cartilagem cricóidea
9 Ligamento cricotraqueal
10 Ligamento anular (traqueia)
11 Cartilagens traqueais

Outra cartilagem importante é a **epiglote**; achatada anteroposteriormente, é larga em cima e vai se estreitando em baixo até terminar em uma ponta, o **pecíolo epiglótico**, que é fixado pelo **ligamento tireoepiglótico** à superfície posterior da proeminência laríngea. A epiglote veda o **ádito da laringe** durante a deglutição, quando a laringe é elevada e a base da língua, ajudada por três músculos intrínsecos da laringe, empurra a epiglote para trás e para baixo. Previne assim a entrada de sólidos e líquidos nas vias respiratórias.

A epiglote e as cartilagens corniculadas são constituídas de fibrocartilagem elástica e assim permanecem por toda vida. Ao contrário, as cartilagens tireóidea, cricóidea e aritenóidea são hialinas e tendem a se calcificar a partir da segunda década da vida.

Internamente a parede lateral da laringe apresenta dois pares de pregas* de direção anteroposterior. O par superior é denominado de **pregas vestibulares** e o inferior de **pregas vocais**. Durante a deglutição as pregas vestibulares se fecham para ajudar a epiglote; fecham-se também na tosse e na defecação para que seja aumentada a pressão torácica. Entre as pregas vestibulares e as vocais de um mesmo lado, observa-se uma escavação denominada **ventrículo da laringe**. As pregas vocais apresentam faixas de ligamentos elásticos que se inserem às cartilagens aritenóideas. Estas, ao serem movimentadas pela musculatura intrínseca da laringe, alteram o grau de distensão e de afastamento entre as pregas vocais, fazendo com que o ar passe com maior ou menor resistência pelo espaço existente entre elas (**glote**), produzindo assim vibrações sonoras (Fig. 9-4). No homem, as pregas vocais são mais longas e

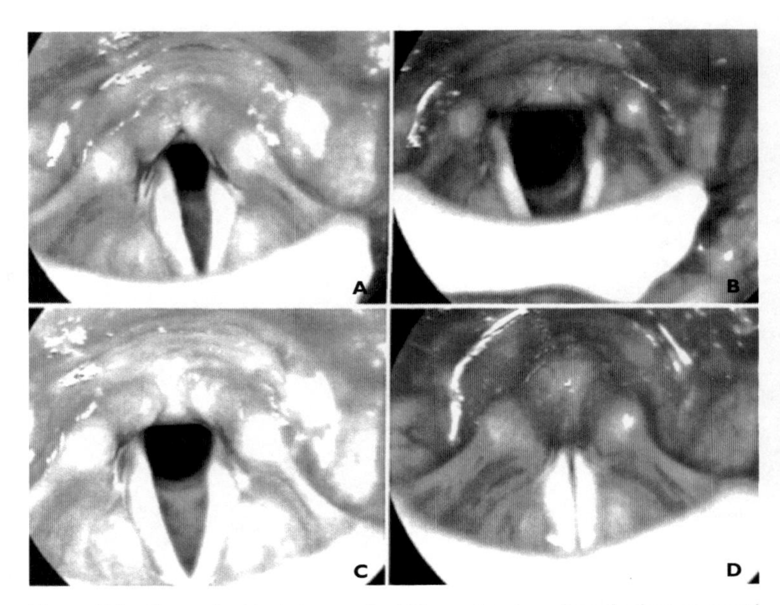

Figura 9-4 – Exame de videolaringoscopia rígida, mostrando as fases de abertura parcial (**A**, **B** e **C**) e fechamento (pregas aduzidas, **D**) da glote, durante emissão de som (cortesia dos doutores Paulo César Dias e Leo G. Perri).

espessas que na mulher e na criança, o que lhe proporciona uma frequência vibratória mais baixa e um tom de voz mais grave. Pregas vocais mais curtas emitem sons mais agudos.

Observação clínica

Processos infecciosos ou agentes irritantes no ar como a fumaça do cigarro, podem provocar inflamação na mucosa da laringe afetando as pregas vocais. Estas perdem a capacidade de vibrar normalmente e o indivíduo pode apresentar rouquidão ou mesmo afonia completa. Em fumantes crônicos, a rouquidão pode se tornar permanente.

Um edema agudo da laringe (edema de glote) pode surgir após reações hiperalérgicas e outras causas, provocando um estreitamento da via respiratória e consequente falta de ar. O edema é o resultado de um acúmulo de fluido não na submucosa das pregas vocais, que é de textura densa com a mucosa bem aderida, mas em outras áreas da laringe, onde a submucosa é frouxa e a túnica mucosa é fracamente aderida às cartilagens.

Acima e abaixo da glote, formam-se dois espaços: o **vestíbulo da laringe,** que através do **ádito da laringe** se comunica com a parte laríngea da faringe, e a **cavidade infraglótica**, que se continua inferiormente com a traqueia. A mucosa que reveste internamente a laringe é contínua com as mucosas da faringe e da traqueia. Sua característica é ter a submucosa rica em fibras elásticas.

O conjunto da laringe pode ser movimentado para cima, através dos músculos estilofaríngeo, palatofaríngeo, tíreo-hióideo e os supra-hióideos; e para baixo, pelos demais músculos infra-hióideos. As partes da laringe são movimentadas entre si, principalmente a cartilagem aritenóidea e as pregas vocais, por músculos laríngeos ou intrínsecos da laringe. Observe na tabela 9-2, a seguir, origem, inserção, ação e inervação desses músculos.

Tabela 9-2 – Músculos da laringe.

Músculo	Origem	Inserção	Ação	Inervação
Cricotireóideo	Arco da cartilagem cricóidea, anteriormente	Borda inferior da cartilagem tireóidea	Tensiona o ligamento vocal e movimenta ou uma ou a outra cartilagem, dependendo de seu ponto fixo	Ramo laríngeo externo do nervo laríngeo superior
Cricoaritenóideo posterior	Lâmina da cartilagem cricóidea, posteriormente	Processo muscular da cartilagem aritenóidea	Abre a glote (distancia as pregas vocais)	Nervo laríngeo recorrente
Cricoaritenóideo lateral	Parte superior e lateral do arco da cartilagem cricóidea	Processo muscular da cartilagem aritenóidea	Fecha a glote (aproxima as pregas vocais)	Nervo laríngeo recorrente
Tireoaritenóideo	Face posterior da cartilagem tireóidea	Face anterolateral da cartilagem aritenóidea	Encurta e ajusta o ligamento (prega) vocal	Nervo laríngeo recorrente
Vocal	Parte inferior da face posterior da cartilagem tireóidea	Processo vocal da cartilagem aritenóidea	Regula a tensão e a espessura da prega vocal	Nervo laríngeo recorrente
Aritenóideo oblíquo	Processo muscular da cartilagem aritenóidea	Ápice da cartilagem aritenóidea	Aproxima as duas cartilagens aritenóideas estreitando a glote	Nervo laríngeo recorrente
Aritenóideo transverso	Face posterior da cartilagem aritenóidea	Idem, do lado oposto	Age com o músculo aritenóideo oblíquo	Nervo laríngeo recorrente

Traqueia e brônquios: localizada anteriormente ao esôfago, a traqueia é um tubo de aproximadamente 12cm de comprimento e 2,5cm de largura que se continua inferiormente à laringe. É formado por uma superposição de **cartilagens traqueais** em forma de anéis incompletos (ou de letra "C"). A parte "incompleta" desses anéis está em contato com o esôfago posteriormente. Isso permite que durante a passagem do bolo alimentar o esôfago se expanda às expensas desta parede posterior distensível da traqueia, formada por musculatura lisa (músculo traqueal) e tecido conjuntivo (**parede membranácea da traqueia**). A estrutura da traqueia permite que a passagem do ar permaneça sempre desimpedida e vários autores a têm comparado com o tubo de um aspirador de pó, formado este, entretanto, por anéis completos.

Observação clínica

Apesar de as vias respiratórias terem uma estrutura desenvolvida para evitar sua obstrução, elas não são imunes a esse acidente. A inspiração acidental de corpos estranhos, acidente de alto risco na prática odontológica, pode levar a uma obstrução da laringe que pode ser fatal. Nesses casos, a traqueotomia pode ser necessária. Nesse procedimento é realizada uma abertura entre os anéis da traqueia logo abaixo da laringe, promovendo uma passagem artificial de ar.

A traqueia se inicia no pescoço e termina no tórax, daí sua divisão em **parte cervical** e **parte torácica.** Ao nível da sexta vértebra torácica, a traqueia divide-se em dois **brônquios principais**, que penetram nos pulmões direito e esquerdo. Ajudando a separar os brônquios, um relevo em forma de crista apresenta-se na luz da traqueia, ao nível da última cartilagem traqueal – é a **carina da traqueia** (ponto referencial na broncoscopia).

Uma vez nos pulmões, os brônquios principais dividem-se sucessivamente em **brônquios lobares** (três no pulmão direito e dois no esquerdo), **segmentares** (para cada segmento broncopulmonar), e finalmente em **bronquíolos terminais** e **respiratórios.** Paralelamente com essa ramificação, a estrutura bronquial vai se alterando, com o desaparecimento paulatino da cartilagem e predominando a musculatura lisa em sua parede. Isso tem uma importância clínica muito grande, já que em certas condições, como na asma ou alergia, essa musculatura lisa contrai-se diminuindo, assim, a luz dos brônquios e dificultando dramaticamente a respiração. Finalmente, os bronquíolos respiratórios dividem-se em diminutos sáculos de paredes finas nas quais as trocas gasosas com o sangue acontecem.

Pulmões: em número de dois, apresentam forma cônica, ocupando boa parte da cavidade torácica. A **base** apoia-se sobre o diafragma e a extremidade superior afilada ou **ápice** sobressai entre 1,5 e 2,5cm acima do nível clavicular. Entre eles se observa um espaço, o **mediastino***, ocupado por importantes estruturas, como o coração e os grandes vasos da sua base, parte da traqueia e os brônquios, o esôfago e o timo. Podem ser reconhecidas duas faces no pulmão: uma **costal** que, como o nome indica, está em contato com as costelas anterior, lateral e posteriormente; e uma face **mediastinal** medialmente. Nesta, observa-se uma abertura denominada **hilo* do pulmão** que é atravessado pelos elementos do **pedículo pulmonar:** brônquios, vasos sanguíneos e linfáticos e nervos. Os pulmões são divididos em lobos* por fissuras*. O pulmão direito tem duas **fissuras, horizontal** e **oblíqua**, delimitando os **lobos superior**, **médio** e **inferior.** O pulmão esquerdo apresenta apenas uma fissura, oblíqua, que o divide em lobos superior e inferior, e apresenta também uma depressão que acomoda o coração, a **incisura cardíaca.** Além dessas divisões visíveis externamente, septos de tecido conjuntivo dividem os pulmões internamente em **segmentos broncopulmonares.** Cada segmento broncopulmonar é suprido por um brônquio segmentar. Esse fato tem grande importância clínica, já que patologias pulmonares geralmente limitam-se a segmentos broncopulmonares específicos, sendo assim possível a remoção destes sem remover o pulmão em sua totalidade.

Os pulmões e a parede da cavidade torácica são revestidos por uma membrana serosa* denominada **pleura**. Entre a pleura que envolve o pulmão (**pleura visceral**) e a pleura que reveste a cavidade torácica (**pleura parietal***), forma-se uma cavidade muito delgada, a **cavidade pleural**, preenchida por um líquido lubrificante que facilita a movimentação pulmonar durante os movimentos respiratórios.

Observação clínica

A expansão pulmonar durante a inspiração ocorre, em boa parte, pelo fato de a pleura parietal e pulmonar estarem aderidas (alguns autores descrevem essa união como a de duas lâminas de vidro polidas mantidas em contato por uma camada de líquido; nessas condições, separá-las é muito difícil) e a pressão na cavidade pleural ser subatmosférica. Uma perfuração da parede torácica permite a entrada de ar (pneumotórax), separando assim as pleuras visceral e parietal. Com isso, devido a sua estrutura esponjosa, o pulmão colapsa e não mais se expande durante a contração diafragmática.

A contração muscular expande a cavidade torácica, permitindo a ventilação pulmonar

Como vimos anteriormente o processo respiratório pode ser dividido em respiração pulmonar (a troca de gases entre o sangue e os sacos alveolares) e celular (a troca de gases entre as células e o sangue circulante). Para que isso ocorra, entretanto, o ar precisa entrar ritmicamente dentro dos pulmões. Esse processo é denominado de **ventilação pulmonar** e compreende a **inspiração** (entrada de ar) e a **expiração** (saída do ar). Desses dois processos, a inspiração é um processo ativo. Para que ela ocorra, o músculo diafragma contrai-se. Com isso sua convexidade superior se reduz levando a aumento do volume da cavidade torácica. Esse aumento reduz a pressão atmosférica intrapulmonar, permitindo que o ar externo entre para igualar as pressões. Em casos de inspiração forçada, soma-se a esse movimento "diafragmático" o produzido pela elevação das costelas como consequência da contração dos músculos subcostais e intercostais, assim como dos músculos esternocleidomastóideo e escalenos. Já na expiração ocorre o relaxamento dos músculos envolvidos durante a inspiração, sendo, portanto, um processo passivo. Entretanto, na expiração forçada vários grupos musculares do tórax e da cavidade abdominal devem se contrair para diminuir o volume torácico.

Como sempre, após terminar a leitura de mais um sistema orgânico, aumente seu conhecimento com o estudo dirigido e testes formativos no site www.anatomiafacial.com.

Patologias comumente associadas ao sistema respiratório

Resfriado – O resfriado comum é uma inflamação do trato respiratório superior causada geralmente por vírus. Os sintomas típicos incluem a sensação de edema, causada pela inflamação da mucosa da cavidade nasal, e a secreção nasal abundante. A irritação local e o acúmulo de secreções na cavidade nasal fazem o paciente espirrar. Infecções bacterianas nos seios paranasais, orelha média, faringe e laringe podem se instalar devido às condições alteradas da mucosa. Como geralmente o resfriado é provocado por vírus, antibioticoterapia não faz nenhum efeito. Medicamentos específicos para resfriados podem diminuir os sintomas, mas não encurtam o período da doença.

Bronquite – Trata-se de um processo inflamatório nos brônquios. O sintoma típico é a existência de tosse produtiva, pela qual é expelida secreção mucopurulenta (amarelo-esverdeada). Pode ser causada por infecção bacteriana ou por agentes irritantes inalados, como a fumaça do cigarro. O excesso de muco* produzido acumula-se nos brônquios dificultando a ação dos cílios* do epitélio respiratório. A tosse é, assim, uma consequência natural e benéfica que, nestes casos, não deveria ser evitada farmacologicamente.

Pneumonia – É causada geralmente por infecção bacteriana, viral ou fúngica. Os sacos alveolares ficam preenchidos por fluidos e glóbulos brancos mortos, reduzindo a quantidade de ar nos pulmões. Com isso a oxigenação do sangue diminui embora a eliminação de CO_2 não se altere, já que este se difunde mais facilmente que o O_2. A pneumonia pode ser lobar, quando todos os alvéolos de um lobo pulmonar se inflamam; segmentar, quando apenas os alvéolos de um segmento broncopulmonar se inflamam; ou broncopneumonia, quando a inflamação atinge alvéolos e brônquios.

Tuberculose – É causada pela bactéria *Mycobacterium tuberculosis*, que pode penetrar no organismo através de diferentes vias e atingir diferentes órgãos. Entretanto, a inalação em geral é a porta de entrada mais comum e o pulmão, o órgão mais afetado. Atingindo o pulmão, a bactéria provoca séria destruição tecidual. O organismo tenta enclausurar as bactérias formando "tubérculos" de tecido conjuntivo fibroso. Seja pela destruição tecidual ou pela formação desses tubérculos conjuntivos, a área respiratória útil diminui drasticamente. Embora a doença responda de forma adequada à antibioticoterapia, o tratamento é demorado e, muitas vezes, o paciente deixa de se medicar, levando à recidiva da doença, com a seleção de bactérias mais resistentes. Embora a bactéria seja resistente a vários tipos de desinfetantes, morre rapidamente quando exposta à luz solar. Por essa razão, a tuberculose tem sido associada com ambientes mal arejados e, fundamentalmente, mal iluminados. Além de antibioticoterapia específica, descanso, luz solar e boa alimentação são partes fundamentais no tratamento dessa doença.

Enfisema – É causado pela exposição prolongada a agentes irritantes, como fumaça, poeira industrial, carvão etc. As paredes dos alvéolos pulmonares perdem sua elasticidade e ficam distendidas acumulando grande quantidade de ar. Como a expiração normal não elimina esse ar residual, o paciente expira com esforço (lembre que em condições normais a expiração é um processo passivo). Os pulmões ficam permanentemente inflados já que perderam sua elasticidade. A difusão de oxigênio e a eliminação de CO_2 ficam comprometidas uma vez que a parede alveolar afetada é substituída por tecido conjuntivo fibroso. Por ser a oxigenação do sangue inadequada, qualquer atividade física deixa o paciente "sem ar". Como o CO_2 se acumula no sangue, o pH deste cai e as áreas inspiratórias encefálicas são afetadas diminuindo a ventilação pulmonar e, assim, agravando o quadro. Por outra parte, com o avançar da doença, os capilares* sanguíneos pulmonares endurecem, o que dificulta a circulação do sangue. Com isso aumenta a resistência do sangue no tronco pulmonar e o ventrículo direito tem uma sobrecarga funcional.

CAPÍTULO

10

Sistema Urinário

OBJETIVOS ❙ Conceituar sistema urinário do ponto de vista morfofuncional ❙ Citar e definir os órgãos do sistema urinário e considerar suas principais funções ❙

Uma das consequências do metabolismo celular é a liberação na corrente sanguínea de quantidades excessivas de água, dióxido de carbono, íons (sódio, sulfato, fosfato, hidrogênio etc.) e substâncias tóxicas, como amônia e ureia. O excesso dessas substâncias precisa ser rapidamente eliminado para, assim, manter o equilíbrio eletrolítico e com ele preservar a homeostase*. Vários sistemas encarregam-se dessa eliminação. Os pulmões, por exemplo, participam na eliminação de dióxido de carbono, água e também calor. A pele, além de eliminar e controlar a temperatura corpórea através das glândulas sudoríferas, auxilia na eliminação de dióxido de carbono, água, sais e ureia. Por meio da defecação, o sistema digestório elimina restos sólidos não digeridos com dióxido de carbono, água e sais. Mas são sem dúvida os rins os grandes responsáveis pela purificação do sangue, removendo substâncias tóxicas ou em excesso mediante um processo de filtragem seletiva realizada na unidade funcional do rim, o néfron. Com isso, os rins regulam o volume e a composição do sangue, controlando, assim, seu pH e ajudando a regular a pressão arterial. Os rins, com órgãos a eles associados, como ureteres, bexiga urinária e uretra, formam o sistema urinário.

GUIA DE ESTUDO 37

1 Leia uma vez o bloco I e mais uma vez o texto acima.
2 Responda: Qual é o papel fundamental do rim? Que outros órgãos eliminam produtos catabólicos? Qual é a localização do rim? Quais são as cápsulas que o envolvem? Quais são as partes do córtex e da medula renal? A partir do parênquima* renal, quais são as partes formadoras do ureter? Onde este termina, exatamente? Descreva a bexiga urinária. Quais são as diferenças entre as uretras masculina e feminina?
3 Aja de acordo com o que está explicitado nos itens 3, 4 e 5 do Guia de estudo 35.

Órgãos do sistema urinário

B1 *Os rins realizam a filtragem seletiva do sangue*

Os rins, direito e esquerdo (Fig. 10-1), estão localizados aos lados da coluna vertebral, ocupando espaço entre a décima segunda vértebra torácica e a terceira lombar, sendo que o rim direito, devido à presença do fígado, tem uma posição ligeiramente mais inferior que a do esquerdo. São órgãos retroperitoneais, aderidos firmemente à parede posterior do abdome. Apresentam forma semelhante à de um feijão, mas com um acentuado achatamento anteroposterior. Esse formato permite reconhecer duas faces (**face anterior** e **face posterior**), duas **margens** (**lateral** e **medial**) e dois **polos** (**superior** e **inferior**). A distância entre os polos superior e

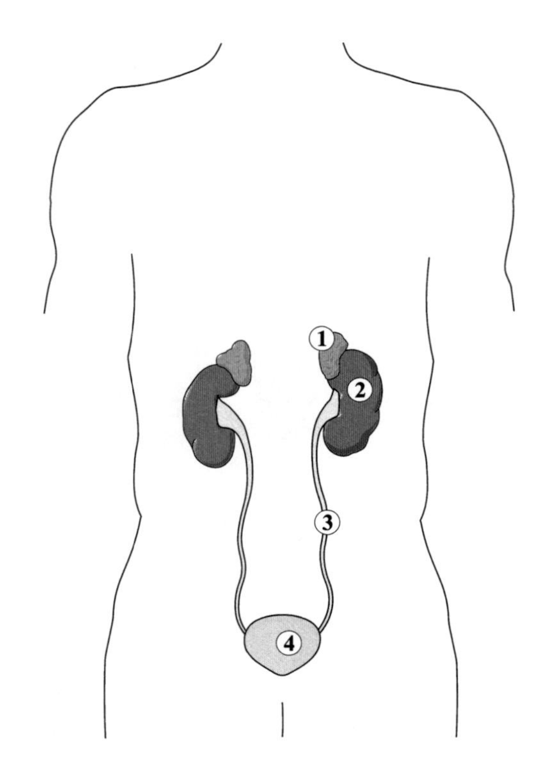

Figura 10-1 – Representação esquemática dos órgãos associados ao sistema urinário.
1 Glândula suprarrenal
2 Rim
3 Ureter
4 Bexiga urinária

inferior é de aproximadamente 11cm no adulto, 6cm entre as margens lateral e medial e aproximadamente 2,5cm entre as faces posterior e anterior. Aderida ao polo superior de cada rim, pode ser observada uma massa glandular do sistema endócrino, a **glândula suprarrenal.** Na porção central da margem medial, uma fenda denominada **hilo* renal** dá passagem a vasos, nervos e ao ureter.

Os rins são recobertos por três envoltórios. O mais interno, aderido ao tecido renal, é a **cápsula fibrosa** do rim. Esta é revestida por uma camada gordurosa, a **cápsula adiposa** e externamente, fixando firmemente o rim à parede posterior do abdome, se observa a **fáscia renal.**

Um corte frontal revela a anatomia interna do rim (Fig. 10-2). A porção externa, intimamente ligada à cápsula fibrosa, apresenta cor vermelho-clara. É o **córtex* renal.** Projeções internas do córtex renal, as **colunas renais**, separam estruturas piramidais de coloração mais escura, as **pirâmides renais**, que em seu conjunto formam a **medula renal.** O córtex e a medula renal juntos formam o **parênquima* renal**, onde existem aproximadamente um milhão de néfrons, ductos coletores e os vasos associados a esses elementos.

A enorme quantidade de néfrons explica a também enorme capacidade de filtração do rim. De fato, o volume total de sangue no corpo é filtrado aproximadamente 60 vezes por dia.

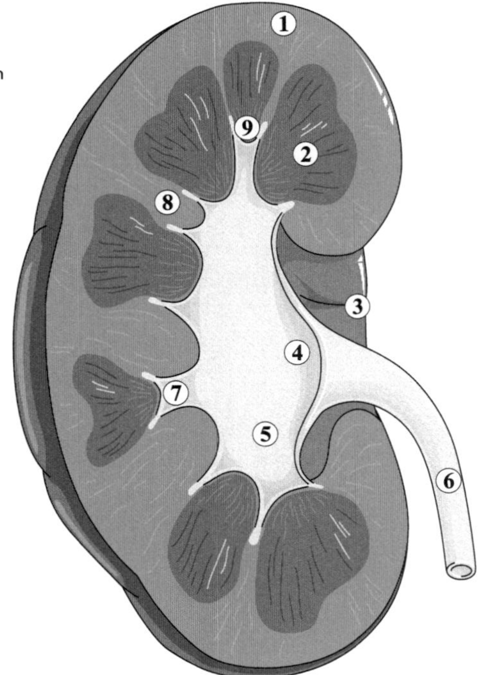

Figura 10-2 – Representação esquemática de um corte frontal no rim direito. Detalhes no texto.
1 Córtex renal
2 Pirâmide renal
3 Hilo renal
4 Pelve renal
5 Cálice renal maior
6 Ureter
7 Cálice renal menor
8 Coluna renal
9 Papila renal

As pirâmides renais variam em número, podendo ser identificadas entre 8 e 18 delas em cada rim. Apresentam sua base voltada para a superfície do rim. Para seus ápices, as **papilas renais**, convergem os ductos coletores que transportam a urina resultante da filtragem realizada nos néfrons, desembocando em estruturas em forma de taça denominadas **cálices renais menores.** Em número que pode variar entre 4 a 13, os cálices menores convergem formando três ou quatro **cálices maiores.** Estes, por sua vez, se unem para formar a **pelve renal,** extremidade proximal e dilatada do ureter (Fig. 10-2).

Observação clínica

Eventualmente, cristais de sais encontrados na urina podem se precipitar formando pedras (pedra nos rins ou cálculos renais). Eles são geralmente formados por ácido úrico, oxalato de cálcio, fosfato de cálcio e outras substâncias. Podem se formar tanto nos cálices como na pelve renal, onde causam dor e eventualmente hematúria*. Podem também obstruir a luz dos ureteres e chegar à bexiga urinária, provocando nessa passagem dor intensa. As causas determinantes para a formação dos cálculos renais incluem o consumo excessivo de sais minerais na dieta, diminuição na quantidade de água, urina anormalmente ácida ou alcalina, distúrbios glandulares (fundamentalmente da glândula paratireoide) entre outros. Em casos graves, essas pedras devem ser removidas cirurgicamente caso medidas terapêuticas menos invasivas, como as ondas de choque, não as dissolvam.*

Ureteres, bexiga urinária e uretra participam do transporte e do armazenamento da urina

Da pelve renal, origina-se o **ureter**, um tubo de aproximadamente 25 a 30cm de comprimento e aproximadamente 1cm de diâmetro (esse diâmetro é variável dependendo da porção do ureter considerada), também retroperitoneal, que atravessando parte da cavidade abdominal e pélvica termina na bexiga urinária. Esse percurso origina as três partes nas quais o ureter é dividido: parte **abdominal**, **pélvica** e **intramural**. A função do ureter é transportar através de movimentos peristálticos, pressão hidrostática e gravidade a urina constantemente produzida pelo rim para o local de armazenamento, a **bexiga urinária**. Ao alcançar a bexiga urinária, o ureter percorre aproximadamente 2cm no interior da parede desse órgão (parte intramural do ureter), onde se esvazia através do **óstio do ureter**. Isso faz com que, durante o enchimento da bexiga urinária, a parte intramural do ureter seja comprimida, vedando assim um eventual refluxo.

A bexiga urinária localiza-se na cavidade pélvica. No homem ela ocupa um espaço entre a sínfise púbica e o reto (Fig. 11-1) e na mulher entre a sínfise púbica anteriormente e a vagina e o útero posteriormente (Fig. 11-3). É um saco musculomembranoso cuja forma varia dependendo do grau de vacuidade. Pode conter, no adulto, entre 700 e 800ml de urina, mas quando sua capacidade atinge uns 400ml, receptores captam a distensão em sua parede e através de reflexos espinais desencadeiam a micção. Em situações normais, a partir do segundo ano de vida esse reflexo pode ser controlado de forma consciente, o que permite efetuar a micção no momento oportuno.

Observação clínica

A falta de controle voluntário da micção é denominada incontinência urinária. Ela é normal na criança de até aproximadamente dois anos de idade. No adulto pode ocorrer durante o sono ou como consequência de lesões na medula espinal, doenças da bexiga urinária ou alterações dos esfíncteres que controlam a passagem entre a bexiga e a uretra.

A retenção urinária (incapacidade ou dificuldade na micção) pode ocorrer em virtude de obstruções na uretra. Estas têm causas variadas, entre elas a contração de sua musculatura e a hipertrofia da próstata, órgão que é atravessado pela porção inicial da uretra.

A bexiga urinária comunica-se com o exterior através da **uretra**. Esta apresenta diferenças anatômicas acentuadas entre os sexos. Na mulher é um tubo membranoso estreito, de aproximadamente 4cm de comprimento e 6mm de diâmetro. Localizada atrás da sínfise púbica, tem um percurso oblíquo de direção anterior e inferior e abre-se ao exterior através de um orifício, o **óstio externo da uretra**, localizado entre o clitóris e o óstio da vagina (Fig. 11-3).

A uretra masculina (Fig. 11-1) mede aproximadamente 20cm e pode ser dividida de acordo com as estruturas que ela atravessa. A primeira porção é a **parte prostática**, que, como o nome indica, atravessa verticalmente a próstata. É a porção onde desembocam, além de dúctulos* prostáticos, o ducto ejaculatório, formado pela união dos ductos da glândula seminal e do ducto deferente. Por esse motivo, ao contrário da uretra feminina, a masculina serve aos sistemas urinário e genital. A **parte membranácea** da uretra é a mais curta (1,5cm aproximadamente) e estende-se desde o ápice (inferior) da próstata até o bulbo do pênis, atravessando o diafragma da pelve. Finalmente, a **parte esponjosa** da uretra é a porção mais longa (15cm aproximadamente) e atravessa o corpo esponjoso do pênis, abrindo-se ao exterior através do **óstio externo da uretra** localizado na glande do pênis.

Tal como acontece no caminho das fezes no canal anal, o curso da urina também depara com dois esfíncteres. O primeiro, na saída da bexiga, considerado interno, é de musculatura lisa e, portanto, não pode ser controlado pelo indivíduo. O externo, na uretra, é de músculo estriado e, portanto, de controle voluntário.

Terminada a leitura, conheça o mesmo assunto de uma maneira diferente com o estudo dirigido em nosso site.

Patologias comumente associadas ao sistema urinário

Gota – Trata-se de uma doença fundamentalmente hereditária em que se observa uma concentração anormalmente elevada de ácido úrico no sangue. Isso pode acontecer devido a distúrbios na produção ou na eliminação dessa substância. O ácido úrico em excesso tende a se cristalizar, precipitando-se nos rins ou nas articulações. Nesse último caso (gota artrítica), a dor articular pode ser intensa e provocar limitação nos movimentos.

Glomerulonefrite – Inflamação do glomérulo renal (estrutura existente no néfron, fundamental no processo de filtragem; a inflamação que atinge a pelve renal e os cálices é denominada pielite). Uma das causas mais comuns da glomerulonefrite é a reação alérgica ante toxinas produzidas por bactérias (*Streptococcus*) que tenham recentemente infectado outras estruturas (frequentemente a garganta). Como consequência, a parede do glomérulo torna-se excessivamente permeável, deixando passar para a urina células sanguíneas, proteínas etc. A glomerulonefrite, ao se tornar crônica, pode levar à falência renal e mesmo ao óbito, se medidas drásticas como a hemodiálise ou até o transplante renal não forem adotadas.

Cistite – Inflamação da bexiga urinária, fundamentalmente da sua mucosa, provocada por infecção bacteriana, irritação química ou lesão traumática (como, por exemplo, ao se introduzir uma sonda). Como consequência, o estímulo para a micção torna-se mais frequente e a micção provoca intenso ardor local.

Uretrite – Inflamação da uretra. Da mesma forma que a cistite pode ser causada por infecção bacteriana e também pela passagem de urina extremamente ácida. Provoca ardor intenso durante a micção.

CAPÍTULO

11

Sistema Genital

OBJETIVOS ❙ Conceituar sistema genital do ponto de vista morfofuncional ❙ Discriminar os órgãos do sistema genital masculino e considerar suas principais funções ❙ Discriminar os órgãos do sistema genital feminino e considerar suas principais funções ❙

Reprodução, no sentido mais amplo, é o processo através do qual uma célula duplica seu material genético e se divide, permitindo assim o desenvolvimento e a reparação tecidual. No contexto que nos interessa neste capítulo, reprodução é o processo através do qual o material genético é transmitido de pais para filhos, possibilitando a continuidade da espécie. Nesse processo participam órgãos responsáveis pela produção de gametas ou células germinativas, as gônadas (testículos e ovários); ductos que transportam e estocam os gametas; órgãos especialmente projetados para a cópula e glândulas anexas que produzem secreções necessárias no processo reprodutivo.

GUIA DE ESTUDO 38

1 Leia uma vez o bloco 1.
2 Em que se divide o testículo e o que há dentro de suas divisões? Como é formado o ducto do epidídimo? Qual é o trajeto do ducto deferente desde sua origem até sua terminação? Quais são as camadas musculares do escroto? Para que servem? Como é formado o ducto ejaculatório, o que ele conduz e onde ele termina? Que espécie de líquido secretam a glândula seminal e a próstata? Quais são as fixações ósseas do pênis? Explique os mecanismos da ereção e da ejaculação.
3 Leia novamente, confrontando com o que escreveu como respostas. Se estiver certo, tudo bem. Se não estiver, faça tudo de novo.
4 Leia mais uma vez, manuseando as peças anatômicas disponíveis no laboratório, folheando atlas, respondendo às perguntas em alta voz, discutindo o assunto com colegas.
5 Leia uma vez mais para consolidar seu estudo.

Sistema genital masculino

(Figs. 11-1 e 11-2)

B1

Iniciamos a descrição pelo órgão produtor dos espermatozoides e a seguir por suas vias de condução e glândulas anexas, até o órgão copulador, de onde os espermatozoides são lançados para o exterior.

Os testículos produzem gametas masculinos, os espermatozoides, e também hormônios androgênios, principalmente a testosterona

O **testículo** é uma massa ovoide que mede aproximadamente, no adulto, 5cm de comprimento e 2,5cm de diâmetro, com um **polo superior** e um **polo inferior**, envolta por uma cápsula conjuntiva espessa, a **túnica* albugínea**, da qual partem os **séptulos* do testículo** que o dividem em **lóbulos***, no interior dos quais se encontram os **túbulos* seminíferos contorcidos**, onde são formados os espermatozoides. Entre os túbulos, localizam-se **células intersticiais***, que secretam hormônios.

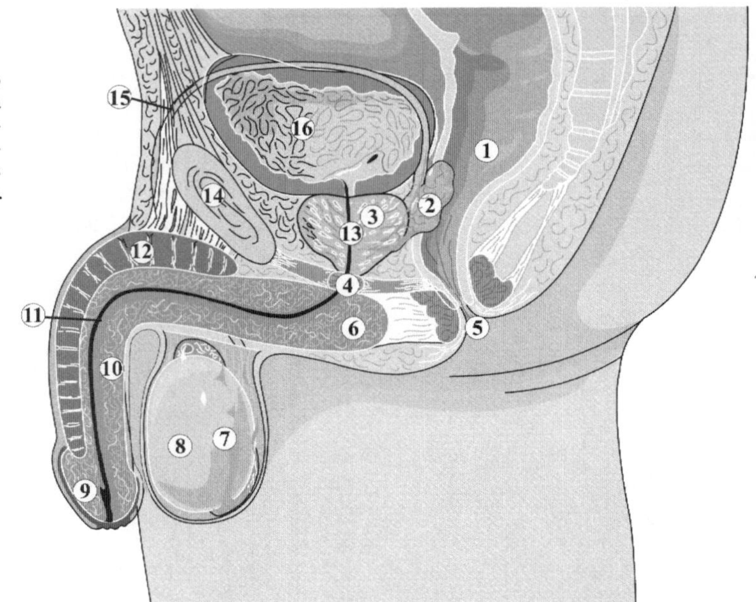

Figura 11-1 – Representação esquemática da região pélvica masculina, seccionada sagitalmente, onde podem ser observados alguns dos órgãos dos sistemas genital e urinário.
1 Reto
2 Glândula seminal
3 Próstata
4 Parte membranácea da uretra
5 Ânus
6 Bulbo do pênis
7 Epidídimo
8 Testículo
9 Glande do pênis
10 Corpo esponjoso
11 Parte esponjosa da uretra
12 Corpo cavernoso
13 Parte prostática da uretra
14 Sínfise púbica
15 Ducto deferente
16 Bexiga urinária

Os túbulos seminíferos convergem para o ápice de cada lóbulo na parte posterior do testículo e de contorcidos tornam-se **retos**, que se unem para formar a **rede do testículo**, a partir da qual, iniciam-se os **dúctulos* eferentes* do testículo**, que formarão o **ducto* do epidídimo.**

Observação clínica

Em aproximadamente 3% dos recém-nascidos normais e 30% dos prematuros, os testículos permanecem em posição abdominal, sem migrar em direção ao escroto. Essa condição, criptorquidismo, se não tratada, leva à esterilidade já que as células precursoras das células produtoras de espermatozoides são destruídas devido à alta temperatura da cavidade pélvica. Os testículos devem ser colocados em posição antes da puberdade por meio da administração de hormônios ou cirurgia.

No epidídimo os espermatozoides completam sua maturação e são armazenados

O **epidídimo** é um corpo curvo e alongado, aderido ao testículo principalmente pela **cabeça do epidídimo**, porção expandida que recebe os dúctulos eferentes do testículo. Estes acabam formando o **ducto do epidídimo**, que percorre de maneira sinuosa o **corpo** e a **cauda do epidídimo**.

Os espermatozoides são levados, em meio líquido, até o epidídimo. A partir de sua cauda, contrações musculares durante a ejaculação os movimentam até o **ducto deferente**. Este é a continuação do epidídimo, que se dobra sobre o próprio epidídimo e o acompanha em seu trajeto de direção superior.

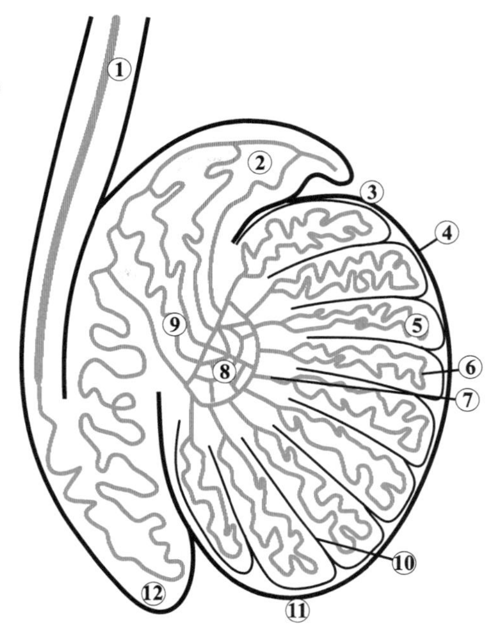

Figura 11-2 – Representação esquemática de um testículo seccionado. Detalhes no texto.
1 Ducto deferente
2 Cabeça do epidídimo
3 Pólo superior do testículo
4 Túnica albugínea
5 Lóbulo do testículo
6 Túbulos seminíferos contorcidos
7 Túbulos seminíferos retos
8 Rede do testículo
9 Dúctulos eferentes do testículo
10 Séptulo do testículo
11 Pólo inferior do testículo
12 Cauda do epidídimo

Observação clínica

A vasectomia *é um método de esterilização masculina na qual, por meio de pequenos cortes no escroto, os ductos deferentes são amarrados em dois pontos e seccionados, impedindo, assim, a passagem dos espermatozoides.*

O testículo, o epidídimo e o funículo espermático estão localizados no escroto

O ducto deferente apresenta uma luz de 0,5mm envolta por paredes musculares bastante espessas, que ao se comprimirem provocam sucção para o transporte dos espermatozoides. Ele penetra na cavidade abdominal através de um curto túnel chamado **canal inguinal.** É através dele que chega ao escroto a artéria testicular, acompanhada por veias, nervos e vasos linfáticos. O conjunto desses elementos leva o nome de **funículo espermático.**

Observação clínica

A existência deste "túnel" representa um ponto fraco na parede muscular anterior do abdome. Em determinadas circunstâncias, o aumento de pressão abdominal, decorrente de esforços físicos, empurra o conteúdo da cavidade abdominal através do canal inguinal em direção ao escroto. Essa condição, denominada hérnia inguinal, *deve ser corrigida cirurgicamente.*

O funículo espermático, testículo e epidídimo, de cada lado, ficam dentro de uma bolsa denominada **escroto**, que é dividido pelo **septo* do escroto** em um compartimento esquerdo e outro direito. A pele do escroto tem sob ela uma camada de músculo liso, a **túnica dartos**, que ao se contrair enruga a pele. Mais profundamente, extensões de elementos próprios do abdome chegam ao escroto pelo canal inguinal, formando camadas que envolvem o conteúdo do escroto. São elas de fora para dentro: a **fáscia espermática externa**, derivada da aponeurose do músculo oblíquo externo do abdome; um elevador do testículo, contínuo com o músculo oblíquo interno do abdome, o **músculo cremaster**, o qual ao se contrair aproxima o testículo à cavidade abdominal, possibilitando que seja fornecida ao testículo temperatura constante; e a **fáscia espermática interna**, derivada de uma fáscia do abdome e do peritônio (este último formando mais um revestimento do testículo, a **túnica vaginal**).

Ao atravessar o canal inguinal e atingir a cavidade abdominopélvica, o ducto deferente passa a ser um órgão genital interno, com a glândula seminal e a próstata

O comprimento de um ducto deferente distendido corresponde ao tamanho do fêmur. Logo que penetra na pelve, curva-se em direção à bexiga urinária e desce por sua face posterior, sempre abaixo do peritônio, até alcançar a próstata. Nesse ponto ele se une com o ducto excretor da **glândula seminal**. Dessa união resulta um ducto único, o **ducto ejaculatório**, que mergulha na próstata, um de cada lado, para esvaziar na **parte prostática da uretra.** Funcionalmente, o ducto deferente estoca sêmen ou esperma por períodos de meses e, durante a ejaculação, o propele em direção à uretra devido à contração de sua parede muscular.

A glândula seminal é um tubo largo e contorcido, em forma de vesícula*, situada ao lado do ducto deferente. Secreta um líquido que é impelido para fora por contrações de feixes musculares nas delgadas paredes membranosas da glândula (o ducto ejaculatório e a próstata também se contraem) durante a ejaculação.

Tal como a glândula seminal, a **próstata** também tem função glandular, ao secretar um líquido leitoso que integra o **sêmen. Dúctulos prostáticos** liberam o líquido na parte prostática da uretra. A próstata é um corpo globoso, único e mediano, que se coloca logo abaixo da bexiga urinária, acima do períneo e à frente do reto. Em condições normais seu maior diâmetro equivale ao comprimento da glândula seminal.

Observação clínica

*A próstata é suscetível de sofrer infecção (*prostatite*), tumores benignos e malignos com aumento volumétrico do órgão. Como a próstata envolve parte da uretra, esse aumento volumétrico pode obstruir a passagem da urina, o que acaba provocando sérias alterações na bexiga urinária, ureteres e rins. Caso essa obstrução persista e não responda a tratamento medicamentoso, a remoção cirúrgica parcial ou total da próstata (*prostatectomia*) é indicada. O diagnóstico dessas alterações volumétricas da próstata, assim como alterações em sua consistência normal, pode ser realizado com toque prostático, procedimento diagnóstico fundamental na prevenção do câncer prostático.*

Ao deixar a próstata, a segunda e mais curta parte da uretra, a **parte membranácea**, atravessa a membrana do períneo. Nesse nível se encontra um par de **glândulas bulbouretrais**, cujos ductos se esvaziam na uretra.

Todas essas glândulas (seminal, próstata e bulbouretral) secretam líquidos próprios que compõem entre 65 a 90% do volume do sêmen ou esperma. Este é completado com os espermatozoides que chegam até o ducto ejaculatório em uma secreção mucoide secretada principalmente no epidídimo. A partir daí os espermatozoides se movimentam melhor no líquido abundante, que contém elementos ativadores para eles e dele retiram fonte de energia (fundamentalmente frutose produzida na glândula seminal). Além disso, o sêmen é alcalino e, portanto, protetor dos espermatozoides que são lançados no meio ácido da vagina (pH 4,0-4,5), após percorrer a **parte esponjosa** da uretra.

O último percurso do sêmen (e da urina) é na porção da uretra que percorre internamente o pênis, o órgão copulador

O órgão genital externo **pênis** tem uma **raiz** recoberta por músculos, ligada ao períneo e ao osso púbis. As partes da raiz do pênis que têm fixação óssea são os **ramos do pênis**, extremidades posteriores dos **corpos cavernosos.** Entre eles, localiza-se o **bulbo do pênis,** que é a extremidade posterior dilatada do **corpo esponjoso.**

No **corpo do pênis** os corpos cavernosos se fundem no plano mediano, deixando entre eles um sulco raso e largo ao qual se adapta ventralmente o corpo esponjoso, que termina como uma extremidade dilatada, a **glande do pênis,** recoberta por pele (**prepúcio**).

Observação clínica

Como o prepúcio da criança (e às vezes do adulto) recobre permanentemente a glande do pênis, a higienização local pode se ver prejudicada. Eventualmente, isso leva a uma dolorosa inflamação local denominada fimose. Nesses casos, a remoção cirúrgica do prepúcio é recomendada.

Os três corpos do pênis são formados de tecido erétil, com espaços que se enchem de sangue para tornar o órgão túrgido. Cada corpo é envolvido por uma **túnica albugínea** e os três são mantidos unidos pela **fáscia do pênis** e pela pele.

O **ligamento fundiforme**, com origem na linha alba do abdome, e o **ligamento suspensor**, com origem na sínfise púbica, ajudam a sustentar o pênis.

A parte esponjosa da uretra percorre todo o corpo esponjoso na face ventral do pênis, desde o bulbo até a glande, onde se abre pelo **óstio externo da uretra.**

Ereção e ejaculação são comandadas pelo sistema nervoso autônomo

Sob estimulação sexual, por meio da ação parassimpática, as artérias que irrigam* o pênis se dilatam preenchendo com sangue os corpos cavernosos e esponjoso. Esse aumento volumétrico comprime as veias do pênis responsáveis pela drenagem do órgão, de forma que a ereção possa se prolongar pelo tempo necessário. O pênis retorna ao seu estado de flacidez quando as artérias se contraem e as veias se dilatam, esvaziando parcialmente os corpos cavernosos e esponjoso. Durante a ejaculação, pela ação simpática, além da contração das paredes musculares dos ductos de passagem dos espermatozoides que os propele em direção à uretra, ocorre a contração de um músculo esfíncter interposto entre a bexiga urinária e a uretra. Essa contração, causada fundamentalmente pela pressão que a expansão do corpo esponjoso provoca na uretra, impede que a urina seja liberada durante a ejaculação e que o sêmen penetre na bexiga urinária.

Sistema genital feminino

(Figs. 11-3 e 11-4)

Guia de estudo 39

1 Leia uma vez o bloco 2.
2 Responda: Quais são as formações anatômicas que formam o pudendo feminino? Qual é a homologia* que se pode estabelecer entre o clitóris e o pênis? E entre o bulbo esponjoso e o bulbo do pênis? Com quais espaços se comunica a cavidade do útero? Através de que óstios? Quais são as formas da tuba uterina e do ovário? Qual é a relação entre eles? Como ficam presos o útero, a tuba uterina e o ovário na cavidade abdominopélvica?
3 Aja de acordo com o que está explicitado nos itens 3, 4 e 5 do Guia de estudo 38.

B2 *Tal como o homem, a mulher também possui órgãos genitais externos e internos*

Os órgãos genitais externos são chamados em conjunto de **pudendo feminino.** Os dois **lábios maiores do pudendo** são largas pregas cutâneas que vão do **monte do púbis**, uma saliência mediana à frente da sínfise púbica, até próximo ao ânus. Eles delimitam uma fenda vertical, a **rima do pudendo.** Tanto os lábios maiores quanto o monte do púbis são cobertos de pelos e contêm grande quantidade de tecido adiposo e glândulas sebáceas, estas principalmente na superfície interna dos lábios maiores.

Os **lábios menores do pudendo** são duas delgadas pregas cutâneas (uma pele fina, lisa, avermelhada, sem pelos) também verticais, sem tecido adiposo mas com glândulas sebáceas, que ficam parcialmente encobertas pelos lábios maiores e delimitam o **vestíbulo* da vagina.** Os lábios menores se unem anteriormente formando o **prepúcio do clitóris.**

O **clitóris** é homólogo do pênis e tal como ele é composto de tecido erétil semelhante ao dos corpos cavernosos. Prende-se no púbis por dois **ramos** que se juntam para formar o **corpo* do clitóris** que se salienta como um tubérculo chamado **glande do clitóris**, estrutura de extrema importância para a excitabilidade feminina.

Um outro corpo de tecido erétil é o **bulbo esponjoso**, homólogo do bulbo do pênis. Fica em uma posição profunda aos lados do lábio menor do pudendo e tem mais ou menos o mesmo comprimento dele. Em estado de ereção, ambos os bulbos esponjosos comprimem e estreitam o **vestíbulo da vagina**, de forma a aumentar o contato com o pênis durante a relação sexual.

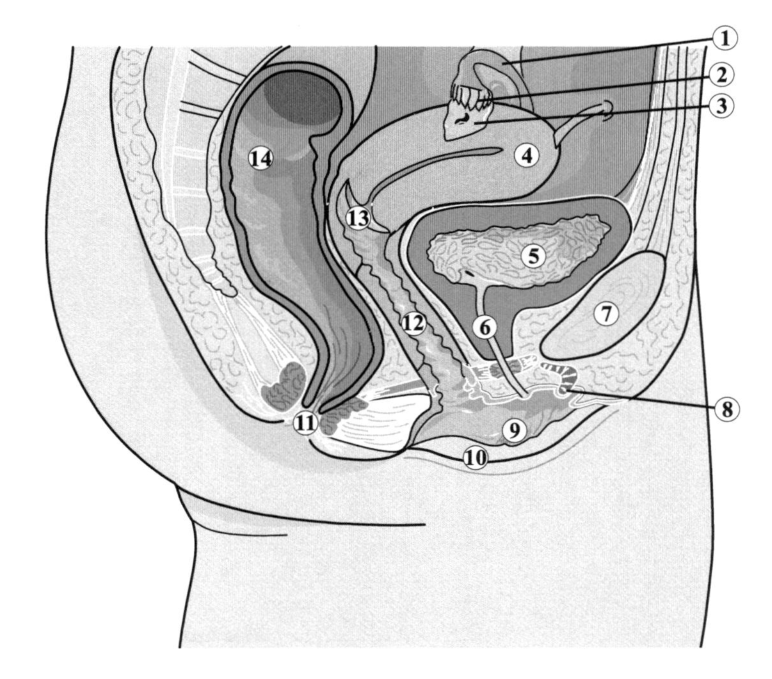

Figura 11-3 – Representação esquemática da região pélvica feminina, seccionada sagitalmente, onde podem ser observados alguns dos órgãos dos sistemas genital e urinário.
1 Tuba uterina
2 Fímbrias
3 Ovário
4 Útero
5 Bexiga urinária
6 Uretra
7 Sínfise púbica
8 Clitóris
9 Lábio menor do pudendo
10 Lábio maior do pudendo
11 Ânus
12 Vagina
13 Colo do útero
14 Reto

No vestíbulo da vagina, abaixo e atrás do clitóris, encontra-se o **óstio externo da uretra** e mais abaixo e atrás ainda o **óstio da vagina**, que na virgem está parcialmente obliterado pelo **hímen.**

Observação clínica

Em alguns casos, o hímen oblitera completamente o óstio da vagina (hímen imperfurado). Nessa situação uma pequena abertura cirúrgica deve ser realizada para desimpedir o fluxo menstrual.

De cada lado do óstio da vagina, abre-se o ducto da **glândula vestibular maior**, homóloga da glândula bulbouretral do homem. Ela secreta um muco* que lubrifica a área. **Glândulas vestibulares menores** estão dispersas na mesma área e têm o mesmo papel.

A vagina é um tubo colabado de uns 8 ou 9cm de extensão, com seus extremos no vestíbulo da vagina e no colo do útero

A direção da vagina, de cima para baixo e de trás para frente, dá-lhe uma inclinação semelhante à do reto, que se coloca logo atrás dela. À sua frente está a bexiga urinária.

A vagina é formada por uma **túnica* muscular** lisa, delgada, recoberta internamente por uma **túnica mucosa** elástica, com uma série de pregas transversais, as **rugas vaginais.**

A mucosa de vagina contém grandes quantidades de glicogênio, que, quando se decompõe, produz ácidos orgânicos. Estes abaixam o pH local, o que inibe a proliferação de micro-organismos. Apesar dessa ação benéfica, o baixo pH é prejudicial para o espermatozoide, motivo pelo qual o sêmen deve neutralizar a acidez vaginal.

O **colo do útero**, que se projeta para o interior do fundo da vagina, é circundado por um recesso dela denominado **fórnice* da vagina.**

Observação clínica

A porção vaginal do colo do útero e o fórnice da vagina são locais de risco para desenvolvimento de câncer uterino. Para seu diagnóstico precoce, é fundamental o exame ginecológico anual com a realização do teste de Papanicolaou. Nesse teste geralmente indolor, umas poucas células do fórnice da vagina e do colo do útero são removidas com um instrumento em forma de cotonete e examinadas microscopicamente. Células malignas podem ser reconhecidas e, assim, diagnosticar o câncer em um estágio inicial, no qual o tratamento apresenta altos índices de cura.

A vagina comunica-se com o útero através do óstio do útero

O útero lembra uma lâmpada elétrica em seu aspecto geral. A porção cilíndrica que corresponde ao terço inferior do órgão é o **colo do útero,** o qual se relaciona com a vagina. A porção globosa, que corresponde aos dois terços superiores, denomina-se **corpo do útero**, e a extremidade superior é conhecida como **fundo.**

Além de sua comunicação com a vagina, o útero tem duas outras com as **tubas uterinas,** os **óstios uterinos da tuba.** As três comunicações abrem-se na **cavidade do útero,** que tem forma de fenda quando não há gravidez. Ela é forrada por uma camada mucosa chamada **endométrio,** que se intumesce e apresenta outras modificações nos ciclos menstruais, para receber o óvulo fecundado. Não havendo fecundação, a mucosa que se preparou para a gravidez sofre descamação e hemorragia (menstruação). Diferentemente da vagina, o pH uterino é alcalino e não ácido.

A camada muscular (lisa) da parede do útero, o **miométrio,** é muito mais espessa que a da vagina e forma quase todo o corpo do órgão.

De cada lado do fundo do útero, abre-se uma tuba uterina, que conduz os óvulos liberados pelo ovário para a cavidade do útero

A tuba uterina tem uns 12cm de comprimento (distendida) por 1cm de espessura e também é formada por uma túnica muscular revestida internamente por mucosa. Sua extremidade livre comunica-se com a cavidade abdominopélvica pelo **óstio abdominal da tuba uterina** e termina em forma de funil, o **infundíbulo**, com suas **fímbrias,** junto ao ovário.

Observação clínica

A comunicação com a cavidade abdominopélvica é potencialmente perigosa pelo possível contato dessa cavidade com o meio externo.

Outra observação importante relaciona-se com os processos de gravidez ectópica. Nesses casos, a fecundação e a implantação do óvulo podem ocorrer quando este ainda está na cavidade abdominopélvica (implantação pélvica) ou na tuba uterina (implantação tubária). Em ambos os casos a gravidez dificilmente chega a termo e deve ser acompanhada rigorosamente pelo obstetra.

O **ovário** é uma pequena massa oval, consistente, situada na parede lateral da pelve. Além de produzir óvulos, que são os gametas femininos, também produz hormônios que atuam nos órgãos sexuais da mulher. O desprendimento dos óvulos maduros da superfície (córtex*) do ovário provoca seguidas cicatrizes, deixando-a rugosa.

O infundíbulo da tuba uterina e a **ampola**, sua continuação, curvam-se sobre o ovário. Durante a ovulação, as fímbrias do infundíbulo, extensões em forma de dedos, se movimentam e captam o óvulo expulso, que se desloca impelido por movimentos musculares e ciliares até a ampola. É nessa parte longa e dilatada da tuba uterina onde normalmente o espermatozoide, que se movimentou em direção oposta, fecunda o óvulo. O ovo resultante da fertilização é depois conduzido à cavidade uterina.

Os órgãos estudados não estão soltos na cavidade abdominopélvica. O útero assenta-se sobre o soalho pélvico e, embora em posição subperitoneal, está envolvido e preso em uma prega do peritônio denominada **ligamento largo do útero,** o que lhe propicia certa mobilidade. Lateralmente ao útero, a prega de peritônio estreita-se e envolve a tuba uterina e liga-se também ao ovário, sem contudo envolvê-lo. Em vez disso, organiza-se formando cordões rígidos que se estendem em direção à parede pélvica (**ligamento suspensor do ovário**) e em direção ao útero (**ligamento útero-ovárico**). Inicia-se ao lado deste um outro ligamento que corre dentro da dobra do peritônio (**ligamento redondo**) e alcança o lábio maior do pudendo e o monte do púbis, depois de passar pelo canal inguinal.

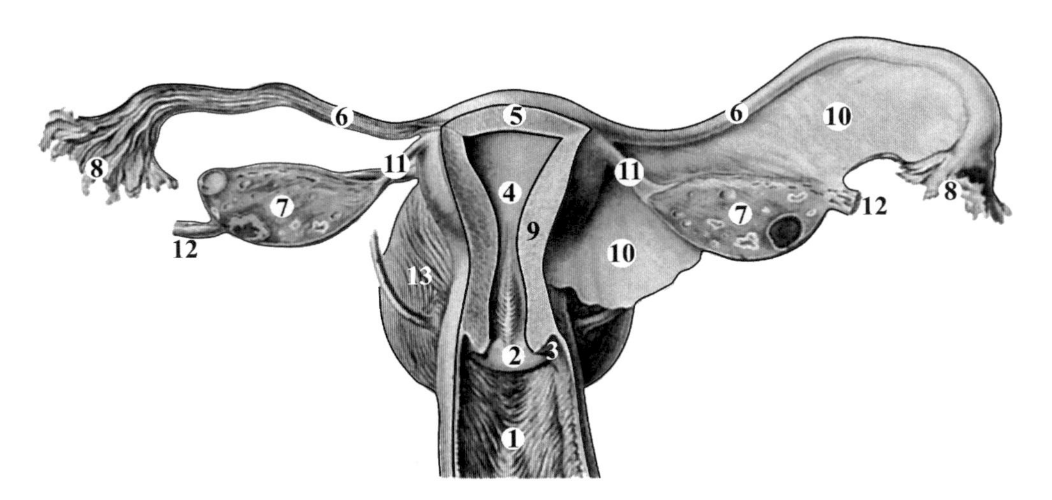

Figura 11-4 – Representação esquemática da vista posterior do útero.

1 Vagina
2 Colo do útero
3 Porção supravaginal do colo
4 Cavidade do útero
5 Fundo do útero
6 Tuba uterina
7 Ovário
8 Fímbrias
9 Miométrio
10 Ligamento largo do útero
11 Ligamento útero-ovárico
12 Ligamento suspensor do ovário
13 Bexiga urinário

Patologias comumente associadas ao sistema genital

Doenças sexualmente transmissíveis (DST) – Sob este nome genérico congregam-se várias doenças, que podem ou não ter sido adquiridas por meio da relação sexual mas, uma vez adquiridas, podem ser transmitidas sexualmente. Algumas delas recebem também o nome de *doenças venéreas*, palavra originada da deusa Vênus (Afrodite), deusa grega do amor. A seguir listamos as mais importantes.

Gonorreia – Causada pela bactéria *Neisseria gonorrhoeae*, provoca inflamação e irritação da mucosa do aparelho urogenital. A bactéria pode ser transmitida por contato direto durante a relação sexual ou, ao bebê, durante o parto. Em indivíduos do sexo masculino em geral provoca inflamação na uretra, o que torna dolorida a micção. Se não tratada, parte da mucosa da uretra pode fibrosar, dificultando a passagem da urina, e as lesões podem se estender ao epidídimo e à próstata. Em mulheres as lesões podem atingir a mucosa vaginal, colo do útero e tuba uterina. Entretanto, a doença em mulheres pode ser assintomática, alastrando-se silenciosamente. Assim, a bactéria pode atingir a cavidade abdominal e causar o óbito devido à peritonite e/ou obliterar a luz das tubas uterinas, causando esterilidade permanente. Quando transmitida ao bebê durante o parto, a bactéria pode acometer os olhos e causar cegueira. Como se trata de doença bacteriana, responde bem à antibioticoterapia com penicilina. Entretanto, se o tratamento demorar, as lesões podem provocar sequelas permanentes ou mesmo o óbito.

Sífilis – É também causada por uma bactéria, o *Treponema pallidum*. Pode ser transmitida tanto por contato sexual como através da placenta para o feto. A doença passa por três estágios bem caracterizados. No estágio inicial ou primário, o principal sintoma é o aparecimento de uma ferida (*cancro*) no local de contato. Essa ferida permanece por cerca de uma a cinco semanas. Da sexta à vigésima quarta semana aproximadamente, o paciente pode apresentar febre, erupção cutânea e dores articulares (estágio secundário). Finalmente esses sinais e sintomas desaparecem e a doença permanece em um estado assintomático (latente). Durante esse estágio, a doença pode acometer diferentes órgãos. Quando o mau funcionamento desses órgãos afetados começa a aparecer, entra-se no terceiro estágio. O SNC é o sistema mais comumente atingido na fase terciária (neurossífilis) e as sequelas estarão relacionadas com a área atingida. Em caso de transmissão via placenta, 25% dos fetos morrem ainda no útero e 30% brevemente após o nascimento. Dos que sobrevivem, mais de 40% desenvolvem sintomas de sífilis durante suas vidas.

A sífilis responde bem aos antibióticos durante os estágios primário, secundário e de latência. Já na sífilis terciária, como no caso da neurossífilis, o prognóstico é mais grave.

Herpes genital – É causada pelo vírus *herpes simplex* e, de forma diferente às doenças anteriormente descritas, não tem cura. O tipo II desse vírus causa lesões vesiculosas no prepúcio, pênis e glande do pênis. Em mulheres pode acometer a vulva, a vagina e também o colo do útero. As vesículas*, extremamente doloridas, podem permanecer por aproximadamente dez dias, desaparecer (fase latente) e reaparecer após um tempo. Recentemente tem sido comprovada a relação desse vírus com a alta incidência de câncer de colo do útero, motivo pelo qual mulheres com histórico de herpes genital devem se submeter a exame de colo de útero (*Papanicolaou*) pelo menos uma vez por ano. O tratamento da doença consiste em aliviar os sintomas mediante medicação analgésica e compressas de água e sal e, é claro, abstinência sexual durante a fase eruptiva. Drogas como o aciclovir, que interferem na replicação do DNA viral, reduz a dor e pode encurtar a fase eruptiva, mas não impede a recidiva, já que o *herpes simplex* "esconde-se" dentro de células nervosas em sua fase latente.

Tricomoníase – Esta doença é causada por um protozoário, o *Trichomonas vaginalis*, e provoca uma inflamação na membrana mucosa da vagina e na uretra masculina. Em mulheres, provoca corrimento vaginal e prurido intenso. Em homens, pode permanecer assintomática, o que facilita a transmissão. Parceiros sexuais devem se tratar simultaneamente.

Aids – Aids é a sigla para a expressão em língua inglesa *Aquired Immuno Deficiency Syndrome*, e que em português significa Síndrome da Imunodeficiência Adquirida (Sida). Essa síndrome manifesta-se por meio da ação do Vírus da Imunodeficiência Humana (HIV – *Human Immunodeficiency Virus*) que tem a capacidade de neutralizar o sistema imunológico, favorecendo o aparecimento de outras infecções graves. O HIV é transmitido de uma pessoa para outra por meio de fluidos orgânicos, como sangue e sêmen. A infecção pelo HIV é transmitida de duas maneiras principais: pela relação sexual com pessoa infectada pelo HIV (oral, vaginal ou anal), sem proteção, ou compartilhando agulhas ou seringas com pessoa infectada pelo HIV. O HIV também pode ser transmitido da mãe para o bebê, durante a gravidez, o parto ou a amamentação. Antes de 1985, ocorreram alguns casos de infecção pelo HIV decorrentes de transfusões de sangue, mas a partir daí as doações de sangue têm sido cuidadosamente verificadas nos países industrializados e, atualmente, é extremamente improvável adquirir a infecção pelo HIV por meio de derivados do sangue em países com triagem efetiva.

Penetrando no organismo, o HIV invade um tipo de célula relacionada com o sistema imunológico, células do tipo CD4. Uma vez no interior dessa célula, o vírus replica-se e a célula morre. Os novos vírus agora liberados penetram em novas células CD4 destruindo-as, diminuindo assim substancialmente sua quantidade. Essa diminuição afeta o sistema imunológico e deixa o organismo vulnerável à ação de bactérias, vírus e outros micro-organismos, assim como ao aparecimento de determinados tipos de câncer. Esse enfraquecimento do sistema imunológico é denominado imunodeficiência.

Qual a diferença entre HIV e Aids?

O termo Aids ou Sida refere-se a um estágio avançado de infecção por HIV, quando o sistema imunológico já apresenta substancial perda de eficácia. Assim, nem todos os portadores do vírus apresentam Aids. Entretanto, quando a doença alcança o estágio de Aids, torna-se frequentemente fatal, e poucas pessoas conseguem sobreviver por mais de cinco anos após ter sido diagnosticada, embora esse tempo esteja aumentando com o aparecimento de novas técnicas de tratamento.

Pesquisadores estimam que metade das pessoas com HIV desenvolverão Aids nos primeiros dez anos após a infecção. Esse tempo varia de pessoa para pessoa e parece depender de vários fatores, como estado de saúde geral, hábitos comportamentais, higiênicos etc.

Não existe cura, até o momento, para a Aids, daí a importância dos aspectos preventivos, mas tratamentos especializados podem retardar a velocidade de multiplicação do HIV. Como com qualquer outra doença, a detecção precoce do HIV oferece mais opção de tratamento, prevenindo posteriores complicações.

Apêndice

Glossário | Índice Remissivo

Glossário

A

A e **An** – Prefixos que significam ausência, falta.

Abscesso – Acúmulo de pus em cavidades formadas por tecidos em desintegração ou em um órgão cavitário.

Ad – Prefixo que significa próximo, em direção a.

Adenoide – Hipertrofia da tonsila faríngea na criança.

Ádito – Entrada de uma cavidade.

Adventícia – A túnica mais externa de um órgão.

Aferente – Que conduz para ou em direção a um órgão. Neurônio aferente conduz impulsos ao SNC.

Afluente – Confluente, tributária, raiz venosa. No contexto que aqui interessa, veia que verte seu conteúdo em outra veia, geralmente de maior calibre. Confronte com "Ramo".

Agonista – O músculo movedor principal, responsável por um movimento. O músculo de ação oposta é chamado antagonista.

-algia – Sufixo que significa dor.

Alodinia – Dor devido a um estímulo que normalmente não provoca dor.

Alvéolo – Cavidade. Alvéolo dental: lóculo do processo alveolar que contém a(s) raiz(es) de um dente.

Anabolismo – O processo de assimilação de matéria nutritiva e sua conversão em substância viva. É a fase construtiva do metabolismo. O contrário de catabolismo.

Analgesia – Ausência de dor em resposta à estimulação que normalmente seria dolorosa. Não confundir com hipoalgesia*, uma *redução* na intensidade da dor que ocorre em resposta a um estímulo que normalmente é doloroso. Igualar o termo analgesia ao alívio clínico da dor ocasiona uma confusão conceitual. Pode-se aliviar a dor de um paciente sem necessariamente alterar sua capacidade de sentir um estímulo que normalmente é doloroso.

Analogia – Refere-se à correspondência de função (asas da ave e do inseto; pulmões do mamífero e guelras do peixe). Ver "Homologia".

Anastomose – União de vasos. Termo não utilizado para ramos nervosos.

Anatomia – A ciência ou ramo da morfologia que trata da forma e constituição dos seres vivos.

Anestesia – Perda de sensibilidade. Ausência de todas as modalidades sensoriais. Ver "Parestesia".

Anomalia – Anormalidade. Quando o desvio da normalidade é maior que uma variação, perturbando uma determinada função. Ver "Variação".

Anquilose – A união direta de ossos que formam uma articulação (anquilose óssea) ou de dente com osso pela continuidade de tecido calcificado (anquilose dentoalveolar).

Antimeria – No plano geral de construção do corpo humano corresponde à simetria ou equivalência de ambas as metades. Antímero: cada uma das metades; os antímeros são homólogos.

Antropologia – Ciência que estuda o homem e os grupos humanos e todas as suas relações. Antropologia física: estuda as características biológicas do homem.

Aparelho – Grupo de sistemas. Alguns usam como sinônimo de sistema.

Ápice – A ponta ou extremidade de um corpo cônico.

Apneia – Ficar sem ar ou respiração. Incapacidade de respirar. Suspensão momentânea da respiração.

Aponeurose – Folha fibrosa ou expansão tendínea que dá inserção a fibras musculares, geralmente de músculos planos. Confronte com "Fáscia".

Arco – "Ponte" óssea ou estrutura arqueada. Arco dental: fileira de dentes em forma de arco implantada nos maxilares.

Área – Ver "Região".

Atrofia – Ausência total de atividade metabólica e capacidade funcional de uma formação anatômica após diminuição de tamanho e peso, por moléstia, desuso ou baixa nutrição. Entretanto, o termo tem sido usado como sinônimo de hipotrofia, que corretamente significa diminuição de tamanho e peso apenas com redução da atividade metabólica e capacidade funcional.

Auto – Prefixo que significa por si próprio, autógeno, gerado pelo próprio ser.

Axial – Relativo a eixo. A linha ao redor da qual gira um corpo. Paralelo ao longo eixo de um corpo. Esqueleto axial: crânio, coluna vertebral, costelas e esterno.

Axônio – Prolongamento do pericário ou corpo celular de uma célula nervosa, que conduz impulsos. É a parte do neurônio chamada fibra nervosa.

B

Biomecânica – A ciência que trata do efeito de forças sobre a forma ou o movimento de corpos orgânicos.

Borda – Margem, bordo.

Bucal – Relativo ou pertencente à boca ou à parede lateral da boca. Buco: prefixo que significa boca, bochecha. Ver "Geniano".

C

Cálculo – Pedra. Uma concreção de substância inorgânica formada em várias partes do corpo.

Calículos gustatórios – Receptores para o gosto. Botões ou corpúsculos gustatórios.

Camada – Túnica, estrato.

Canal – Um forame com comprimento. Conduto que possui um orifício de entrada e outro de saída. O diminutivo é canalículo.

Capilar – O menor vaso sanguíneo que conecta arteríola com vênula e onde ocorrem trocas metabólicas com os tecidos. O capilar linfático é a extremidade livre de um vaso linfático.

Cartilagem – Tecido conjuntivo fibroso de cor leitosa, não vascularizado, deformável sob pressão, friável, consistindo de condrócitos, colágeno, fibras elásticas e uma matriz de sulfato de condroitina. O osso é um tecido duro; a cartilagem, um tecido mole. Há três tipos de cartilagem: hialina, fibrosa e elástica.

Carúncula – Uma elevação ou saliência cárnea.

Catabolismo – O processo reverso do anabolismo. É o metabolismo destrutivo ou a fase desassimilativa.

Causalgia – Uma síndrome com sensação contínua de dor semelhante à queimação, associada com alodinia, e que ocorre após lesão traumática de um nervo, frequentemente combinada com disfunção vasomotora e sudomotora e posteriores mudanças tróficas.

Cavidade – Espaço no interior de uma parte do corpo.

Céfalo – Prefixo e sufixo que significam cabeça. Cefálico: em direção ou pertencente à cabeça.

Cervical – Relativo ao colo ou ao pescoço ou uma porção, em forma de pescoço, de um corpo orgânico.

Cílios – Pequenas projeções celulares em forma de fios, que se movimentam em ondas e ajudam a mover substâncias sobre a superfície das células.

Circadiano – Relativo às variações ou ritmos biológicos com ciclos de aproximadamente 24 horas.

Colo – Ver "Cervical".

Comissura – Conexão, local de união. Comissura da boca: prega que une os lábios superior e inferior no ângulo da boca.

Côndilo – Extremidade arredondada, nodosa, de um osso que se articula com outro osso. A cabeça da mandíbula é chamada, pelos clínicos, de côndilo mandibular e assim tem sido mais conhecida no meio odontológico.

Contato prematuro – Contato precoce de um dente ou de um grupo de dentes durante a oclusão, deslocando a mandíbula ou tirando-a de sua posição de oclusão central. Provoca trauma oclusal (injúria provocada pela maloclusão).

Contralateral – Do lado oposto. O contrário de ipsilateral.

Corno – Prolongamento que lembra a forma de um corno ou chifre.

Corpo – A maior porção de uma formação anatômica. Dele saem prolongamentos, processos etc.

Córtex – Cortical. Camada externa de ossos e órgãos. Nos ossos corresponde à substância compacta que reveste a esponjosa. Forma, também, canais ósseos e alvéolos dentais. Ver "Lâmina dura". **Córtex cerebral**: camada de 2 a 4mm de substância nervosa cinzenta que recobre os hemisférios cerebrais.

Coxim – Uma massa de tecido conjuntivo frouxo, às vezes adiposo, que serve para preencher espaços, facilitar o escorregamento de estruturas circunjacentes ou aliviar pressão.

Crescimento – Aumento de tamanho. Ver "Desenvolvimento".

Crista – Aresta linear mais saliente que uma linha. **Crista alveolar**: a borda livre do processo alveolar, o mais próximo da linha cervical do dente.

Cutâneo – Relativo à cútis ou à pele.

D

Deaferentação – Eliminação ou interrupção de impulsos nervosos aferentes pela destruição da via aferente. Ver **Dor por deaferentação**.

Deiscência – Abertura ou fenda. No osso, pode-se formar espontaneamente por reabsorção.

Dendrito – Prolongamento múltiplo e ramificado do pericário ou corpo celular de uma célula nervosa que conduz impulsos de forma centrífuga.

Desenvolvimento – A série de modificações que o organismo apresenta até atingir a maturidade. Ver "Crescimento".

Diáfise – O corpo, a haste ou parte central de um osso longo, entre as epífises, no interior do qual se acha a cavidade medular. Ver "Epífise".

Diplopia – Visão dupla; duplicação das imagens dos objetos.

Direção – Conjunto de vetores que indicam o trajeto, sem discriminar o sentido.

Dissecção – Dissecação. Descobrimento, separação e exposição metódicos dos elementos anatômicos que constituem as várias partes do corpo, para o estudo anatômico ou anatomotopográfico.

Distal – Mais afastado da raiz de um membro ou do tronco de um vaso. O contrário de proximal. Face distal: face do dente mais afastada do plano mediano, seguindo a curva do arco dental.

Dolicocrânio – Origina-se da palavra grega *dolichos* (longo). Assim, dolicocrânio significa crânio longo, com índice cefálico (ou índice craniano horizontal, ver página 74) abaixo de 75.

Dor neuropática – Qualquer síndrome dolorosa, na qual o mecanismo predominante é uma alteração no processamento da informação no sistema nervoso central ou periférico.

Dor por deaferentação – Dor decorrente da perda de impulso sensorial em direção ao sistema nervoso central, como a que ocorre, por exemplo, após amputações ou seccionamentos de nervos periféricos.

Dorsal – Relativo ao dorso. Posterior. Geralmente é o oposto de ventral. Na língua, suas faces são dorsal e inferior.

Ducto – Canal. Não usado para osso.

Dúctulo – Diminutivo de ducto.

Dura-máter – A mais externa, espessa e fibrosa das três membranas que envolvem o encéfalo e a medula espinal. Também denominada paquimeninge, diferenciando-a da leptomeninge, formada pela aracnoide e a pia-máter.

E

-ectomia – Sufixo que significa ablação ou remoção cirúrgica.

Ectópico – Fora de lugar, deslocado.

Edema – Inchaço. Acúmulo anormal de líquido intersticial em partes do corpo.

Eferente – Que conduz a partir de um órgão ou para fora dele. Neurônio eferente: conduz impulsos do SNC para a periferia. Ver "Aferente".

Eminência – Saliência ou elevação romba, não globosa.

Enzima – Proteína com função catalisadora que promove modificações químicas em substâncias do corpo.

Epífise – Extremidade do osso longo. Também glândula pineal. Ver "Diáfise".

Esfíncter – Músculo orbicular destinado a fechar óstios do sistema digestório e outros.

Espinha – Pequeno processo pontiagudo.

-estesia – Sufixo que significa sensibilidade, sensação.

Estratificação – Construção estratigráfica do corpo ou sobreposição por estratos ou camadas. Os estratos podem ser de um mesmo tecido ou de tecidos diversos.

Estrutura – Distribuição e organização de células e tecidos. O arranjo detalhado de uma parte e seu modo de formação. Alguns usam como sinônimo de formação anatômica, uma porção, elemento anatômico, corpo orgânico.

Etiologia – O estudo das causas ou origens das doenças.

Eversão – Torsão do pé para fora, de maneira que a margem lateral fique elevada em relação à medial. Ver "Inversão"

Exodontia – Extração de dentes ou raízes dentais.

Exostose – Pequenos crescimentos extras de osso sobre uma superfície óssea.

F

Fáscia – Folha fibrosa que envolve ou recobre e separa músculos e, geralmente, é recoberta por tela subcutânea (ver). Não é como a aponeurose, que oferece inserção para músculos (exceção: fáscia temporal). A fáscia parotídea não envolve músculo, mas é chamada de fáscia. Confronte com "Aponeurose".

Fascículo – Um pequeno feixe de fibras nervosas, musculares ou tendíneas. Ver "Feixe".

Feixe – Grande feixe de fibras (ver "Fascículo"). **Feixe vasculonervoso**: um conjunto de vasos e nervos que percorre um mesmo trajeto ou que sai por um mesmo forame.

Filogenético – relativo à filogenia; história evolutiva de uma espécie ou qualquer outro grupo taxonômico. Diferencia-se do ontogenético que se refere ao desenvolvimento do indivíduo e não da espécie.

Fissura – Fenda ou goteira. Falta de fusão (normal ou anormal), linear, entre duas partes de tecido duro ou mole.

Fístula – Ducto ou passagem anormal entre os tecidos, pondo em comunicação o interior com o exterior do corpo. Geralmente se inicia em uma cavidade com abscesso.

Fleimão – Ou flegmão. Inflamação aguda com pus localizada sob a pele (na tela subcutânea).

Fontículo – Fontanela ou "moleira". Abertura existente durante o desenvolvimento infantil entre ossos do crânio e preenchida por membrana fibrosa.

Forame – Buraco, orifício em um osso ou em uma estrutura membranosa.

Forma – O contorno ou limites exteriores do corpo ou de suas partes, que lhe dão um aspecto próprio. Configuração física, formato, feitio.

Formol – Formalina. Solução aquosa de formaldeído a 37%. Assim adquirida pelos laboratórios de anatomia, é diluída em água para se chegar ao formol a 10% ou menos, líquido utilizado para fixação e conservação de cadáveres.

Fórnice – Abóbada, recesso, extremidade. **Fórnice da faringe**: o alto (extremidade, teto) da faringe. **Fórnice do vestíbulo**: arco em forma de fundo de saco, revestido por mucosa, que ocupa o vestíbulo da boca entre lábio e bochecha de um lado e processo alveolar de outro.

Fossa – Depressão larga, arredondada. Ver "Fóvea".

Fóvea – Pequena fossa rasa.

Freio – Frênulo. Prega mucosa ligada à língua e aos lábios, que limita seus movimentos.

Frontal – Relativo à fronte. **Plano frontal**: secção longitudinal, paralelo à fronte, que divide o corpo em uma parte anterior e outra posterior (em ângulo reto com o plano sagital). Há o plano frontal médio e os planos frontais.

Fulcro – Ponto de apoio de uma alavanca.

G

Gânglio – Intumescimento ou nódulo de um nervo que contém um grupo de corpos neuronais.

Geniano – Relativo à bochecha.

Glosso – Prefixo que significa língua.

Gonfose – Articulação fibrosa entre o dente e o osso.

H

Hâmulo – Pequeno gancho, processo em forma de gancho.

Hematoma – Escape de sangue de um vaso injuriado para dentro de espaços teciduais.

Hematúria – Presença de sangue na urina.

Hemi – Prefixo que significa meio, metade.

Hiato – Abertura, comunicação.

Hilo – Depressão em um dos lados de um órgão ou linfonodo, que dá passagem a vasos, nervos e, algumas vezes, a ductos.

Hiperalgesia – Resposta aumentada a um estímulo que normalmente causa dor. Comparar com alodinia.

Hiperplasia – Aumento numérico celular. Ver "Hipertrofia".

Hipertrofia – Aumento de tamanho de células, tecidos ou órgãos.

Hipo – Debaixo de, abaixo.

Hipoalgesia – Sensibilidade diminuída a uma estimulação nociva. Não confundir com hipoestesia, uma sensibilidade diminuída à estimulação em geral.

Hipotrofia – Ver "Atrofia".

Homeostase – Estado de equilíbrio em que os órgãos estão em funcionamento normal, o meio interno estável dentro do limite fisiológico e o corpo com sensação de bem-estar.

Homologia – Indica partes correspondentes dentro de um mesmo plano de construção. Exemplo: o membro superior do homem e a asa da ave são homólogos. Ver "Analogia".

I

Iatrogenia – Dano não intencional causado ao paciente por imperícia, erro ou incúria do profissional. Também por efeitos colaterais de drogas receitadas.

Incisura – Depressão em forma de incisão, corte ou entalhe.

Infecção – Contaminação. Penetração e multiplicação de micro-organismos no corpo.

Inflamação – Reação local como resultado da mobilização dos sistemas de defesa do organismo, para tentar contrabalançar os efeitos de um agente nocivo e circunscrevê-los, evitando sua disseminação. É caracterizada por dor, calor, rubor, edema e, algumas vezes, perda de função.

Injeção – Ato de injetar. Introdução de líquidos no corpo por meio de seringa e agulha.

Inserção – Local (extremidade) de fixação de um músculo que mais se movimenta durante a contração. É o contrário de origem. Inserção: ponto móvel. Origem: ponto fixo.

Intermédio – O que se coloca entre um corpo ou uma parte medial e outro lateral.

Intersticial – Relativo a espaço, interstício ou intervalo na estrutura de um órgão ou entre órgãos. Substância que ocupa os interstícios.

Inversão – Torsão do pé para dentro, de maneira que a margem medial fique elevada em relação à lateral. Ver eversão.

Ipsilateral – Do mesmo lado. O contrário de contralateral.

Irrigação – Ver "Vascularização".

Iso – Igual.

Isquemia – Redução do afluxo sanguíneo arterial.

Istmo – Abertura ou passagem estreitada que põe em comunicação uma cavidade com outra.

-ite – Sufixo que significa inflamação.

L

Lâmina dura – Cortical alveolar. Substância óssea compacta que forra os alvéolos dentais.

Lâmina óssea alveolar – É formada por substância óssea compacta ou cortical, tanto superficial como profundamente (nesse caso, é a cortical alveolar). Entre ambas geralmente há substância óssea esponjosa. São duas para cada alvéolo: a vestibular ou externa e a lingual ou interna. Deve-se evitar o termo "tábua óssea".

Lateral – Em relação à medial, é o que se encontra mais distante do plano mediano e mais próximo do plano lateral (plano de delimitação lateral do corpo). Ver "Medial".

Ligamento – Feixe de tecido conjuntivo fibroso (conjunto de fibras colágenas densamente agrupadas), em forma de fita ou de cordão, que une ossos, cartilagens e órgãos.

Ligamento periodontal – Tecido conjuntivo que rodeia a raiz do dente e o fixa ao alvéolo. Consiste de fibras ancoradas ao cemento radicular, as quais se estendem em direção ao (e se fixam no) alvéolo dental.

Linfonodo – Nó ou nódulo linfático. Massa de tecido linfoide situada no trajeto de vasos linfáticos. O termo "gânglio linfático" deve ser evitado.

Língula – Diminutivo de língua.

Linha – Elevação linear menos saliente que uma crista.

Linha mediana – A periferia do plano sagital mediano. Uma linha imaginária que se inicia no ponto vértex, vertical, superficial, que divide o corpo ao meio. **Linha mediana anterior**: do vértex para frente e para baixo. **Linha mediana posterior**: do vértex para trás e para baixo. O termo "linha média" deve ser evitado.

-lise – Sufixo que significa destruição, separação.

Lobo – Porção ou extensão recurvada ou arredondada de uma formação anatômica. Ver "Lóbulo".

Lóbulo – Pequeno lobo.

Lume – Lúmen. A luz (espaço interno) de um vaso, ducto ou órgão tubular.

M

Maceração – Tratamento de peças anatômicas, principalmente ossos, com líquidos, para remover tecidos moles.

Macroscópico – Relativo à macroscopia, que significa a inspeção ou exame das porções do corpo sem a ajuda de aparelhos de aumento (ou a olho nu).

Margem – Borda.

Maxilar – O conjunto de ambas as maxilas. **Maxilares**: o maxilar mais a mandíbula.

Meato – Tanto meato quanto poro querem dizer passagem, via, canal, ducto. Na orelha externa a *Nomina anatomica* prefere denominar a passagem como meato e seu orifício de acesso como poro.

Mecanorreceptor – Tipo de receptor sensível a estímulos mecânicos contínuos ou vibratórios.

Medial – Mais próximo do plano mediano em relação a algo que se encontra mais distante. Ver "Lateral".

Mediano – Termo de posição anatômica que significa no meio do corpo, na "junção" dos dois antímeros. A sutura sagital, o nariz, o esterno, a sínfise púbica são medianos. **Plano sagital mediano:** passa longitudinalmente através do corpo, de frente para trás, dividindo-o em metades direita e esquerda. Ver "Medial" e "Linha mediana".

Mediastino – Parte central e mediana da cavidade torácica (entre os pulmões) que se estende do esterno à coluna vertebral. O coração fica no mediastino.

Médio – Entre dois pontos, duas porções, dois terços. Exemplo: terço médio da face.

Meninges – Membranas (dura-máter, aracnoide e pia-máter) que revestem o SNC.

Mentoniano – Relativo ao queixo ou mento. Usa-se também mental no lugar de mentoniano.

Mesial – A face do dente oposta à distal. Medial seria mais correto.

Metabolismo – O conjunto das reações químicas que induzem a assimilação e desassimilação (fases construtiva e destrutiva) de matéria nutritiva.

Metáfise – União da diáfise com a epífise.

Metástase – Propagação do câncer ou da inflamação de uma região para outra região do corpo, distante do local de origem.

Mio – Prefixo que significa músculo, muscular.

Miopatia – Qualquer afecção ou doença das fibras musculares, especialmente dos músculos esqueléticos.

Morfologia – Ciência que estuda a forma e a estrutura dos organismos.

Muco – Líquido viscoso, rico em água, proteínas, sais e células livres secretado por glândulas (mucosas) para tornar úmidas as membranas mucosas e tecidos de revestimento animal.

Mucoperiósteo – Fusão da membrana mucosa com o periósteo. Exemplo: no palato duro.

N

Necrose – Morte e desintegração de células, tecidos, órgãos e partes do corpo, causada por doença ou injúria.

Nervo – Cordão branco-amarelado elástico e de grande resistência à tração. Conjunto de prolongamentos de neurônios que constituem as chamadas fibras nervosas (podem ser motoras ou sensitivas). **Nervo misto:** contém fibras motoras e sensitivas.

Neuralgia – Dor ao longo do trajeto de um nervo.

Neurocrânio – A porção do crânio formada por oito ossos, que aloja o encéfalo. Ver "Viscerocrânio".

Neuróglia – Tecido de sustentação ou suporte do sistema nervoso.

Neuroma – Termo geral aplicado a qualquer neoplasia derivada de células do sistema nervoso. **Neuroma de amputação:** Massa proliferativa não neoplásica de células de Schwann e fibras nervosas que pode se desenvolver como consequência do seccionamento de uma axônio ou lesão do corpo neuronal. É muito frequente em amputações (incluindo da polpa dental).

Nociceptor – Receptor preferencialmente sensível a um estímulo nocivo ou a um estímulo que se tornaria nocivo se fosse mantido por um período prolongado. Deve-se evitar o uso de termos como receptor para dor, via dolorosa etc., porque dor é uma percepção complexa que ocorre somente por integrações em altos níveis do sistema nervoso central.

Nomenclatura (***Nomina anatomica***) – Nomenclatura anatômica, linguagem da anatomia.

Norma – Vista, aspecto. Aplica-se especialmente ao crânio.

Normal – O que ocorre na maioria dos casos e desempenha a melhor função.

Núcleo nervoso – Massa de substância cinzenta composta de células nervosas em uma porção do encéfalo ou da medula espinal.

O

-oide – Sufixo que significa parecido com, semelhante a.

Oral – Ver "Bucal".

Órgão – Parte do corpo ou unidade supratecidual, com força e função própria.

Origem – Ver "Inserção".

Orto – Prefixo que significa reto, direito.

-ose – Sufixo que significa doença ou afecção degenerativa.

Ossículo – Diminutivo de osso. Ossículos da orelha média: estribo, bigorna e martelo.

Ósteo – Prefixo que significa osso, ósseo.

Óstio – Abertura, orifício que dá acesso a uma área oca.

P

Papila – Elevação cilíndrica ou cônica.

Para – Prefixo que significa além de, ao lado de.

Paralisia – Perda da capacidade de movimentação (movimento muscular voluntário) ou da função.

Parênquima – Conjunto de células específicas de uma glândula ou órgão contidas no tecido conjuntivo.

Parestesia – Sensação nervosa diminuída ou diferente, como queimação, formigamento ou dormência. Ver "Anestesia".

Parietal – Relativo à parede de uma cavidade do corpo. **Osso parietal**: forma grande parte da "parede" do neurocrânio.

-patia – Sufixo que significa doença.

Peri – Prefixo que significa ao redor, em volta. **Peribucal**: ao redor da boca.

Periodonto – *Peri*, ao redor; *odonto*, dente. Por extensão, os tecidos que rodeiam e suportam o dente, incluindo a gengiva, o cemento, o ligamento periodontal e o osso alveolar. Ver "Ligamento periodontal".

Periósteo – Espessa camada de tecido conjuntivo fibroso que recobre o osso, exceto nas superfícies articulares. O músculo (tendão) prende-se no periósteo.

Plexo – Rede de nervos ou de vasos.

Poro – Ver "Meato".

Prega – Dobra, ruga, elevação linear.

Processo – Uma projeção ou extensão óssea, geralmente para inserção muscular ou para conexão com outro osso. **Processo alveolar**: a porção da maxila ou da mandíbula que contém os alvéolos de dentes erupcionados e/ou as criptas de dentes em desenvolvimento. Processo também significa o progresso ou avanço de uma doença (processo patológico, processo inflamatório).

Prognatismo – O grau de protrusão dos maxilares além de uma relação normal, tendo em vista a base do crânio.

Prolapso – Queda ou saída de uma formação anatômica, com seu aparecimento em um orifício natural ou artificial.

Pronação – Movimento de rotação medial do antebraço para dentro, de maneira que a palma da mão fique para trás na posição de descrição anatômica.

Propriocepção – Capacidade de receber estímulos gerados em músculos, cápsulas articulares, tendões e ligamentos (incluindo o periodontal). **Proprioceptor**: receptor, terminação nervosa aferente situada nesses locais.

Protrusão – Movimento para frente, projeção. Quando envolve movimento, o correto é protração, mas protrusão tem sido usado como sinônimo.

Protuberância – Proeminência óssea em ponta, maior que um tubérculo.

Proximal – O contrário de distal. Em Odontologia, é sinônimo de distal (!), porque se refere às faces de contato dos dentes, a mesial e a distal.

Pulso – Pulsação. Batimento rítmico de artérias por sua expansão a cada contração do ventrículo esquerdo, que pode ser sentido na palpação. Pulso carótico, pulso radial. Não se aplica à união da mão com o antebraço (punho).

Punção – Inserção de uma agulha em um ponto do corpo para a retirada de líquido.

Pus – Exsudato, produto de uma inflamação formado por leucócitos, células mortas e líquidos orgânicos. Líquido purulento.

R

Rafe – Linha conjuntiva de união entre as metades de uma formação anatômica.

Ramo – Divisão de uma artéria, de um nervo. Pode ser colateral ou terminal.

Reabsorção – Remoção fisiológica de tecidos ou produtos ósseos, como as raízes de dentes decíduos ou de parte do processo alveolar depois da perda dos dentes permanentes. Remodelação passiva.

Rebordo alveolar residual – Processo alveolar reabsorvido e cicatrizado após a perda dos dentes, recoberto por gengiva.

Região – Em anatomia existe uma divisão regional do corpo, oficial. Exemplos: região temporal, região submandibular. Às vezes, região é usada como sinônimo de área. No entanto, área é qualquer superfície, espaço, zona circunscrita ou arbitrariamente delimitada.

Remodelação – Processo combinado de reabsorção (remodelação passiva) e aposição (remodelação ativa) durante o crescimento e modificações ósseas.

Resiliência – Propriedade física que permite a um corpo retornar à sua forma original, depois de ter sido deformado pela aplicação de uma força mecânica, e retomar sua energia armazenada antes da deformação.

Retináculo – freio, faixa ou ligamento que mantém um órgão (um músculo ou seu tendão, por exemplo) na sua posição original; ligamento de retenção.

Retro – Prefixo que significa atrás, posterior.

Retrusão – Retração, retropulsão, retrotração. Ver "Protrusão".

Rima – Abertura em forma de fenda.

S

Sagital – Plano de direção anteroposterior que divide o corpo em duas metades semelhantes (antímeros). **Secção sagital:** secção do corpo paralela ao plano sagital mediano. Secção sagital mediana.

Secreção – Atividade celular ou glandular para a produção e liberação de alguma substância líquida, gasosa ou sólida, que seja funcionalmente útil (ao contrário de um resíduo). A substância produzida.

Seio – Espaço oco, recesso. **Seio paranasal:** cavidade pneumática de alguns ossos do crânio que se comunica com a cavidade do nariz. **Seio venoso da dura-máter:** um espaço em forma de ducto para a passagem de sangue.

Sensorial – Relativo à "sensação", que é o processo através do qual um estímulo externo ou interno provoca, ao entrar no sistema nervoso central, uma reação específica e posterior percepção.

Sentido – Orientação vetorial da direção ou do movimento produzido. Quando um corpo cai sob a ação de seu próprio peso, segue a direção vertical de cima para baixo. O peso de um corpo é, pois, uma força de direção vertical, cujo sentido é de cima para baixo.

Septo – Lâmina óssea, cartilagínea ou membranácea que divide cavidades ou tecidos. Deve-se evitar o termo "tabique".

Séptulo – Diminutivo de septo.

Serosa – Membrana ou túnica que reveste algumas cavidades do corpo e produz secreção serosa. **Glândula serosa:** secreta secreção serosa, ao contrário da glândula mucosa.

Sinapse – Local de união entre neurônios para a transmissão de impulsos nervosos de um para o outro. Como nas sinapses os neurônios não se tocam, a transmissão ocorre através de substâncias químicas.

Sinergista – Músculo coadjuvante. Sinergismo: ação sinérgica, em que um músculo colabora com outro para a realização de determinada ação.

Sínfise da mandíbula – Articulação cartilagínea que une as duas hemimandíbulas existentes até o primeiro ano de vida pós-natal. Depois, elas se fusionam e a sínfise desaparece. Usa-se, também, como referência à área da protuberância mentoniana no adulto.

Sinostose – A fusão de dois ossos originalmente separados por sutura, como se fosse uma anquilose.

Sinóvia – Líquido sinovial. Líquido viscoso, incolor, produzido ao nível da membrana sinovial.

Sistema – Reunião de partes constituintes do organismo, ou grupo de órgãos, segundo suas afinidades morfofuncionais. **Anatomia sistêmica ou sistemática:** ocupa-se da descrição das partes componentes de cada sistema orgânico. Ver "Topografia".

Somestesia – Percepção do corpo por meio do tato, dos movimentos corporais, da posição dos membros no espaço, da temperatura e da dor.

Sulco – Canal sem teto. Uma depressão linear, uma ranhura.

Supinação – Movimento de rotação do antebraço de maneira que a palma da mão fique para a frente, na posição de descrição anatômica.

Sutura – A linha de união entre dois ossos do crânio. É um tipo de articulação fibrosa.

T

Tecido adiposo – Gorduroso, gordura, em um arranjo como grupos lobulares (gomos, gotas). No cadáver fixado pelo formol, apresenta-se amarelado e endurecido. No vivente, é líquido ou semilíquido.

Tela subcutânea – Hipoderme. Camada de tecido conjuntivo areolar, com fibras elásticas, que forma um trabeculado ligado à derme ou cório, no qual se deposita tecido adiposo. Abaixo dela geralmente se encontra a fáscia muscular. Assim, os três estratos superpostos (pele, tela subcutânea e fáscia) são um exemplo de "estratigrafia" (ver "estratificação").

Tendão – Tecido fibroso denso organizado, pertencente ao músculo e que o liga ao osso ou a outro ventre muscular.

-tomia – Sufixo que significa incisão, abertura por meio de cirurgia.

Timo – Órgão linfoide primário, localizado entre a região superior do mediastino e a parte inferior do pescoço. Muito importante na infância e puberdade para um desenvolvimento normal da função imunológica. No adulto involui e a maior parte do tecido linfoide é transformada em gordura.

Tono – Estado de tensão normal dos tecidos que permite que as partes que o compõem mantenham sua forma e estejam prontas para funcionar em resposta a um estímulo apropriado. No caso do músculo (tono muscular), trata-se do estado de parcial e permanente contração, que nos permite enfrentar a gravidade e manter a postura. O tono muscular é permanente, mas não fixo e imutável, já que é precisamente controlado pelo sistema nervoso central.

Tonsila – Acúmulo de tecido linfoide. Antes era chamada "amígdala".

Topografia – Descrição de uma parte delimitada do corpo. **Anatomia topográfica ou regional:** ocupa-se da descrição de todos os segmentos de todos os sistemas, e suas relações, em determinada região anatômica. Ver "Sistema".

Toro – Exostose em forma de saliência arredondada.

Trabécula óssea – Pequena trave ou espícula que forma um conjunto entrecruzado com aspecto reticular. **Osso trabecular**: substância óssea esponjosa.

Trato – Conjunto de fibras nervosas ou musculotendíneas que têm a mesma origem, terminação e função.

Trauma – Traumatismo, injúria, choque causado por agentes físicos, que produz uma lesão ou degeneração. **Trauma oclusal**: injúria trazida pela maloclusão.

Tributária – Veia afluente, confluente.

Túber – Elevação larga, grande, maior que uma tuberosidade.

Tubérculo – Pequeno túber, um pequeno processo globoso.

Tuberosidade – Elevação maior e mais larga que um tubérculo.

Túbulo – Pequeno tubo ou ducto.

Túnica – Estrato, camada de tecido (túnica membranosa, túnica adventícia; ver "Serosa").

V

Valva – Conjunto de pregas membranáceas de um óstio ou canal, destinado a evitar o refluxo de fluidos. Exemplo: a valva atrioventricular direita formada por três válvulas.

Válvula – Prega membranácea. Uma divisão da valva. Exemplo: as três válvulas da valva da aorta.

Variação – Pequenas diferenças morfológicas (desvios do normal estatístico) que aparecem em qualquer dos sistemas. Não perturba a função. Ver "Anomalia".

Vascularização – Irrigação sanguínea. Distribuição de vasos em um local do corpo.

Ventral – Relativo ao ventre. Geralmente é o oposto de dorsal.

Ventre muscular – A porção carnosa do músculo. O músculo sem o tendão ou a aponeurose.

Vesícula – Pequeno reservatório cheio de fluido não produzido por ele.

Vestíbulo – Antecâmara ou espaço na entrada de uma cavidade ou canal. **Vestíbulo da boca**: o espaço entre os lábios e as bochechas, de um lado, e os processos (ou cristas) alveolares, de outro. **Vestibular**: relativo a vestíbulo.

Vilo – Pequenas projeções de superfícies mucosas, sinoviais e serosas. Vilosidade. **Viloso**: que tem vilos.

Visceral – Relativo a víscera. Também referente às formações anatômicas supridas pelo sistema nervoso autônomo ou constituídas de tecido muscular liso.

Víscera – Órgão interno, contido na cavidade ventral do corpo, envolvido por membrana serosa, como o peritônio.

Viscerocrânio – A porção do crânio, formada por 14 ossos, que se situa abaixo e à frente da base do crânio (e do neurocrânio). Ver "Neurocrânio".

Índice Remissivo

T

V